医学真菌学
——实验室检验指南 第2版

Medical Mycology
Guide to Laboratory Examination

主　　编　李若瑜

副 主 编　余　进　王爱平

编　　者（以姓氏笔画为序）

万　喆　北京大学第一医院

王爱平　北京大学第一医院

刘　伟　北京大学第一医院

李东明　北京大学第三医院

李若瑜　北京大学第一医院

李厚敏　北京大学人民医院

余　进　北京大学第一医院

宋营改　北京大学第一医院

陈　伟　北京大学第一医院

编写秘书　宋营改　白倩倩

人民卫生出版社
·北　京·

图书在版编目（CIP）数据

医学真菌学：实验室检验指南/李若瑜主编. —2
版. —北京：人民卫生出版社，2023.8
　　ISBN 978-7-117-34712-9

　　Ⅰ.①医… Ⅱ.①李… Ⅲ.①医学真菌学-实验室诊
断-指南 Ⅳ.①R379-62

　　中国国家版本馆 CIP 数据核字（2023）第 057679 号

人卫智网	www.ipmph.com	医学教育、学术、考试、健康，购书智慧智能综合服务平台
人卫官网	www.pmph.com	人卫官方资讯发布平台

医学真菌学——实验室检验指南

Yixue Zhenjunxue——Shiyanshi Jianyan Zhinan

第 2 版

主　　编：李若瑜

出版发行：人民卫生出版社（中继线 010-59780011）

地　　址：北京市朝阳区潘家园南里 19 号

邮　　编：100021

E - mail：pmph @ pmph.com

购书热线：010-59787592　010-59787584　010-65264830

印　　刷：人卫印务（北京）有限公司

经　　销：新华书店

开　　本：889×1194　1/16　　印张：29

字　　数：919 千字

版　　次：2005 年 6 月第 1 版　　2023 年 8 月第 2 版

印　　次：2023 年 9 月第 1 次印刷

标准书号：ISBN 978-7-117-34712-9

定　　价：298.00 元

打击盗版举报电话：010-59787491　E-mail：WQ @ pmph.com

质量问题联系电话：010-59787234　E-mail：zhiliang @ pmph.com

数字融合服务电话：4001118166　E-mail：zengzhi @ pmph.com

主编简介

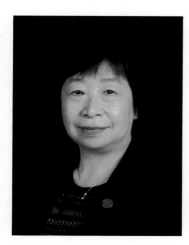

李若瑜

现任北京大学第一医院皮肤科教授、主任医师、博士研究生导师。国家皮肤与免疫疾病临床医学研究中心主任、皮肤病分子诊断北京市重点实验室主任、北京大学皮肤病与性病防治中心主任、北京大学真菌和真菌病研究中心常务副主任。研究生阶段师从我国著名医学真菌学专家王端礼教授和王光超教授。从事医学真菌学基础与临床研究30余年。带领团队重点主攻难治性及侵袭性真菌病的发病机制及临床诊疗。针对真菌感染与宿主免疫展开相关研究,在暗色真菌的毒力和致病性研究方面取得了创新性成果;建立了侵袭性真菌病分子诊断和皮肤感染性肉芽肿的分子诊断平台,提高了这些临床上疑难重症感染性疾病的诊断水平。

获得中华医学科技奖三等奖、北京市科学技术奖科学技术进步三等奖。享受国务院政府特殊津贴,获原卫生部有突出贡献的中青年专家、教育部"跨世纪优秀"人才及全国优秀科技工作者荣誉称号。目前担任国际人和动物真菌学会副主席、亚太地区医学真菌学会理事长。曾任中国医师协会皮肤科医师分会第四届会长、中国微生物学会真菌学专业委员会主任委员,现任《国际皮肤性病学杂志》《中国真菌学杂志》副主编。主持完成10余项国家自然科学基金课题,包括重点项目和国际合作项目,发表SCI论文120余篇。

第 2 版　序言

真菌种类繁多,无时不在,无处不有,是地球上生物多样性十分丰富的类群。在生命世界中,真菌独立成为一界,以腐生、寄生、共生和捕食等方式获取营养,展现出多样化的生存策略。真菌造福人类,世界上第一个用于治疗疾病的抗生素——青霉素来源于真菌,拯救了无数生命,极大地提升了人类的平均寿命;食品和酿造工业离不开真菌,发酵食品已成为人类生活不可或缺的重要组成部分;食药用真菌栽培和技术推广迅速发展,形成了有重要影响力的产业,在国民经济发展中占有一席之地;在认识生命科学的基本规律方面真菌扮演着重要角色。

然而真菌存在其另一面,早在距今 1 000 多年的唐代,孙思邈在《千金方》中记载了引起头癣的真菌;随着近代人口数量剧增和生存环境改变,人口老龄化和免疫力低下人群的增加,真菌病日益凸显,直接或间接地给人类、动物和植物带来危害,引起严重的疾病和病害。浅部和深部的各类真菌病困扰人类以致威胁生命,成为人类必须直面和解决的问题。作为真菌学的重要分支,医学真菌学应运而生,并不断取得长足进步和突飞猛进的发展,真菌病的诊断技术与治疗方法受到生命科学和医学领域的广泛关注与高度重视。

《医学真菌学——实验室检验指南》第 2 版系在我国已故的著名医学真菌学家王端礼教授主编的首版基础上,由李若瑜教授、余进教授、王爱平教授联合北京大学真菌和真菌病研究中心的多位教授及专家紧密结合临床实践与案例、潜心研究、与时俱进、精诚合作编写的一部医学专业高级参考书。过去 10 余年中,随着科学技术的迅猛发展、新方法与实验技术的广泛应用、研究水平的迅速提升,医学真菌学在基础理论、真菌病的诊疗技术和药物处置等方面迸发出众多新的闪光点。在全书 20 章中,编者有序地囊括并更新了真菌学的基础理论知识与概念、分类命名与鉴定原则、病原真菌实验室检查原则、真菌病的组织病理学、分子生物学技术在医学真菌鉴定和诊断中的应用、病原真菌菌种保藏办法及菌种资源库应用、基质辅助激光解吸电离飞行时间质谱在医学真菌领域的应用、抗真菌药物体外药敏试验及耐药性、医学真菌实验室生物安全及防护对策等内容,分门别类地对皮肤癣菌、酵母菌和类酵母、曲霉、毛霉和虫霉、暗色真菌、双相真菌、其他条件致病真菌、肺孢子菌,以及真菌类似微生物等引起的真菌病从诊断到药物治疗进行了详尽论述,其中包括每一类病原菌的分类地位、致病性、临床表现、实验室诊断和药物处置等,图文并茂,巨细无遗。该书内容充分展示出著者雄厚的知识积累、精湛的医术与丰富的实践经验以及对各类真菌病症状的精准判断,配之以清晰翔实的临床诊断图片、病理切片等各类极具参考价值的观察结果和检测数据,书中详尽阐述了临床治疗的原则与科学依据,并为读者提供了最新的重要参考文献。

在征服真菌病的道路上,人类仍面临一些悬而未决的问题,或许还会面对新忧患。这部医学真菌学高级参考书兼具理论和指导实践的作用,具有重要的学术价值和临床意义,该著的出版必将对攻克真菌病和我国医学真菌学的发展起积极的推动作用。

庄文颖

中国科学院院士
真菌学国家重点实验室研究员
于中国科学院奥运村科技园
2022 年 11 月

第 1 版　序言

据专家估计,自然界实际存在的真菌约 150 万种,然而,已被人类认识的仅 7 万种左右,占实际存在种数的 4.7%。每一个物种就是一个独特的基因库,已知的 7 万种真菌等于 7 万个独特的基因库,是人类宝贵的生物资源宝库之一。不过,其中也有对于人类有害的物种,如动、植物以及人类的病原真菌。认识人类病原真菌并揭示其生物学特性及其侵染途径,降低其发病率和病死率的研究领域,即所谓医学真菌学。

由于抗生素和免疫抑制剂的广泛使用,器官移植和导管技术的快速发展,艾滋病和糖尿病发病率的不断上升,免疫受损患者日益增多,因而,真菌感染,尤其是机会性真菌感染的发病率和病死率急剧上升。面对这一严峻现实,真菌病的临床诊断却还存在着不少困难,致使很多患者因病情延误而导致治疗失败,甚至丧失生命。因此,提高真菌病的诊断水平是国内外临床工作者的最大难题之一。

《医学真菌学——实验室检验指南》是一部图文并茂的医学真菌鉴定指南,是一部集真菌学现代最新知识与医学病原真菌最新诊断和检测技术之大成的医学真菌学的专门著作。该著作之问世,既是我国医学真菌学进入现代水平之标志,又是对我国临床真菌学之贡献。通过临床实践和科学研究,新的病原真菌有可能被发现,生物芯片等高新技术有可能被用于病原真菌的快速鉴定和临床诊断。

医学真菌学是直接关系到人类健康的重要科技领域之一。在科技飞速发展,人民生活日益改善的新世纪里,进一步提高人类健康水平,对于医学家,包括医学真菌学家,既是神圣的职责,又是艰巨的挑战。

魏江春

2004 年 3 月 14 日

第 2 版　前言

　　由我国著名医学真菌学家王端礼教授带领我们主编的《医学真菌学——实验室检验指南》自 2005 年出版以来，深受广大医学真菌工作者的欢迎，为提高我国临床真菌实验室诊断水平做出了贡献，令人十分欣慰。近年来，真菌感染，特别是侵袭性真菌感染呈不断上升趋势，给患者所带来的危害日益引起临床各界的关注，已成为全世界的公共健康问题。医学真菌的实验室诊断问题也日益得到广大微生物检验工作者及医学真菌学家们的充分重视。世界卫生组织（World Health Organization，WHO）近期首次颁布了真菌重点病原体清单（fungal priority pathogens list，FPPL），对纳入的 19 类病原体进行了排序，将其分为三个优先级。旨在呼吁各国政府和研究人员加强对重要真菌感染的应对，关注并推动进一步的研究和政策干预措施。国家卫生健康委等 13 部门也在近期出台了《遏制微生物耐药国家行动计划（2022—2025 年）》以及《关于提高二级以上综合医院细菌真菌感染诊疗能力的通知》等政策法规，强调要运用经典方法和分子生物学技术提高细菌和真菌感染的病原诊断水平。国家层面的重要决策，对于我国真菌病诊疗水平的提高发挥了重要的指引作用。近年来，伴随着科学技术水平的不断进步，医学真菌学领域取得了长足的进步和发展，在其分类命名、诊断与治疗手段等方面都取得了引人瞩目的变化，为了及时反映国内外的新进展，适应国内对真菌感染诊治能力提高的迫切需求，我们决定对本书进行再版。

　　第 2 版在原有基础上，参考了《临床微生物学手册》（第 12 版）、《临床真菌学图谱》（第 4 版）、《普通真菌学》（第 3 版），以及有关微生物实验室诊断的标准操作规范和最新文献资料，并结合我们自身的经验，对全书进行了全面的补充和修订。首先将真菌的形态学特点与生长繁殖以及病原真菌的分类命名与鉴定原则分开叙述，力图反映这些领域中知识的更新；在实验室检查方法方面，首先介绍了形态学鉴定原则，然后对组织病理学诊断、血清学诊断以及分子生物学诊断进行了详细介绍。增加了对微生物鉴定中带来革命性进步的飞行质谱技术的介绍，去掉了专门介绍电镜技术的章节；在治疗方面，抗真菌药物的体外药物敏感试验方法日渐成熟，对于监测耐药菌株的发生和临床用药的选择具有重要参考价值，本次再版除对方法进行介绍外，对耐药机制研究也做了专门介绍，同时在每个章节都增加了有关体外药物敏感性的资料，大部分数据来自本实验室采用 CLSI 推荐的标准方法检测的结果；《中华人民共和国生物安全法》的颁布与实施提醒我们从事生物技术研究、开发活动，应当遵守国家生物技术研究开发安全管理规范，本次新版内容将生物安全单独成章，以示对这一主题的重视；此外，还对于病原真菌的分离培养与菌种保藏方法进行了详细介绍；对临床上常见的、重要的医学真菌包括皮肤癣菌、酵母菌和类酵母、曲霉、毛霉和虫霉、暗色真菌、双相真菌、其他条件致病真菌、肺孢子菌，以及真菌类似微生物等进行了分门别类的描述，从病原真菌的分类、致病性、临床表现、实验室诊断和治疗进行介绍，并配有 1 390 余张精美图片（比第 1 版增加 280 余张，对 50% 以上的图片进行了更新替换），全部图片来自本实验室的临床照片和保存菌种，真正做到图文并茂，相得益彰。

　　在本书再版的过程中，得益于北京大学真菌和真菌病研究中心的全体同仁为本书出版所做出的巨大努力，没有大家的齐心协力和相互协助，本书的再版是不可能完成的。其中特别要感谢的是余进教授和王爱平教授的辛勤付出和卓有成效的工作。她们牺牲了大量个人的业余时间，在完成本人繁重的编写任务的同时，还为本书认真做了校对和排版等工作，为本书成功完成再版做出了非常重要的贡献。此外，我们还要衷心感谢中国科学院微生物所、真菌学国家重点实验室的庄文颖院士在繁忙的工作中为本书再版作序,同时还对本书的内容做了重要的修订和指正。庄院士作为国家真菌学科的引领者,给予本书的热情指导和充分肯定,不仅对作者是莫大的鼓舞,而且对整个医学真菌学事业的发展都将起到重要的推动作用。感谢万喆老师平时工作中精心积累的丰富图片,以及专门为本书制作的真菌菌落和镜下图片;感谢宋营改博士为本书图片整理做出的工作;感谢白倩倩医师为本书制作的精美插图并帮助整理图片;感谢北京大学第一医院皮肤科全体同仁帮助收集的临床资料。

　　本书可供临床微生物学或医学真菌实验室、疾病预防控制中心微生物实验室等实验室检验人员、感染控制技术人员、临床各科室医师以及医学院校微生物专业教师、学生和专业研究人员在工作、学习中参考和借鉴。修订版在质量和内容方面力图较第 1 版更加完善,但鉴于编者水平有限,在修订过程中时间仓促,存在的疏漏和错误之处,敬请各位专家同行不吝赐教。

　　最后,谨以此书献给我们无比尊敬和深切怀念的恩师、医学真菌事业的引路人——王端礼教授。

李若瑜

北京大学第一医院

国家皮肤与免疫疾病临床医学研究中心

北京大学真菌和真菌病研究中心

2022 年 11 月于北京

第1版　前言

随着广谱抗生素、抗肿瘤药物、糖皮质激素和免疫抑制剂在临床的广泛应用，器官移植及导管技术的活跃开展，艾滋病和糖尿病的发病率不断上升，免疫受损患者不断增多，真菌病特别是机会性真菌感染的发病率和病死率呈急剧上升趋势，这种现状已日益受到医学界的关注。但是，真菌病的临床诊断一直存在困难，很多患者由于病情延误，导致治疗失败甚或失去生命。面对这种现状，如何提高真菌病的诊断水平已成为国内外临床工作者们共同关心的热点问题，解决这一问题的关键在于提高实验室的真菌鉴定水平。而目前医学真菌的专门研究人员相对较少，基础知识不够普及，远不能满足临床工作的需要。《医学真菌学——实验室检验指南》一书正是为了满足广大医学真菌学工作者、临床医生和医学真菌、临床微生物工作者的需要而编写的，其读者可为皮肤科、检验科、感染科、血液科、呼吸科等相关科室医师、实验室工作人员和研究生等。

医学真菌学是一门古老又年轻的学科，随着真菌学的发展，近20年来医学真菌学也有了突出的进步。无论是从病原真菌菌种的鉴定、新菌种的发现和特性研究、真菌病的早期特异诊断，还是从血清学鉴定、分子生物学特性研究、抗真菌药物的开发应用等方面，均做出了很大的成绩，取得了许多成果。但是我国地域辽阔，幅员广大，人口众多，地跨温带、亚热带和热带，真菌的菌种繁多，有的为区域性流行、有的散在分布，而且不断有新的菌种出现，可是现实的情况是研究医学真菌的人员较少，基础知识不够普及，从整个来看，我国的医学真菌学还相对落后，急需迎头赶上。

医学真菌学来源于普通真菌学，侧重于对真菌病的诊断治疗和对病原真菌本身特性的研究。本书在总论部分首先介绍了真菌学最新的分类原则，以及如何遵从植物命名法规对真菌进行正确的命名。对于真菌的基本形态学特征做了概括介绍。在此基础上，分别介绍了医学真菌的实验室检查、组织病理学、超微结构观察、血清学检查方法、分子生物学检查方法等，以利于医学工作者做好真菌病的诊断工作。各论中系统介绍了各种真菌病的临床特点、诊断和治疗原则。特别侧重于介绍致病菌的真菌学特性及实验室鉴定原则。

本书力求做到文字精练，内容新颖。尽可能全面详细介绍病原真菌的特点，特别是近年来发现的新的致病真菌。另一个特点是图文并茂，各种真菌的精美光镜、电镜图片，都是作者们从几十年来积累的大量图片精选出来的，便于读者通过真实而直观的形态，来鉴定和鉴别医学真菌。对于真菌病的诊断，很大程度上依赖临床表现，但要确诊一定要有真菌病原学的证实，特别是真菌直接镜检和培养检查的阳性结果。有的病人不易取材，血清学试验、分子生物学、特殊病理染色可以帮忙。本书用了较大篇幅介绍了新菌种的特点，特别是致病性暗色真菌是编者所在中心的重点研究对象，对其产孢方式的了解比较深入，因此配合正文内容精选了大量珍贵的图片，以利于医学真菌工作者借鉴。医学真菌学和普通真菌学一样，对发现的真菌应该鉴定到种，有时很难，广大医学真菌工作者正在为此而不懈努力，本书的出版，对此也许有些帮助。实际上，这本书也是一本很好的医学真菌学图谱。

本书的编写过程对于作者来说也是一个再学习的过程。参加编写的人员中部分是真菌学专业的研究生，他们做了很多基础的研究工作，本书力图将这些工作成果囊入其中，以反映医学真菌领域的最新进展。另外，书中很多内容是作者们多年工作经验的积累，反映了集体智慧的结晶，我们试图把医学真菌的镜检和培养形态、光镜和电镜下的各种各样的真实形态,如实地编入书内,以给广大读者们提供更好的参考。

最后,作者恳切希望对给本书提供宝贵素材的友好人士表示感谢:中国科学院微生物所、中国菌物学会名誉理事长魏江春院士热情地为本书作序,Glenn Bulmer 教授、李菊裳教授、戴文丽教授等为本书提供了部分少见病的珍贵照片资料;王丹、沈冬、王俊杰、韦高、狄梅、王莉、王晓惠、孙志坚、李厚敏、赵作涛等医师在本书阐述的皮肤癣菌、马拉色菌、毛霉、马内菲青霉、孢子丝菌、暗色真菌、酵母菌及真菌等病理方面的工作结果中也为我们提供了相关的宝贵资料。正是由于上述各位的慷慨支持,方使本书的内容更加丰富和全面。

值此世纪之交,我国经济突飞猛进,百业兴旺,科技研究不断进展,有所突破。本书正值科学的春天出版,也说明我们是在用实际行动参与这一伟大的科学进军。我们希望,这本书的出版,能有利于对医学工作者带来工作上的方便、有利于帮助广大医务工作者提高医疗、教学和科研工作水平。

限于能力和水平,书中难免会有一些疏漏和不足之处,敬希读者不吝指正,以便再版时进一步提高和完善。

编者

2004 年春于北京

目　录

第一章 真菌的形态学特点与生长繁殖

　　真菌(fungi)是一类在自然界广泛分布的真核生物类群,目前在生物分类体系中属于独立的真菌界,是由一个共同祖先进化而来的单系群。真菌细胞具有真正的细胞核和核膜,以及各种细胞器。真菌菌体通常为分枝繁茂的菌丝体,菌丝呈顶端极性生长。它们的细胞壁主要由甲壳质(又称几丁质)、葡聚糖、壳聚糖、甘露聚糖和糖蛋白以不同的组合形式构成。真菌是异养型生物(缺乏叶绿素),因此需要现成的有机物作为自己的营养。真菌通过分泌胞外酶降解外源底物获取营养,还可以通过细胞壁吸收释放的营养物质。营腐生、寄生、共生和超寄生生活。真菌的繁殖方式包括有性生殖和无性生殖,细胞分裂形式是减数分裂或有丝分裂。目前已经发现并命名的真菌约有 13.5 万种,每年发现 1 000~1 500 种新种,尚未发现的真菌估计有 100 万~1 000 万种。在已经命名的真菌中,与人类或动物疾病相关的约 500 种,而能够感染正常个体的只有 50 种左右,大多数为机会致病性真菌。

　　能导致人类和动物真菌感染的病原菌称为病原真菌,所引起的疾病称为真菌病,真菌还可引起人类过敏性疾病和真菌毒素中毒症。真菌感染或真菌病按照其侵犯部位可大致分为浅部真菌病和深部真菌病,后者包括皮下真菌病和侵袭性真菌病。医学真菌学是研究人和动物的真菌病及其病原真菌的学科。

　　随着免疫抑制患者不断增多,由机会致病菌所致真菌感染的发病率和病死率呈急剧上升趋势,这种现状已日益受到医学界的关注。目前除了已知的皮肤癣菌和某些致病性双相真菌外,有不少与人类共生或腐生于自然界的真菌可以引起机会性感染。最常见的有念珠菌、曲霉、隐球菌、毛霉等机会致病菌。而且还不断有新的致病菌种出现。对病原真菌感染的早期、特异诊断对于提高临床诊治水平,改善患者预后至关重要。病原真菌的分类经历了从形态学到生理学、细胞学、遗传学以及分子系统发育的发展,目前已经进入到基因组学和功能基因组学的阶段。但在临床实验室中,需要对分离到的病原真菌进行快速识别和鉴定。因此,了解病原真菌的形态学特性及其生长繁殖的特点这些基础知识,对于提高实验室诊断水平是十分重要的。

一、真菌形态学基本特性

　　真菌形态学基本特性在真菌鉴定方面依然有着重要作用。真菌属于真核生物,形态多种多样,大小变化很大,可以由多细胞或单细胞构成。大多数真菌的营养体是多细胞结构的丝状体,其基本结构为管状或丝状的菌丝(图 1-1),多数菌丝分枝延伸、交织成团形成菌丝体,这类真菌称为丝状真菌或霉菌。另一类营养体属于单细胞性真菌,主要包括酵母菌,通过芽殖和裂殖的方法进行繁殖,产生芽孢(图 1-2)。霉菌或酵母菌这两大类真菌在形态学上有很大不同,但在生理学和遗传学上差别不大。除此之外,还有双相真菌(又称二型性真菌),这类真菌具有在不同温度条件下变换形态特征的能力,即由在自然环境中形成的多细胞霉菌相转变为在组织中芽殖的单细胞酵母相,双相真菌是人类重要的致病性真菌。主要包括荚膜组织胞浆菌(*Histoplasma capsulatum*)、皮炎芽生菌(*Blastomyces dermatitidis*)、粗球孢子菌(*Coccidioides immitis*)、巴西副球孢子菌(*Paracoccidioides brasiliensis*)、马尔尼菲篮状菌(*Talaromyces marneffei*)和球形孢子丝菌(*Sporothrix globosa*)等。后两者是我国地域性流行真菌感染的病原菌。

　　真菌菌丝或芽孢经大量生长繁殖后形成的真菌菌丝或细胞的聚合体称为真菌菌落,在固定的培养条

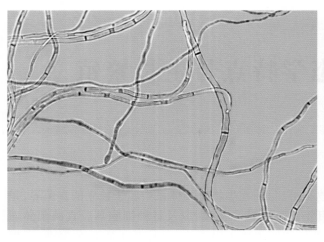

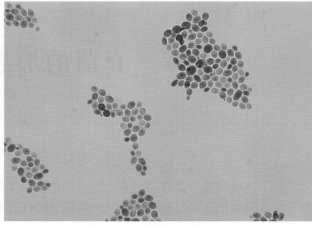

图 1-1　真菌菌丝　　　　　　　　　　　　　　　　图 1-2　真菌芽孢

件下,其形态特征是分类鉴定的重要依据。真菌菌落主要分为以下几类:①酵母型菌落(图 1-3A),柔软、光滑、湿润、奶酪样。在光镜下可见单细胞性的芽生孢子,无菌丝。②类酵母型菌落(图 1-3B):外观与酵母型菌落相同,但镜下可见假菌丝或真菌丝。③丝状型菌落(霉样菌落,图 1-3C),呈绒毛状、棉毛状、粉末状等,在光镜下可见有隔或无隔、分枝或不分枝、有色或无色的各种类型的菌丝。④双相真菌(图 1-4A,1-4B):在室温(27℃)培养时呈丝状型菌落,而在体温(37℃)培养时则呈现酵母型菌落。真菌菌落的形状可为疏松、紧密、平坦、光滑等,质地可为毡状、絮状、毛发状、绳索状、皮革状等,菌落的颜色也是多种多样的,其直径大小与其生长速度相关。

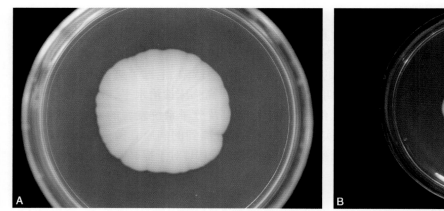

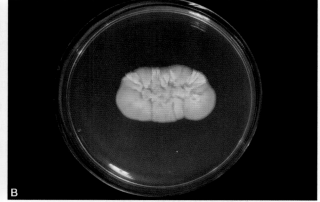

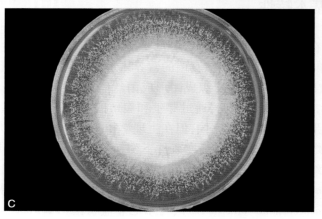

图 1-3　不同类型的真菌菌落
A.酵母型;B.类酵母型;C.丝状型。

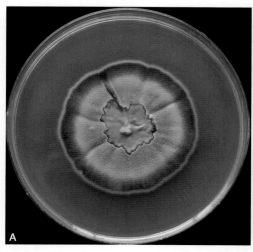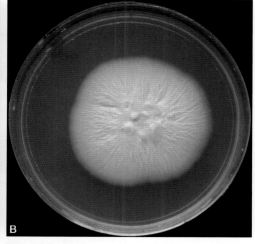

图 1-4　双相真菌菌落
A. 菌丝相；B. 酵母相。

二、真菌的基本形态结构

真菌属于真核细胞，具有真正的细胞核，被核膜包绕，上具有核孔，核中有核小体和线性染色体。细胞质中有各种膜包绕的细胞器，如线粒体、内质网、核糖体、液泡、囊泡、高尔基体、溶酶体等。细胞质中还含有微管和肌动蛋白骨架等，主要与细胞器移动有关。真菌的细胞壁、细胞膜及细胞器等超微结构需要借助透射电镜放大后进行观察。

（一）真菌细胞壁和细胞膜的组成

真菌细胞壁十分坚固，位于细胞膜外，其主要功能包括维持细胞的形状、保护细胞免受环境的影响、调节营养物吸收和代谢产物分泌、组成真菌的抗原成分等。真菌细胞壁在生长繁殖以及与其他生物之间的相互作用中发挥着重要作用。真菌细胞壁的主要成分是多糖，所有细胞壁均具有纤维状和无定形两类组分。纤维状组分主要包括甲壳质和葡聚糖。甲壳质主要是由 β-（1,4）键连接的 N-乙酰葡糖胺聚合物形成的微纤丝。葡聚糖主要包括 β-（1,3）和 β-（1,6）葡聚糖两种。无定形组分主要由多糖组成，多为可溶性，包括 α-葡聚糖和甘露糖蛋白等，常混杂在纤维网中，可使细胞壁具有通透性。细胞壁的组分分析已成为真菌分类的重要依据。真菌细胞壁组分如 β-（1,3）-D-葡聚糖作为绝大多数真菌共有的标志物、隐球菌荚膜多糖、曲霉半乳甘露聚糖等胞壁成分的检测实验已成为诊断侵袭性真菌感染的重要手段。同时，抑制真菌细胞壁成分如葡聚糖合成已成为抗真菌治疗的重要靶点。

真菌细胞膜含有大量的麦角固醇，与人类细胞膜的主要成分为胆固醇不同，真菌细胞膜是多烯类和唑类等抗真菌药物作用的靶位。真菌细胞膜的主要成分为脂质和蛋白质。细胞膜的结构也是由蛋白质和磷脂双分子层镶嵌排列而成。真菌细胞膜具有选择性通透功能，它控制着细胞和细胞器的物质交换，维持真菌细胞正常的生命活动。

真菌细胞壁和细胞膜的组分从外向内主要包括：①甘露聚糖蛋白；②β-（1,3）和 β-（1,6）葡聚糖；③几丁质；④磷脂双分子结构与麦角固醇（图 1-5）。

（二）真菌的隔膜

高等真菌如子囊菌和担子菌，其菌丝中具有典型的横壁称为隔膜，为有隔菌丝；而低等真菌如毛霉，其菌丝中不存在隔膜，称无隔菌丝。隔膜是细胞壁的一部分，其形成直接与核丝分裂有关。隔膜上有孔，孔附近的沃鲁宁体（Woronin body）可以在机械损伤后堵塞隔膜孔，防止胞质流失。各类真菌隔膜不尽相同，主要包括：①单孔型；②多孔型；③桶孔型。

（三）真菌细胞核

真菌细胞核的功能是携带遗传信息，控制细胞的增殖和代谢。真菌细胞核是有双层膜结构的细

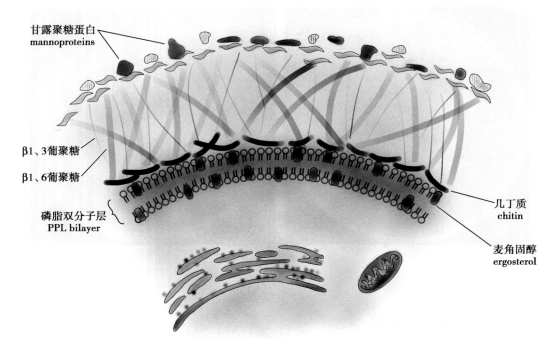

甘露聚糖蛋白
mannoproteins

β1、3葡聚糖

β1、6葡聚糖

磷脂双分子层
PPL bilayer

几丁质
chitin

麦角固醇
ergosterol

图 1-5　真菌细胞壁和细胞膜示意图

胞器,直径 $2\sim3\mu m$,核膜上有数个核孔,通透性很强,是核与细胞质间物质交换的通道。核内线状排列的染色体由 DNA 和组蛋白牢固结合而成,数目因种而异。真菌染色体的 DNA 数量与原核生物相似,而结构与真核生物一致。核仁是合成核糖体的场所。真菌核内染色体较小,用常规方法不易见到,脉冲电场凝胶电泳(PFGE)技术通过对电泳核型的分析已广泛应用于真菌染色体数目和大小的测定。

　　真菌的基因组大小差异超过 30 倍,在 $2.5\sim81.5Mb$ 之间。目前很多真菌的全基因序列测定已完成,包括核糖体基因、线粒体基因和编码蛋白质基因。核糖体基因对于真菌的系统分类和进化研究具有重要意义。随着微生物基因组计划的进展,已完成了包括白念珠菌及其他致病性念珠菌、新生隐球菌、粗球孢子菌、烟曲霉、构巢曲霉、组织胞浆菌和肺孢子菌等多种重要的病原真菌在内的全基因组测序工作,而且部分菌种还进行了重测序,这些序列资料为深入研究病原真菌的分子系统发育,更加深入地了解其生物学特性奠定了基础。

三、真菌的生长

真菌的生长包括菌丝体生长和芽孢的生长。

(一)菌丝体生长

丝状真菌的生长特征是菌丝顶端延长。一般先由孢子萌发产生短的芽管,以芽管顶端为中心向各个方向均等生长。电镜下观察,菌丝体生长时,顶端聚集了很多囊泡,使之肿胀,形成称为顶体的结构,控制菌丝的伸长。参与菌丝极性生长的蛋白结构体还有极体和皮层标记蛋白。菌丝细胞壁有合成酶的存在,促进形成新的甲壳质微丝和细胞壁的伸展,维持真菌的生长,以调整真菌生长的形态。在真菌细胞壁分化时,也会有溶解酶,改变细胞微丝的基质,维持其弹性。丝状真菌分支的产生过程与菌丝顶端生长特点相同,都伴有囊泡的聚集。

(二)芽孢的生长

酵母菌芽孢的生长是通过裂殖和芽殖两种方式完成的。芽殖可为一端、两端和多端芽殖。芽体一般比母细胞小,可连续发芽,形成链状结构,如继续延长则形成假菌丝结构。电镜下可见较多细胞器,伴有增生的小囊泡,但不形成顶体。酵母生长借助顶端生长和赤道扩张相结合的方式,新芽体发生时,胞壁如吹气球般膨出,与母体相连部位出现隔膜,芽体脱落后在母体留下芽痕。酵母菌的裂殖生长不同于原始细胞裂殖,在开始前,母体延长形成圆柱体并进行有丝分裂。在近母体中间部位产生隔膜,一分为二,产生两个大小相同的子细胞。

四、真菌的繁殖

真菌的繁殖方式包括有性生殖和无性生殖。有性生殖经过配子融合和减数分裂将两个细胞核融合,产生有性孢子。有些真菌是自体受精的称为同宗配合,大部分真菌为异宗配合,即只有在两个具有亲和性的菌体接触时才能繁殖产生有性孢子。真菌的有性生殖及其产生的有性结构是其分类鉴定的重要依据。无性生殖主要通过断裂、出芽等方式,不需减数分裂,仅经过有丝分裂形成繁殖体,主要是分生孢子。此阶段称为无性期,在实验室培养阶段最易获得。真菌的分生孢子发生方式和产生孢子的形态、色素、大小、分隔等特性,均可作为实验室真菌鉴定的参考依据。

(一)有性生殖

真菌的有性生殖包括同宗配合和异宗配合之分,同宗配合是单独的个体培养时在单核孢子萌发的菌丝上即可进行有性生殖,不需要交配,,如某些毛霉目的某些种,担子菌无同宗配合。异宗配合则需要交配株才能产生有性期孢子,如新生线性黑粉菌(担子菌)等。有性生殖由四个不同阶段组成:①配偶识别(通过信息素传递信号进行识别);②质配(两个原生质体互相融合);③核配(两个胞核融合)④减数分裂。有性生殖主要存在于毛霉和虫霉——产生接合孢子;子囊菌门——产生子囊孢子;担子菌门——产生担孢子。

1. 接合孢子 接合孢子是毛霉和虫霉的有性生殖特征。产生于接合孢子囊中,是由两个配子囊互相接合而成。配子囊可以从同一菌丝产生(同宗配合),也可由不同菌丝融合产生(异宗配合)。在两个配囊柄之间,当两个配子囊互相融合后,横隔消失,前接合孢子囊形成,以后囊增大、壁加厚,核融合,形成接合孢子(图1-6)。

2. 子囊孢子 子囊孢子是子囊菌的有性生殖特征。子囊主要由产囊体和产精器产生。子囊孢子的数目通常为8个,其形状多种多样,有椭圆形、圆形或线形;单孢或多孢;呈单行、双行或平行排列于子囊内。低等子囊菌的子囊常单独存在,高等子囊菌的子囊被包围在包被结构中,形成子囊果,分为五型。①闭囊壳:囊壁完全闭锁,只在完全成熟破裂后才释放孢子。②裸囊壳:子囊果外面有一层疏松网状包被,还有多少不等的菌丝,当成熟时,包被崩解,子囊孢子释放。③子囊壳:是闭锁子囊果,顶端有孔,包被常由假性间质细胞层组成,成熟后由开口释放孢子。④子囊盘:是一个杯状开口的子囊果。⑤子囊座:直接在子座的洞穴(子囊腔)

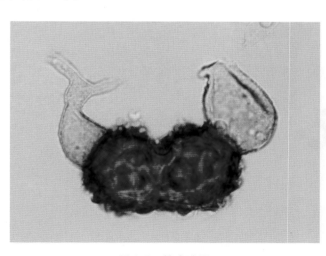

图1-6 接合孢子

内形成子囊,从子囊腔释放出孢子(图1-7)。

3. 担孢子 担孢子是担子菌的有性生殖特征。由担子产生担孢子(图1-8)。担子直接生于体细胞菌丝上,大多数担子菌体细胞菌丝有两个核(双核)。有的双核不融合,但同时进行有丝分裂,在双核细胞准备分裂时,在两个核之间,有一钩状短枝伸出,称为锁状联合,两个核之一游走至此之内,两个核同时分裂,子核在锁状联合内形成,母核仍留在原菌丝内,沿纵轴分裂,当锁状联合与菌丝联结时,产生隔膜。

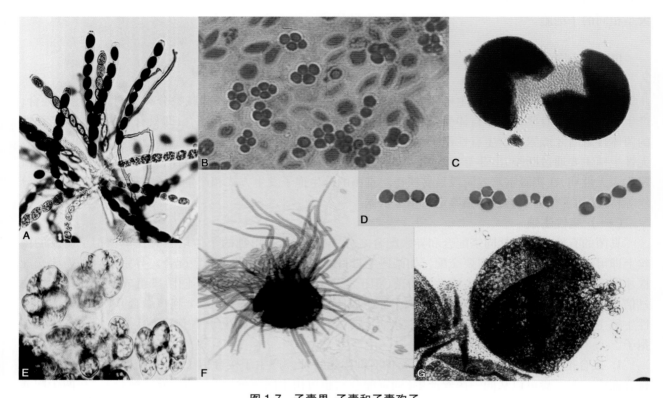

图 1-7 子囊果、子囊和子囊孢子

A. 子囊;B. 酿酒酵母子囊;C. 子囊果;D. 路氏酵母子囊及子囊孢子;E. 子囊及子囊孢子;F. 子囊果(毛壳菌);G. 子囊果及子囊。

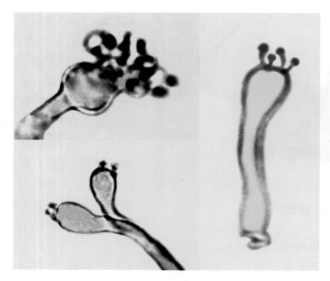

图 1-8 担孢子

（二）无性生殖

真菌的无性生殖主要包括酵母菌芽孢的芽殖和裂殖两个类型以及丝状真菌菌丝无性生殖。菌丝的无性生殖种类比较多,包括产生孢囊孢子、关节孢子、厚壁孢子和分生孢子等几种类型。

1. 酵母菌无性生殖　酵母菌无性生殖包括芽殖和裂殖。

（1）芽殖:是从细胞壁的某一点发芽,母细胞进行核分裂,一部分核进入子细胞,以后在母细胞和子细胞之间产生横隔,成熟后从母体分离,隔膜分开时,在母体形成芽痕,在芽体形成胎痕(图1-9)。

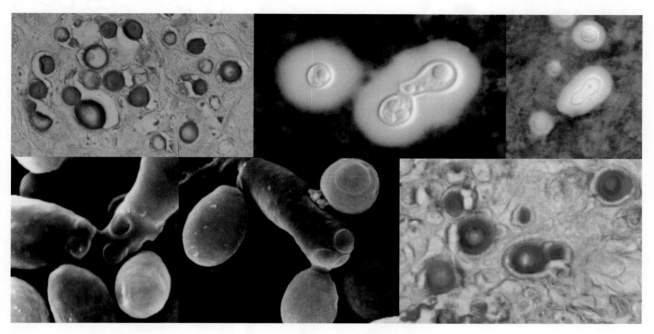

图1-9　酵母菌芽殖

（2）裂殖:是指细胞先延长,核一分为二,中央产生横隔,分成两个子细胞,如马尔尼菲篮状菌在组织内是裂殖繁殖的,着色芽生菌病的致病菌在组织内也是裂殖繁殖的(图1-10)。

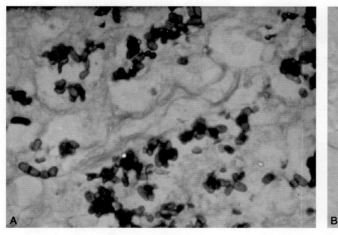
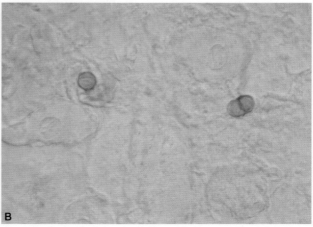

图1-10　组织内裂殖
A. 马尔尼菲篮状菌;B.卡氏枝孢瓶霉(着色芽生菌病)。

2. 丝状菌无性生殖　丝状菌无性生殖主要包括孢囊孢子和分生孢子,分生孢子繁殖又包括菌丝型孢子和芽殖型孢子两类。菌丝型孢子包括关节孢子、粉孢子、厚壁孢子;芽殖型孢子主要包括全芽殖型和内芽殖型。

（1）孢囊孢子：主要见于毛霉目真菌中的毛霉、根霉、根毛霉等，孢子囊、孢囊孢子和孢囊梗各有不同，可作为菌种鉴定依据。孢子囊发生于菌丝分枝或其顶端，菌丝的核及细胞质移至菌丝顶端，顶端肿胀产生孢子囊，中央有囊轴产生，发育时细胞质中产生孢囊孢子，成熟时孢子囊破裂，释放孢囊孢子（图1-11）。

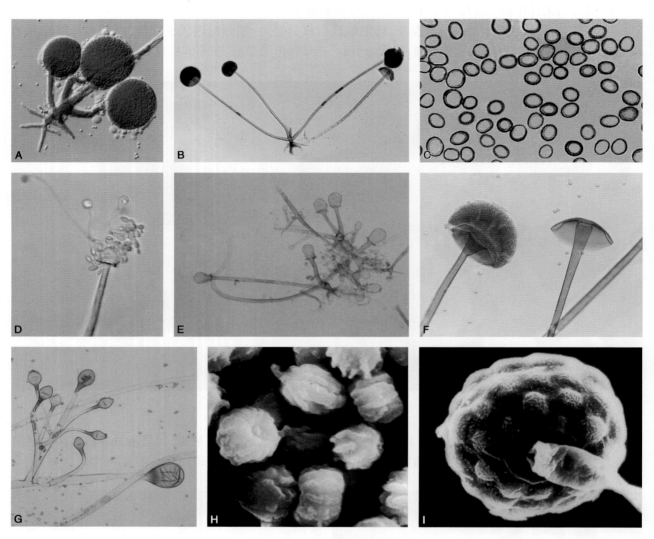

图1-11　孢子囊及孢囊孢子

A、B、I.孢子囊；C、H.孢囊孢子；A、B、D、E、F、G.孢囊梗、假根和囊托。

（2）分生孢子：是最常见的无性孢子。主要见于无性型丝状子囊菌和担子菌，其种类多种多样。分生孢子发生主要有菌丝型和芽殖型两大类。

1）菌丝型孢子发生：菌丝型孢子发生是由菌丝相转变为分生孢子。主要包括产生关节孢子、粉孢子和厚壁孢子三类。

A.关节孢子：横隔断离或关节孢子断离，如白地霉，白地霉的孢子发生方式为外生关节孢子型（图1-12），而球孢子菌的关节孢子发生方式则为内生关节孢子发生。

B.粉孢子：见于皮肤癣菌，菌丝顶端肿胀，壁加厚，产生横隔，单一菌丝型孢子，如皮肤癣菌的大小分生孢子（图1-13）。

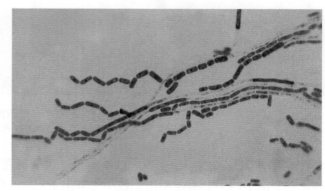

图1-12　关节孢子

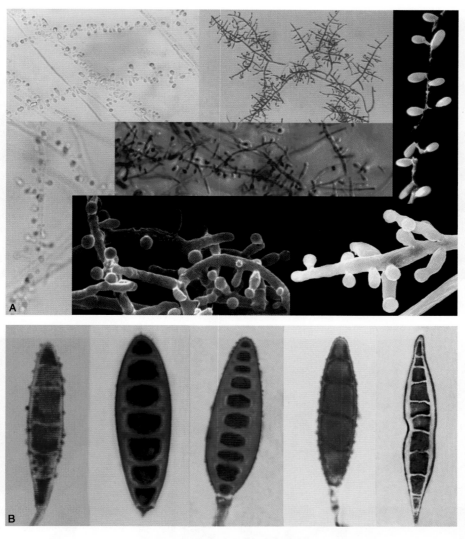

图 1-13 皮肤癣菌,分生孢子
A. 小分生孢子;B. 大分生孢子。

C. 厚壁孢子:又称厚垣孢子,属于菌丝型孢子发生,可以在菌丝末端或中间产生厚壁孢子。如白念珠菌在玉米粉吐温培养基上产生,某些毛霉目中的真菌也可产生厚壁孢子(图 1-14)。

2) 芽殖型孢子:在生育菌丝顶端如一吹起的气泡,形成一个分生孢子,此过程可以产生单一的分生孢子,称单一型。分生孢子的形成是从产孢细胞的末端和/或侧面产生。其排列可以是向基性地连续产孢,如瓶梗产孢或环痕产孢。也可由退缩性产孢细胞产生。其次是总状型或葡萄串型,分生孢子簇生,常从产孢细胞肿胀的尖端产生,排列可以是同步的或是不同步的。串珠样型分生孢子形成一个向顶性的链的排列,单个或分枝,从产孢细胞顶端或侧面产生。产孢细胞的发生有三种形态,限定型:产生末端的芽生分生孢子后,产孢细胞不再生长;退缩型:连续产生分生孢子后,产孢细胞缩短;增长型:连续产生分生孢子,产孢细胞不断加长。芽殖型孢子按照其孢子与产孢细胞壁之间的关系又可分为以下两大类。

A. 外生芽殖型:在芽生分生孢子基部产生横隔,断离时细胞内、外壁均切断。产孢方式可以为孤立的、链状的和合轴(假单轴)式产孢,后者最多见,即围绕一个菌丝(产孢细胞)为主轴,产生芽生孢子如球形孢子丝菌、裴氏着色霉等(图 1-15)。

B. 内生芽殖型:产孢细胞壁顶端外壁破裂,由内壁参与连续向基性产孢。如瓶梗产孢,见于青霉、曲霉、瓶霉、镰刀菌、枝顶孢等(图 1-16)。有各种分生孢子梗,环痕梗产孢是指环痕梗外壁破裂,梗与孢子之间产生横隔,孢子脱落,梗向前生长,遗留一圈环痕,如外瓶霉、帚霉、赛多孢霉等(图 1-17)。孔出产孢是由母细胞顶端孔中产生,子细胞的外壁是母细胞的内壁,可以成串产生,如链格孢、离蠕孢、凸脐孢等(图 1-18)。

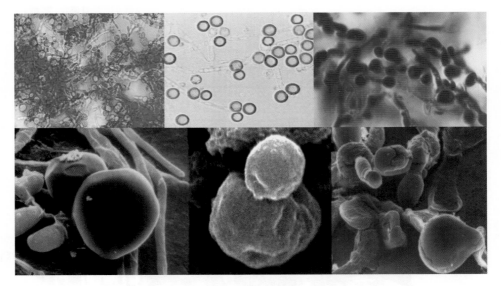

图 1-14 厚壁孢子

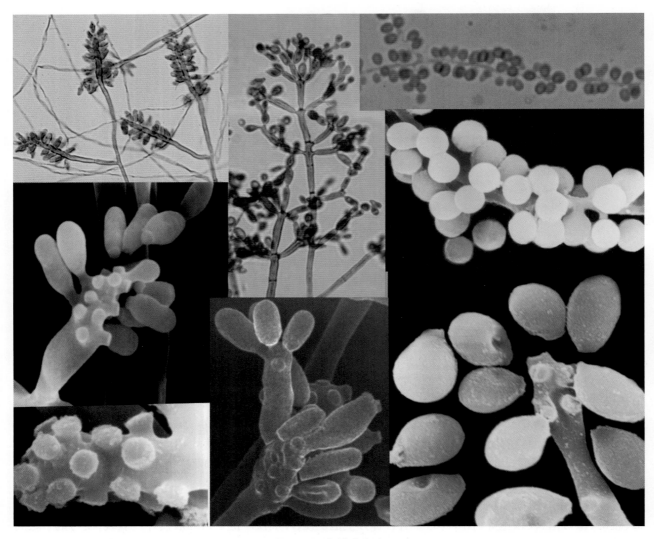

图 1-15 合轴式产孢

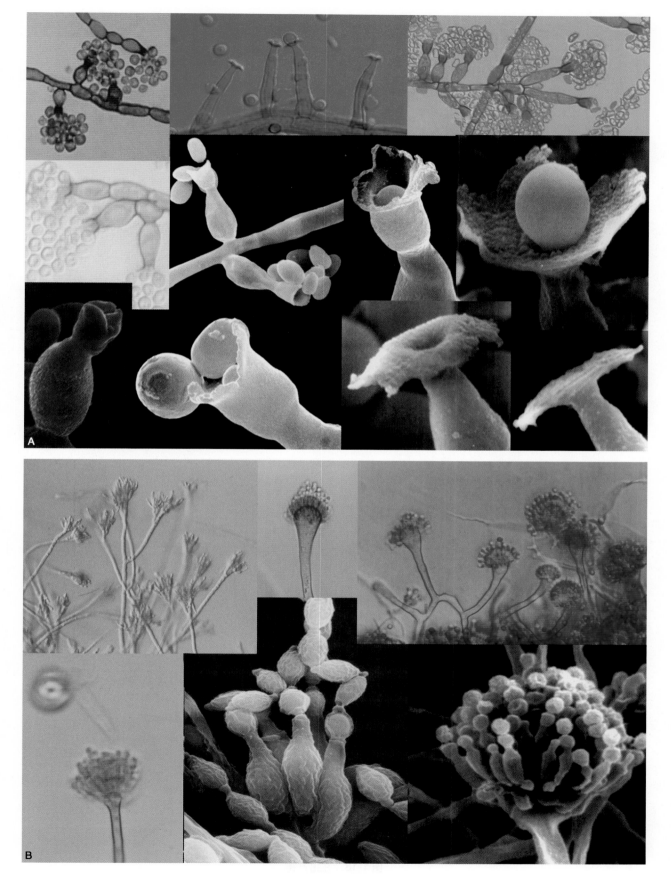

图 1-16　瓶梗产孢

A. 瓶霉及外瓶霉；B. 曲霉及青霉。

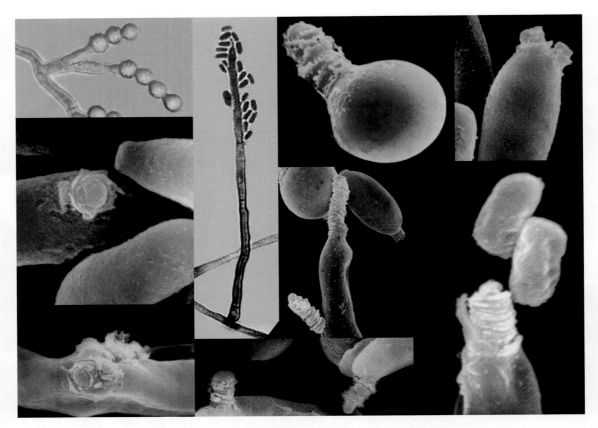

图 1-17 环痕产孢

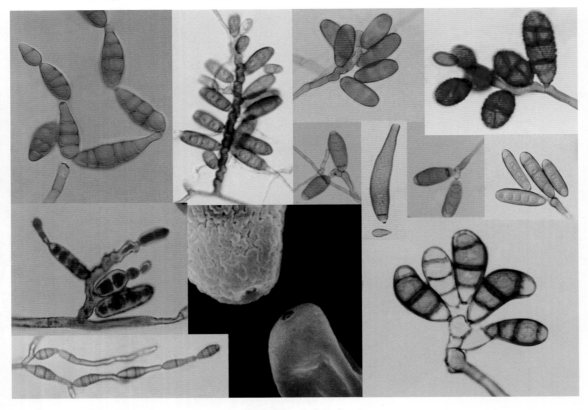

图 1-18 孔出产孢

（李若瑜）

主要参考文献

［1］ CARROLL K C，PFALLER M A，LANDRY M L，et al. Manual of clinical microbiology［M］. 12th ed. Washington DC：ASM Press，2019.

［2］ ANAISSIE E J，MCGINNIS M R，PFALLER M A. Clinical Mycology［M］. New York：Churchill Livingstone，2003.

［3］ dE HOOG G S，GUARRO J，GENE J，et al. Atlas of clinical fungi［M/OL］. 4th ed. Utrecht：Westerdijk Institute，2019.

［4］ de HOOG G S，CHATURVEDI V，DENNING D W，et al. Name changes in medically important fungi and their implications for clinical practice［J］. J Clin Microbiol，2015，53（4）：1056-1062.

［5］ de HOOG G S，HAASE G，CHATURVEDI V，et al. Taxonomy of medically important fungi in the molecular era［J］. Lancet Infect Dis，2013，13（5）：385-386.

［6］ 邢来君，李明春，喻其林. 普通真菌学［M］. 北京：高等教育出版社，2020.

［7］ 庄辉，朱万孚. 医学微生物学［M］. 北京：北京大学医学出版社，2007.

第二章　病原真菌的分类命名与鉴定原则

　　真菌的分类经历了从大体形态到镜下微观形态、从进化论时期到细胞遗传学时期和现代的分子系统学时期。随着现代生物学分类技术的进步，人们对真菌的认识不断加深，从最初的简单宏观形态描述，经过细胞形态观察、遗传性状和生理性状的研究，发展到当今对超微结构、遗传变异、基因序列分析等方面的全面深入研究。病原真菌的分类命名也发生了巨大变化，对病原真菌的正确分类和鉴定需要临床实验室工作者具备广泛的医学真菌分类知识和技能。分子系统学和超微结构的研究为真菌分类带来了很多质的变化。

一、真菌的分类原则

　　传统的真菌分类学方法主要是基于其形态学特征将真菌鉴定到种水平。但是由于很多真菌存在多种形态，不能单纯依靠形态学进行分类鉴定，需要考虑到真菌的各种特征。在真菌的分类中逐渐引入了生理和生化特性及生态学习性的比较，也从生物学角度考虑到真菌的有性生殖特性，这种分类体系综合了形态学、细胞壁成分、超微结构、细胞学等特性对真菌进行综合分类。真正给真菌分类带来革命性变化的是DNA测序技术的出现，分子水平的分析对真菌的分类和命名产生了重大影响。真菌的分类发生了根本性的改变，其中包括许多重要的病原真菌。现代的真菌学分类引入了种系发生概念，即结合分子生物学技术，主要是核苷酸DNA的序列分析来分类种间、种内及其上下的各种分类群，即真菌的分子系统发育分析。

　　真菌种的概念随着分类学的进步而不断更新，经典的形态种概念以形态特征为基础，以真菌之间的相似性对其进行分类，以特征的不连续性来区分不同类群。生物种的概念侧重于真菌的有性特征，把种定义为自然居群或个体居群能互相进行交配，并在生殖上与其他居群隔离开来。已在有性的担子菌门、子囊菌门及毛霉目中应用。现代系统发育种概念对种的定义是指经过系统发育分析而确定具有系谱关系的个体群，一个物种的定义是指在多个基因谱系（指不同遗传位点的DNA序列）中具有一致性的一群微生物。目前广泛应用于真菌分类中的基因和基因片段仍然是核糖体RNA编码基因（ribosomal RNA gene，rDNA）的保守区域，特别是核糖体DNA的两个内部转录间隔区（ITS）。

　　真菌传统分类是以分级的方式排列，真菌界（Kingdom Fungi）下面各级包括门（Division，Phylum）、亚门（Subdivision，Subphylum）、纲（Classis，Class）、目（Ordo，Order）、科（Familia，Family）、属（Genus）及种（Species）。目前分子系统学的分析表明，在较高级别的分类是不稳定的，因为尚难以确定划分界限的"金标准"。目前真菌界普遍接受的分类现状是7个门、10个亚门、35个纲和129个目。这七个门是子囊菌门（Ascomycota）、担子菌门（Basidiomycota）、芽枝霉门（Blastocladiomycota）、壶菌门（Chytridiomycota）、球囊菌门（Glomeromycota）、微孢子菌门（Microsporidia）和新丽鞭毛菌门（Neocallimastigomycota）。接合菌门中的生物被分为球囊球门和四个分类位置未定的亚门。其中医学上意义重要的有毛霉亚门（Mucoromycotina）和虫霉亚门（Entomophthoromycotina），近期虫霉亚门升为虫霉门。

　　除了真正的真菌以外，还有一些被称为"副真菌"（parafungi）或"假真菌"（pseudofungi）的微生物，如腐霉（*Pythium*）和链壶菌（*Lagenidium*）属于原生生物，被分在藻菌界（Kingdom Straminopila 或 Kingdom Chromista）中的卵菌门（Phylum Oomycota）。但它们具有真菌样的形态学特征，类似丝状真菌（filamentous fungi)。鼻孢子菌(*Rhinosporidium*)体外培养未能成功,其确切分类尚未确定。

分子系统发生分析的结果除了合并一些原来不同的种以外,还发现一些可能是独立新的种群。它们只能通过 DNA 测序才能够区分,称为隐蔽的种(cryptic species)。例如,烟曲霉(*Aspergillus fumigatus*)Section(组)中有 40 多个隐蔽种,但这样区分新种是否具有临床意义还存在争议。但其中一些隐蔽种对唑类和棘白菌素类(echinocandin)抗真菌药物的敏感性低。

过去将无性阶段的真菌划分在一个人为创建的"半知菌门"中,根据无性繁殖结构的形态特征将其人为划分为不同的纲。随着分子系统学分析技术的应用,对于不产生有性阶段的真菌也能进行分类,找到其相应归属的有性型,因此半知菌这一名称早已不再使用。

二、常见病原真菌的分类

与临床相关的病原真菌主要有 3 类,即皮肤癣菌、双相真菌和机会性致病菌。致病菌分类以子囊菌最为多见,其次为担子菌和毛霉类真菌。此外,卵菌和丝壶菌中也有某些类真菌致病菌,如疫霉(*Phytophthora*)和腐霉(*Pythium*)。下面分述这几类致病菌在现代真菌学中的分类。

(一)子囊菌门(Ascomycota)

子囊菌门包括 50% 的已知真菌,80% 的致病和条件致病性真菌属于子囊菌。有三个亚门含有病原真菌:子囊菌亚门(Pezizomycotina)、酵母菌亚门(Saccharomycotina)和外囊菌亚门(Taphrinomycotina)。

1. 外囊菌亚门 只有一个肺孢子菌属(*Pneumocystis*)有病原性,它以前被归于原生动物界,现在经 rDNA 基因序列比较后归为真菌。

2. 酵母菌亚门 包含一个医学上很重要的纲,即酵母菌纲(Saccharomycetes)、酵母菌目(Saccharomycetales)。该目具有 10 个不同的属,其中许多成员的无性阶段属于念珠菌属。还有毕赤酵母属、德巴利属中的种能够致病。此外,还包括头状腐生酵母(曾用名:头状地霉)、酿酒酵母、裂殖酵母等。

3. 子囊菌亚门 包含两个医学上重要的纲,散囊菌纲(Eurotiomycetes)和粪壳菌纲(Sordariomycetes)。散囊菌纲含有 7 个目,最为重要的是爪甲团囊菌目(Onygenales),包括皮肤癣菌和双相真菌(如球孢子菌属、组织胞浆菌属、芽生菌属、副球孢子菌属等)的有性型。散囊菌目(Eurotiales)包括曲霉属(*Aspergillus*)及青霉属(*Penicillium*)的有性。粪壳菌纲的肉座菌目包含镰刀菌属(*Fusarium*)的有性型。致病性暗色真菌(melanized fungi)主要包括枝孢瓶霉属、瓶霉、外瓶霉、凸脐孢、弯孢、链格孢、威尼克何德霉等。它们的有性型也属于散囊菌纲和粪壳菌纲,分别归于煤炱目(Capnodiales)、刺盾炱目(Chaetothyriales)、小囊菌目(Microascales)、格孢腔目(Pleosporales)、肉座菌目(Hypocreales)和长喙壳目(Ophiostomatales)。

(二)担子菌门(Basidiomycota)

担子菌门中有 3 个亚门:伞菌亚门(Agaricomycotina)、柄锈菌亚门(Pucciniomycotina)和黑粉菌亚门(Ustilagomycotina)及 15 个纲,但仅有少数为病原真菌。主要有隐球菌属(*Cryptococcus*),属于伞菌亚门、银耳纲(Tremellomycetes)、银耳目(Tremellales)、隐球酵母科(Cryptococcaceae)和线状黑粉菌目(Filobasidiales)、线状黑粉菌科(Filobasidiaceae)(有性期);马拉色菌属(*Malassezia*)属于黑粉菌亚门,马拉色菌纲(Malasseziomycetes),马拉色菌目(Malasseziales),马拉色菌科(Malasseziaceae);毛孢子菌属(*Trichosporon*)属于银耳纲(Tremellomycetes),毛孢子菌目(Trichosporonales),毛孢子菌科(Trichosporonaceae)。红酵母属柄锈菌亚门、微球黑粉菌纲(Microbotryomycetes)、锁掷酵母目(Sporidiobolales)、锁掷酵母科(Sporidiobolaceae)。致病性丝状担子菌普通裂褶菌(*Schizophyllum commune*),也属于伞菌亚门。

(三)毛霉亚门和虫霉门(Mucoromycotina and Entomophthoromycota)

毛霉亚门和虫霉门即原接合菌门(formerly Phylum Zygomycota),传统的接合菌门已经划分为球囊菌门和 4 个有待进一步分类的亚门,具有致病性的主要为毛霉亚门和虫霉门。毛霉亚门包含毛霉目(Mucorales),主要包括根霉属(*Rhizopus*)、毛霉属(*Mucor*)、根毛霉属(*Rhizomucor*)、横梗霉属(*Lichtheimia*)(原名犁头霉属,*Absidia*)、小克银汉霉属(*Cunninghamella*)、共头霉属(*Syncephalastrum*)、科克霉属(*Cokeromyces*)、壶霉属(*Saksenaea*)、囊托霉属(*Apophysomyces*)、厚垣孢犁头霉属(*Chlamydoabsidia*)等,是毛霉病的主要病原体。虫霉门包含虫霉目（Entomophthorales），其中蛙粪霉属（*Basidiobolus*）和耳霉属（*Conidiobolus*）是引起皮下感染的主要病原体。

（四）微孢子虫门

过去一些专门寄生于人类的微孢子虫一直被归类为原生动物。经过系统进化分析表明它们属于真菌，因此在真菌界为其设立了微孢子虫门（Microsporidia），这是一类由孢子形成的单细胞性胞内寄生菌，临床常见的脑微孢子虫主要引起艾滋病及免疫抑制患者的肠道感染。

三、真菌的命名原则

真菌的命名原则一直遵循瑞典植物学家林奈在1753年创立的"双名制命名法"，即属名+种名+命名人。后来在此基础上，国际命名法规（Internationnal Code of Nomenclature，ICN）对于真菌命名做了详细规定，采用林奈的拉丁双名法，一个真菌只能有一个属名和种名。按照此法规，命名新的真菌必须遵循ICN的命名规则，否则将被视为无效。完整的真菌名称应以拉丁语双名制的形式命名并提供命名人，应附有英文或拉丁文的描述，命名人所描述的真菌，其活的培养物应储存在公认的菌种库中。新的名称应在以下3个在线分类数据库之一进行注册，MycoBank、Index Fungorum或Fungal Names，并获得一个注册编号。简述真菌的命名原则如下：

（一）术语及分类群名称

真菌的分类单位与其他生物相同，属以上的单位都有固定词尾。界（Kingdom，Regnum）；门（Division，Phylum），词尾（-mycota，-phyta）；亚门（Subdivision，Subphylum），词尾（-mycotina，-phytina，）；纲（Classis，Class），词尾（-mycetes，-opsida）；目（Ordo，Order），词尾（-ales）；科（Familia，Family），词尾（-aceae）。属（Genus）名是拉丁语的单数名词；种（Species）名是属名和一个单词的种加词的双名组合，为形容词，与属的性、数、格一致。

（二）合格名称

要符合法规各项规定，否则称不合格名称，或称异名、同名、重词名等。

（三）优先律

菌种命名选用发表最早的正确、合法的名称。以犬小孢子菌为例，最先由Bodin发表（*Microsporum canis* Bodin 1902），后来Sabouraud改变其名称，称羊毛小孢子菌［*Microsporum lanosum*（Bodin）Sabouraud 1907］。但根据优先律，承认犬小孢子菌为正确名称，而羊毛小孢子菌为异名。

（四）转属规则

转属规则为转属不转种。如絮状表皮癣菌原名为絮状单端孢，*Trichothecium floccosum* Harz 1870。以后转属为表皮癣菌，但仍保留种名，如*Epidermophyton floccosum*（Harz）Langeron et Milochevitch 1930。要将原命名人用括号括起放在转属命名人的前面。

（五）对种属名称的要求

属名可来源于任何语言，但应按拉丁文处理。种的名称也可来源于任何语言，甚至人名、国名等。属名第一个拉丁文字母要大写，其他为小写。属名和种名在印刷体中要用斜体字，手写体在字母下加横线，后缀命名人的姓氏和出版年代，命名人用正体。

（六）目前在真菌命名中存在的主要问题

很多病原真菌的名称可能会面临名称的变更。其原因在于，过去对真菌产生无性型和有性型的情况并不清楚，多次被不同研究人员描述为新种，分别对其无性阶段和有性阶段进行命名。因而很多常见的真菌具有多个名字，而随着现代分类学进展确定其应归属于其有性型，合并为一个种或者重新划分为新种，这样就使真菌的分类命名面临很多问题。在2011年在墨尔本召开的第18届国际植物学大会上确立了"一个真菌一个名称"的理念。建议逐渐取消同时使用真菌的无性与有性两个名称，对于已有的存在多个名称的真菌，将依据优先权的原则来处置。真菌学家们开始为许多真菌物种从现有的几个名字中选择一个名字。规定同一种真菌的所有有性或无性名称，均可以作为该菌的唯一名称。详情请参见国际真菌分类命名委员会(ICTF)网站。

一般情况下,任何一个物种的正确名称都应是最早发表的符合命名法规的那个名称。后来的名称被称为异名。为了避免出现困惑,ICN 也允许一些例外,如果某个真菌的新名称已经普遍使用,再改用早期的名称会引起混乱的情况,特别是也会牵涉到临床所致疾病的命名时,可以考虑继续使用普遍采纳的名称。如果将"隐球菌病"改用其有性型命名的"线状黑粉菌病"将会引起很多问题,故依然沿用原来的名称。目前在医学真菌学领域专家们比较一致的共识是,如果没有重要临床意义,不影响抗真菌治疗的效果,可以暂时沿用以往的真菌名称,或者采用包容性比较强的复合体(complex)这一名称来代表可能涵盖很多隐藏种的真菌种群,如近平滑念珠菌复合体(*Candida parapsilosis* complex)。在曲霉中多采用 Section (组),如烟曲霉组(*Aspergillus fumigatus* section)。

其他详细的真菌命名规则可参考有关文献。

四、病原真菌的鉴定原则

病原真菌的鉴定不仅是临床的需要,在植物病理学、生物进化、生物技术和环境的研究中都很重要。许多真菌已经鉴定到种,但是分类学家仍致力于新种的描述和其分类群的研究。有些菌种由于经济学的关系或是病理学的重要性,已有深入的研究,其他则需要现代手段来进行研究。分子生物学和质谱等现代方法和技术的应对病原真菌的鉴定发挥了促进作用,但在临床真菌检测实验室中,对于一个真菌培养物,首先要区分酵母菌与霉菌这两大基本类别。然后选用相应的形态学、生理生化及分子学等手段进行精确的鉴定。

(一) 形态学鉴定

形态学鉴定:用表型特征来进行分类鉴定是过去和现在实验室依然普遍采用的方法。致病真菌的鉴定,一般都需要借助光学显微镜,现在加上荧光染色和细胞化学及各种染色法使观察更加方便。单纯依靠真菌在宿主体内的寄生形态鉴定比较困难,如菌丝只能看到有无分隔,有无色素,往往还需要通过选择合适的培养基进行培养来鉴定菌种。

酵母菌的鉴定需要结合其形态学、生理学和生化特征。形态学特征包括菌落的颜色、大小、细胞的形状、有无荚膜;菌丝、假菌丝(pseudohyphae)和关节孢子(arthroconidia)以及厚壁孢子(chlamydospores)的产生;生化实验包括糖的同化与发酵实验和硝酸盐同化实验。具有医学意义的大部分酵母可以应用一个基于分离菌株的糖同化实验的商品化检测系统进行鉴定。此外,用显微镜检查玉米粉吐温琼脂培养基上的形态也是必要的。在许多实验室,生化方法已被 DNA 测序或基质辅助激光解吸电离飞行时间质谱法所取代(MALDI-TOF MS),详见第八章。

形态学鉴定目前最适用的还是无性霉菌,由于从临床实验室分离出来的大部分霉菌在常规培养基上并不产生有性生殖结构,对它们的鉴定主要是基于其无性孢子的产生方式,还可通过基因测序的方法来确定它们在真菌界中的正确位置。基于这类霉菌其分生孢子的发生,把它们分为两类,即产生分生孢子梗和产生分生孢子器的类型,在菌丝或特定的分生孢子梗上产生分生孢子,或者有精细的被称为载孢体(conidioma)的无性生殖结构。这些形式提供了基于形态学鉴定的准则。

产生分生孢子器的类群中包括一些菌属是人类常见病原体,如新双间柱顶孢菌(*Neoscytalidium dimidiatum*)可导致皮肤和指甲感染。

产生分生孢子梗的类群中包含大量的医学上非常重要的霉菌,例如,曲霉属(*Aspergillus*)、芽生菌属(*Blastomyces*)、枝孢瓶霉属(*Cladophialophora*)、镰刀菌属(*Fusarium*)、组织胞浆菌属(*Histoplasma*)、小孢子菌属(*Microsporum*)、青霉属(*Penicillium*)、瓶霉属(*Phialophora*)、赛多孢霉属(*Scedosporium*)和毛癣菌属(*Trichophyton*)。此外,大量的丝状真菌是人类的条件性病原体。在鉴定这些霉菌时,分生孢子的产生过程是主要的依据。

除此之外,用透射电镜(transmission electron microscope,TEM)来观察菌的断面可发现子囊菌酵母和担子菌酵母的横隔不同;扫描电镜(scanning electron microscope,SEM)在实际应用有许多发现,如根据子囊菌的表面结构可以鉴定到种。有助于观察孢子发生方式,如环痕等。

现代形态学技术,如采用自动成像分析、电子颗粒体积、分数几何学来分析形态学的特点。由于表型各种词语没有一定的标准,有很大的主观性,某些表型特征也不稳定,受环境影响,有的不能在人工培养基上生长,有一些真菌尚未分类,因此,分类地位有待进一步确立。

(二)分子生物学鉴定(molecular identification)

鉴于表型分类的局限性,在分类学上遗留不少问题和争议。分子生物学鉴定:应用分子生物学技术从遗传和进化角度阐明真菌菌种之间和种间内在关系是目前真菌分类研究的热点,已普遍应用于真菌现代分类鉴定之中。

常用的分子生物学鉴定方法包括:真菌 DNA 碱基组成(G+C Mol%)、限制性片段长度多态性(RFLP)、随机扩增多态性 DNA(RAPD)、Southern 印记、脉冲电场凝胶电泳(PFGE)、rDNA 序列测定等。由于生物多样性的缘故,分子生物学的研究有 4 种目的:①系统发生研究;②分类学研究,主要在属、种水平;③鉴定应用,即决定明确的分类名称;④流行病学和群体的遗传学研究。

DNA 序列测定是目前最引人注目的发展方向,已成为致病真菌的分类鉴别的重要手段。目前应用最多的为核糖体 DNA(rDNA)的不同基因和片段,如:18S 和 28S rDNA 基因(SSU 和 LSU)、内部转录间隔区(ITS)、翻译延长因子(TEF-1α)、β-微管蛋白(β-tubulin)、钙调蛋白基因(CAL)、肌动蛋白(ACT)、甲壳质合成酶(CHS)、RNA 聚合酶Ⅱ大亚基(RPB2)等基因序列,是常规鉴定方法的重要补充,越来越接近真菌自然分类的目的,详见第六章。

DNA 芯片技术是用免疫荧光标记的待测样品与有规律地固定在芯片片基上的大量探针按碱基配对原则进行杂交,通过激光共聚焦荧光系统对芯片进行扫描,使用计算机进行荧光信号强度的比较和检测的技术。其突出特点在于高度并行性、多样性、微型化和自动化。将不同属种真菌的特异性 DNA 标记后制成 DNA 芯片,将致病真菌 DNA 与 DNA 芯片杂交就可得到属种特异性图谱,通过这种图谱的比较和分析,就可得出致病菌的 DNA 信息,进而可对其进行鉴定。

(三)其他鉴定方法

其他鉴定方法:包括生理学和生物化学、次级代谢产物、泛醌系统、脂肪酸组成、细胞壁组成及蛋白质组成。

1. 生理学和生物化学　在纯培养上真菌生长比较快,可以使用生理、生化方法来鉴定菌种,如黑酵母的鉴定。在一定的培养基上,有对照,其生长速度也可用于鉴定,如青霉。温度实验测定真菌的不同生长温度也用于鉴定。对碳水化合物的利用能力是酵母菌鉴定的主要手段,目前已有商品化的 API 系统,也可用于丝状真菌的辅助鉴定。

2. 次级代谢产物　次级代谢产物既不是为了生长需要,也不是介导基本代谢,常常为混合物,有特殊的和极罕见的化学结构。常见的是固醇、萜、类碱、香豆素等,某些是真菌毒素。将小量从培养皿切下来的标本,直接进行层析色谱法检查,比传统浓缩抽取提纯法简单易行。此法用于地衣的鉴定较好,很少用于真菌分类,由于对环境有一定影响,而且比较难,较少应用,但有人应用于子囊菌的分类。

3. 泛醌系统　是一种初级代谢产物,起重要作用。泛醌即辅酶 Q,是呼吸系统电子传播链的携带者。一些异戊二烯(isoprene)接触醌核各有不同,对鉴定到属或属以下水平很有帮助。主要用于鉴定细菌和酵母,也用于黑酵母和丝状真菌。

4. 脂肪酸组成　此法在细菌学方面是常规应用的,一是测定其成分,二是测相对浓度,极少用于真菌分类。主要应用裂解气相色谱法、热解块状光谱仪、气相色谱仪、隔膜水相聚合物双相系统等。近来应用气相色谱法合并多变量统计分析方法,成功地用于丝状真菌,包括卵菌、担子菌、毛霉,甚至只有菌丝的真菌。用于种间水平的鉴定。应注意影响因素,如培养状态和温度等。

5. 细胞壁组成　子囊菌和担子菌含有甲壳质和葡聚糖,毛霉类真菌含有脱乙酰甲壳质(chitosen)和葡聚糖醛酸。不同的皮肤癣菌的细胞壁含有不同的糖分,酵母细胞壁或缺乏或含有少量其他多糖(如岩藻糖、乳糖、鼠李糖、木糖等)。

6. 蛋白质组成　用电泳方法分析同工酶,可将真菌鉴定到属或种。电泳、免疫学方法、蛋白质分析等可解决种间特性。同工酶分析是一个经济和实用的技术。等位基因酶(allozyme)通常用于系统发生的研究。目前采用电离飞行时间质谱技术来鉴定病原真菌,也是一种准确、省时、高效的手段。

(李若瑜)

主要参考文献

[1] CARROLL K C,PFALLER M A,LANDRY M L,et al. Manual of clinical microbiology[M]. 12th ed. Washington DC:ASM Press,2019.

[2] dE HOOG G S,GUARRO J,GENE J,et al. Atlas of clinical fungi[M/OL]. 4th ed. Utrecht:Westerdijk Institute,2019.

[3] de HOOG G S,CHATURVEDI V,DENNING D W,et al. Name changes in medically important fungi and their implications for clinical practice[J]. J Clin Microbiol,2015,53(4):1056-1062.

[4] de HOOG G S,HAASE G,CHATURVEDI V,et al. Taxonomy of medically important fungi in the molecular era[J]. Lancet Infect Dis,2013,13(5):385-386.

[5] 邢来君,李明春,喻其林. 普通真菌学[M]. 北京:高等教育出版社,2020.

第三章　病原真菌实验室检查原则

真菌感染的日益增多对实验室诊断也提出了更高的要求。对于侵袭性真菌感染,早期特异的诊断是挽救患者生命的关键。目前常用于真菌感染的实验室诊断方法主要包括传统的真菌学检查法和真菌非培养诊断法两大类。但传统的诊断方法耗时久或敏感性和特异性低,难以满足临床需要,因此,进一步发展真菌病的快速、敏感、特异的非培养诊断方法是真菌感染实验诊断领域的重要方向。病原真菌实验室检查的意义主要在于:①确定真菌感染;②评价疗效;③估计预后。常规真菌学检查法一般不需特殊设备,简便易行。主要包括:①显微镜检查;②培养检查;③组织病理学检查。特殊检查法则需要专门的设施和一定的经验,主要包括:①血清学实验;②分子生物学方法;③质谱检测方法等。此外,为了评价抗真菌药物的体外疗效以指导临床用药和监测耐药发生,一个全面的病原真菌实验室还应该进行抗真菌药物的体外药敏试验和组织中的药物浓度监测。本章仅对真菌镜检和培养方法进行介绍,特殊检查法将在其他章节专门介绍。

一、标本收集与处理

用于真菌学检测的临床标本的正确选择、收集和运送是确保检查结果的可靠性和有效性的关键。如果标本的选择和处理不当,实验室检验将失去意义。对于样本收集的部位应有所选择,收集的样本和部位应能代表疾病的状态和进程。应考虑到自然状态下标本的可能污染,如痰、尿液、分泌物等。理想的标本应取自于恰当的部位,有足够用于分析的量,有明显的标识和正确的保存运送方法。建议所有的真菌学标本都应立即送检,如果不能立即送检也应适当保存。这样可避免非病原体的过度增殖而抑制病原真菌的生长。

（一）标本的收集

用于真菌学检查的标本收集、贮存或处理的不当均可导致错误的诊断。除了符合临床微生物学检查的一般原则外,用于真菌学检查,特别是培养的标本量要充足,因为很多标本(体液、呼吸道分泌物等)在接种前需要浓缩以提高真菌的分离率。为确保能够选择正确的实验室检查方法,除了要标明标本的来源和收集时间外,还应提供患者伴随疾病的信息、最近的旅行史以及过去在国外的居住史、有无动物接触史以及相关的职业史等背景资料。此外,实验室还应了解所接受的标本是否有特殊的危险,如患者是否患肝炎及艾滋病等传染性疾病的情况。除了皮肤、毛发和甲以外,用于真菌学检查的标本应该用相应的封闭式无菌容器收集并运送至实验室,所有的容器应做好清楚的标记。真菌检查常用标本采集的注意事项如下:

1. 皮肤、甲和毛发标本　一般在取材后立即检查,如需保留送检,可将标本收集到硬纸片上,使之干燥,折叠封存后保存在室温(可达 12 个月以上)。在采集标本前需用 75% 乙醇溶液消毒局部,以减少细菌污染,提高真菌学检查的阳性率。如果损害处曾外用过药物,应事先做好清洁。

皮肤损害的取材应用钝刀从活动损害的边缘向外刮取(图 3-1A)或用剪刀剪去疱顶(图 3-1B)。如果鳞屑量较少,可采用黏着透明胶带粘取皮肤组织送检,将透明胶带黏着面紧压于损害之上,然后剥下,将黏着面向下贴在透明载玻片上送检(图 3-1C)。

甲标本应尽可能从变色、增厚、萎缩或变脆的甲破坏部位取材,最好采取自病甲与健甲的交界部位,因甲板可能伴有增厚,取材应达到一定深度,尽可能多刮取甲下角质碎屑(图 3-1D)。

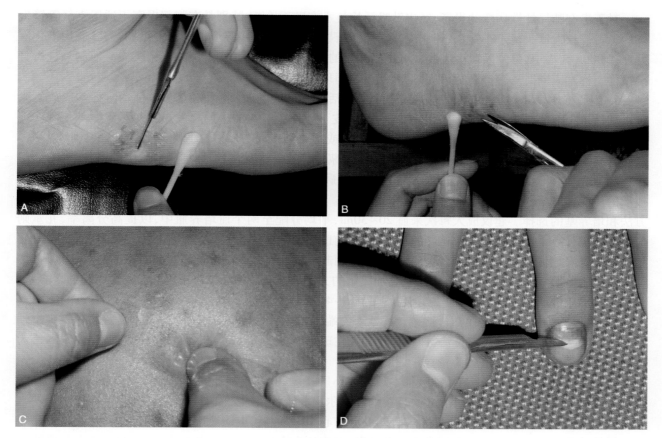

图 3-1 取材方法
A. 皮肤刮屑；B. 剪水疱；C. 胶带粘贴；D. 刮甲屑。

毛发标本应挑取折断的、褪色的或表面带有发鞘的毛发。也可用伍德灯照射选择带有荧光的毛发送检，用平齿镊子将可疑感染的毛发从头皮拔除，尽可能多采取病发送检。如果怀疑头皮隐性感染，可用塑料梳子或牙刷摩擦秃发头皮及其边缘后将其压在琼脂表面进行培养，也可以用无菌棉签（用液体培养基浸湿）在头皮反复摩擦后接种于液体培养基。

2. 黏膜标本　对于口腔黏膜感染的诊断，虽然刮片取材要比拭子好，但后者更为常用，主要是因为拭子更利于标本的运送。在取材前，拭子应用灭菌生理盐水浸湿，将其在损害表面用力擦拭，制成湿片镜检，将无菌拭子直接在培养基表面接种或浸入运送培养基中送检。

3. 耳、鼻、咽喉部标本　用钝刀从外耳道中刮取分泌物、脓液或痂屑，但有时也使用拭子取材。鼻部及口咽部取材不推荐采用拭子，可采用穿刺取脓、留取鼻窦冲洗液或鼻腔坏死组织标本。有时还可通过内窥镜取材。

4. 眼部标本　对疑诊真菌性角膜溃疡的取材应用灭菌小匙自溃疡的基底和其边缘取材。由于标本量往往有限，最好在取材同时进行培养和涂片镜检。应在送检前在试管上标好接种部位。拭子不适于角膜损害的取材。在疑患真菌性内眼炎的患者，应尽可能收集玻璃体液，行离心浓缩后用沉淀物接种培养基并制片。

5. 下呼吸道标本　包括痰、支气管吸出物和支气管肺泡灌洗液。理想的标本是清晨、新鲜的痰。应用灭菌容器收集并在采集后 2 小时之内处理。如不能尽快处理，应将其贮存在 4℃。如果患者排痰困难，可通过向支气管中注入生理盐水来诱咳排痰。一般推荐 3 次以上痰标本送检和培养。对免疫功能低下的患者，收集下呼吸道标本最有效的程序是支气管肺泡灌洗液。这一程序常与纤维支气管镜检查同时进行，可以为镜检和培养提供良好的素材。应将标本离心取沉淀检查。在血性、脓液和坏死组织中检测到真菌成分的可能性更大。

对于患有肺局灶性病变的患者,经皮针吸活检技术有助于诊断,特别是有胸部损害不适于支气管镜检查的患者。较大针头优于小针头,穿刺应在影像学指导下进行。下呼吸道标本比较黏稠,需要使用消化液处理,2 000g 离心 10 分钟后取沉渣接种可提高检出的阳性率,可做 KOH 溶液或真菌荧光染液制片进行直接镜检。标本应同时送直接镜检、真菌培养及组织病理学检查。

6. 组织标本　是对于确诊非常重要的标本,包括皮肤黏膜、肺穿刺活检及手术标本。标本应放入灭菌生理盐水中而非福尔马林(甲醛)溶液中。皮肤、皮下或黏膜组织的小的单发损害应尽量全部切除。理想的标本量应≥1cm³,在进行培养前,应将组织剪碎或切成约 1mm³ 大小的小块(不需研磨)接种,以获得最佳分离率。但如果怀疑胞内寄生菌感染如组织胞浆菌等感染,应将组织标本研磨后接种培养。

7. 血液标本　对于所有怀疑侵袭性真菌感染的病例均应进行血培养,一旦发生侵袭性感染就有血源播散的可能。血培养检查对于真菌血症是确诊依据。其影响因素包括采血量、采集次数以及标本处理的方法和培养基的选择。建议成人每次采血 20~30ml,平均分配至两个血培养瓶中,以提高分离率,儿童则应根据体重计算采血量。关于血培养的培养基,目前已经有很多自动化连续监测系统,其中还有真菌专用培养基以更好地促进真菌生长,对检测酵母菌感染引起的真菌血症灵敏度最高。而对霉菌和双相真菌(如荚膜组织胞浆菌)感染,"溶解-离心"法是更加灵敏的方法。亲脂性的马拉色菌属则需要含脂类的培养基。为提高培养阳性率,对高危患者应重复培养,每周 3~4 次,连续监测 2 周。

当怀疑动、静脉置管相关的血行感染时,导管尖端也需要与血液同时进行培养,建议留取导管尖末端 3~5mm 送检。推荐 Maki 半定量法,即将导管尖端在琼脂平板表面滚动 4 次,培养出的菌落数量≥15 个为阳性。该法较液体培养方法更为特异。

8. 骨髓标本　应采集 3~5ml 抽吸标本放入含小量肝素 1 000 倍稀释的灭菌容器中。有助于诊断一系列深部真菌感染,包括组织胞浆菌病、隐球菌病和马尔尼菲篮状菌感染。

9. 脑脊液标本　体积应≥2ml,将标本 2 000g 离心 10 分钟后,上清液用于血清学实验,沉淀部分用于真菌学镜检和培养。对于隐球菌感染非常有帮助,其次还有念珠菌感染以及曲霉、毛霉和暗色真菌感染。

10. 其他无菌体液标本　不论是针吸还是引流的胸腔积液、腹水和关节腔积液均应收集至含有少量肝素抗凝(1:1 000 稀释)的无菌容器中。将标本 2 000g 离心 10 分钟,沉淀物接种培养基,上清液可用于血清学检查。注意避免环境中的污染,必要时在生物安全柜中放置一个清洁平皿进行对照。

11. 尿液标本　尽可能取清晨较大量中段尿(10~50ml),可以是清洁尿、耻骨弓上穿刺尿或导管尿。应注意防止来自阴道或肛周部位的污染。标本应在 2 000g 中离心 10 分钟,沉淀部分进行直接镜检和真菌培养。其他地方流行性真菌感染如球孢子菌病和组织胞浆菌病也可基于尿培养阳性结果而作出诊断。

12. 前列腺液标本　膀胱排空后,按摩前列腺可产生纯前列腺液。一些地方流行性真菌感染可经血源播散至前列腺,患者的前列腺液真菌培养经常阳性,镜检也可出现阳性。

13. 生殖道标本　男性患者用特制的尿道拭子伸入尿道口内 2cm,用力旋转 5~10 秒;女性患者采集阴道、宫颈分泌物,在阴道扩张器帮助下用无菌拭子插入宫颈口 1.5cm 处采集,放入无菌管中立即送检。标本可做 KOH 溶液或真菌荧光染液制片镜检及接种于念珠菌显色培养基。取阴道分泌物前避免性生活及阴道冲洗与用药。

14. 脓液标本　对于引流脓肿或溃疡脓液,最好不用拭子取材,应尽可能从损害的深部取材,非引流的皮下脓肿或窦道中的脓液要用无菌注射器抽吸,如脓液中有颗粒样结构(见于足菌肿)应注意收集,接种前用无菌生理盐水冲洗,用玻片将颗粒压碎后进行检查。

15. 粪便标本　由于真菌属于肠道正常菌群,一般不推荐对粪便标本进行真菌培养,但可以通过直接镜检判断真菌的生长状态,如果怀疑胃肠道侵袭性真菌感染,应行结肠镜检查和组织病理活检。

16. 器械类标本　很多人体植入性的医用器械有可能因怀疑被真菌污染而送检。临床常见的有人工瓣膜、人工关节、起搏器、隐形眼镜等。在标本表面如发现真菌成分和生物膜生长,用无菌刀片将其从器械表面刮下,直接接种于培养基上。如果肉眼没有看到真菌成分,应将器械置于液体培养基中 30℃孵育。

(二) 标本的转运

标本的转运:除了皮肤、毛发、甲标本可贮藏数日甚至数月外,用于真菌学检查的标本均应在收集后尽快送检,送检时保持室温即可。脓液、血、下呼吸道标本(痰、支气管肺泡灌洗液、支气管穿刺液)、上呼吸道标本(口腔、咽部)、尿、阴道标本应在2小时之内送检,骨髓、导管尖端、眼部标本、植入物、前列腺液、鼻窦标本、无菌体液、组织均需要15分钟内送检。因为细菌过度生长会抑制慢生长的真菌,并降低真菌的生存力,延迟送检会导致一些病原体死亡。如果标本不能在规定时间内运送至实验室,血、骨髓、眼部样本(角膜刮片、玻璃体液)、前列腺液、上呼吸道标本(口腔、咽部、鼻窦)、无菌体液、组织、阴道拭子、皮肤(甲、毛发和皮肤)标本室温保存,导管尖端、植入物、下呼吸道标本、尿液则应储存于4℃。真菌的适应性很强,但是皮肤癣菌对低温敏感,甲、毛发和皮肤标本不能放置于冰箱中。

所有标本应置于防渗漏的无菌容器中运送,并尽快处理。如需邮寄标本,在包装之前应将标本容器或培养物封入塑料袋中以防破裂。在包装表面应清楚地标明寄件人的姓名以便于联系。

来自肝炎、艾滋病、结核以及其他传染性疾病患者的标本在转运中应注意严格遵循实验室生物安全防护原则,防止造成污染(详见生物安全部分)。

(三)标本的处理

标本的处理对于提高真菌分离率十分必要,恰当的处理可以确保较高的病原真菌检出率,节约时间,以免真菌活力下降。如对于甲和组织应进行适当剪碎(约1mm³),组织中的真菌在剪碎后可获得最佳分离率,如果穿刺活检获得的组织样本较小,可不剪直接接种,强调对于疑有毛霉类真菌感染的样本不需研磨;如果怀疑组织胞浆菌等胞内寄生真菌感染,应对组织进行研磨;多数标本不用浓缩,但对于尿液和无菌体液标本应进行离心浓缩;如果呼吸道分泌物很稠,可加入溶酶,如N-乙酰半胱氨酸、二硫苏糖醇或无菌的半胱氨酸盐水,然后进行离心,这些试剂可液化分泌物使之易于涂片,同时有利于释放胞内真菌。来自开放部位的标本可直接加入抗生素或接种于含抗生素的培养基中来去除污染。经常使用的抗生素有青霉素、氯霉素和链霉素,放线菌酮用于抑制霉菌污染。但是有些真菌对放线菌酮敏感,如隐球菌,而组织胞浆菌的酵母相对氯霉素敏感。所以建议同时接种两个试管培养,其一培养基中含有抗生素和放线菌酮,另一个不含抗生素和放线菌酮或者仅有抗生素。对多数作用于细胞壁的抗生素,放线菌同样敏感,应在放线菌学实验室专门培养。

医学真菌实验室应为BSL-2级生物安全实验室。所有涉及病原真菌的工作应在有高效空气过滤器的2级生物安全柜中进行。在处理可能含有BSL-3级的双相真菌样本检测(包括样本的病原菌分离纯化、药物敏感性实验、生化鉴定、免疫学实验、PCR核酸提取、涂片、显微观察等初步检测活动)时,可在BSL-2级生物安全柜中操作,如果涉及大量活菌操作("大量"病原菌的制备,或易产生气溶胶的实验操作,如病原菌离心、冻干等)必须在BSL-3级实验室进行。处理标本和培养物时应戴手套和医用外科口罩进行防护。

二、真菌直接镜检

临床标本的真菌直接镜检是最简单也是最有用的实验室诊断方法。其优点在于简便、快速,阳性结果可确定真菌感染,由于阳性率较低,阴性结果亦不能排除诊断。可采用不染色的KOH溶液湿片或染色涂片。真菌荧光染色技术用于检查痰、皮肤和其他临床标本中的真菌成分,可提高阳性率。

直接镜检对于浅表和皮下真菌感染最有帮助。在皮肤刮屑、毛发或甲标本中发现皮肤癣菌、念珠菌和马拉色菌的成分可提供对相应真菌病的可靠诊断。如果在无菌体液的直接镜检中发现真菌成分常可确立深部真菌病的诊断,例如在脑脊液(CSF)中检测到带荚膜的新生隐球菌细胞,或外周血涂片中检测到马尔尼菲篮状菌细胞。但一般在有菌部位则发现真菌成分需要结合真菌培养结果和临床信息方可做出判断。

临床标本的直接镜检可在几分钟内完成,观察到的真菌形态可以提供很有价值的菌种信息。有经验的检验人员通过直接镜检可以初步判断念珠菌、隐球菌、曲霉、毛霉、暗色真菌等真菌的感染,有助于临床做出诊断。

(一)一般检查法

1. 检查方法　标本置于载玻片上,加一滴浮载液,盖上盖玻片,放置片刻或微加热,即在火焰上快速通过2~3次,不应使之沸腾,以免结晶。然后轻压盖玻片,驱逐气泡并将标本压薄,用吸纸吸去周围溢液,置显微镜下检查。检查时应遮去强光,先在低倍镜下检查有无菌丝和孢子,然后用高倍镜观察孢子和菌丝的形态、特征、位置、大小和排列等。采集的标本也可涂在载玻片上,空气干燥后,经过碘酸-希夫染色(PAS)等方法染色后观察。

2. 直接镜检常用浮载液

(1) 氢氧化钾(potassium hydroxide,KOH)溶液:KOH 溶液在直接镜检中经常使用。方法是在一洁净玻片中心滴一滴 KOH 溶液,被检物滴在其上并小心混匀,然后盖上一盖玻片,并过火焰 2~3 次轻微加温,冷却后于低倍镜下观察。KOH 溶液可消化蛋白质残余并使角化组织透明,可以更清楚地观察到标本中的真菌。真菌细胞壁的甲壳质对实验浓度的 KOH 有一定的抵抗作用,但一定时间之后真菌也会溶解。实际上 KOH 可用于各种临床标本(图 3-2)。一般使用的 KOH 溶液浓度为 10%~20%,过浓则涂片易干而形成结晶。为了使涂片不易干燥,延长涂片保存时间,可在 KOH 中加入甘油。KOH 也可加入蓝(或黑)Parker墨水,使真菌着色,镜下更易于辨认。为使溶解液更透明,可在 KOH 中加入二甲基亚砜,或使用 Black E(图 3-3)及中性红染色(图 3-4)以使真菌结构更加清晰。目前 KOH 溶液也常与真菌荧光染液相结合。

(2) 生理盐水:多用于不含角质的稀薄液体标本检测,如支气管肺泡灌洗液、尿液、胸腔积液、腹水等。还可用于观察真菌孢子的出芽现象,先在载玻片上滴一滴生理盐水,接种菌悬液后盖上盖玻片,用凡士林封固,置室温或 37℃ 孵化 24 小时后观察有无出芽现象。

(3) 墨汁:印度墨汁或中国墨汁不能使新生隐球菌荚膜多糖着色,但可提供黑色背景而使荚膜更亮而易于观察(图 3-5)。但在印度墨汁中也能看到其他酵母或人体细胞成分。新生隐球菌和其他酵母不一

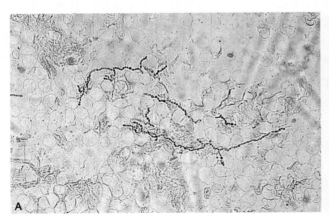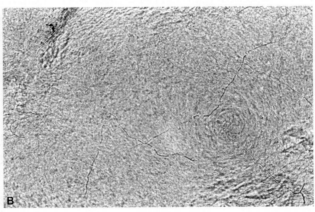

图 3-2　KOH 湿片(×400)
A. 皮肤癣菌菌丝(1);B. 皮肤癣菌菌丝(2)。

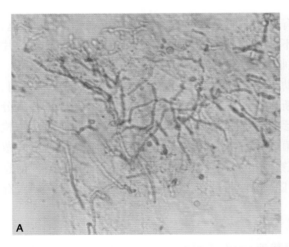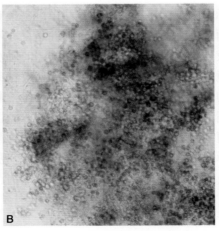

图 3-3　Black E 染色(×400)
A. 真菌菌丝;B. 真菌孢子。

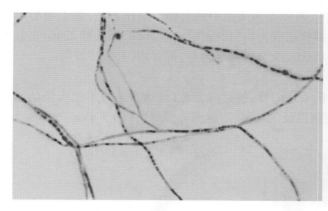

图 3-4　中性红染色,红色为阳性(×400)

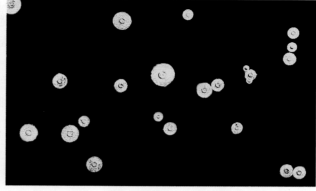

图 3-5　隐球菌墨汁染色(×400)

样,在其母细胞和子细胞之间有一细的管状颈。要区别新生隐球菌与人的红细胞和白细胞可采用两种方法:形态上人细胞圆而新生隐球菌因含甲壳质而僵硬;另外可取一滴 KOH 溶液滴于另一张片子上,KOH 可裂解人的细胞膜而不能裂解新生隐球菌胞壁。

墨汁染色可检测脑脊液中新生隐球菌,但存在假阴性情况。在隐球菌感染的非获得性免疫缺陷综合征(AIDS)患者中,用本方法检测脑脊液出现阳性结果的仅 50%。墨汁染色同时还需要做真菌培养和隐球菌荚膜多糖抗原检测。

墨汁染色涂片用于监控隐球菌病疗效的价值有限。患者脑脊液中可持续多年检测到隐球菌,而患者不表现感染症状。如果酵母在发芽过程中被抗真菌药物杀死,芽生孢子仍可与母细胞相连。因此治疗结束时,芽生孢子是否出现不能作为生物学治愈的可靠指标,需要结合培养和脑脊液细胞学和生化指标的检测结果。

(4)乳酸酚棉蓝染液:是显微镜下观察真菌的标准浮载剂。棉蓝系酸性染料,能使真菌着色呈蓝色;乳酸对真菌有杀灭作用,含有甘油,能使涂片保存相当的时间,也是常用的封固保存液。此染液一般用于对培养后菌种进行观察,使观察更加清晰。也可以和 10% KOH 溶液混合,用于真菌直接镜检,可以更好地发现真菌。还可加入 10% 聚乙烯醇,有利于长期着色,可以用于标本的长期保存(图 3-6)。

(5)派克墨水:由 20% KOH 溶液和派克墨水各半混合而成,为国际上报告的马拉色菌常用的染色方法。KOH 用于溶解鳞屑角质,如果染纯培养的菌则可用蒸馏水代替 KOH 溶液。国产的蓝黑墨水也可以试用。染色时间至少要 10 分钟,若能过夜次日染色效果更好。镜下观察时将光线调至最亮,菌体染为深蓝色或黑色(图 3-7)。

3. 涂片的保存　有些标本需要保存,如盖片四周用指甲油封固,可达到保存数月的目的。本实验室

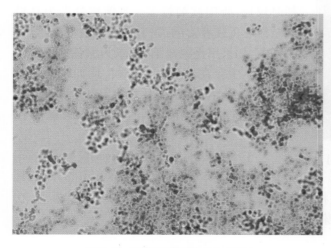

图 3-6　乳酸酚棉蓝染色(×200)

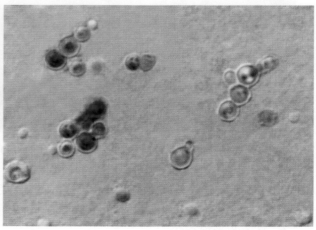

图 3-7　派克墨水染色,马拉色菌酵母细胞(×1 000)

采用的封固保存液为 PVA(聚乙烯粉末)乳酸酚棉蓝液,四周无须用指甲油封固。制作方法:聚乙烯粉末15g,蒸馏水100ml,充分混合后置于80℃水浴,不断搅拌使之成为均匀的糊状。取56ml,加乳酸22ml,充分混合,再加入溶化的酚22ml,充分混合,最后加入棉蓝0.05g,文火加热至溶解,混合均匀,瓶装备用。

（二）染色检查

1. 革兰氏染色　放线菌、诺卡菌和酵母菌为革兰氏染色阳性,被染成紫色;丝状真菌为革兰氏染色阴性,被染成红色。染色适用于发现放线菌、诺卡菌等细菌以及念珠菌、隐球菌等酵母菌(图 3-8)。

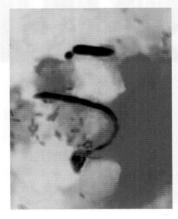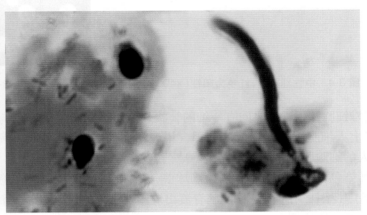

图 3-8　革兰氏染色,念珠菌假菌丝及孢子(×1 000)

2. 抗酸染色　主要用于细菌学中分枝杆菌检查。分枝杆菌和少量诺卡菌的细胞壁含脂质较多,大约是干重的40%。分枝杆菌对多数染色剂均有抗性,但是一旦被品红染色,它们又能抵抗酸性乙醇的脱色,故又称之为抗酸染色。星形诺卡菌(*N. asteroides*)和巴西诺卡菌(*N. braslienis*)等的抗酸能力可以有所不同,抗酸染色呈弱阳性。在各种抗酸染色方法中常用的是 Hank 方法。染色可用预制好的诺卡菌涂片作质控(培养于 middle-brook 和 Cohn 7H10 琼脂),另一种黏稠放线菌(*Actinomyces viscosus*)可作阴性对照。

3. 吉姆萨染色　可用于骨髓或外周血细胞内的荚膜组织胞浆菌和马尔尼菲篮状菌的检测,也可以用于发现肺孢子菌的滋养体。还可采用瑞氏-吉姆萨染色,但必须有质控涂片(图 3-9)。

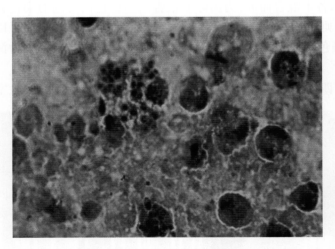

图 3-9　吉姆萨染色,马尔尼菲篮状菌酵母细胞(×1 000)

4. 过碘酸希夫染色(periodic acid-Schiff staining,PAS 染色)　可用于发现标本中的真菌孢子和菌丝,多用于组织病理切片的真菌学检查。PAS 染色能够使大部分真菌着色,是一种比较常规的染色方法,其缺点是操作相对复杂,耗时较长,所用试剂较多。真菌成分染为亮粉红至洋红色或者紫色,如果用苦味酸复染,背景为橘色,如果用亮绿复染,背景为绿色。组织中或者标本中存在黏蛋白成分时,比如呼吸道分泌物,PAS 染色不适用,因为黏蛋白也可染色阳性。染色过程可用已知的阳性临床标本作质控。

5. Grocott 六胺银染色(Grocott's methenamine silver,GMS)是真菌染色最常用的方法,真菌细胞壁多糖成分经过过碘酸水解后形成醛基,直接将硝酸银还原成金属银,使真菌成分染成棕黑色,在浅绿色或黄色背景下极为醒目。改良 Gomori 六胺银染色常用于石蜡包埋组织切片的染色。

6. 真菌荧光检查法

(1) 荧光染色:是近年来临床常用的真菌检测方法。利用荧光素,如钙荧光白与标本中真菌细胞壁

的 β-(1,3)-D 葡聚糖结合,在紫外光激发下,菌丝和孢子发出亮蓝色荧光。也有利用酶联荧光法原理,利用荧光素标记的甲壳质酶特异性结合细胞壁中的甲壳质,达到真菌检测的效果。荧光显微镜下可以清楚地观察到真菌形态(图3-10)。由于紫外光的不同,真菌可显示为浅蓝色或绿色。该染色方法可与 KOH 溶液一起使用,用来快速筛查各种病原真菌,特别适合于痰液、脓液及其他组织液等标本,也可用于新鲜组织印片或切片染色。能够明显提高检测的敏感性并缩短检测时间。

（2）荧光抗体染色:免疫荧光显微术或荧光抗体染色可直接有效地从组织或体液中检出

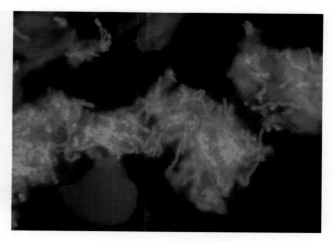

图 3-10　真菌荧光染色

真菌和放线菌。荧光抗体已用于检测放线菌、荚膜组织胞浆菌、粗球孢子菌、新生隐球菌、曲霉、念珠菌、巴西副球孢子菌和其他真菌。

（三）常见病原真菌直接镜检的形态特征及其临床意义

真菌直接镜检是最为简单、快速和实用的真菌实验室诊断方法。阳性结果可确定真菌感染,阴性不能排除。由于取材方便,阳性率高,直接镜检对于浅表和皮下真菌感染最有帮助。在无菌部位阳性发现可帮助确诊深部真菌感染。直接镜检能够反映其在组织中的寄生形态,可大致区分皮肤癣菌、念珠菌、隐球菌、曲霉、毛霉等常见病原真菌。直接镜检常见形态结构特点及其可能代表的病原真菌如下:

1. 透明、分隔菌丝　提示皮肤癣菌及其他透明丝孢霉(图 3-11A)。

2. 透明关节菌丝/关节孢子　提示皮肤癣菌可能性大(图 3-11B)。

3. 锐角分枝、分隔透明菌丝　提示曲霉可能性大(图 3-11C)。

4. 宽大、无隔、直角分枝菌丝　提示毛霉目真菌可能性大(图 3-11D)。

5. 硬壳细胞　棕色、厚壁、纵横分隔的硬壳细胞或者称为分隔细胞、钱币样小体等,提示暗色真菌感染——着色芽生菌病(图 3-11E)。

6. 暗色菌丝和暗色芽孢及串珠样结构　提示暗色真菌感染——暗色丝孢霉病(图 3-11F)。

7. 芽孢及短棒状菌丝　提示马拉色菌感染—花斑糠疹(图 3-11G)。

8. 无色芽孢及假菌丝　提示念珠菌(图 3-11H)。

9. 成堆或散在的芽孢　提示酵母菌(图 3-11I)。

10. 带有厚荚膜的酵母细胞　提示隐球菌感染(图 3-11J)。

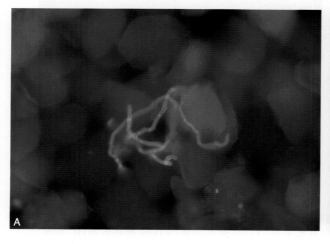

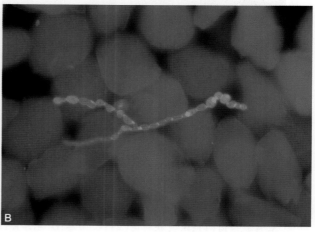

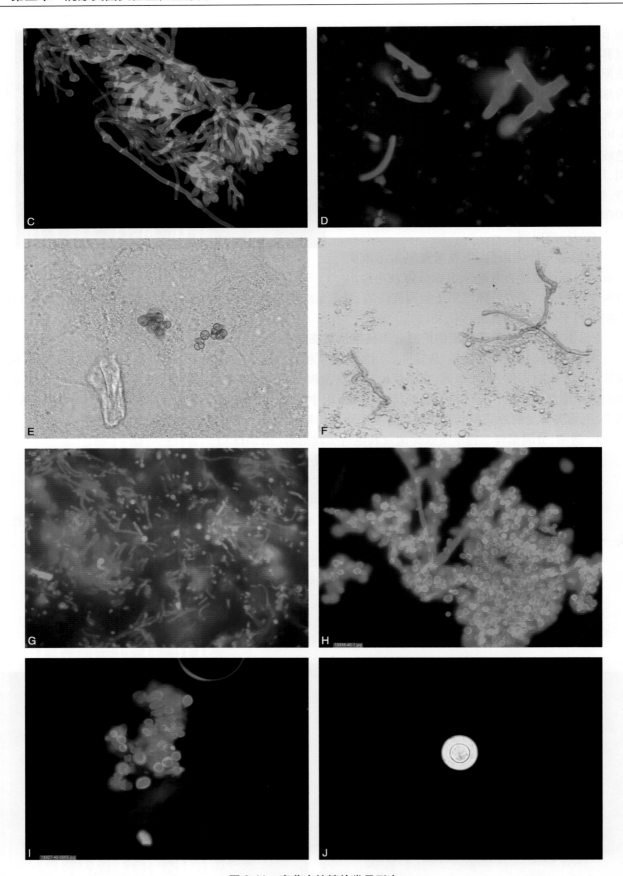

图 3-11　真菌直接镜检常见形态
A.皮肤癣菌(1);B.皮肤癣菌(2);C.曲霉;D.毛霉目;E.暗色真菌(1);F.暗色真菌(2);G.马拉色菌;H.念珠菌;I.酵母菌;J.隐球菌。

三、真菌培养检查

从临床标本中对致病真菌进行真菌培养检查，目的是进一步提高对病原体检出的阳性率，同时确定致病菌的种类。

真菌培养的最适温度为30℃左右（或室温25~27℃）。在这种温度下几乎所有致病性真菌生长较快较好。基础分离时不要在35℃以上培养，以免抑制或妨碍一些病原性真菌的生长。但在某些情况下，高温培养可用于耐高温菌的筛选，如烟曲霉可在45℃生长，用来区别其他曲霉。同一批分离标本可于-70℃长时间保存，以用于质控。双相真菌在37℃营养丰富的培养基中可以以酵母或小球形体形式生长，这种性质常用于区别其他真菌。真菌培养一旦发现肯定的病原菌如红色毛癣菌或新生隐球菌时，诊断即可确立。但如果分离出机会性致病菌如白念珠菌或烟曲霉时，应结合临床情况进行判断。从无菌部位如血液或脑脊液中分离出机会性致病菌常提示肯定的感染，但对来自脓、痰或尿的标本则应谨慎解释结果，单靠一次培养阳性往往不能确定诊断。有时还需结合直接镜检的结果，因此强调直接镜检与培养检查相结合的重要性。尽管标本的直接镜检可得出有关病原真菌的重要信息，标本还应进行培养以进一步鉴定真菌。可以采用不同的培养基以满足于不同的目的，如确定感染、鉴定菌种、指导临床用药、保存菌种和进行各种研究工作等。

鉴于目前机会性致病真菌感染不断增加的现状，难以排除真菌新致病菌种引起感染的可能性。因此，在没有经过认真分析之前，任何一株培养物都不应被视为污染菌。临床医师与实验室检验人员之间的相互联系是非常重要的。

真菌培养检查除需要一般细菌检验用到的器具外，还应准备微型小铲、刀片、针头等。目前常规用于分离真菌使用的初代培养基为沙氏葡萄糖琼脂（SDA）斜面培养基或马铃薯葡萄糖琼脂（PDA）斜面培养基，可酌情加入抗生素和放线菌酮抑制细菌和可能的污染菌生长。还有多种性质的培养基以满足各种不同的需要，可以酌情选用（见附录）。

（一）沙氏葡萄糖琼脂

沙氏葡萄糖琼脂（Sabouraud's dextrose agar，SDA）是Sabouraud于18世纪开发出的。起始用粗制蛋白胨作氮源，以麦芽糖或蜂蜜为碳源。大多数真菌生长尚可，而细菌则被低pH（4.5~5.0）抑制而不能生长。随后用精制蛋白胨和葡萄糖代替原有成分。Emmons和其同事观察到SDA中碳水化合物太高（4%）pH太低，不适合多数真菌的生长，对其进行改良后碳水化合物为2%，pH升至6.8~7.0。这时pH不能有效地抑制细菌的生长，便形成一种选择性培养基，在原有基础上加入放线菌酮和氯霉素。放线菌酮可抑制腐生型真菌（多数可能为机会性致病菌），氯霉素可抑制大多数细菌（并非所有细菌）。放线菌酮也抑制新生隐球菌、一些念珠菌、烟曲霉等。含这两种抗生素的SDA（pH 6.8~7.0）已有商品化供应。含4%葡萄糖、低pH的SDA仍用于皮肤癣菌的形态学研究。许多学者建议使用这种低pH的SDA来分离鉴定皮肤癣菌，因为在中性培养基中培养皮肤癣菌常使其形态、色素发生改变。

（二）马铃薯葡萄糖琼脂

马铃薯葡萄糖琼脂（potato dextrose agar，PDA）属于天然培养基，除市售商品外，可由新鲜马铃薯直接制备而来，经济实用。因此目前在临床实验室广泛应用，甚至有取代SDA的趋势。此培养基能够刺激真菌产孢以及刺激皮肤癣菌产生色素，既适用于分离培养真菌，也是鉴定真菌较好的培养基之一。

（三）脑心浸液琼脂

脑心浸液琼脂（brain heart infusion agar，BHI）用于双相真菌鉴定，37℃培养时双相真菌可在该培养基上呈酵母相。

（四）特殊培养基

1. 咖啡酸琼脂（caffeic acid agar，CAA）　用于鉴定新生隐球菌。由于新生隐球菌含有酚氧化酶，在CAA培养基中产生黑色素，使菌落呈黑色。此培养基有助于混合培养物中选择性地培养新生隐球菌。CAA培养基对光敏感，应加以避光保护。

2. 鸟食琼脂 用于从污染严重的痰等标本中再分离新生隐球菌。新生隐球菌在培养基产生棕黑色色素。但是其他隐球菌在延长培养时也可产生色素。

3. 玉米粉吐温80琼脂（cornmeal agar with Tween 80,CMA） 用于观察白念珠菌厚壁孢子及假菌丝；红色毛癣菌在该培养基产色素较好。

4. 皮肤癣菌鉴定培养基（dermatophyte test medium, DTM） 皮肤癣菌在此培养基上生长的同时能使培养基变红，可以用于分离和鉴定皮肤癣菌。

5. 尿素琼脂（Christensen's urea agar） 隐球菌、毛孢子菌和红酵母水解尿素使培养基变红。还可以用于区分趾间毛癣菌和红色毛癣菌。

6. 察氏琼脂（Czapek-Dox agar, CZA） 用于分离和鉴定青霉、曲霉。

7. Leeming和Notman培养基 用于培养亲脂性的马拉色菌。

8. CHROMagar念珠菌显色琼脂 念珠菌在CHROMagar显色培养基上生长，30~37℃ 48小时后，白念珠菌表现为绿色菌落。可以根据不同颜色鉴定部分念珠菌菌种（图3-12）。

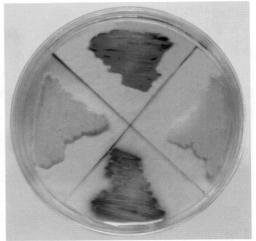

图3-12 CHROMagar念珠菌显色琼脂

四、真菌培养物的鉴定

真菌培养物的鉴定是相当复杂和谨慎的工作，往往很难迅速把致病菌鉴定至某一种的水平，需要借助多种工具，经验也很重要。有关章节将深入讨论，故本节仅对重要环节做简要介绍。

（一）菌落形态的观察

因酵母较真菌生长快，所以在2~3天后可以观察。酵母菌落要转种于其他培养基，原培养基继续培养以观察是否有其他真菌生长。丝状真菌培养1周左右有生长，至少观察4~6周才能确认为阴性，千万不要过早丢弃。

观察真菌菌落时注意几个方面：菌落大小、形态、色素、颜色和质地。根据菌种的生物学特性、培养基、培养时间和温度的不同，菌落的颜色可以不同。颜色可从灰黑色到鲜黄色、绿色或红色。真菌如青霉属可在菌落表面形成带色的液滴。有些真菌可产生可扩散的色素并使培养基着色（图3-13）。

（二）显微镜检查

通过观察并记录菌落，通常会把鉴定范围限定在几个属之中。此时显微镜检查必不可少。可用接种针直接挑取部分菌落置于滴加乳酸酚棉蓝（LPCB）的载玻片上，盖上盖玻片观察；也可用透明胶带黏取部分菌落，置于滴加LPCB的载玻片上，直接观察。透明胶带法操作简单（图3-14），但容易污染菌落和操作的手指，禁用于危险度高的真菌。玻片小培养、铜圈小培养或覆盖培养也是常用的观察微观形态的方法。

为充分研究孢子和分生孢子，菌落必须用接种针之类的工具挑出一部分进行分离菌落检查。此项操作必须在超净台中进行。通常在菌落中心与其边缘的中点取样，若看不到结构，可向中心侧取样。把样品放在滴有LPCB的玻片上，并用针分开样品。用盖玻片盖住的涂片可在低倍镜和高

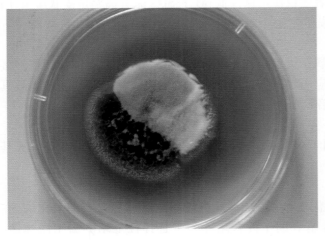

图3-13 马尔尼菲篮状菌培养时产生色素

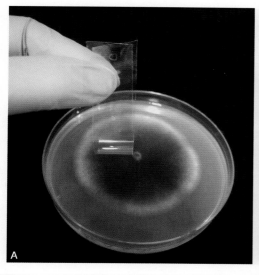
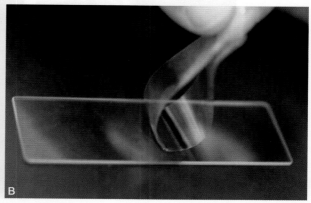

图 3-14 透明胶带法制片检查
A. 黏取菌落;B. 置于滴加棉蓝的玻片上。

倍镜下观察,摄取棉酚蓝的真菌成分便可看到(图 3-15)。LPCB 可以杀死真菌,但涂有样本的玻片还是应该高压灭菌后处理。样本需要保存时可用透明指甲油封边。

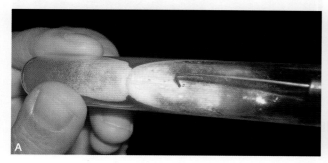
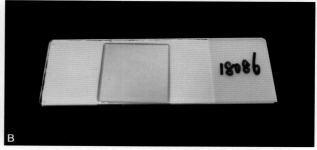

图 3-15 分离菌落制片检查
A. 挑取少量菌落;B. 制成湿片。

(三) 玻片小培养

需要观察孢子或分生孢子时可用小培养,又称玻片培养(图 3-16)。如果在菌落上分离菌丝会使菌丝脱离原始状态而难以观察。小培养便于观察孢子和分生孢子的形成及位置。涉及小培养的所有操作均应在超净台中进行。乳酚棉蓝或含棉蓝的乳酸酚可加到培养基中。可选用 PDA、玉米粉吐温 80 琼脂或 V-8 果汁作培养基。常规的玻片培养制作过程如下:

1. 用一滤纸盖住平皿底部。
2. 把一"V"形玻璃或木质小棒固定在滤纸上。
3. 在"V"形棒上放一载玻片。
4. 高压灭菌 121℃ 15 分钟(有一次性材料可分别安装)。
5. 取一小块方形灭菌的琼脂块培养基($1cm^3$)放在载玻片上,可在同一载玻片上加不同的培养基。
6. 在琼脂块四个侧面面上接种真菌。
7. 用一镊子取一无菌盖玻片盖在琼脂块上面。镊子可用酒精灯火焰灭菌。
8. 用 2~3ml 无菌蒸馏水浸湿滤纸。
9. 22~25℃ 避光 2 周培养。其间置光下 1 天左右会有益于培养。
10. 培养基开始干时加入无菌水。

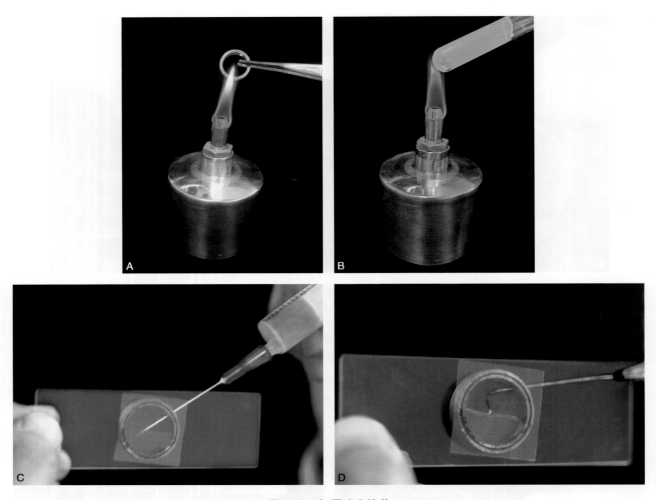

图 3-16　铜圈法小培养

A.用镊子将铜圈在火焰上加热;B.将试管中培养基熔化;C.用注射器将熔化的培养基注入铜圈小室;D.待培养基凝固后,用接种针从铜圈侧缘小孔进入接种菌种。

11.培养成熟后取下盖玻片并快速通过火焰并固定结构。在另一载玻片上加一滴封固介质(LPCB)并使标本靠近封固介质,慢慢贴在一起。

12.弃去载玻片上的培养基,这片载玻片可做另一标本。

13.轻微加温,滴加封固介质,用另一盖片固定。

14.用透明指甲油封固四周并注明标本。

以上叙述的常规方法操作简便,主要适用于生长较快的真菌,但如需长期观察则存在易干燥或被污染的缺陷。我们实验室对玻片法进行了改进,使用铜圈(外径 2cm,内径 1.7cm,厚约 0.4cm,侧面有一直径约 0.25cm 的小孔)法替代单纯玻片法,观察时间可延长至 3~4 周。具体方法是:将载玻片、盖玻片和铜圈等消毒,用镊子将铜圈在火焰上加热后双面均放在蜡块上浸蜡少许后立即将其放在载玻片上,小孔侧要位于玻片的窄侧边,用盖玻片轻轻加热后置于铜圈上,由此形成了一个除小孔外几乎密闭的小室。待冷却后用注射器将熔化的培养基从侧面的小孔中注入,量约为铜圈小室的 1/2,沿载玻片横向放置并稍倾斜至冷却凝固。接种时通过小孔分别在靠近载玻片和盖玻片两侧的培养基上,注意左右适当错开以便于观察。该方法相对密闭,适用于生长较慢的暗色真菌等真菌的观察。制片时要先脱蜡,其余步骤同普通玻片培养的制片(图 3-16)。

（李若瑜）

主要参考文献

［1］ SCHELENZ S,BARNES R A,BARTON R C. British Society for Medical Mycology best practice recommendations for the diagnosis of serious fungal diseases［J］. Lancet Infect Dis,2015,15(4):461-474.

［2］ DONNELLY J P,CHEN S C,KAUFFMAN C A,et al. Revision and update of the consensus definitions of invasive fungal disease from the European Organization for Research and Treatment of Cancer and the Mycoses Study Group Education and Research Consortium［J］. Clin Infect Dis,2020,71(6):1367-1376.

［3］ CARROLL K C,PFALLER M A,LANDRY M L,et al. Manual of clinical microbiology［M］. 12th ed. Washington DC:ASM Press,2019.

第四章　真菌病的组织病理学

组织病理学检查对于诊断深部真菌感染非常重要。可根据在组织中发现真菌病原体及局部组织的反应来诊断真菌感染。组织病理学检查有助于判断分离的病原体是致病菌还是单纯的正常寄生菌群,如条件致病性真菌感染的诊断,曲霉或毛霉感染,究竟是感染还是环境污染所致。组织病理学还可通过评价组织中炎症反应与真菌分布来确定疾病为侵袭性感染或只是单纯的过敏反应。组织病理学还能帮助确定真菌在体内的播散范围、器官受损程度、鉴定病变是局限性感染还是系统性感染。因此,组织病理学是诊断深部真菌感染的最可靠方法,可称之为"金标准"。浅部真菌感染一般不需要进行组织病理学检查。

一、组织病理学检测方法

当怀疑有深部真菌感染时,临床上可以通过手术、针吸活检技术或内窥镜等手段获取组织标本。组织病理学检测方法除了进行常规的组织病理 HE 染色外,还需要进行一些特殊的染色、免疫组织化学(immunohistochemistry,IHC)染色及正在探索中的分子生物学技术等,以尽量确定致病真菌的属或种。

(一) 常规组织病理染色

苏木精-伊红染色(HE 染色)　HE 染色组织反应清晰,病理变化显示良好,但真菌着色程度不同。一些暗色真菌由于本身的颜色,HE 染色下即可以观察到,曲霉和毛霉染色也是(图 4-1)。但大部分真菌不着色或着色较淡,当真菌菌量较少时,很容易漏诊。因此,当临床及 HE 染色怀疑真菌感染时,需行特殊染色进一步明确真菌感染的诊断。

(二) 针对真菌的特殊染色

组织中的真菌成分通过特殊染色,可与周围组织形成明显的反差,便于病理医师快速、准确捕获真菌特殊形态,从而确定真菌感染的诊断。

1. 过碘酸希夫染色(periodic acid-Schiff,PAS)　PAS 染色是组织病理学技术中最常用的真菌特殊染色法。各种真菌细胞壁都存在多糖类物质,故经 PAS 染色后,真菌着红色,在蓝色细胞核背景下,真菌成分清晰可见(图 4-2)。但该法除能染真菌外,还能将组织中的各种糖类,如糖原、淀粉、纤维素、黏蛋白等

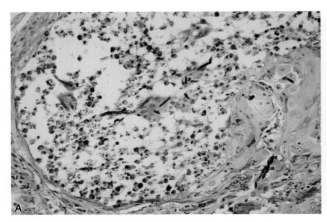
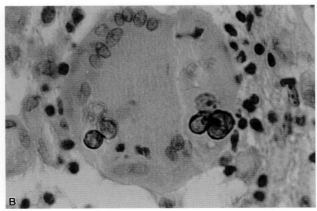

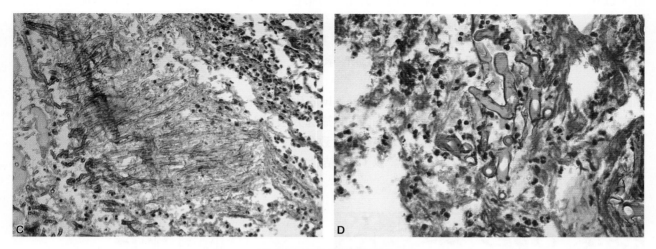

图 4-1　组织病理,HE 染色
A. 暗色真菌菌丝(×400);B. 暗色真菌硬壳细胞(×1 000);C. 曲霉(×400);D. 毛霉(×400)。

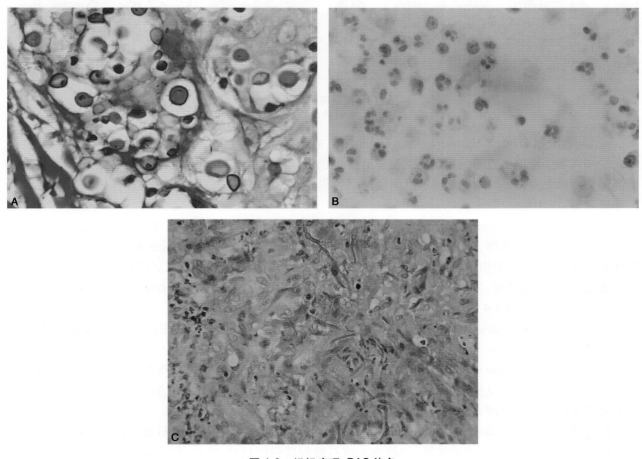

图 4-2　组织病理,PAS 染色
A. 隐球菌(×1 000);B. 孢子丝菌(×1 000);C. 皮肤癣菌(×400)。

染色,特别是在皮肤、肝脏等含糖原较多的组织中易与真菌成分发生混淆。根据真菌耐淀粉酶的原理,最好先以 0.5% 淀粉酶消化 15～20 分钟,将糖原消化后再染色。PAS 染色切片会随时间推移而褪色,不能长期保存。

2. Gridley 真菌染色(Gridley's fungus,GF) GF 染色原理与 PAS 染色基本相同,都是因真菌细胞壁由糖类构成而呈阳性反应。只是以铬酸而非过碘酸氧化,复染应用皂黄,因此背景为黄色,真菌成分染成红色。

3. Grocott 六胺银染色(Grocott's methenamine silver,GMS) 各类真菌对 GMS 染色都很敏感,真菌细胞壁着黑色,与周围组织反差大,是真菌感染很好的筛选方法(图 4-3)。与 PAS 及 GF 染色法不同的是,GMS 染色法还可将陈旧无活性的真菌以及非真菌性致病菌,如放线菌属、诺卡菌属以及耶氏肺孢子菌的包囊等染色。切片可以长期保存不褪色。以 GMS 结合 HE 复染,可以充分显示真菌与感染组织的反应情况。

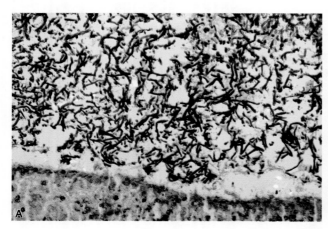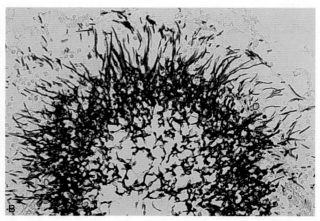

图 4-3 组织病理,GMS 染色
A. 曲霉(×400);B. 实验动物白念珠菌感染(×400)。

4. 银浸染法(Fontana-Masson melanin staining) 在病理染色技术中常用来检查黑色素及其他嗜银颗粒。一些真菌如隐球菌或暗色真菌的细胞壁含有黑色素或还原银成分,因此可通过该法鉴别缺乏荚膜的隐球菌。当暗色真菌 HE 染色未显示出颜色或颜色很淡时,此法能够加深其本身的颜色以确定暗色真菌的感染。

5. 黏蛋白卡红染色(mucicarmine staining) 包括 Mayer 卡红和 Southgate 卡红染色,黏蛋白卡红染色用来鉴定隐球菌多糖荚膜,染成红色,是区分隐球菌和与其形态大小相似的无荚膜酵母菌的常用手段,如粗球孢子菌、念珠菌及组织胞浆菌等。黏蛋白卡红染色法并非特异针对隐球菌,其他真菌的细胞壁如皮炎芽生菌、巴西副球孢子菌、鼻孢子菌等都可有不同程度的染色反应,根据它们无荚膜及形态上各自的特征,容易与隐球菌鉴别(图 4-4)。

6. 阿尔辛蓝染色(alcian blue staining) 阿尔辛蓝染色的目的和意义同黏蛋白卡红染色,隐球菌荚膜染成蓝色(图 4-5)。

7. 革兰氏染色(Gram staining) 革兰氏染色作为经典的病原菌染色方法,具有稳定可靠的着色效果。革兰氏染色下真菌菌丝及孢子呈深蓝紫色,与背景颜色反差明显,且技术简单、染液易于获取。但该方法目前在组织病理真菌检测方面的应用较少。

8. 钙荧光白染色(calcofluor white staining,CFW) 以钙荧光白等发光剂进行染色,真菌成分会在紫外灯下发出荧光,呈蓝白色。用于体液、新鲜冰冻或石蜡包埋组织切片、涂片等标本中真菌的染色,快速简便。但该法无特异性且需要在荧光显微镜下观察(图 4-6)。

(三)免疫组织化学技术

组织病理学染色方法存在一定的局限性,往往只能提示真菌感染而不能鉴定其属种。因为许多致病

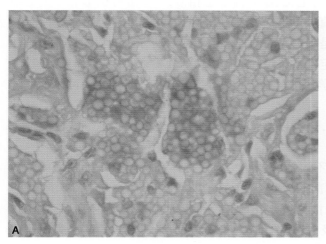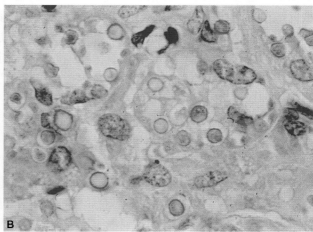

图 4-4 组织病理,隐球菌,黏蛋白卡红染色

A.(×400);B.(×1 000)。

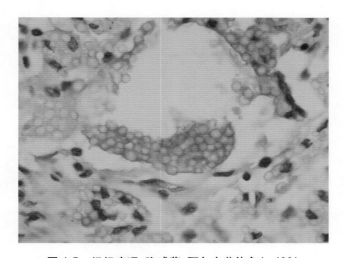

图 4-5 组织病理,隐球菌,阿尔辛蓝染色(×400)

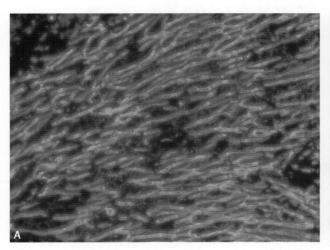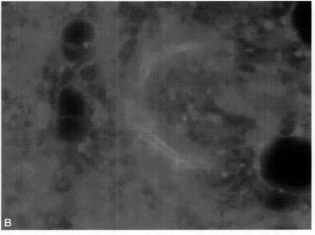

图 4-6 组织病理,钙荧光白染色(×400)

A.曲霉;B.毛霉。

真菌的形态在组织中非常相似,如感染组织中的曲霉与毛霉、镰刀菌形态相似,一些酵母菌形态学上更易彼此混淆,而且真菌形态还会受很多因素的影响,如真菌的立体结构、真菌的成熟程度、抗真菌治疗作用、感染组织类型以及缺氧坏死等组织反应。真菌培养是确定真菌菌种常用而有效的方法,但耗时长、敏感性低。而且临床上常由于未怀疑到真菌感染而直接固定活检组织标本行组织病理检查,失去了培养的机会。荧光抗体染色及免疫过氧化物酶染色等免疫组织化学技术具有快速、敏感、相对特异的优点,可以帮助进行正确的诊断。

1. 荧光抗体检测技术　除能够检测组织标本外,还可以鉴定病变渗出物、支气管肺泡灌洗液、骨髓、血液、脑脊液及痰液等涂片中的真菌成分。

2. 免疫过氧化物酶染色　根据致病真菌抗原性不同制备种属特异性抗体来检测组织标本中的致病菌。已应用于双相真菌、丝状真菌和酵母菌中病原真菌的检测,还可用于耶氏肺孢子菌及无绿藻的检测。有些实验室自行制备抗体,近年来商业化抗体不断问世,如念珠菌抗体、曲霉抗体、隐球菌抗体、根毛霉抗体等,MUC5B 抗体可以用来鉴别组织标本中的曲霉及毛霉(图4-7)。

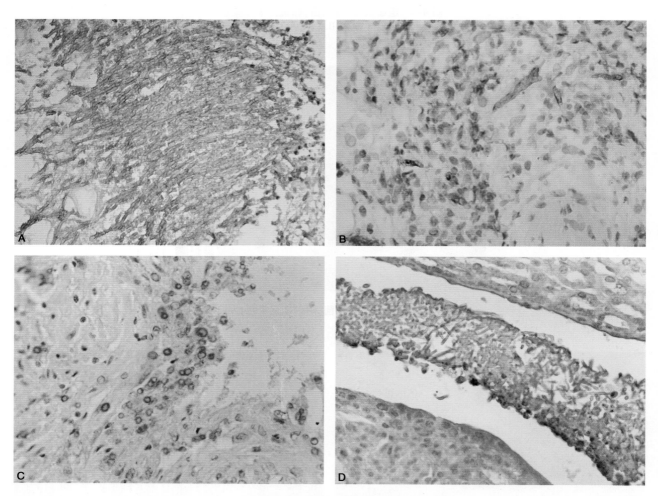

图 4-7　组织病理,免疫组织化学染色(×400)
A. 曲霉;B. 毛霉;C. 隐球菌;D. 实验动物肾脏白念珠菌感染。

应用免疫组织化学方法时,要注意抗体交叉反应、抗体类型、抗原修复和设立对照。致病真菌广泛存在交叉抗原,易发生交叉反应,可以通过纯化抗原、将多克隆抗体经异源吸收或制备单克隆抗体以提高抗体的特异性。可采用 PAP、LSAB、SABC 等操作方法。对于抗原修复,可以应用酶、二甲基亚砜或微波处理等方法,以提高福尔马林固定石蜡包埋组织切片的反应。

（四）分子生物学技术

免疫组织化学方法应用于真菌检测,目前仍难以克服交叉反应的问题,难以达到高度特异性诊断的目的。近年来随着分子生物学技术的快速发展,基因诊断已被公认为组织病理诊断发展的方向,能够很好地满足上述临床诊断的需求。目前常用的技术包括 PCR 技术、LCM-PCR 技术及原位杂交技术。

1. PCR 技术　PCR 技术作为病理组织中真菌感染的分子诊断方法之一,具有高效、快速、准确的特点。与血液和支气管肺泡灌洗液相比,组织样本通常真菌负荷相对较高,这有助于利用 PCR 技术扩增真菌 DNA。但不同研究发现 PCR 诊断病理组织中真菌感染的阳性率从 15% ~ 90% 不等,影响 PCR 阳性率的因素包括组织样本的选择、DNA 提取、DNA 污染、引物的选择、PCR 平台及测序方法的选择等。

2. LCM-PCR 技术　激光捕获显微切割技术(laser capture microdissection,LCM)可以从复杂的异质生物样品中对单个细胞或一组细胞进行选择性取样。其基本原理是利用激光器发出的激光脉冲,从乙烯乙酸乙烯酯膜上分离含有真菌病原体的组织区域,通过聚焦激光束的激光压力弹射,将该区域组织切割转移到置于下方的离心管盖中,富集样本后进一步提取真菌 DNA 行 PCR 扩增。目前已成功应用于念珠菌、隐球菌、曲霉等病原真菌的诊断中(图 4-8)。由于在分析过程中,含量较少的真菌 DNA 可能会被组织 DNA 稀释或混淆,LCM 可以成功地克服这一缺点,为获得高纯的真菌细胞提供了可能。

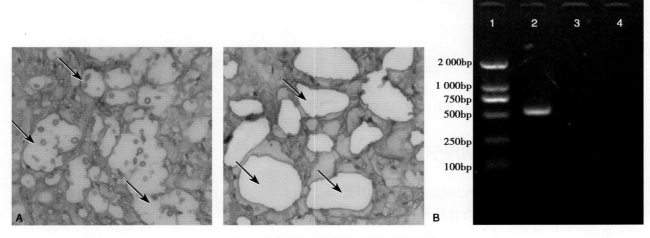

图 4-8　组织病理,隐球菌,LCM-PCR 技术
A. 组织中病原体选择性取样前后;B. 提取真菌 DNA 行 PCR 扩增。

3. 原位杂交技术(in situ hybridization,ISH)　原位杂交技术是分子病理学的一项重要技术,可根据真菌核酸序列的不同从分子水平鉴定真菌的属种,以其快速、灵敏、特异、直观的优点,为真菌病原体在组织中的鉴定诊断提供了可靠手段。

原位杂交技术是分子生物学和组织化学成功结合的产物,它通过放射自显影或非放射性自显影检测系统(荧光或酶促显色反应)来检测组织细胞内特定 DNA 或 RNA 序列。已有将其应用于常见的侵袭性曲霉病、毛霉病、镰刀菌病、念珠菌病、毛孢子菌病、隐球菌病及耶氏肺孢子菌肺炎等疾病的报道。该方法常用的探针包括 RNA 探针、dsDNA 探针、寡核苷酸(DNA)探针、LNA(locked nucleic acids)探针和 PNA 探针;LNA 探针、PNA 探针与 DNA 探针相比荧光信号较强;与组织中所含的特异性序列杂交,阳性结果即可确定诊断。我们实验室已应用该技术对侵袭性曲霉病、侵袭性念珠菌病临床标本进行初步的检测,获得满意结果(图 4-9)。结合相关文献报道,证明其在真菌感染的临床诊断中具有很好的应用前景,且诊断酵母菌的灵敏度要高于丝状真菌。

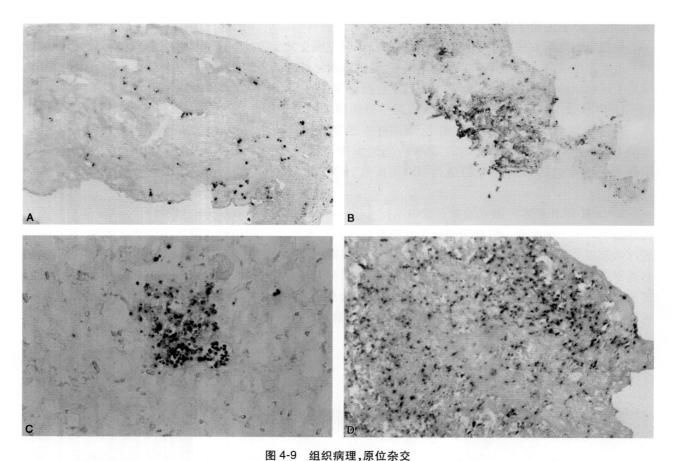

图 4-9　组织病理，原位杂交

A、B. 支气管曲霉感染，地高辛标记 DNA 探针原位杂交；C、D. 实验动物肾脏白念珠菌感染，寡核苷酸探针原位杂交。

二、真菌病的组织病理学诊断

　　由于真菌感染没有特征性的组织学改变，因此，在组织病理切片中找到病原真菌是确诊的唯一依据。组织病理学诊断真菌感染需结合真菌的形态特点、特殊染色反应、真菌引起的组织病理变化综合做出诊断。

（一）常见的组织病理变化

　　真菌在深部组织中可引起各种组织反应，不同脏器反应各不相同。组织病理变化可表现为无炎症或仅有轻微病变、化脓性反应、嗜酸性粒细胞反应、肉芽肿性反应、坏死性病变、血栓性血管炎、钙化和皮肤假上皮瘤样增生。对于免疫功能极度衰竭的真菌感染者，常可见组织内的大量真菌而无明显的炎症反应。

　　1. 皮肤深部真菌病

　　（1）表皮改变：表皮呈不规则增生，或向外呈乳头瘤状或向下呈假上皮瘤样增生，其上可附鳞屑结痂；增生表皮内可见微脓肿形成（图 4-10）。常见于孢子丝菌病及着色芽生菌病。

　　（2）真皮及皮下组织改变：真皮及皮下组织可见混合炎性细胞浸润，可见以嗜中性粒细胞为主的急性化脓性改变，又可见以组织细胞、多核巨细胞为主的肉芽肿改变。

　　1）化脓性肉芽肿反应：化脓性肉芽肿是真菌病最具特征性最为常见的一种肉芽肿性组织反应。其中心是化脓性表现，即中性粒细

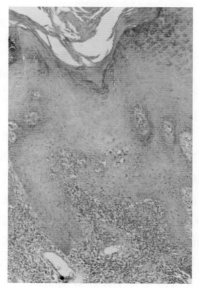

图 4-10　组织病理，假上皮瘤样增生，HE 染色（×400）

胞构成的微脓肿,周围是上皮样细胞,杂有一些淋巴细胞,最外层由淋巴细胞、浆细胞及纤维细胞环绕(图4-11)。化脓性肉芽肿常见于孢子丝菌病、着色芽生菌病、暗色丝孢霉病、球孢子菌病、皮炎芽生菌病等。

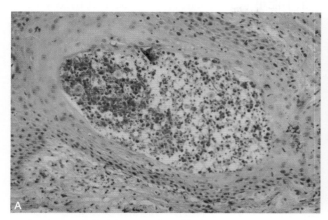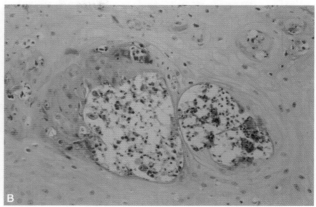

图 4-11　组织病理,上皮内微脓肿,HE 染色(×200)
A. 表皮内微脓肿;B. 真皮内微脓肿。

2)异物肉芽肿反应:异物性肉芽肿由异物巨细胞聚集形成小结节,巨细胞内吞噬大量真菌成分(图4-12)。主要见于皮肤癣菌肉芽肿和隐球菌病等。

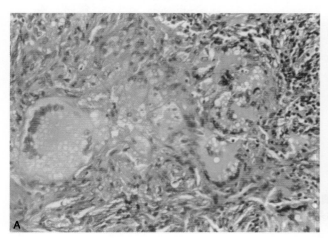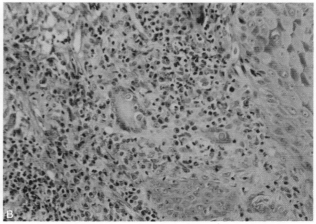

图 4-12　组织病理,异物肉芽肿反应
A. 隐球菌病,HE 染色(×400);B. 皮肤癣菌肉芽肿,PAS 染色(×400)。

3)结核结节样肉芽肿:结核结节样肉芽肿与典型的结核结节一样,中央为干酪样坏死,常见于组织胞浆菌病、球孢子菌病等;巨噬细胞性肉芽肿,多见于播散性马尔尼菲篮状菌感染、组织胞浆菌病等(图4-13)。

2. 侵袭性真菌感染

(1)轻度非特异性炎症:真菌感染导致非特异性混合炎症细胞浸润,包括淋巴细胞、中性粒细胞及多核巨细胞等。

(2)坏死性病变:部分真菌易侵入血管壁,造成血管破坏,血栓形成和组织坏死。多见于曲霉、毛霉、马尔尼菲篮状菌感染。

(3)化脓性病变:可见大量中性粒细胞浸润及核尘,微脓肿内可见真菌成分,周围绕以混合炎症细胞浸润。

(4)肉芽肿性病变:慢性病变可见以组织细胞、多核巨细胞为主的肉芽肿改变,可伴有淋巴细胞及中性粒细胞浸润。

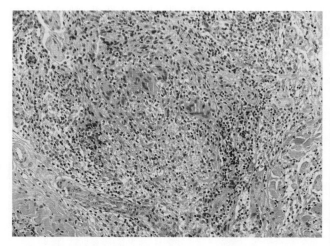

图 4-13　组织病理,结核结节样反应,HE 染色(×400)

总之,真菌病的组织病理改变没有特征性,可表现为上述病理特征的一种或多种。诊断真菌病虽不能单靠组织反应,但可以提示真菌感染的存在,依此进一步查找真菌成分。

（二）真菌形态学鉴定

真菌在组织内可呈透明的或暗色的,形态表现为孢子、菌丝或孢子和菌丝并存,还可有一些特殊形态,如内孢子、颗粒、真菌球等(图 4-14)。

对于组织中的酵母样致病菌,通过观察其细胞形态、大小,胞壁厚薄,芽孢的数量、形态、着生方式,有无分隔、色素,有无荚膜,单核或多核,存在假菌丝或真菌丝,有否关节孢子等对感染真菌进行分类鉴定。如形态为厚壁、单个宽颈芽殖、多核的致病菌是皮炎芽生菌的特征表现;有荚膜的酵母样致病菌为隐球菌属的特征;芽生、有假菌丝、无关节孢子是念珠菌属的特征表现。还有许多致病真菌在组织中以菌丝形态存在,呈透明或暗色菌丝,有隔或无隔往往无种属特异性或只有属的共同特征。

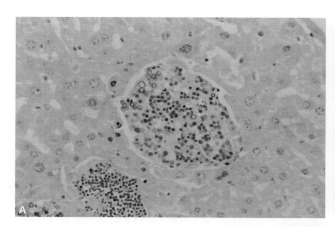
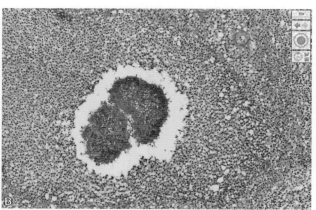

图 4-14　组织病理,真菌形态学,PAS 染色
A.球孢子菌病,球形体及内孢子(动物接种结果　×1 000);B.真菌性足菌肿,颗粒(×200)。

（三）真菌菌种鉴定

首先利用传统的形态学染色方法缩小致病菌属种范围及组织中定位,然后可以选择合适的抗体或制作特异性的引物、探针以明确诊断,即结合免疫组织化学及分子生物学方法对致病真菌进行进一步的分类鉴定。

三、常见真菌病的组织病理特征

（一）皮肤癣菌病（dermatophytosis）

HE 染色皮肤癣菌一般不着色,PAS 和 GMS 染色可清楚显示分隔、分枝菌丝或孢子样结构,罕见假性颗粒结构。

1. 浅表皮肤癣菌病　一般不需要进行组织病理学检查,以手足癣为例,水疱型以海绵水肿为主,鳞屑型以正角化亢进为主,诊断的线索是真皮浅层及表皮中有中性粒细胞的浸润,若有,则应仔细检查角质层特别是在正角化亢进的部位有否菌丝及孢子样结构。

（1）水疱型:表皮灶性海绵水肿,有时可见海绵水肿性水疱;在表皮内,特别是海绵水肿的区域,常可见中性粒细胞浸润；在角质层，特别是角化亢进的部位可见平行生长、分隔的菌丝。真皮乳头水肿，浅层血管周围淋巴细胞、中性粒细胞，偶尔有嗜酸性粒细胞的浸润。

（2）鳞屑型：表皮轻度银屑病样增生；致密的角化亢进，有时可见灶性角化不全；在角化亢进的角质层中可见平行生长、分隔的菌丝（图4-15）。浅层血管周围稀疏淋巴细胞浸润，偶见中性粒细胞。

2. 深在性皮肤癣菌病 皮肤癣菌感染毛囊所致深在性化脓性肉芽肿性毛囊炎，最初在毛囊角化上皮及毛干内有菌丝，不久出现多数中性粒细胞浸润，成为化脓性毛囊炎改变。当毛囊破裂，内有菌丝的角化上皮及毛干进入真皮成为异物，出现化脓及组织细胞浸润等肉芽肿性改变。因此，在毛囊的角化上皮、毛干、真皮内可见红染分隔的菌丝（图4-16）。

皮肤癣菌假足菌肿是在真皮全层散在分布多数成群的肉芽肿，在每个肉芽肿中央有由假性颗粒（pseudogranule）形成的嗜碱性结构，其中包含致病真菌成分。假性颗粒排列有序，缺乏黏合性，周围可见明显嗜酸性物质沉积，主要为坏死组织和免疫球蛋白沉积所形成，即Splendore-Hoeppli现

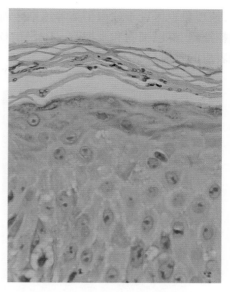

图4-15 组织病理，体癣，PAS染色（×400）

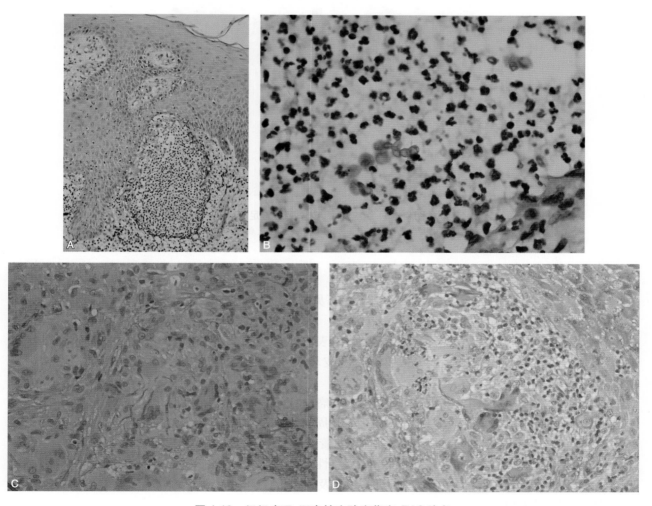

图4-16 组织病理，深在性皮肤癣菌病，PAS染色
A.上皮内微脓肿及菌丝（×200）；B.上皮内微脓肿及菌丝（×400）；C.多核巨细胞及菌丝（×400）；D.多核巨细胞及菌丝（×400）。

象,该现象也可见于球孢子菌等感染。周围包绕朗汉斯巨细胞和多形炎症细胞浸润,包含中性粒细胞、嗜酸粒细胞、淋巴细胞和浆细胞。PAS 和 GMS 染色每个肉芽肿的中心均可清楚显示菌丝成分(图 4-17),但在表皮的角质层看不到真菌成分。

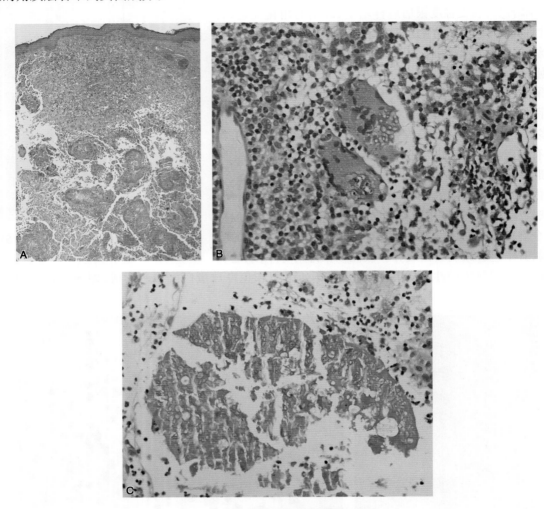

图 4-17　组织病理,皮肤癣菌假足菌肿

A. 在真皮全层多数成群的肉芽肿,HE 染色(×100);B. 多核巨细胞内吞噬的真菌成分,PAS 染色(×400);C. 假颗粒,PAS 染色(×400)。

(二)念珠菌病(candidiasis)

HE 染色念珠菌一般不着色,PAS 及 GMS 染色可见假菌丝、酵母细胞、芽生孢子。

1. 皮肤黏膜念珠菌病

(1)急性:表皮轻度银屑病样增生,海绵水肿,表皮内多数中性粒细胞浸润时,可见 Kogoj 脓肿样改变,角质层内可见分枝、分隔菌丝和/或孢子。真皮乳头水肿,浅层血管周围淋巴细胞及中性粒细胞浸润。

(2)慢性:表皮明显增生,呈乳头瘤样或假上皮瘤样;表皮内有中性粒细胞浸润,海绵水肿;角质层增厚,其中有分隔菌丝和/或孢子(图 4-18)。浅层血管周围淋巴细胞、组织细胞,有时多核巨细胞、中性粒细胞及浆细胞浸润。有的病例炎性浸润可达到深层血管周围,偶尔在真皮中可见菌丝和孢子。

2. 侵袭性念珠菌病　表现为多发性脓肿,呈急性炎症反应,尤以嗜中性粒细胞浸润为主的微脓肿。HE 染色可见脓细胞间散布有浅色酵母样菌体,PAS 及 GMS 染色可见呈薄壁的卵圆形孢子,3~6μm 大小,亦可见假菌丝(图 4-19)。

目前 LCM-PCR 技术已成功应用于小鼠舌组织中白念珠菌的诊断。对于原位杂交,基于既往研究发

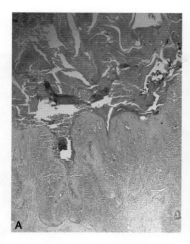
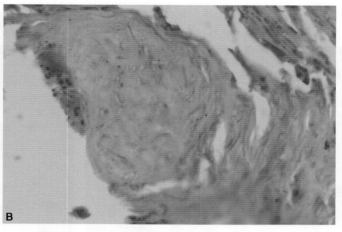

图 4-18　组织病理,慢性皮肤黏膜念珠菌病
A.乳头瘤样或假上皮瘤样增生,HE 染色(×200);B.真菌菌丝,PAS 染色(×400)。

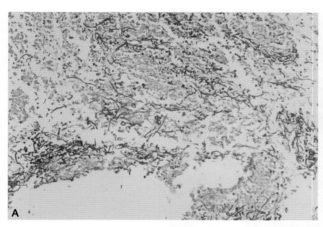
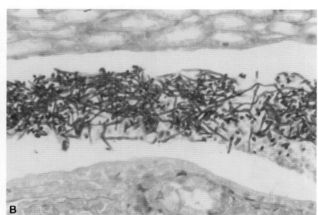

图 4-19　组织病理,侵袭性念珠菌病,PAS 染色(×400)
A.胃黏膜表面白念珠菌感染;B.动物实验肾脏白念珠菌感染。

现,荧光原位杂交(fluorescence in situ hybridization,FISH)常用于念珠菌病的诊断,其对诊断酵母菌的灵敏度要高于丝状真菌。肽核酸荧光原位杂交(PNA-FISH)可较好地鉴别念珠菌属与毛孢子菌属。

(三) 隐球菌病(cryptococcosis)

隐球菌在组织中呈多形性酵母菌,大小(直径 2～20μm)及形状有显著差异。HE 染色胞壁外常有 3～5μm 的空隙,部分荚膜亦可染成淡红色;PAS 染色菌体及荚膜均呈红色;黏蛋白卡红染色荚膜染成红色;阿尔辛蓝染色荚膜染成蓝色;Fontana-Masson 黑素染色阳性;使用隐球菌特异性抗体免疫组织化学染色可见棕黄色荚膜孢子。

1. 胶样液化改变　较新的病变主要由大量繁殖的隐球菌及其引起的炎性细胞浸润构成。由于隐球菌的黏液性荚膜物质有抑制中性粒细胞渗出的作用,故浸润的炎性细胞是单核细胞、淋巴细胞和浆细胞。损害显示胶样液化,囊腔内有多量隐球菌,菌体大小不等,小的居多,且容易见到单芽生孢子(图 4-20)。

2. 肉芽肿改变　较陈旧的病变则表现为肉芽肿形成,主要为非干酪性肉芽肿,由单核细胞、上皮样细胞和多核巨细胞等构成。肉芽肿之间可见含血管的间质,此时隐球菌数目减少,且大部分被吞噬细胞吞入胞质内,菌体较大,芽生状态很少见,常可见一侧胞壁塌陷呈碗形或盔形的退变菌体(图 4-21)。

LCM-PCR 技术可成功鉴定皮肤组织中隐球菌感染。对于原位杂交,已开发针对隐球菌的 FISH 探针,可直接用于脑隐球菌患者的脑脊液样本;有研究发现 ISH 诊断隐球菌的灵敏度及特异度均高于 GMS 染色。

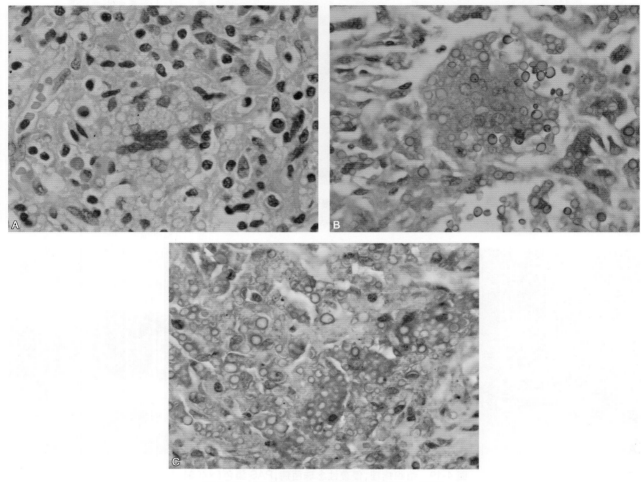

图 4-20 隐球菌病,隐球菌及胶样液化(×400)
A. HE 染色;B. PAS 染色;C. 免疫组化染色。

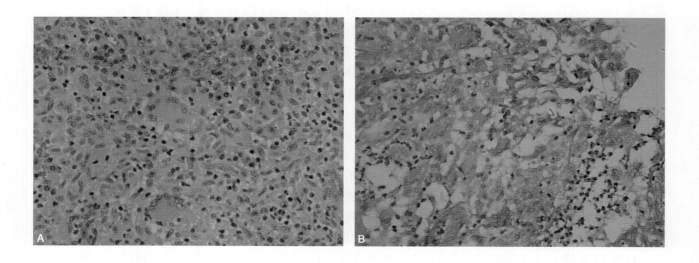

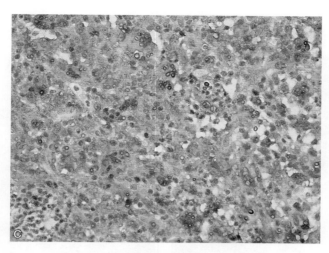

图 4-21 隐球菌病,隐球菌及肉芽肿形成
A. HE 染色(×200);B. PAS 染色(×400);C. 免疫组织化学染色(×400)。

(四)曲霉病(aspergillosis)

曲霉在组织中仅生长菌丝,HE 染色可见,但 PAS、GMS 和 CFW 染色更加清晰。在与外界相通氧气供应充足的脓疡或空腔内有时可见到分生孢子头。菌丝透明、分隔,宽 2～5μm,呈锐角叉状分枝,典型的排列成放射状,或平行排列向同一方向分枝生长。曲霉在空腔的坏死组织及黏液中大量繁殖,菌丝缠结在一起形成团块(曲霉球)。使用曲霉特异性抗体免疫组织化学染色可见棕黄色菌丝或不规则菌丝横断面;MUC5B(mucin 5B)抗体阳性。

1. 轻度非特异性炎症　伴有中性粒细胞和淋巴细胞浸润,如外耳道和支气管感染,组织内找不到曲霉。

2. 坏死性病变　曲霉易侵犯血管,可直接穿入血管壁,引起血管破坏,血栓形成和组织坏死,外围有中性粒细胞浸润,常伴有出血,曲霉常位于坏死区内,常见于肺部病变。

3. 肉芽肿改变　由上皮样细胞和多核巨细胞组成,伴有中性粒细胞和淋巴细胞浸润,常见于鼻窦、眼、肺部等病变(图 4-22)。

4. 化脓性改变　常伴有大量中性粒细胞浸润,微脓肿内有曲霉存在。

利用 LCM-PCR 技术可在鸟类和小鼠肺组织中成功鉴定曲霉感染,但目前在人类组织中的诊断应用尚无报道。针对烟曲霉 ALP 基因的特异性 dsDNA 探针的原位杂交技术具有较高的诊断价值。

(五)赛多孢霉病(scedosporiosis)

组织中很少见到真菌,PAS 染色可见菌丝及孢子。在脑和肺脓肿的脓液中可有菌丝;在鼻窦炎中可发现菌丝团块及分生孢子;真菌球显示同心环分隔菌丝(区别于曲霉),在菌丝周围可有特征性的卵圆形、淡黄色、截状分生孢子。在组织中菌丝的变化很大,菌丝常薄壁,分隔分枝,直径 2.5～5.0μm,另外可能发现许多端生和间生的球形细胞。一些菌丝壁厚,呈肿胀细胞(直径达 20μm),有扭曲形态特点(不同于曲霉,图 4-23)。该菌可侵犯血管,生长在血管壁时,有时产生包裹球形细胞层,多见于脑脓肿。组织病理依病变部位的不同和临床症状的不同而变化,类似于曲霉病。

皮肤感染表皮呈假上皮瘤样增生,真皮网状浅层小血管明显扩张,其周围由上皮细胞、组织细胞、淋巴细胞和成纤维细胞构成小灶状浸润;真皮网状深层可见破坏的毛囊、皮脂腺、汗腺及其周围出现的肉芽肿,肉芽肿由淋巴细胞、上皮样细胞、浆细胞、组织细胞和成纤维细胞及巨噬细胞等构成,可深达脂肪层,可形成溃疡。

(六)毛霉病(mucormycosis)

HE 染色效果好,菌丝粗大,常 10～15μm 宽,无分隔或偶见分隔,分枝多呈直角,也有些分枝呈锐角。壁较薄,菌丝可塌陷。PAS、GMS 染色下毛霉着色效果较差,但 CFW、革兰氏染色效果较好。使用毛霉特异性抗体免疫组织化学染色可见棕黄色菌丝或菌丝横断面(图 4-24)。

第四章 真菌病的组织病理学

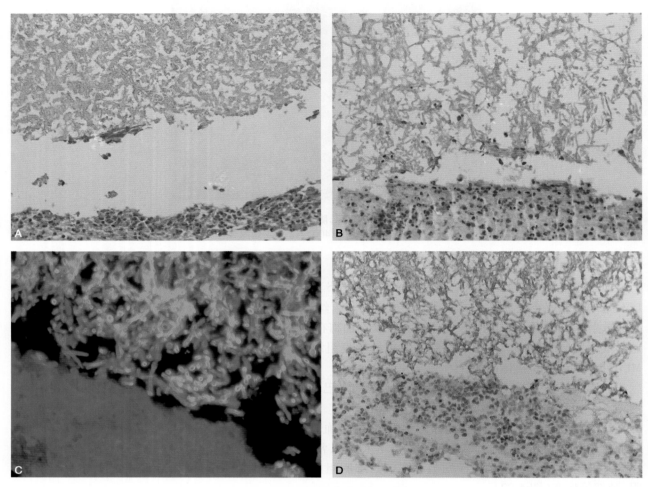

图 4-22　肺曲霉球,曲霉及肉芽肿改变
A. HE 染色(×400);B. PAS 染色(×400);C. CFW 染色(×400);D. 免疫组织化学染色(×400)。

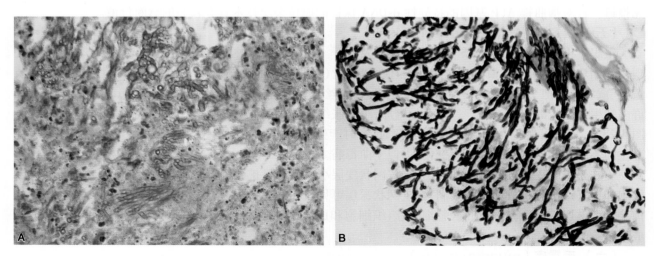

图 4-23　赛多孢霉病,赛多孢霉
A. HE 染色(×400);B. GMS 染色(×400)。

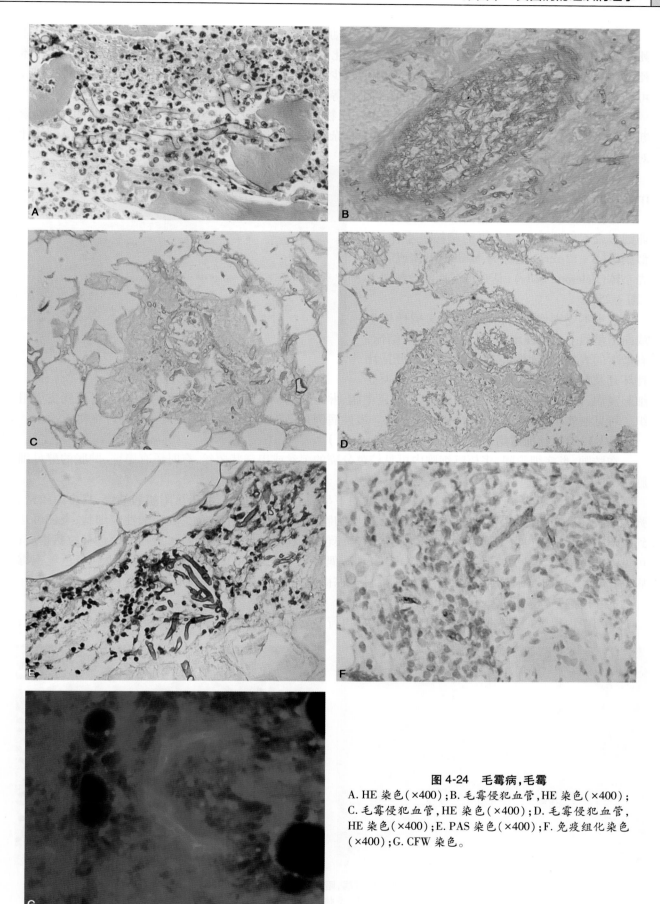

图 4-24　毛霉病,毛霉
A. HE 染色(×400);B. 毛霉侵犯血管,HE 染色(×400);
C. 毛霉侵犯血管,HE 染色(×400);D. 毛霉侵犯血管,
HE 染色(×400);E. PAS 染色(×400);F. 免疫组化染色
(×400);G. CFW 染色。

最主要的组织病理变化是组织内菌丝侵入大小动脉血管的壁，引起血栓形成、组织栓塞和相邻组织坏死，在血管中及其周围有粗大菌丝。组织反应常为化脓性，但可以显示一些肉芽肿改变。常见水肿和坏死，有中性粒细胞浸润，但在免疫抑制患者则浸润较少。在少数亚急性和慢性患者，呈感染性肉芽肿改变，可见多核巨细胞、淋巴细胞、中性粒细胞和组织细胞等混合炎症细胞浸润。

利用针对毛霉目 18S rDNA 的 ZM1、ZM2、ZM3 引物及特异性探针行 PCR、半巢式 PCR 及 RT-PCR 等诊断毛霉病均具有较高的灵敏度及特异度。对于原位杂交，毛霉因其 D1-D2 区的高度异质性，故难以设计针对 28S rRNA 基因的毛霉属特异性探针。

（七）着色芽生菌病（chromoblasto-mycosis）

在脓肿内及多核巨细胞内外均可见圆形、卵圆形或不规则形厚壁分隔的暗棕色小体，类似铜币（6～12μm），也称为 Medlar 小体或者硬壳小体（Sclerotic body），具有特征性的诊断意义（图 4-25）。

表皮不规则增生，可向上呈乳头瘤样增生或向下呈假上皮瘤样增生，其上可附鳞屑结痂；有增生的表皮、毛囊漏斗部及真皮上部可见灶性坏死及脓肿。真皮内致密、弥漫的多种炎症

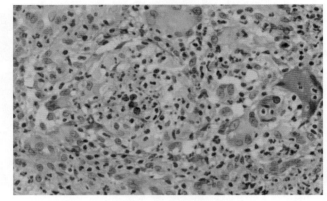

图 4-25　着色芽生菌病，硬壳小体，HE 染色（×400）

细胞浸润，包括中性粒细胞、组织细胞、多核巨细胞、淋巴细胞、浆细胞及少数嗜酸性粒细胞，可达到皮下组织。可见血管扩张，管壁增厚，内皮细胞肿胀。慢性病例真皮及皮下组织可见程度不等的纤维化。

（八）暗色丝孢霉病（phaeohyphomycosis）

在脓肿、炎症细胞间、多核巨细胞内可见棕色分隔的菌丝或串珠状菌丝，有时还有厚壁、肿胀的酵母细胞（图 4-26）。

表皮不规则增生，可向上呈乳头瘤样增生或向下呈假上皮瘤样增生，其上可附鳞屑结痂；真皮内致密、弥漫的炎症浸润，有中性粒细胞、组织细胞、多核巨细胞、淋巴细胞、浆细胞及少数嗜酸性粒细胞；炎症可达到皮下组织。损害也可为局限性单发囊肿，可有薄膜包裹；囊肿壁较薄，囊内有渗出物和黑色颗粒状物质；可见多数分隔的、黑色或棕色菌丝，直径 1.5～3μm，偶可见分枝，并可见芽生酵母样孢子。脑暗色丝孢霉病系在脑实质内形成局限性和多发性小脓肿，可见棕褐色分枝、分隔菌丝或圆形孢子。

（九）孢子丝菌病（sporotrichosis）

在组织内很少见到病原体。经淀粉酶消化后再行 PAS 染色，可见 2～6μm 的圆形或椭圆形酵母细胞；

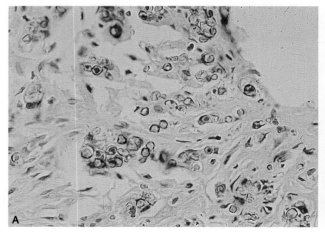

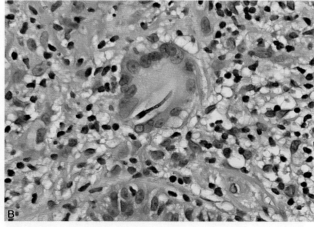

图 4-26　暗色丝孢霉病，暗色真菌，HE 染色（×400）
A. 棕色酵母样孢子；B. 多核巨细胞内吞噬棕色菌丝。

有时 GMS 染色可见长 4~8μm 的雪茄烟样小体；偶可见到星状小体，即真菌孢子周围绕以嗜伊红物质（Splendore-Hoeppli 现象）所形成（图 4-27）。CFW 染色可提高阳性率。

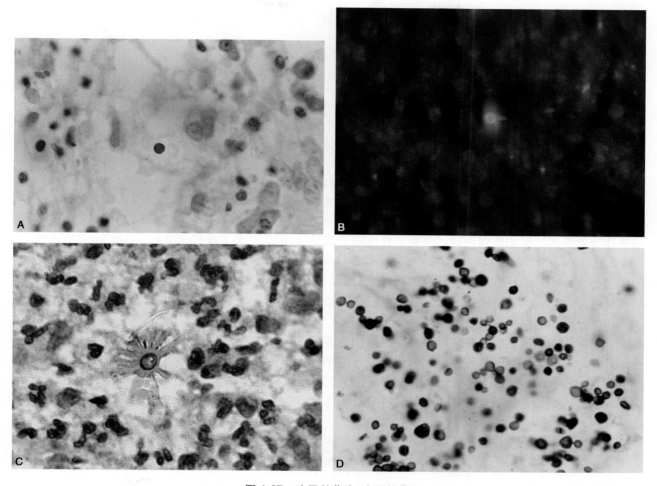

图 4-27　孢子丝菌病,孢子丝菌
A. 酵母细胞,PAS 染色(×1 000)；B. 酵母细胞,CFW 染色(×1 000)；C. 星状体,PAS 染色(×1 000)；D. 酵母细胞,GMS 染色(×1 000)。

组织病理呈真皮和皮下组织化脓性肉芽肿性炎症，组织细胞、多核巨细胞、淋巴细胞、浆细胞，偶可见少许嗜酸性粒细胞呈结节状浸润。浸润细胞排列成特征性的 3 层，称为"三带肉芽肿"（three zone granuloma）：中心为慢性化脓层，以中性粒细胞为主，间有少数淋巴细胞和多核巨细胞；其外围绕以结核样层，为多数上皮样细胞及多少不等的多核巨细胞；最外层主要由浆细胞及淋巴细胞组成，称为梅毒样层。

ISH 利用针对 18S 和 28S rRNA 的特异性探针对孢子丝菌进行诊断，具有较高的特异性，且与 GMS 相比，ISH 具有更高的阳性预测值。

（十）马尔尼菲篮状菌感染

在组织细胞内或散在分布于组织细胞周围的酵母细胞，呈卵圆形至椭圆形、长管形或马蹄形，一般直径 3μm，细长的细胞长达 8μm，有横隔，常扭曲呈香肠状，在细胞内的菌体相互黏集呈桑葚状或葡萄状外观（图 4-28）。PAS、GMS 染色清晰可见。

1. **化脓性反应**　在单核巨噬细胞系统之外的组织中常引起化脓性反应，如多发性肺脓肿、深部软组织脓肿、腰肌脓肿、皮下组织脓肿和皮肤脓疱等。

2. **肉芽肿性反应**　在单核巨噬细胞系统表现为肉芽肿性反应，如淋巴结、肝、脾、骨髓、肠淋巴组织及

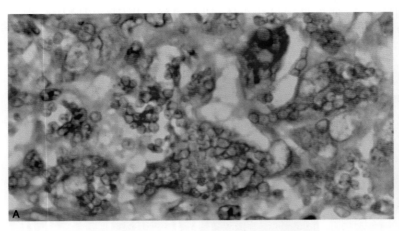
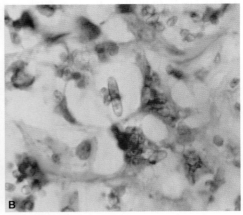

图 4-28　马尔尼菲篮状菌感染，PAS 染色(×1 000)
A. 菌体相互黏集呈桑葚状或葡萄状外观；B. 有横隔的酵母细胞。

扁桃体等处形成巨噬细胞肉芽肿。并有多核巨噬细胞反应，但少见类上皮样结节。

3. 反应无力和坏死性反应　这是进行性播散性马尔尼菲篮状菌感染常见的一种反应，其特点是局部组织遭到大片密集的巨噬细胞和真菌的破坏，在巨噬细胞中充塞着大量马尔尼菲篮状菌。反映患者免疫功能低下。

（十一）组织胞浆菌病（histoplasmosis）

荚膜组织胞浆菌荚膜变种主要存在于网状内皮系统细胞内，在组织细胞胞质内可见小点状的均一性孢子，嗜碱性、折光，孢子被一假性荚膜包绕(孢子有明确的细胞壁，因固定所致细胞收缩，其外周形成一透亮空隙，形似荚膜)，均匀分布在组织细胞内；也有窄基出芽，但其体积较小，芽通常不可见(图 4-29)。在空洞或血管内可以产生菌丝。HE、PAS 染色均清晰可见。

组织病理以多灶性肉芽肿性炎症为主。原发部位常在肺，开始为巨噬细胞(泡沫状细胞)聚集成小结，胞浆内可见成团的酵母细胞，其后中心组织坏死可呈现干酪样坏死，周围呈肉芽肿样改变(混合炎症细胞浸润)，最后纤维化、钙化而自愈。

（十二）球孢子菌病（coccidioidomycosis）

尽管球孢子菌病在不同阶段、不同部位的组织病理变化不尽相同，但病原体在组织中具有特征性表现。可见大小不一的球形体，颗粒状细胞质，细胞壁双层有折光性，有时可见内孢子(图 4-30)。HE、PAS 和 GMS 染色均清晰可见。组织学特征为多灶性肉芽肿性炎。

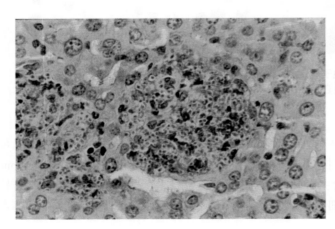

图 4-29　组织胞浆菌病，实验动物组织胞浆菌感染，PAS 染色(×400)

原发性皮肤球孢子菌病主要表现为慢性肉芽肿，有多核巨细胞、嗜酸性粒细胞、中性粒细胞、淋巴细胞及浆细胞等多种炎细胞浸润，有时小脓肿内可见球形体。播散型皮肤球孢子菌病的疣状结节的病理改变类似于皮炎芽生菌病，若有脓肿形成，可伴干酪样坏死，可见到数量较多的球形体。皮下脓肿类似瘰疬性皮肤结核，围绕中央坏死区可见肉芽肿改变，有淋巴细胞、浆细胞、上皮样细胞及巨细胞，巨细胞内外均可见到球形体。

累及胸膜可出现肉芽肿性胸膜炎，嗜酸性粒细胞浸润明显；部分病例可表现为形态良好及不良的坏死性肉芽肿；部分病例胸膜表面可见栅栏状组织细胞及纤维蛋白呈带状分布；极少见到真菌成分。肺部空洞

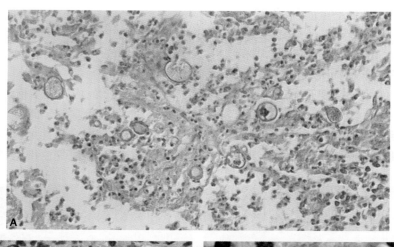

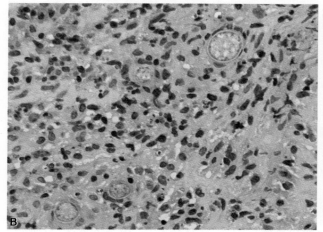
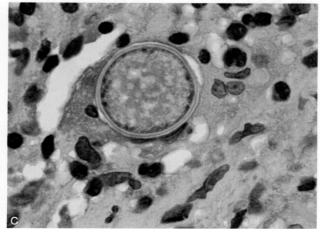

图 4-30　球孢子菌病,球形体,HE 染色
A. 大小不一的球形体(×400);B. 大小不一的球形体(×400);C. 球形体(×1 000)。

嗜酸性粒细胞增多、血管损伤及空腔中干酪性物质及中性粒细胞存在;空洞壁可见成纤维细胞及纤维化;腔内可见球形体、菌丝或者两者兼有。

(十三)芽生菌病(blastomycosis)

真菌数量较少,常常在多核巨细胞内,大小形态一致,具有厚壁、有折光性、不对称的细胞壁,可见宽基底出芽细胞(图 4-31)。

皮肤接种型芽生菌病呈非特异性炎性浸润,无上皮样细胞及多核巨细胞,可见大量出芽孢子。沿淋巴管的结节也有类似的病理改变,局部淋巴结则有许多巨细胞肉芽肿反应,也可见到孢子。皮肤播散型芽生菌病的疣状损害有棘层肥厚、乳头瘤样增生,常有表皮内脓肿。真皮有多种细胞浸润,常有大量中性粒细胞,并在真皮内形成脓肿。此外还可见散居于上皮样细胞外的多核巨细胞,并有大量孢子。

(十四)副球孢子菌病(paracoccidioidomycosis)

在巨细胞内外可见无芽、单芽甚至多芽的孢子,如有出芽,基底较窄;多芽的孢子横切面如驾驶盘,直径可达 60μm,无芽或单芽孢子的

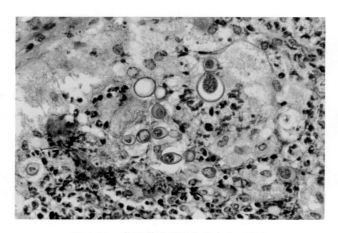

图 4-31　芽生菌病,PAS 染色(×400)

直径仅 5~20μm。GMS 染色呈黑色(图 4-32)。

皮肤黏膜损害在有些区域内呈稀疏到致密的肉芽肿性炎症,其中有上皮样细胞及多核巨细胞,伴急性炎性浸润及脓肿形成,部分病例可见干酪样坏死。

(十五) 鼻孢子菌病(rhinosporidiosis)

HE、GMS、黏蛋白染色均可见西伯鼻孢子菌,呈巨大、厚壁的孢子囊,内有很多孢囊孢子(图 4-33)。表皮常增厚,呈假上皮瘤样增生或糜烂,在一些地方可变薄,成熟的孢子囊常位于此处。在另一些地方形成血管、纤维黏液性结缔组织损害,其中有各期的孢子囊。周围绕以致密混合炎性细胞浸润,呈肉芽肿表现,包括浆细胞、淋巴细胞、组织细胞和中性粒细胞等,偶有嗜酸性粒细胞,也可见巨细胞,常可见微脓肿。

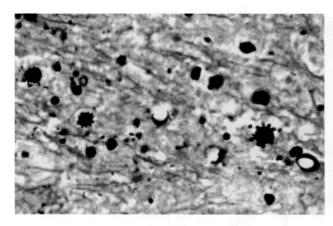

图 4-32　副球孢子菌病,GMS 染色(×400)

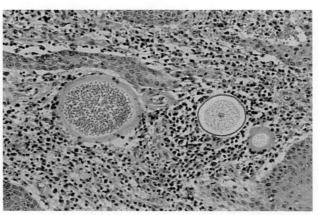

图 4-33　鼻孢子菌病,孢子囊和孢囊孢子,HE 染色(×200)

(十六) 耶氏肺孢子菌肺炎

耶氏肺孢子菌($P.j$)常在肺泡内或肺泡壁内,成熟的包囊体呈圆形,直径达 5μm,内含滋养体,呈皱纹、新月形或杯形细胞,直径 1.2~2.0μm。滋养体可从破裂的包囊体中漏出,这种不含滋养体的包囊体,在巨细胞内形成"阴影"。滋养体的数量常超过包囊体,易被忽略。染色方法包括 CFW、吉姆萨(Giemsa)、GMS、甲苯胺蓝(toluidine blue O,TBO)、荧光素标记单克隆抗体直接免疫荧光法等。滋养体形态较小,且多变,染色较浅或不易着色。包囊相对较大,形态固定,染色特征明显,较易检出,查获含 8 个囊内小体的包囊为确诊依据。GMS 染色最易见到包囊体(图 4-34),吉姆萨染色可见到滋养体,推荐二者联合染色。

大体病理呈灰黄色或粉色实变的肺,间隔组织明显,有透明膜,但胸膜常正常。早期以空洞的肺泡为特征,特殊染色可见个别包囊体附着在肺泡间隔上;随感染进展,肺泡内有嗜酸性泡沫样或黏液样无定型渗出物;间质中有淋巴细胞、浆细胞和组织细胞中度浸润;肺泡巨噬细胞增多,而嗜中性粒细胞缺如。特殊染色可见渗出物内的耶氏肺孢子菌。非典型性特征包括肺泡缺少渗出物,间质存在纤维化和肉芽肿。除此之外,还可见局灶性多核巨细胞,致密间质浸润,肺泡巨细胞块状浸润和钙化。

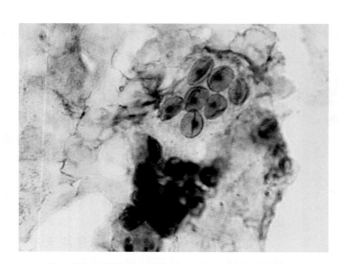

图 4-34　耶氏肺孢子菌肺炎,包囊体,GMS 染色(×1 000)

(十七) 足菌肿(mycetoma)

足菌肿分真菌性足菌肿和放线菌性足菌肿,后者是由不同种类的需氧或厌氧放线菌所致的总称。因此,对于怀疑足菌肿的患者,推荐采用细针穿刺细胞学(fine-needle aspiration cytology,FNAC)取材进行细胞学鉴定,至少从皮损的 3 个不同方向取材,进行组织病理、涂片、细菌培养及真菌培养检查,细胞学涂片中颗粒的存在是诊断的必要条件。除 HE 染色外,常使用的特殊染色有 GMS 染色、PAS 染色、革兰氏染色、抗酸染色等。

足菌肿的组织病理学常见假上皮瘤样增生,伴真皮化脓性肉芽肿性炎症和皮下组织纤维化。可描述为三型反应,Ⅰ型反应在颗粒周围有一层多形核白细胞,中性粒细胞紧密附着在颗粒的表面或侵入颗粒的基质;肉芽组织由浆细胞、巨噬细胞、淋巴细胞和少量中性粒细胞组成;纤维层通常包围小静脉和毛细血管,病灶的最外层含有纤维组织。Ⅱ型反应为巨噬细胞和多核巨细胞取代了大部分中性粒细胞,在多核巨细胞中,通常可以看到被破坏的颗粒碎片。Ⅲ型反应通常是以结构清晰的含有朗汉斯巨细胞的上皮样肉芽肿为特征,通常看不到颗粒。

1. 真菌性足菌肿　可引起真菌性足菌肿的病原菌包括枝顶孢霉、曲霉、赛多孢霉、镰刀菌、帚霉、弯孢霉、甄氏外瓶霉、马杜拉霉等,常用的染色方法包括 HE、PAS、GMS 和 Gridley 真菌染色。

真菌菌丝分枝、分隔,厚度为 2~5μm,边缘有大的肿胀细胞,菌丝可透明或有色素。可有或可无颗粒胶结物,如果存在,常位于颗粒边缘,致密或疏松排列(图 4-35)。如足菌肿马杜拉霉的颗粒较大,0.5~3.0mm,呈圆形、椭圆形或三叶状,黑色,略带绿色或偶尔棕色。足菌肿马杜拉霉颗粒在 HE 染色中常见固体颗粒型和囊泡型,固体颗粒型由嵌入在坚硬的棕色胶结物基质中的菌丝缠绕而成,棕色分隔、分枝的菌丝,边缘稍微肿胀。囊泡型是由肿胀的真菌细胞所构成。

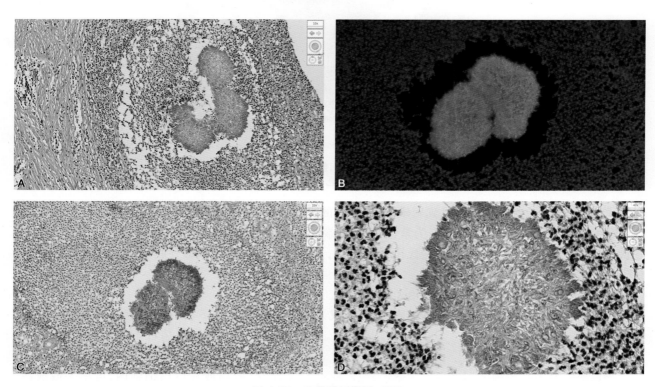

图 4-35　真菌性足菌肿,颗粒
A. HE 染色(×200);B. 荧光染色(×200);C. PAS 染色(×200);D. HE 染色(×400)。

2. 放线菌性足菌肿

(1) 诺卡菌所致足菌肿:诺卡菌是需氧革兰氏阳性菌,部分抗酸,纤细菌丝可以分枝,直径 1μm 左右,菌丝可以断裂形成杆菌或球菌样体。HE 染色显示颗粒呈圆形或弯盘状,中央呈均匀嗜碱性染色,边缘由细的颗粒和放射状粉色细丝构成。革兰氏染色阳性,细长菌丝,厚度为 1~2μm,植入革兰氏染色阴性的无定形基质中,颗粒的周围可以看到棒状体。在油镜下可见纤细、弯曲缠绕的丝状、棒状、球杆状菌体。抗酸染色弱阳性(图 4-36)。GMS 染色阳性,PAS 染色阴性。

(2) 放线菌所致足菌肿:放线菌是厌氧或微需氧革兰氏阳性菌,不抗酸,纤细菌丝,直径 1μm 左右,多

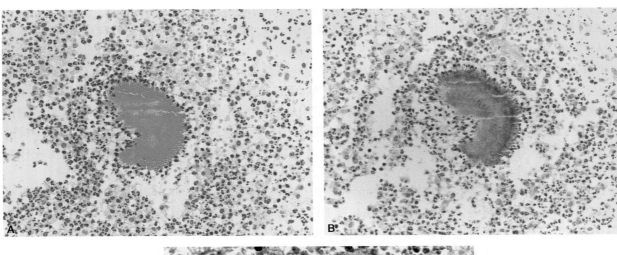

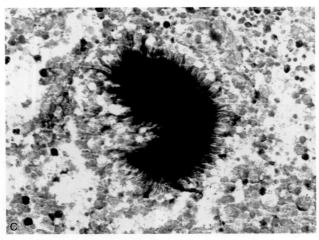

图 4-36　足菌肿,颗粒,巴西诺卡菌

A. HE 染色(×400);B. 抗酸染色(×400);C. GMS 染色(×400)。

呈"V"形和"Y"形。在脓肿内可见到硫磺颗粒,较大的肉眼可见,颗粒直径 30~400μm,呈不规则分叶状。HE 染色显示颗粒中央嗜碱性、致密,为紫色;边缘末端膨大部为嗜酸性、疏松、放射状,大部分为红色。革兰氏染色颗粒中央部分呈致密的革兰氏阳性菌丝团,边缘部分为放射状嗜酸性物质,菌丝直径约为 1μm(图 4-37)。抗酸染色阴性。

(十八) 无绿藻病(protothecosis)

HE 染色不良,可以见到无绿藻的清晰空隙,有或无可见的细胞壁;PAS 和 GMS 染色更好,孢子囊可着色,其形态和大小依菌种不同而异。在表皮全层和真皮可见到孢子囊,内含数个厚壁内孢子,不出芽,游离或在巨核细胞内,可单一或成簇。威克海姆无绿藻感染可见到桑葚样、草莓样孢子囊,直径 3~10μm;内孢子可有许多分隔,常对称排列,形成似车轮状排列的结构。祖菲无绿藻感染仅可见圆形、卵圆形或椭圆形孢子囊,直径为 7~30μm;内孢子更多地表现为随意的不规则的分隔。

皮肤无绿藻病组织学无特征性,常伴混合性炎症浸润,有坏死区及较多巨细胞,故诊断的主要依据为找到病原菌。皮损常呈角化过度,

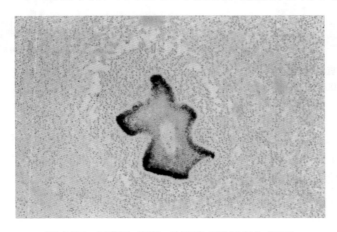

图 4-37　足菌肿,颗粒,放线菌,HE 染色(×200)

轻度棘层肥厚和真皮致密的肉芽肿反应,包括组织细胞、多核巨细胞、浆细胞、少数淋巴细胞,明显的水肿和血管扩张。滑囊炎损害有卵或星状区的纤维样坏死,周围有肉芽肿反应。在软组织损害中常有微脓肿,上皮样细胞在干酪样坏死区,伴巨细胞和淋巴细胞,在坏死区可发现无绿藻。

(王爱平　李若瑜)

主要参考文献

［1］ ANGELA M,WROGHT A M,MODY D R,et al. Aberrant staining with Grocott's methenamine silver:utility beyond fungal organisms［J］. J Am Soc Cytopathol,2017,6(6):223-227.

［2］ SHINOZAKI M,TOCHIGI N,SADAMOTO S,et al. Histopathological diagnosis of invasive fungal infections in formalin-fixed and paraffin-embedded tissues in conjunction with molecular methods［J］. Med Mycol J,2018,59(1):E7-E18.

［3］ 朱学骏,涂平,陈喜雪,等. 皮肤病的组织病理学诊断［M］. 3 版. 北京:北京大学医学出版社,2016.

［4］ 王若珺,李若瑜,王爱平. 皮肤癣菌假足菌肿［J］. 中国真菌学杂志,2019,14(2):120-123,138.

［5］ AHMED A A,van de SANDE W,FAHAL A H. Mycetoma laboratory diagnosis:review article［J］. PloS Negl Trop Dis,2017,11(8):e0005638.

第五章　真菌感染的血清学诊断

及时而准确地对真菌感染,特别是侵袭性真菌感染做出诊断,对于挽救患者的生命具有非常重要的意义。由于临床上多数侵袭性真菌感染缺乏特异性症状或体征,往往需借助于辅助检查,如传统的真菌镜检和培养、组织病理检查等。这些检查虽能为诊断提供确凿的证据,但往往由于取材困难、耗时较长、阳性率低,难以完全满足临床需要。而血清学方法具有简便、快速、敏感性和特异性相对较高的优点,为临床提供了更多选择和参考,近年来发展快速,应用日益广泛。目前临床应用价值最大的是抗原、抗体检测和真菌细胞壁成分检测。

一、循环抗原及真菌细胞壁成分检测

（一）曲霉抗原检测

半乳甘露聚糖(galactomannan,GM)是曲霉细胞壁的组成成分,在细胞壁和培养过滤液中均可检测到。半乳甘露聚糖具有抗原性的成分是 β(1,5)呋喃半乳糖残基。半乳甘露聚糖抗原是侵袭性曲霉感染早期诊断的血清学标志。

半乳甘露聚糖抗原采用酶联免疫吸附实验(ELISA sandwich)检测,称为 GM 实验。检测样本为血液、支气管肺泡灌洗液、脑脊液等无菌体液。半乳甘露聚糖抗原检测用于诊断侵袭性曲霉感染的总体敏感性为 71%,特异性为 89%。不同的高危人群中,此实验的敏感性和特异性有较大差异。在血液系统恶性病患者中,其敏感性和特异性分别为 70% 和 92%;在骨髓移植患者中,其敏感性和特异性分别为 82% 和 86%。而在实体器官移植患者中,敏感性下降到 22%,特异性为 84%。表明这项实验在血液系统恶性病和骨髓移植患者中应用价值大于实体器官移植患者。半乳甘露聚糖抗原检测也同样用于儿童,儿童假阳性率高于成人。半乳甘露聚糖抗原检测可以早期辅助诊断侵袭性曲霉病,这一指标已经作为重要的微生物学证据列入欧洲癌症研究和治疗组织(EORTC)和真菌病研究组教育研究协会(MSGERC)2008 年制定和 2020 年更新的侵袭性曲霉病诊断标准中。

样本中抗原浓度过低,或者因抗真菌治疗后取材、慢性肉芽肿病患者以及局部感染未播散而出现假阴性。出现假阳性的情况包括:应用哌拉西林/他唑巴坦或阿莫西林克拉维酸、肠道中定植的曲霉释放 GM 进入血液循环、谷类食物中的 GM 抗原经肠道入血(化疗并且出现严重黏膜炎的患者更容易发生)。曲霉的 GM 与其他真菌(组织胞浆菌、皮炎芽生菌、黑孢霉、拟青霉、产黄青霉、马尔尼菲篮状菌、粉红单端孢、头状腐生酵母等)的抗原成分有时会有交叉,可造成 GM 实验的假阳性。隐球菌的荚膜多糖抗原也会和半乳甘露聚糖抗原有一定的交叉。

（二）隐球菌抗原检测

隐球菌荚膜多糖抗原检测主要有三种方法,乳胶凝集法(LA)、酶免疫分析(EIA)和胶体金免疫层析法(LFA)。三者对隐球菌病诊断价值均较高。其中 LFA 是 2009 年 Immuno-Mycologics(IMMY)公司推出的诊断试剂,操作更为简便,反应时间缩短到 10 分钟,结果更客观,可进行定性和半定量检测。将 EIA 和 LFA 进行比较发现,二者一致性为 97%,LFA 更敏感,对于隐球菌病诊断的敏感性和特异性分别为 100% 和 99.6%。

隐球菌病最常见于中枢神经系统,即隐球菌性脑膜炎。在 2008 年,欧洲癌症研究和治疗组织

（EORTC）和真菌病研究组教育研究协会（MSGERC）诊断标准中,脑脊液荚膜多糖抗原阳性可以作为隐球菌性脑膜炎的确诊证据。在肺隐球菌病中,血清荚膜多糖抗原阳性同样具备很高的敏感性和特异性,在2020年诊断标准更新中,血液隐球菌抗原阳性也成为确诊证据之一。假阴性出现于抗原滴度低于检测限、感染菌株缺乏荚膜、有时抗原浓度过高也可以出现假阴性,称为"前带效应",需要稀释后再次检测。

荚膜多糖抗原检测除了可以用于脑脊液和血清的检测外,也可以用于尿标本。在一篇评价LFA诊断价值的系统综述中,作者认为尽管尿标本应用还需要更进一步的研究,但就现有数据来看,尿中荚膜多糖抗原检测在隐球菌病诊断中显示了良好的应用前景。

（三）念珠菌抗原检测

念珠菌抗原检测主要针对三种抗原成分:念珠菌细胞壁上的甘露聚糖和甘露聚糖蛋白（mannoprotein,MnP）、念珠菌烯醇化酶和念珠菌特异的一组热敏感循环抗原。

甘露聚糖和甘露聚糖蛋白是念珠菌细胞壁外层的主要可溶性抗原成分,在血液中一过性出现,在免疫正常宿主能很快将其清除,免疫抑制者清除减慢。采用乳胶凝集试验（Latex agglutination test）或酶免疫分析（EIA）的方法检测。甘露聚糖抗原检测特异性较好,但敏感性相对较低,在特殊人群中例如粒细胞缺乏或者ICU患者中敏感性提高。针对甘露聚糖还开发了抗体检测试剂。抗体检测敏感性提高,但特异性较差,在念珠菌定植时容易出现假阳性。目前推荐联合应用甘露聚糖抗原和抗体检测。一般甘露聚糖抗原阳性出现早,甘露聚糖抗体阳性出现晚,二者不同时升高。对于粒细胞减少者,甘露聚糖抗原和抗体的界值均下调,对于血液病房和ICU患者,更易出现甘露聚糖抗原阳性,对于外科病房患者甘露聚糖抗体阳性更常见。

念珠菌烯醇化酶是一种细胞质抗原,早期称念珠菌48kDa抗原,是糖酵解所必需的胞内酶,广泛存在于念珠菌细胞中,白念珠菌富含该酶,具有很强的抗原性。诊断侵袭性念珠菌病的敏感性64%~85%,特异性96%~100%。

Cand-Tec乳胶凝集试验可检测念珠菌特异的一组热敏感循环抗原,但研究显示其敏感性和特异性变化较大,应用不多。

（四）其他真菌抗原检测

针对某些地方流行性双相真菌感染,例如组织胞浆菌、球孢子菌、芽生菌和副球孢子菌,可进行相应的抗原检测辅助诊断。尿液、血液或其他体液是常用的检测样本。

组织胞浆菌多糖抗原（histoplasma polysaccharide antigen,HPA）可用于诊断急性播散性组织胞浆菌病。检测样本为血液、尿或脑脊液。采用酶免疫法（histoplasma galactomannan monoclonal ELISA）,敏感性和特异性很高。推荐血液和尿同时检测,敏感性更好。滴度变化可用于疗效监测。

球孢子菌病可检测尿中抗原（MiraVista）。也可检测脑脊液中抗原成分,用于诊断球孢子菌脑膜炎,敏感性和特异性分别为93%和100%,均优于脑脊液培养和抗体检测。

芽生菌抗原实验可用于播散性芽生菌病的诊断。检测样本为尿或血液。敏感性为89%,尿抗原检测更敏感;特异性79%,与其他地方性真菌病有交叉抗原反应,尤其是副球孢子菌病和组织胞浆菌病。

副球孢子菌病目前无商品化检测试剂。检测43kDa糖蛋白和87kDa热休克蛋白抗原。样本为血液、尿、支气管肺泡灌洗液或脑脊液,可用于疾病诊断和疗效监测。

（五）β-（1,3）-D-葡聚糖检测

β-（1,3）-D-葡聚糖是真菌细胞壁的重要组成成分之一,多种真菌（毛霉和隐球菌除外）的细胞壁都具有这一成分,而其他微生物、动物及人的细胞不含该成分。β-（1,3）-D-葡聚糖可以释放入血,逐渐被清除,免疫受损人群清除较慢,可以作为侵袭性真菌感染的早期诊断标志。β-（1,3）-D-葡聚糖可以用来诊断念珠菌、曲霉、镰刀菌、毛孢子菌、枝顶孢、暗色真菌、肺孢子菌等感染,但是不能区分感染真菌的种类。

β-（1,3）-D-葡聚糖的检测（G试验）不是采用免疫学方法而是通过特定的凝集反应进行检测。方法为比浊法或比色法。检测整体敏感性60%~70%,特异性70%~90%。

β-（1,3）-D-葡聚糖检测中会遇到假阴性和假阳性问题。假阴性见于样本葡聚糖浓度低于检测限,取材时葡聚糖已被机体清除或者局部感染未播散。假阳性原因有应用纤维素膜进行血液透析患者、某些纱

布或其他医疗物品中含有葡聚糖、某些品牌的静脉制剂(白蛋白、凝血因子、免疫球蛋白等)含有葡聚糖、某些细菌败血症患者(尤其是链球菌败血症)。为了尽量减少假阴性和假阳性,推荐对β-(1,3)-D-葡聚糖进行连续监测。

我国国产G试验检测试剂临床应用广泛,但还需要积累大样本、不同高危因素人群应用的经验,由于整体研究试验中确诊病例少,总敏感性和特异性结果也不够理想,阴性预测值较高,目前临床应用中排除真菌感染的意义更大。在高危人群(血液病化疗后、移植患者)的阳性预测值较高,而在一般住院患者则较低。

二、循环抗体检测

多种免疫学方法可用于检测循环抗体,如补体结合试验、免疫扩散试验、乳胶凝集试验、放射免疫试验、酶联免疫吸附试验、荧光酶免疫试验等。不同的方法有各自的优点,没有一种方法能够同时满足在特异性、敏感性、快速性方面的要求。

抗体检测一般应用于免疫功能基本正常人体,而免疫抑制患者可能由于抗体滴度过低检测不到。抗体检测的局限性限制了其应用,对地方流行性双相真菌,例如组织胞浆菌病和球孢子菌病,特异性抗体检测意义较大。而免疫受损人群易出现的曲霉、念珠菌和隐球菌感染则应用意义不如抗原检测。

(一)曲霉抗体检测

目前主要检测曲霉IgE和IgG抗体。抗体检测主要用于免疫状态相对正常的过敏性疾病或免疫抑制不严重的曲霉感染患者中。变应性支气管肺曲霉病患者可检测曲霉特异的IgE类抗体。慢性肺曲霉病主要继发于既往肺部疾病患者,例如肺结核出现肺部空洞的患者,这类患者曲霉特异性IgG类抗体出现升高,检测曲霉特异性IgG可用于辅助诊断。

(二)念珠菌抗体检测

念珠菌抗体检测主要是针对甘露聚糖抗原的不同抗体,包括IgG、IgM和IgA。念珠菌是人体的共生菌,健康人体内也会存在低滴度的抗体。而侵袭性念珠菌病患者中,存在免疫受损的患者产生抗体的滴度很低,容易造成假阴性。所以目前认为,单独应用念珠菌抗体检测意义不大,一般需要和念珠菌抗原检测联合应用。

(三)其他真菌抗体检测

对于组织胞浆菌抗体检测方法有免疫扩散试验和补体结合试验两种。免疫扩散试验针对组织胞浆菌M抗原(一种过氧化氢酶)和H抗原(β-葡萄糖苷酶)。一般两个抗体都阳性时有诊断意义。补体结合方法比免疫扩散方法更敏感,但交叉反应较多见。

球孢子菌抗体检测的方法包括免疫扩散试验、补体结合试验和酶免疫分析法。免疫扩散试验检测IgM抗体(针对β-葡萄糖苷酶抗原),在感染早期出现。补体结合试验检测IgG抗体(针对甲壳质酶抗原),可以用于急性、慢性感染的诊断以及预后判断。酶免疫分析法具有更高的灵敏度,可以作为疾病筛查方法,用于疾病诊断时需要其他方法的辅助。

(余　进)

▎主要参考文献

[1] PAIVA J A,PEREIRA J M. Biomarkers of fungal lung infection[J]. Curr Opin Infect Dis,2019,32(2):136-142.

[2] DONNELLY J P,CHEN S C,KAUFFMAN C A,et al. Revision and update of the consensus definitions of invasive fungal disease from the European Organization for Research and Treatment of Cancer and the Mycoses Study Group Education and Research Consortium[J]. Clin Infect Dis,2020,71(6):1367-1376.

[3] 余进. 在实践中重新审视真菌血清学诊断实验[J]. 临床荟萃,2017,32(4):281-283.

[4] CARROLL K C,PFALLER M A,LANDRY M L,et al. Manual of clinical microbiology[M]. 12th ed. Washington DC:ASM Press,2019.

第六章　分子生物学技术在医学真菌鉴定和诊断中的应用

近年来,随着生物技术的飞速发展,分子生物学方法已广泛应用于医学真菌的分类鉴定、基因分析、药物作用机制、耐药性、致病性等研究。分子生物学技术具有特异性强、敏感性高、快速等特点,另外,由于其方便、快捷、且易于掌握,能快速检测到致病真菌,并可以迅速鉴定到种,从而为尽快确定病原体、选择合适的治疗方式提供依据,为真菌感染的临床诊疗提供了有力支持。本章从真菌 DNA 的提取、常用的分子生物学方法及其在临床真菌感染诊断和真菌鉴定中的应用进行简要介绍。

一、真菌 DNA 的提取

真菌属于真核生物,具有细胞壁,由多糖如甲壳质、纤维素、葡聚糖、甘露聚糖等物质组成,结构牢固。因而破壁技术成为真菌 DNA 提取过程的关键环节。

（一）培养菌株真菌 DNA 提取

真菌 DNA 提取是真菌鉴定的基础,提取质量的高低取决于真菌的破壁效果。

目前真菌破壁方法可分为物理方法和化学方法两大类。常用的物理方法包括液氮研磨法、微波震荡法、玻璃珠法等;化学方法包括氯化苄法、酶消化法等。

物理方法破壁的原理是利用各种机械力将细胞壁打碎,使细胞内物质释放出来。其优点是耗时短,破壁比较彻底。缺点是 DNA 的完整性遭到破坏,所得样本不适用于对 DNA 的完整性有较高要求的检测项目,如真菌的全基因组测序。

酶消化法是较温和的破壁方法,一般是利用(1,3)-葡聚糖酶或甲壳质酶将葡聚糖或甲壳质之间的连接破坏,进而使细胞壁裂解;该方法所得真菌 DNA 相对较为完整,不仅能适用于 Sanger 测序而进行真菌鉴定,还可用于基因组测序。一般来说酵母菌比丝状真菌更容易破壁,丝状真菌的细胞壁更加坚固,DNA 提取也更为困难。

目前已经有很多商品化的真菌 DNA 提取试剂盒,可以根据实验需求配合不同的破壁手段进行高质量的真菌 DNA 提取。

（二）体液样本真菌 DNA 的提取

对于血液中真菌 DNA 的提取,可以选择的标本为全血、血浆和血清。目前认为,以全血标本检测阳性率最高。采集标本后可以用肝素或者 EDTA 抗凝,如果采用 CTAB 方法提取 DNA,则抗凝剂应该选择枸橼酸钠。全血、血清或者支气管肺泡灌洗液均应该在采集后尽快进行提取 DNA 的工作,如不能立即进行实验,则需要在-20℃冰箱内保存,超低温(-70℃)状态下则可以保存更长时间。

早期提取真菌 DNA 破壁采用的是破壁酶,如蜗牛酶等。这种酶可以破坏真菌细胞壁,形成原生质体。这种方法对念珠菌和隐球菌的破壁效果良好,对曲霉等丝状真菌则效果不理想。其他方法如热-碱裂解法、玻璃珠振荡法和液氮反复冻融法也常于组织 DNA 的提取。β-(1,3)-葡聚糖酶对丝状真菌的破壁效果很好,应用日益广泛。真菌破壁后进入下一个程序,即溶解细胞膜和核膜,纯化和沉淀 DNA,这方面真菌与其他动植物没有区别,既可以采用传统的 SDS、蛋白酶 K 消化法、酚氯仿抽提法,也可以采用已经商品化的试剂盒。

（三）组织样本中真菌 DNA 的提取

新鲜组织样本采集后应尽快进行 DNA 提取，如不能立即进行实验，则需要在 $-20℃$ 冰箱内保存，超低温（$-70℃$）状态下可保存更长时间。由于组织中真菌含量有限，为最大限度地获得真菌 DNA，目前石蜡包埋组织和新鲜组织样本中真菌 DNA 的提取通常采用市售的商品化试剂盒，采用吸附柱回收 DNA 的方法，可获得纯度相对较高的 DNA 样品。其提取的关键环节是组织样本的消化和真菌的破壁。可采用超声破碎仪和真菌破壁酶等进行组织细胞的裂解和消化。

激光捕获显微切割（laser capture microdissection，LCM）是一种有价值的手段，可以从复杂的异质生物样品中对单个细胞或一组细胞进行选择性取样。LCM 不仅在肿瘤、细菌及病毒感染的诊断中发挥着重要作用，近年来也发现其在真菌感染中具备诊断潜力。组织样本中真菌 DNA 的富集量取决于组织样本中的微生物含量，所提取的 DNA 会混有宿主 DNA 的干扰，在真菌鉴定中可通过真菌特异性的引物进行鉴别。

二、常用的分子生物学方法

分子生物学技术的应用使得从分子水平上诊断真菌感染成为可能，并可使感染菌种的确立与快速诊断一步完成。分子生物学检测，主要包括核酸检测技术和直接测序（表 6-1）。已用于医学真菌检测的主要有以下几种方法。

表 6-1　分子生物学技术特点

检测方法	优点	不足
多重 PCR/巢式 PCR	特异性引物可鉴定至属或种，尤适于培养阴性或失去培养时机的标本	易出现假阳性，测序成本高。阳性率与病原菌含量有关
实时荧光定量 PCR	在封闭体系中进行，后处理步骤较少，可以显著提高灵敏度且能够实现量化；特异性高、重复性好	试剂及仪器价格昂贵
等温 PCR	操作简单，成本低，敏感性高，结果可以采用检测荧光强度和浊度进行鉴定	扩增引物和探针的设计尚未成熟，需要优化
液相芯片技术	高通量，高速度，节约检测时间	易出现假阴性
多位点序列分型	多个管家基因片段核酸序列测定的分型方法，操作简单，分辨率高	多数菌株尚未有成熟的多位点序列分型（MLST）方案，检测成本相对较高
微卫星多态性基因分型	高度多态性、可重复性和灵活性，适用于基因分型和同源性分析。快速、简便、高分辨率	在大规模、多批次的数据收集和分析方面仍存在限制；琼脂糖凝胶电泳法分辨率低；PAGE 工作量大；荧光标记法成本高
原位杂交技术	可明确病原菌与组织细胞的相对位置及生长状态，特异性探针可鉴定至种	探针具有特异性，特异性探针具有局限性，易出现假阴性
激光捕获显微切割联合 PCR 技术	直接捕获病原体，提高检测结果的可靠性，很有应用前景	组织切片中未发现病原菌则无法实行靶向切割
全基因组测序（WGS）	可不依赖于 PCR，故检测病原真菌的种类更全面	成本高，数据分析难度大
靶向二代测序（tNGS）	18S rRNA；ITS 基因测序；ITS 区域具有更高的序列变异性，并且存在更准确和全面的参考数据库	数据库尚不完善；由于测序区域片段长度的不均匀，可能会导致真菌类群相对丰度的偏倚
宏基因组二代测序（mNGS）	以样本中所有 DNA 为研究对象，可检测潜在混合感染病原菌	检测和分析成本高，分析难度大，尚缺乏公认的判读标准

注：PCR. 聚合酶链反应。

（一）聚合酶链反应

聚合酶链反应（polymerase chain reaction,PCR）技术是一种特异扩增 DNA 的体外酶促方法,可用于扩增位于两段已知序列之间的 DNA。而改进的 PCR 技术如巢式 PCR（nested PCR）、多重 PCR（multiplex PCR）、荧光 PCR 技术等则又在较大程度上增加了该技术的敏感性与特异性。确定真菌感染可用常规 PCR,引物设计自真菌的保守序列;若判定感染至真菌的种水平则需应用属种等的特异性引物。前者多取自核糖体蛋白基因(rDNA)及其转录间隔区(ITS),常用引物有 NS1、NS3、NS5、NS6、NS9、ITS1、ITS2、ITS3、ITS4、ITS5 等(表 6-2);后者则根据属种间高变区或者特异基因设计而成,直接鉴定至种或类群,既满足了临床菌种鉴定的需要,还可用于流行病学调查。PCR 技术和基因测序相结合为真菌的快速分类鉴定及真菌系统进化分析提供了依据。

表 6-2　真菌鉴定常用引物

靶向基因区域	引物名称	引物序列 5'→3'
ITS 区域	ITS1	TCCGTAGGTGAACCTGCGG
	ITS2	GCTGCGTTCTTCATCGATGC
	ITS3	GCATCGATGAAGAACGCAGC
	ITS4	TCCTCCGCTTATTGATATGC
	ITS5	GGAAGTAAAAGTCGTAACAAGG
18S rRNA	NS1	GTAGTCATATGCTTGTCTC
	NS3	GCAAGTCTGGTGCCAGCAGCC
	NS4	CTTCCGTCAATTCCTTTAAG
	NS5	AACTTAAAGGAATTGACGGAAG
	NS6	GCATCACAGACCTGTTATTGCCTC
	NS8	TCCGCAGGTTCACCTACGGA
	NS22	AATTAAGCAGACAAATCACT
	NS24	AAACCTTgTTACgACTTTTA
28S rRNA	NL1	GCATATCAATAAGCGGAGGAAAAG
	NL4	GGTCCGTGTTTCAAGACGG
	12F	GTTGATAGAAYAATGTAGATAAGG
	13R	CAAGGGGAATCTGACTGTC
	D1	GCATATCAATAAGCGGAGGA
	D2	TTGGTCCGTGTTTCA AGACG
LSU:28S r DNA	LR0R	GTACCCGCTGAACTTAAGC
	LR3	CCGTGTTTCAAGACGGG
	LR3R	GTCTTGAAACACGGACC
	LR5	TTAAAAAGCTCGTAGTTGAAC
	LR7	TACTACCACCAAGATCT
	LR12	GACTTAGAGGCGTTCAG
TEF1	TEF1-526F	GTCGTYGTYATYGGHCAYGT
	TEF1-728F	CATCgAgAAgTTCgAgAAgg
	TEF1-983F	GCYCCYGGHCAYCGTGAYTTYAT（AFTOL)

续表

靶向基因区域	引物名称	引物序列5'→3'
	TEF1-986R	TACTTgAAGGAACCCTTACC
	TEF1-1567R	ACHgTRCCRATACCACCRATCTT
	TEF1-1577F	CARGAYGTBTACAAGATYGGTGG（AFTOL）
	TEF1-2218R	ATGACGCCRACRGCRACRGTYTG
	TEF1-f	AAGGAYGGNCARACYCGNGARCAYGC
β-Tublin	Bt-T12	AACAACTgggCCAAgggTCAC
	Bt-T22	TCTggATgTTgTTgggAATCC
	Bt-T222	TCAATTTTCCCATTCTCAACTT
	Bt-T224	gAgggAACgACggAgAAggTgg
	Bt1a	TTCCCCCgTCTCCACTTCTTCATg
	Bt1b	gACgAgATCgTTCATgTTgAACTC
	Bt2a	ggTAACCAAATCggTgCTgCTTTC
	Bt2b	ACCCTCAgTgTAgTgACCCTTggC
	Bt-T1	AACATgCgTgAgATTgTAAgT
	Bt-T2	TAgTgACCCTTggCCCAgTTg
	Bt-T10	ACgATAggTTCACCTCCAgAC
	Bt-T11	AATTggTgCTgCTTTCTggCA
Calmodulin	CAL-228F	gAgTTCAAggAggCCTTCTCCC
	CAL-737R	CATCTTTCTggCCATCATgg
	CL1	gARTWCAAggAggCCTTCTC
	CL2A	TTTTTgCATCATgAgTTggAC
	CL2F	GACAAGGAYGGYGATGGT
	CL2R	TTCTGCATCATGAGYTGSAC
	CL2R2	CTTCTCGCCRATSGASGTCAT
RPB	fRPB2-5F	GAYGAYMGWGATCAYTTYGG
	fRPB2-5R	CCRAARTGATCWCKRTCRTC
	fRPB2-7cF	ATGGGYAARCAAGCYATGGG
	fRPB2-7cR	CCCATRGCTTGYTTRCCCAT
	fRPB2-11aR	GCRTGGATCTTRTCRTCSACC
	Rpb2-5F2	GGGGWGAYCAGAAGAAGGC
	Rpb2-7cR	CCCATRGCTTGYTTRCCCAT
	Rpb2-7cF	ATGGGYAARCAAGCYATGG
	Rpb2-11aR	GCRTGGATCTTRTCRTCSACC
	Rpb1-Ac	GARTGYCCDGGDCAYTTYGG
	Rpb1-Cr	CCNGCDATNTCRTTRTCCATRTA

念珠菌 T2MR（T2 magnetic resonance）是一种结合了 PCR 与磁共振光谱的念珠菌自动检测系统。该体系首先将红细胞裂解,使念珠菌细胞和碎片得以浓缩,通过机械手段裂解念珠菌细胞,利用针对 ITS2 区的念珠菌引物扩增 DNA,扩增产物被杂交成超磁性纳米颗粒,这些纳米颗粒会聚集在一起,扰乱周围水分子所经历的微观磁场,进而改变可测量的磁共振信号。T2MR 可以直接检测全血标本中的五种常见念珠菌感染（白念珠菌、近平滑念珠菌、热带念珠菌、光滑念珠菌、克柔念珠菌）。

（二）实时荧光定量 PCR 技术

实时荧光定量 PCR（real-time fluorescent quantitative polymerase,RTFQ-PCR）技术,即在 PCR 反应体系中加入荧光基团,利用荧光信号实时监测整个 PCR 进程,最后通过标准曲线对未知模板进行定量分析的方法。RTFQ-PCR 避免了传统 PCR 只定量检测终产物而产生的偏差,提高了实验的重复性。常用的非特异性荧光标记为 SYBRGreen 染料法,该染料可与任何双链 DNA 进行结合后散发荧光,如反应体系中有非特异性引物或引物二聚体存在会对结果产生干扰;应用最为广泛的特异性荧光标记法为 Taqman 探针法,该方法特异性高、重复性好,适用于病原体的快速检测及耐药性研究。

（三）等温 PCR

等温扩增技术不需要温度循环或热稳定的聚合酶,因此它不依赖复杂的仪器且操作时间短,可以大大降低仪器成本并具有便携性。

滚环扩增（rolling circle amplification,RCA）是基于滚动循环复制的技术,以环状 DNA 为模板,通过一个短的 DNA 引物（与部分环状模板互补）,在酶催化下将 dNTPs 转变成单链 DNA,此单链 DNA 包含成百上千个重复的模板互补片段。它通过引物和环状 DNA 模板合成,通常与圆形（挂锁）探针（RCA-挂锁探针）一起使用,以提高特异性和敏感性。

重组酶聚合酶扩增（recombinase polymerase amplification,RPA）是在由多种酶和蛋白的参与下,在恒温条件下实现核酸指数扩增的技术,被称为是可以替代 PCR 的核酸检测技术。RPA 技术主要依赖于三种酶:能结合单链核酸（寡核苷酸引物）的重组酶、单链 DNA 结合蛋白（SSB）和链置换 DNA 聚合酶。这三种酶的混合物在常温下也有活性,最佳反应温度为 37℃左右。RPA 的反应过程,首先是重组酶与引物结合,形成蛋白-DNA 复合物。接着在 dsDNA 中寻找同源序列。一旦引物定位了同源序列,就会发生链交换反应,形成并启动 DNA 合成,对模板上的目标区域进行指数式扩增。而被替换的 DNA 链与 SSB（单链 DNA 结合蛋白）结合,防止进一步被替换。在这个体系中,由两个相对的引物起始一个合成事件。整个过程进行得非常快,一般可在 10 分钟之内获得可检出水平的扩增产物。能够在 15 分钟内进行常温下的单分子核酸检测,配合便携式恒温荧光检测仪,增加了检测效率。

环介导等温扩增（loop-mediated isothermal amplification,LAMP）反应主要通过 DNA 聚合酶以及 2 段特异性引物来进行扩增,在等温条件（约 63℃）下 30~60 分钟利用链置换 DNA 聚合酶就可以完成核酸扩增反应,操作简单,成本低,敏感性高,结果可以采用检测荧光强度和浊度进行判定。

（四）二代测序技术

二代测序（next-generation sequencing,NGS）技术又称为下一代测序技术或高通量测序技术,较一代测序通量更高、灵敏度高、成本更低、且自动化程度更高。因其可对一个物种的转录组和基因组进行深入、细致、全貌的分析,所以又被称为深度测序。可应用于全基因组测序（WGS）、靶向二代测序（tNGS）及宏基因组二代测序（mNGS）。其常用的测序平台包括 Roche 454 测序仪、Illumina Hiseq2000 等测序仪、ABI（Applied Biosystem）测序仪。不同测序仪的测序原理不同,Roche 454 测序仪采用的是焦磷酸测序;Illumina 采用可逆链终止物和合成测序法,检测荧光;ABI 采用连接测序法。目前常用的二代测序方法包括靶向扩增子测序及 shotgun 亚基因组学,其中真菌学领域应用较多的为靶向扩增子测序方法。核糖体内部转录间隔区（ITS）作为真菌的主要遗传标记,与 18S rRNA 基因相比,ITS 区域具有更高的序列变异性,并且存在更准确和全面的参考数据库;由于 ITS 区域片段长度的不均匀,可能会导致真菌类群相对丰度的偏倚,多靶点测序可提高鉴定准确性。shotgun 亚基因组学测序过程与 PCR 无关,故该方法优于靶向扩增 NGS 方法,能够覆盖扩增子测序可能无法检测到的真菌微生物。

（五）宏基因组检测分析

病原宏基因组（metagenomic next-generation sequencing，mNGS）是一种新的不依赖传统微生物培养而广泛分析临床样本中细菌、分枝杆菌、放线菌、真菌、病毒、寄生虫等病原微生物的高通量测序方法。该技术通过高量测序和智能化算法分析，可以获得检测标本中疑似致病微生物的种属信息，为临床诊断和治疗提供快速、及时的信息。该方法所需仪器设备昂贵，目前多由专业公司进行有偿检测。

（六）基因芯片技术

DNA芯片技术是用免疫荧光标记的待测样品与有规律的固定在芯片片基上的大量探针按碱基配对原则进行杂交，通过激光共聚焦荧光系统对芯片进行扫描，使用计算机进行荧光信号强度的比较和检测的技术。其突出特点在于高度并行性、多样性、微型化和自动化。将不同属种真菌的特异性DNA标记后制成DNA芯片，将致病真菌DNA与DNA芯片杂交就可得到属种特异性图谱，通过这种图谱的比较和分析，就可得出致病菌的DNA信息，进而可对其进行鉴定。

（七）分子杂交

分子杂交技术是近年来用于真菌检测的方法之一。其基本原理是根据两条同源单链核酸在一定的条件下（适宜的温度和离子浓度）发生按碱基配对形成双链的原理，通过将标记的核酸作为探针（probe），与待测标本核酸进行杂交反应，即可观察到标本核酸中相应的基因。杂交的双方是待测核酸序列及探针（或者为抗原及抗体）。

在临床真菌检验中，待测核酸序列可以为真菌基因组DNA和细胞总RNA，将核酸从细胞中分离纯化后或者经PCR获得的基因片段可以在体外与探针杂交（膜上印迹杂交），也可以直接在细胞内或组织中进行（细胞/组织原位杂交）。用于检测的已知核酸片段叫作探针，为了便于示踪，必须将探针用一定的手段加以标记，以利于以后的检测。常用的标记物为放射性核素和非放射性核素如生物素、荧光素、抗原及抗体等。目前常用的探针包括dsDNA探针、寡核苷酸（DNA）探针、LNA（locked nucleic acids）探针、PNA探针；LNA、PNA探针与DNA探针相比具有较强的荧光信号。

（八）多位点序列分型技术

近年来，随着应用DNA鉴定真菌菌种技术的普遍开展，单真菌分类学家已采用多位点序列进行鉴定。多位点序列分型（multi-locus sequence typing，MLST）是一种基于核酸序列测定的分型方法，该方法通过PCR技术扩增多个管家基因片段，利用序列同源性分析软件与MLST数据库进行序列比对分析核苷酸序列多态性，从而确定菌株序列类型。与传统分子生物学分型方法相比，MLST具有更高的分辨力，可确定不同序列型之间的系统发育关系以及与疾病的联系。MLST操作简单，结果能快速得到并且便于不同实验室的比较，在院内感染、暴发、病原体监测和真菌耐药机制研究中发挥重要作用。

（九）微卫星多态性基因分型技术

微卫星多态性基因分型（microsatellite multi-locus genotyping）技术是根据特定微卫星基因序列设计引物，PCR扩增该微卫星位点的核心序列和部分侧翼序列测定产物的长度。PCR产物长度的不同是由核心序列重复数不同而产生，从而进行基因组DNA之间的多态性分析。该技术具有高度多态性、可重复性和灵活性，适用于基因分型和同源性分析。

其他用于真菌鉴定的分子生物学技术有：脉冲场凝胶电泳（pulsed field gel electrophoresis，PFGE），通过脉冲电场方向、时间、电流大小的交替改变实现大分子DNA的分离，该方法多用于研究菌株之间的遗传差异，协助追踪感染来源以及特殊耐药菌株的分子分型等；随机扩增多态性DNA（randomly amplified polymorphic DNA，RAPD）分析应用随机合成的单个寡核苷酸（8~12bp，多为10bp）作为引物，采用低退火温度使引物与模板DNA在可能有1个或2个碱基错配的情况下结合而形成扩增产物，依照带型可以进行菌种鉴定及分型；限制性片段长度多态性（restricted fragment length polymorphism，RFLP）分析是利用限制性内切酶在特定的核苷酸序列上将双链DNA进行切割，然后进行凝胶电泳，依据片段大小不同将其分离开。由于不同生物个体核苷酸序列可能存在差异，酶切位点也会随之改变，从而产生的DNA片段长度呈现多态现象。目前常用的是AP-RFLP（amplicon-RFLP）。对于真菌来说，根据多态性结果便可鉴别出不同的属、种或型。

三、分子生物学方法的应用

分子生物学的方法能在较短的时间内检测到含量很低的真菌 DNA,有利于真菌感染的早期诊断。到目前为止,已有很多快速检测方法应用于真菌感染的诊断,在真菌感染的诊治中,需要将常规的一些检测方法和现在新兴的分子检测手段相结合,以达到快速准确的诊断。

(一)常用于真菌分类鉴定的靶基因

在医学真菌中,DNA 序列分析可有助于了解真菌的基因结构、真菌种群之间和种内的分类学关系,并可对特定菌株进行分子流行病学分析及耐药基因筛查。通过设计探针、特异引物等可对真菌病进行诊断。序列的确定是对致病真菌的分类鉴别的重要依据,也是真菌分子诊断的主要手段。目前用于真菌鉴定的基因为核糖体基因及其内转录间隔序列(包括 18S rDNA、28S rDNA、ITS 序列),*RPB*(RNA polymerase subunit)基因,*β-tublin* 基因、*Calmodulin* 基因,*TEF*(translation elongation factor)基因,甲壳质合成酶、细胞色素 P450 L1A1 基因,细胞色素氧化酶 C 和细胞色素 B 基因等。从临床样本中提取 DNA 后可进行分子检测以确定病原真菌(图 6-1)。

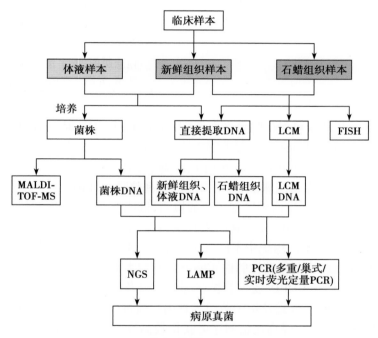

图 6-1　临床样本真菌分子检测流程图

基于序列分析的真菌鉴定可以说是真菌分子鉴定的"金标准",公共数据库(GenBank,Mycobank,Westerdijk Fungal Biodiversity Institute)中有大量真菌序列信息供测序比对,是极强大的诊断工具。靶序列通常为 ITS 区域和 28S rDNA 的 D1~D2 区域,Sidiq 等研究证明 PCR 分析和测序分析在真菌临床试验中的应用有助于快速诊断和分析培养结果中的假阴性现象。

(二)核酸检测在真菌分类鉴定和真菌诊断中的应用

随着真菌学研究的深入,许多致病真菌的基因组序列已经公布。根据这些已知序列,选择合适的区域进行种属特异性引物设计,再应用种属特异性引物和探针进行菌种鉴定也是一种快速可靠的方法。可在常见致病真菌的 ITS 区域设计出种特异性引物,进行特异性菌种鉴定。例如对烟曲霉设计了两对种属特异性引物,通过进行实时荧光定量 PCR 反应,不仅具有种特异性,而且敏感性比 PCR 更高;种特异性探针杂交以及特定区域的序列分析等更适于临床标本中极微量的真菌 DNA 的检测。目前 PCR 诊断方法已写入 EORTC 侵袭性真菌病诊断专家共识(2019)中,在福尔马林固定石蜡包埋组织中发现霉菌及酵母菌成分,经 PCR 扩增及 DNA 测序阳性者,可确诊侵袭性真菌病。如无菌部位血清、血浆、全血 PCR 连续 ≥2 次阳性,BALF 的 PCR 重复 2 次及以上阳性,或至少 1 次血清、血浆、全血 PCR 阳性和 1 次 BALF 的 PCR 阳性,可作为临床诊断侵袭性曲霉感染的真菌学证据。多种分子生物学的检测方法在临床真菌感染诊断中得到应用(表 6-3)。

表 6-3　常见分子生物学方法在真菌感染诊断和耐药监测中的应用

方法		样本类型	适用菌种	诊断	耐药
PCR 测序	一代测序	培养菌株、体液、新鲜组织、FFPE 组织	数据库中已知病原真菌	√	√
	二代测序	培养菌株、体液、新鲜组织	数据库中已知病原真菌	√	√
实时荧光定量 PCR		培养菌株、体液、新鲜组织、FFPE 组织	数据库中已知病原真菌	√	√
环介导等温扩增(LAMP)		培养菌株、体液、新鲜组织、FFPE 组织	病原真菌如白念珠菌和巴西副球孢子菌等	√	—
激光捕获显微切割(LCM)		FFPE 组织、新鲜组织冰冻切片	酵母样真菌、曲霉等	√	—
原位杂交(ISH)		FFPE 组织、新鲜组织冰冻切片	酵母样真菌、丝状真菌(曲霉、毛霉)	√	—
宏基因组测序技术		培养菌株、体液、新鲜组织	可检测 400 余种真菌,如念珠菌、曲霉、马拉色菌、隐球菌、尖端赛多孢霉等	√	
T2MR		全血标本	白念珠菌、近平滑念珠菌、热带念珠菌、光滑念珠菌、克柔念珠菌	√	—

注:FFPE. 福尔马林固定石蜡包埋;PCR. 聚合酶链反应。

念珠菌 T2MR 结合 PCR 技术可对住院患者血液样本进行检测,阳性时间为(4.4±1)小时,灵敏度及特异度分别为 91.1% 及 99.4%。Clancy 等证实 T2MR 诊断念珠菌的阳性率明显高于血液培养。该系统无须事先进行血液培养及核酸提取,可快速(<3 小时)、准确、灵敏(1~3CFU/ml)及特异地检测 5 种常见念珠菌,即白念珠菌、光滑念珠菌、克柔念珠菌、近平滑念珠菌和热带念珠菌。

LAMP 法已应用于白念珠菌和巴西副球孢子菌的检测,低成本、高特异性和快捷使其成为检测临床样品真菌感染最具前景的技术之一。RCA 反应快速且抗污染,目前可用于检测毛霉和隐球菌的基因型。LCM 目前已成功鉴定不同物种、不同组织中不同真菌感染(隐球菌、念珠菌、曲霉、长枝木霉),表明以 LCM 为基础的 PCR 技术不仅在准确诊断侵袭性肺曲霉病方面有较大的潜力,而且也具有普遍适用性。

二代测序技术已成功应用于 COPD、支气管扩张等疾病以及应用糖皮质激素等肺部真菌菌群分析中,成功检测到念珠菌、曲霉、隐球菌、青霉及担子菌门等真菌。通过研究优化真菌高通量测序的靶向扩增,发现针对 ITS2 区的 P3、P4 引物扩增,经高通量测序可获得较高真菌丰度及准确度。因此,在预先不了解感染微生物类别的情况下,二代测序技术提供了一个机会,可以直接从环境样品中提取全部微生物的 DNA,构建宏基因组文库,利用基因组学的研究策略研究所测样品包含的全部微生物的遗传组成及其群落功能(细菌、病毒和真菌)。

(三) 核酸检测在真菌流行病学和耐药基因检测中的应用

在临床实践中,对于镜检阳性的感染经多次培养仍不能获得阳性结果,应用 PCR 等分子生物学方法不仅可以协助诊断,还可获得流行病学资料。采用这一方法对一次头癣暴发进行了研究,发现从 40 例患儿临床分离的 40 株犬小孢子菌和从环境分离的 2 株犬小孢子菌具有相同的来源,对疾病的防治提供了指导。

PCR 不仅在真菌的诊断中发挥重要作用,同样可应用于耐药菌株的检测(表 6-3)。对于棘白菌素类耐药的光滑念珠菌,Dudiuk 等利用经典的 PCR 引物,开发了一种简单、快速的检测方法,可在 4 小时内检测出 10 种最常见的 FSK 突变。相对于念珠菌而言,用分子方法检测烟曲霉对唑类药物的耐药性更为直接,因为 *CYP51A* 基因的特异性突变与唑类耐药表型之间有着密切的联系。Balashov 等首次使用实时多重 PCR 将野生型 *CYP51A* 与密码子位置 54 处的 7 个突变等位基因区分开来。最常用的是常规 PCR,用 Sanger 测序法扩增 *CYP51A* 基因和启动子区域(Dudakova 等,2017 年)。Ahmad 等开发了一种限制性片段长度多态性 PCR(PCR-RFLP)检测 TR34 和 L98H 的方法。Liu 自 2005 年起至今通过基因分型和荧光定量 PCR 检测先后报道了 *CYP51A* 基因含有 G45R 突变、M220I 突变、TR34/L98H/S297T/F495 突变和 TR46/Y121F/T289A 突变的烟曲霉菌株。

二代测序也可应用于菌株耐药基因的检测。不同学者利用 NGS 技术研究了唑类耐药的念珠菌与耐药相关的基因包括 *ERG11*、*ERG3*、*TAC1* 和 *CgPDR1*。NGS 技术也适用于检测具有对棘白菌素类有高 MIC 值的光滑念珠菌中的多个 FKS 基因的大量突变。Biswas 等利用 NGS 技术回顾性研究 3 例治疗期间产生棘白菌素类耐药的光滑念珠菌,检测到 *FSK1*(S629P)或 *FSK2*(S663p)突变。Hagiwara 等使用 NGS 技术识别烟曲霉分离株中的非同义突变,PCRRFLP 或微卫星基因分型可能会遗漏这些突变。尽管二代测序设备、拼接、分析的成本在不断下降,但全面的参考基因组序列数据库的相对缺乏仍是较大挑战。

(四)病原宏基因组分析

宏基因组的方法即非培养基因分析法是近年来发展起来的新方法,可以有效地获知绝大多数人体微生物的基因多样性、种群结构及生态作用。在人体微生物研究中,宏基因组学可以用来发现新病原、抗性基因研究、疾病相关代谢研究和建立人体健康模型。通过采集可疑真菌感染患者血液、骨髓、各种体液、组织等标本于特定试管中,冷藏保藏送公司进行测定。该检测可适用于不明原因发热、疑难危重以及免疫缺陷感染患者。目前可鉴定 400 种左右真菌种类,如念珠菌、曲霉、马拉色菌、隐球菌、尖端赛多孢霉等。无菌体液的宏基因组检测发现高丰度的病原真菌,对感染诊断有一定的提示意义。

(五)原位杂交

目前国内外已有较多关于原位杂交技术用于检测真菌感染组织的研究。荧光原位杂交(FISH)常用于念珠菌属的诊断,其对酵母菌诊断的灵敏度要高于丝状真菌,PNA-FISH 可较好地鉴别念珠菌及毛孢子菌。FISH 在丝状真菌的诊断方面研究较少,可以确定的是针对烟曲霉 ALP 基因的特异性 dsDNA 探针具有较高的诊断价值,针对镰刀菌属的 28S rRNA 的 PNA 探针可用于诊断福尔马林固定石蜡包埋(FFPE)组织中镰刀菌属的感染。而毛霉因其 D1-D2 区的高度异质性,故难以设计针对 28S rRNA 基因的毛霉属特异性探针。研究发现针对 28S rRNA 基因的泛真菌 FISH 的灵敏度(80.0%)要高于 PCR(4.6%);表明针对 rRNA 靶点的 FISH 已成为诊断 FFPE 组织中真菌感染的有效手段。

综上所述,分子生物学技术的发展与应用不但使真菌病早期诊断成为可能,可在确立真菌感染的同时迅速判断出致病菌的种类,指导治疗,提示预后。而且在发病机制、耐药机制等研究方面也取得了长足的进展。最近几年侵袭性真菌感染也在不断增加,病死率也很高,需要联合应用多种检测技术来进行诊断。同时结合临床病史、患者接触史,实现早诊断、早治疗。

(宋营改　李东明)

主要参考文献

[1] SCHELENZ S,BARNES R A,BARTON R C,et al. British Society for Medical Mycology best practice recommendations for the diagnosis of serious fungal diseases[J]. Lancet Infect Dis,2015,15(4):461-474.

[2] DATTA S,MALHOTRA L,DICKERSON R,et al. Laser capture microdissection:Big data from small samples[J]. Histol Histopathol,2015,30(11):1255-1269.

[3] ULLMANN A J,AGUADO J M,ARIKAN-AKDAGLI S. Diagnosis and management of Aspergillus diseases:executive summary of the 2017 ESCMID-ECMM-ERS guideline. Clin Microbiol Infect,2018(Suppl 1)(39):e1-e38.

[4] GOMEZ C A,BUDVYTIENE I,ZEMEK A J,et al. Performance of targeted fungal sequencing for culture-independent diagnosis of invasive fungal disease[J]. Clin Infect Dis,2017,65(12):2035-2041.

[5] MYLONAKIS E,CLANCY C J,OSTROSKY-ZEICHNER L,et al. T2 magnetic resonance assay for the rapid diagnosis of candidemia in whole blood:a clinical trial[J]. Clin Infect Dis,2015,60(6):892-899.

[6] IBÁÑEZ-MARTÍNEZ E,RUIZ-GAITÁN A,PEMÁN-GARCÍA J. Update on the diagnosis of invasive fungal infection[J]. Rev Esp Quimioter,2017(Suppl 1):16-21.

[7] SHINOZAKI M,TOCHIGI N,SADAMOTO S,et al. Histopathological diagnosis of invasive fungal infections in formalin-fixed and paraffin-embedded tissues in conjunction with molecular methods[J]. Med Mycol J,2018,59(1):E7-E18.

第七章 病原真菌菌种保藏办法及菌种资源库应用

一、病原真菌菌种保藏办法

为了更好地研究致病真菌感染的发病机制,研究真菌的形态、病理学特点、免疫学和分子生物学以及真菌的流行病学特点,做好病原真菌菌种的收集和保藏工作是非常重要的。对于不同的真菌可采取不同的保藏方法,常用的保藏方法有:定期移植保藏法、冷冻真空干燥法、L-干燥法、超低温冻结保藏法、矿油封藏法、蒸馏水保藏法等。目前国内最常用的方法是定期移植保藏法、冷冻真空干燥法、超低温冻结保藏法、蒸馏水保藏法,下面逐一予以介绍。

(一)定期移植保藏法

定期移植保藏法也称传代培养法。此方法是将在适宜的培养基上生长良好的真菌,放置室温或低温(4℃)处保存,以便控制真菌的生长速度。如此保存 3 个月至半年以至更长时间后,再转种到新鲜的培养基上继续保存。因此也称传代培养保存法。定期移植保藏,一般采用 16mm×160mm 的配有硅胶塞的玻璃试管,所用的培养基要根据培养的真菌而定。酵母及酵母样真菌可用 2% 的沙氏葡萄糖琼脂基(SDA)或马铃薯葡萄糖琼脂(PDA)35℃、24~48 小时培养后放置室温或低温(4℃)处保存(图 7-1);皮肤癣菌及其他丝状真菌可采用 PDA 27℃培养,生长 2~3 周。曲霉属也可用麦芽浸汁培养基(MEA)保存菌种。本实验室目前全部采用 PDA 培养基保存菌种,从实践观察来看,效果很好。定期移植保藏法简便易于操作,不需特殊设备,可随时观察菌种是否死亡、变异、污染,此法的缺点是浪费时间和人力,菌种经长期频繁传代后,易发生形态特征和生理性状的变异,如皮肤癣菌可以产生绒毛变异。

(二)冷冻真空干燥法

冷冻真空干燥法(lyophilization),又称冷冻干燥。将真菌的孢子悬液在真空条件下和冻结状态下使冰

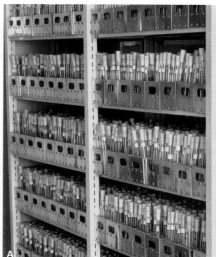
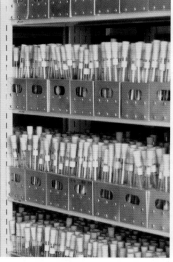
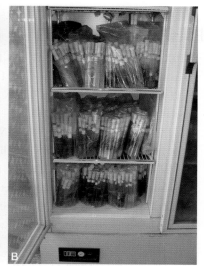

图 7-1 室温或冰箱试管保存
A. 室温;B. 冰箱。

升华,最后达到干燥。此法也可简称冻干法。在冷冻真空干燥过程中,为了防止因冻结后水分不断升华对细胞的损害,一般采用保护剂,简称悬浮剂来制备细胞悬浮液。冻干菌种时,将温度控制在−25℃以下效果较好,能保证冻干菌种的制作安全(图7-2)。

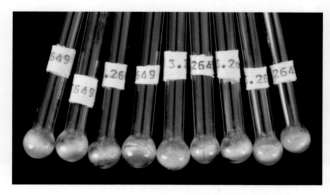

图7-2　冷冻真空干燥法

制备冷冻真空干燥的装置有各种型式或机型,可根据实验室的条件加以选择,制备真空干燥所用的安瓿管,一般采用内径8mm、长110mm的玻璃管,以中性玻璃为宜,不宜用碱性玻璃。干燥时采用的保护剂多为蛋白质、氨基酸、糖类或高分子化合物。

1. 常用保护液

（1）脱脂牛奶或10%~20%的脱脂奶粉。

（2）马血清。

（3）马血清加7.5%葡萄糖。

（4）在0.1mol/L磷酸盐缓冲液(pH 7.0)中加3%谷氨酸和1.5%核糖醇及0.1%胱氨酸。

以上4种保护液,一般多采用脱脂牛奶,因其适用多种类型的真菌,效果理想。保护剂灭菌20分钟。

2. 方法与步骤　将欲保存的菌种号打印成小标签放入清洁的安瓿管中,塞好棉塞,15磅30分钟灭菌。选择最适的培养基及温度对该菌进行培养。酵母及酵母样真菌培养24~48小时即对数生长期后期,制备悬液。丝状真菌应培养到产生成熟的孢子时制悬液。取灭菌后的保护剂3ml注入已培养好的菌种试管中,不断冲洗使孢子悬浮在保护剂中。将此悬液注入灭菌的安瓿管中,每管0.2ml。将安瓿管放入冻干机真空舱中,直至抽干。冻干后的安瓿于棉塞下方经火焰烧熔,拉一细颈,再将安瓿装在熔封器上,开动真空泵,将真空度抽至1.33Pa(0.01Toor)或以下,此时的真空度非常重要,是保存期间的真空度,可用高频电火花发生器测试,如电火花通过安瓿呈现淡紫色或灰光(白色),证明保持着真空,否则即失去真空。冷冻干燥后的菌种应放置在4~10℃避光保存。

复苏时先将安瓿熔封处在火焰上加热,滴加无菌水,使安瓿顶部裂开,用镊子敲开玻璃,向安瓿中注入0.5ml液体培养基或无菌生理盐水,使冻干物融化,将熔化后的菌悬液移种到适宜的培养基上,适温生长。

（三）L-干燥法

L-干燥法(liquid drying)实际上是冷冻真空干燥的一种简便形式,即细胞悬液不经冻结由液相在真空下直接抽干,这种干燥法虽然液体不易冻结,但在抽真空时,水分气化时吸收热量,随着真空度增大,悬液也会结冰,为了达到快速干燥,每个安瓿管中悬液量要少。以0.05~0.1ml为宜。此干燥法所使用的保护剂和方法与冷冻真空干燥法相同。

（四）超低温冻结保藏法

1. 液氮低温冻结所需设备

（1）液氮贮存罐。

（2）液氮生物保存罐　也称液氮冰箱,液氮冰箱有不同型号,如容量5L、10L、15L直到500L或更大(图7-3A)。

（3）控制冷却速度的装置　控速冻结器,此机器价格昂贵。也可采用−86℃超低温冰箱,将装有悬液的安瓿管放入冰箱后,开动机器,使其温度下降到−45℃为止,即构成慢速冷却,即1℃/min(图7-3B)。

（4）低温冷冻管(1.8ml),铝夹和纸筒。

采用超低温冻结法时,为了减少冻结时对真菌细胞的损伤,须用低温保护剂制备真菌悬液。常用的有10%甘油、5%或10%二甲基亚砜、5%甲醇(methanol)。以上4种低温保护剂中前两种8磅20分钟灭菌,后两种用过滤方法灭菌。

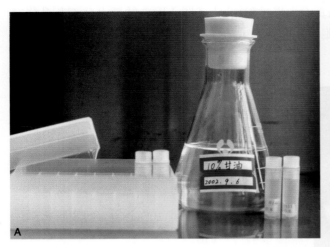
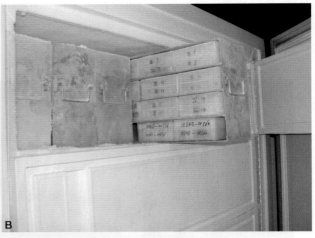

图 7-3　液氮低温冻结保藏
A.液氮生物保存装置;B.控制冷却速度装置。

2. 方法与步骤　将欲保存的真菌在其最适成分的斜面培养基上,以最适温度培养。得到成熟的孢子或菌丝。取灭菌的 10% 甘油适量注入培养好的菌种试管中,洗涤下孢子制成悬液 1ml 放入已灭菌的带标签的冷冻管中,对于在培养后只产生菌丝不产孢子或产孢少的菌种,也可用接种针挑取 6mm 左右大小的菌落(可带有琼脂)2~4 块放入预先加有灭菌的 10% 甘油的冻存管中,液体要淹没菌种块。以 1~2℃/min 速度进行降温。从室温直至降到 -45℃ 以下。然后将冻存管放入液氮冰箱中保存。目前本实验室采用的 -86℃ 超低温冰箱替代液氮冰箱效果比较理想。

在使用液氮保存时,如果用气相保存,则将冻存管放在液氮冰箱的隔离板上即可,其温度为 150~170℃。如果用液相保存,温度为 -196℃,则不能使用塑料管,必须使用玻璃管,当细胞悬液注入玻璃管后,必须将管口用火焰熔封严密,并于次甲基蓝溶液中浸泡 30 秒(4~8℃)观察是否漏液,否则在保存过程中液氮进入管中,复苏时管中液氮变为气体将安瓿管炸裂,对操作者造成伤害。

当从低温中取出保存的菌种时,要立即置入 38℃ 水浴中,用手摇动 2~3 秒即可融化,将悬液移入新鲜的斜面培养基上,以适宜的温度培养,即可得到复苏后的菌种。

3. 防护　虽然液氮蒸发的氮气对人体无太大的毒性,但如触及皮肤,会造成烫伤,因此应戴好手套,以防冻伤。采取液相冻存时,要戴好面罩,以防安瓿爆炸,伤及面部。放置液氮冰箱的房间应保持通风。

（五）矿油封藏法

矿油(mineral oil)也称液体石蜡,采用矿油封藏法可防止或减少培养基内水分蒸发,降低真菌的代谢活动,使培养物能够较长时间地保持活力。

矿油一般采用化学纯或医用的液体石蜡,其比重 0.83~0.89。将矿油装入三角烧瓶中,其量为三角烧瓶体积的 1/3,塞好塞子,于 15 磅 30 分钟灭菌两次,灭菌后将装有矿油的三角烧瓶置 40℃ 温箱中,放置 2 周,使其水分蒸发。将待保存的真菌接种在适宜的培养基上,在最适温度下培养。单细胞生物培养接近静止期,如酵母菌 2~4 天即可;产孢的丝状真菌须形成成熟的孢子。不产孢的真菌生长成成熟的菌丝为止。将蒸发好水分的矿油,无菌地灌注到斜面培养的试管中,使液面高于斜面顶部 1cm 左右,将试管口密封好放在试管架上,以直立状态室温下或 15~25℃ 保存为宜。

每隔 4~5 年更换 1 次矿油,放置菌种的场所应保持干燥,当发现培养基露出液面时应及时补充矿油。另外,矿油易燃,应注意防火。

（六）蒸馏水或其他溶液保存法

许多真菌可用蒸馏水、糖溶液、生理盐水及其他溶液作为分散媒将其细胞制成悬液,分装在无菌的试管中,密封后于室温或低温(4℃)保存(图 7-4)。

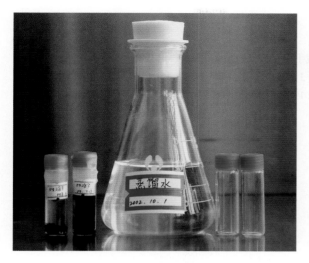

图 7-4 蒸馏水保存

用蒸馏水保存菌种是一种非常好的方法,使用的容器有多种,如 15mm×150mm 的玻璃试管、带螺帽的小瓶(10cm×15cm)、安瓿管等。将蒸馏水注入小管的 2/3 处,高压灭菌 15 磅 15 分钟。将待保存的真菌同样以最适的培养基,最适温度培养成熟后,将无菌的蒸馏水直接注入试管中,冲洗下孢子及菌丝,再放入无菌的小管中,封闭瓶口,贴好标签,按号顺序排放好,存放在室温或低温(4℃)处即可。由于许多真菌产孢不丰富,菌丝繁多,此时也可用接种针挑取培养好的真菌菌落约 6mm 小方块连同琼脂一起悬浮于放有无菌蒸馏水的小瓶中,封好瓶口保存。在恢复培养时,可用接种针或接种环取出一小块悬浮菌落或孢子,植入适宜的新鲜培基中培养,即可得到恢复后的菌种。此方法可减少真菌的变异,使其形态及生理特性更好地保存。对于没有低温设备的实验室来说,可利用此法来保存菌种,简便易行,经济,且效果很好。根据文献报道,1991 年用蒸馏水保存了 1 583 株致病酵母菌,其中主要为白念珠菌,共保存 1~18 年。5 年后,37℃培养复活率为 97%;10 年后的复活率为 96%,其中克柔念珠菌和啤酒酵母的复活率较低,因此建议这两种菌用其他方法对其保存。另外,上海华山医院皮肤科章强强等 1998 年报道了 7 个属 78 株真菌经水保存和冷冻干燥法保存 12 年后,复活率分别为 89.7% 和 87.2%。由此可以看出蒸馏水保存菌种是一种值得提倡的方法。

二、菌种资源库应用

(一)菌种资源库建立与维护利用

临床分离真菌菌株是重要的病原学资源,目前能够在人体致病的病原真菌有 400 余种,近年来,深部以及浅表真菌感染都有增多趋势,且还不断出现新的真菌物种感染。为实现对病原真菌资源的高效和可持续开发利用,有必要建立临床常见和重要的病原真菌如皮肤癣菌、念珠菌、曲霉、毛霉、暗色真菌等菌种的实体资源库。为实现数据的统一管理,可建立实体资源库的数字化菌种管理系统,将分离菌株的相关临床信息,分类情况,宏观形态学资料,菌株关联的生理生化信息、药物敏感性数据等进行同步展示,既便于菌株的检索和出入库管理,也能够实现菌株数据的维护和利用。实现菌株实体库和数据库合二为一。

(二)组学数据库的建立与应用

随着生物信息学的发展,对菌种资源库的开发利用提供了新的技术支持。目前,分子生物学鉴定是确定菌种最可靠的方法,建立医学真菌 DNA 条形码 BLAST 数据库可实现对实体资源库菌株一代测序信息的基本比对功能,还可开发存储、管理和分析功能,保障数据的安全和灵活调用;同时对特殊的重要病原真菌还可通过高通量测序获得高质量的基因组数据,同时完成基因组拼接和基因功能的基础注释;对于代表性菌株,基于三代基因组测序平台,获得菌株染色体水平的完成图。通过建立微生物基因组数据平台,实现微生物组数据管理,国际数据比对以及数据分析的需求;通过对基因组数据的注释分析,全面了解病原真菌的基因组结构及致病和毒力相关的基因和蛋白,同时对相关菌株也可建设相应的蛋白组学数据库、文献及专利数据库等,实现资源的有效整合利用。

丰富的实体资源库、完善的数字化病原管理体系及病原真菌组学标准化数据库的建设,可实现数据统一管理,菌株多点保存,同时也确保了物种的准确鉴定,并为筛选致病、耐药等基因提供数据基础,也为医学真菌学研究奠定了基石。

(万喆 宋营改)

主要参考文献

[1]　中国科学院微生物研究所菌种保藏手册编著组.菌种保藏手册[M].北京:科学出版社,1980.

[2]　朱丽钊,李钟庆.液氮超低温冻结保存毛霉目菌种的效果[J].真菌学报,1987,6(2),46-57.

[3]　谢玉梅,从兆海.液氮保存曲霉菌种的效果[J].真菌学报.1987,6(1):51-57.

第八章　基质辅助激光解吸电离飞行时间质谱在医学真菌领域的应用

一、简介

基质辅助激光解吸电离飞行时间质谱(matrix-assisted laser desorption ionization-time-of-flight mass spectrometry,MALDI-TOF MS)是 20 世纪 80 年代末问世并发展起来的一种质谱分析技术,用于生物大分子检测,能快速准确鉴定临床常见的病原微生物。

(一) 原理

MALDI-TOF MS 技术是用于临床分离病原体全细胞鉴定的软电离技术,主要是针对菌种特异性核糖体蛋白进行检测,具有操作简单、快速、准确等优点。MALDI-TOF MS 主要由基质辅助激光解吸电离(MALDI)和飞行时间(TOF)两部分组成。MALDI 技术的工作原理(图 8-1)是激光照射样品蛋白与过饱和的基质溶液形成的共结晶薄膜,基质从激光中吸收能量并与样品蛋白解吸附使样品电离,而电离过程中将质子转移到生物分子或从生物分子得到质子,从而使生物分子电离。TOF 的工作原理是不同质荷比(m/z)的离子在电场作用下加速飞过飞行管道,根据到达检测器的时间不同,获得病原体特异的质谱指纹峰图(图 8-2)。将该指纹峰图与由已知菌种建立的标准数据库中微生物参考图谱进行比对,根据匹配结果进行判读。

(二) 样品制备方法

Autoflex speed TOF/TOF 系统推荐用于真菌鉴定的样品制备方法有两种,直接转移法和甲酸提取法。直接转移法是直接将真菌成分转移到靶板,添加甲酸帮助破壁,晾干后覆盖 α-氰基-4-羟基肉桂(HCCA)基质进行质谱分析。一些研究表明直接转移法应用于酵母菌鉴定效果较好,并且适用于多种商品化 MALDI-

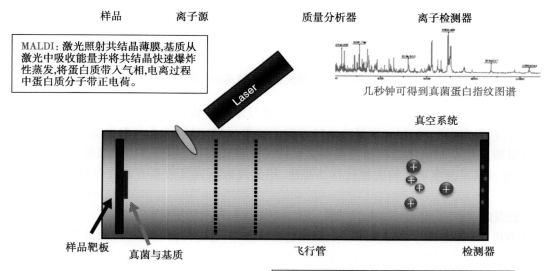

图 8-1　MALDI-TOF MS 的工作原理示意图

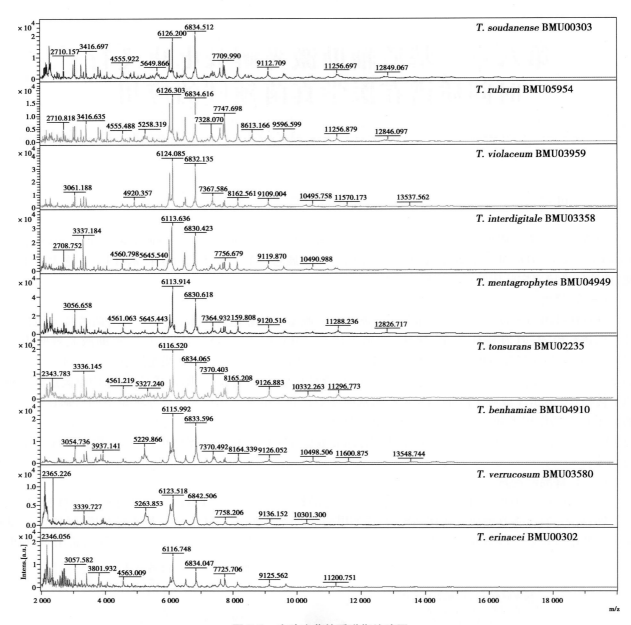

图8-2　皮肤癣菌的质谱指纹峰图

TOF MS系统。直接转移法也可用于曲霉、皮肤癣菌、镰刀菌等丝状真菌的菌种鉴定。直接转移法快速简便，但该方法存在蛋白提取不充分、容易产生气溶胶污染等局限，对丝状真菌整体鉴定效率较低。甲酸提取法是通过甲酸及乙腈对菌体进行蛋白提取来获得高质量质图谱，不仅适用于酵母菌鉴定，更适用于曲霉、皮肤癣菌等丝状真菌鉴定。与直接转移法相比，甲酸提取法或其改良方法在丝状真菌领域的应用更广泛。

（三）数据库

MALDI-TOF MS鉴定微生物是利用已知菌种建立数据库，通过检测获得未知微生物蛋白指纹图谱，将所得图谱与数据库中参考图谱比对后得到鉴定结果。已知数据库可由仪器公司提供，也可自行建立，二者可联合应用。

（四）评分标准

MALDI-TOF MS鉴定结果通过分值（score value）体现，分值越高，匹配效果越好，准确度越高。鉴定结果的评分范围为0~3.0，数值>2.0表明鉴定结果可达到菌种水平；1.7~2.0表明鉴定结果仅达到菌属水平;<1.7 为未达到菌属水平,结果不可信。

由于每一种微生物具有独特的指纹图谱,因此,数据库中参考指纹图谱覆盖菌的种足够多时,检测菌株能够获得较好匹配,得到准确的鉴定结果。测定指纹峰图图谱中主要分子离子峰为菌体内丰度高、表达稳定、进化保守的核糖体蛋白,因此,除了用于微生物鉴定外,还可以通过聚类分析提示微生物间的进化和亲缘关系。MALDI-TOF MS 技术还可通过对不同药物浓度下病原真菌蛋白图谱的分析检测病原真菌的药物敏感性。另外,MALDI-TOF MS 技术应用于临床样本的直接检测也取得了一定成果。

目前商品化 MALDI-TOF MS 系统包括德国布鲁克公司的 Bruker Biotyper 质谱仪,法国生物梅里埃公司的 Vitek MS 质谱仪及法国 Andromas 质谱仪等,前两种已被美国食品药品监督管理局(FDA)批准用于细菌和酵母菌鉴定。

二、真菌鉴定

(一)鉴定酵母菌

MALDI-TOF MS 在真菌领域最早应用于酵母菌鉴定。MALDI-TOF MS 鉴定酵母菌的准确率高,结果可靠,极大缩短了鉴定时间。目前质谱数据库已经包括了大量临床酵母菌的参考图谱,不仅能够覆盖常见酵母菌,也能用于少见酵母菌(如耳念珠菌)的鉴定,区分度优于 Vitek 2 compact 全自动微生物鉴定系统等传统方法。不同样本处理方法对结构有一定影响。酵母菌一般采用直接转移法制备样本,但是如果靶点涂菌不均匀,真菌破壁不完全会影响结果。如果某些特殊酵母菌采用直接转移法测定时,缺乏特异性峰值或峰值数量不足,难于鉴定,可以换用甲酸提取法。另外,数据库不够完整也会影响鉴定结果。补充数据库能提高 MALDI-TOF MS 对酵母菌的鉴定效能。

(二)鉴定丝状真菌

MALDI-TOF MS 也可用于丝状真菌的鉴定。与酵母菌鉴定相比,丝状真菌鉴定相对困难,需要对数据库完善性、样品制备方法以及评分标准方面做出调整。

多项研究显示商业数据库仅能在种水平鉴定部分致病丝状真菌,补充构建数据库后,才能正确鉴定绝大多数丝状真菌。所以,鉴定丝状真菌时,商品化数据库联合新建数据库能提高鉴定性能。

由于丝状真菌蛋白提取比较困难,匹配得分较低,某些研究通过降低鉴定到种和属水平的界值提高了鉴定率。但是,降低得分也会使鉴定错误的比例提高。

除上述主要影响因素外,MALDI-TOF MS 在丝状真菌鉴定方面还存在其他干扰因素。例如黑曲霉具有的真菌黑色素可以抑制指纹图谱获得过程中肽和蛋白离子信号的表达;使用沙氏葡萄糖液体培养基(SDB)进行旋转培养可以明显提高丝状真菌鉴定率。

目前,MALDI-TOF MS 技术在丝状真菌鉴定方面仍需改进:①质谱数据库有待进一步完善,现有数据库的不完善限制了质谱技术在多种丝状真菌鉴定中的应用,升级数据库可以扩大真菌鉴定范围。②改善样品制备方法也是提高丝状真菌鉴定率的另一重要途径。③确定合适的评分标准同样可以提高 MALDI-TOF MS 的鉴定性能。④培养方法、培养基品种及培养时间等可能影响鉴定效果,需要对质谱鉴定流程进行标准化。

(三)鉴定双相真菌

孢子丝菌、副球孢子菌、马尔尼菲篮状菌、荚膜组织胞浆菌和粗球孢子菌等均属于双相真菌。MALDI-TOF MS 对双相真菌鉴定同样与数据库完整程度有关,数据库足够完整时,足以正确鉴定出双相真菌的酵母相和菌丝相。

三、真菌分类

MALDI-TOF MS 对微生物质谱图(mass spectrum,MSP)共性峰的同源分析可得出 MSP 聚类分型树状图,该方法基于蛋白质水平的差异来提示菌株间的亲缘关系。这种方法在多种细菌和真菌研究中证实与基于 DNA 序列分析结果具有较好的一致性。

（一）酵母菌分类

MALDI-TOF MS 可用于白念珠菌种内分型。采用 Bruker Biotyper 及微卫星方法对 19 株近平滑念珠菌进行分析，MSP 聚类分析树状图与微卫星遗传分析基本一致，MALDI-TOF MS 分析更简便快速。利用 Bruker Biotyper 对 164 株新生隐球菌和格特隐球菌进行研究，发现该方法能区分出 8 个主要分子类型（新生隐球菌 VNⅠ~VNⅣ和格特隐球菌 VGⅠ~VGⅣ）。有研究发现 MSP 聚类分型树状图可将 102 株酵母菌明确分为耳念珠菌、两种希木龙念珠菌（*C. haemulonii*，*C. haemulonii* var. *vulnera*）和 *C. duobushaemulonii* 四个分支，其中耳念珠菌日本和韩国分离株与印度分离株有明显差异，提示质谱可以帮助分析耳念珠菌亲缘关系。上述研究显示 MALDI-TOF MS 可以用于酵母菌种间或种内分类。

（二）丝状真菌分类

对于毛霉目真菌的研究发现 Bruker Biotyper 能区分横梗霉与其他毛霉目致病菌，MSP 聚类分析可以区分毛霉目不同种属。Vitek MS 构建的聚类分析树状图能较好地区分本海姆毛癣菌，亲人性和亲动物性须癣毛癣菌。MALDI-TOF MS 分析曲霉核糖体蛋白可以区分曲霉属内不同种，其结果与 β-tubulin 基因分析一致。多个研究证实 MALDI-TOF MS 适用于真菌种水平区分鉴定，但对亚种区分仍有局限性。质谱技术在丝状真菌分类研究方面有广阔的应用前景。

四、体外抗真菌药物敏感性测试

临床菌株的体外抗真菌药物敏感性实验（antifungal susceptibility testing，AFST）常采用两种标准肉汤微量稀释技术，分别由美国临床和实验室标准化研究所（CLSI）和欧洲抗菌药物敏感性实验委员会（EUCAST）制定。MALDI-TOF MS 技术在真菌体外药敏检测方面也进行了尝试。

有研究者将 MALDI-TOF MS 应用于白念珠菌对氟康唑敏感性的检测，研究通过分析不同药物浓度下孵育 15 小时后菌株质谱图变化实现体外药敏检测。该研究引入了最小质谱图变化浓度（minimal profile change concentration，MPCC）的概念，MPCC 是不同药物浓度下 MALDI-TOF MS 检测到质谱图显著变化的最低药物浓度。另一项研究则开发了一种基于复合相关指数（CCI）的 ms-AFST 方法，用来检测 44 株野生型、FKS 突变体念珠菌和曲霉对棘白菌素的敏感性，研究发现被测菌株的 MPCC 值与最低抑制浓度（MIC）或最低有效浓度（MEC）一致性较好。进一步，有研究者将白念珠菌短时间（3 小时）暴露于卡泊芬净，使用"折点"药物浓度区分敏感、耐药菌株，这种改良 ms-AFST 方法大大缩短了药物敏感性的检测时间。总体来看，MALDI-TOF MS 分析与 CLSI 方法一致率在 54%~97%，可作为念珠菌对药物耐药的快速筛选方法。

五、临床微生物样本直接检测

通过质谱分析前样品制备 MALDI Sepsityper 试剂盒的应用，MALDI-TOF MS 可以实现直接检测血培养瓶培养阳性病原菌。Sepsityper 试剂盒辅助 Bruker Biotyper 能直接快速检测阳性血培养中念珠菌和隐球菌。其他辅助方法，例如溶解-过滤方法辅助 Vitek MS 对阳性血培养进行直接鉴定，获得良好结果，可准确鉴定 94.1% 的酵母菌。SDS（十二烷基硫酸钠）溶解法辅助 Vitek MS 能够直接从阳性血培养样本中识别镰刀菌属、外瓶霉属及毛孢子菌属等，将应用扩展到部分丝状真菌。质谱法直接检测阳性血培养物的关键在于标本前处理。即使经过前处理，阳性血培养物中仍然存在一些干扰物质，适当降低鉴定界值可以提高种水平鉴定率。目前 MALDI-TOF MS 直接检测阳性血培养物仍局限于单一感染，如果同时存在多种感染，则仅能报告其中优势菌，而且其蛋白指纹图谱容易受到干扰，影响鉴定结果。另外，也有研究尝试直接用 MALDI-TOF MS 进行尿标本中病原菌检测。

总之，MALDI-TOF-MS 技术在微生物鉴定方面稳定性、特异性和敏感性均较高，而且具有高通量、快速、廉价的特点。随着该技术的不断完善，有望代替传统生化和分子生物学鉴定方法。MALDI-TOF-MS 数据库还需要不断补充完善，不同实验室可以自行建立补充数据库，通过增加数据库的菌株种类和数量，扩展本技术的应用空间。本技术应用于临床标本的直接检测尚有待更加广泛深入的研究。

（余　进）

▌主要参考文献

[1] BILLE E,DAUPHIN B,LETO J,et al. MALDI-TOF MS Andromas strategy for the routine identification of bacteria,mycobacteria,yeasts,Aspergillus spp. and positive blood cultures[J]. Clin Microbiol Infect,2012,18(11):1117-1125.

[2] CHEN Y S,LIU Y H,TENG S H,et al. Evaluation of the matrix-assisted laser desorption/ionization time-of Flight mass spectrometry Bruker Biotyper for identification of *Penicillium marneffei*,*Paecilomyces* species,*Fusarium solani*,*Rhizopus* species,and *Pseudallescheria boydii*[J]. Front Microbiol,2015,6:679.

[3] de CAROLIS E,VELLA A,FLORIO A R,et al. Use of matrix-assisted laser desorption ionization-time of flight mass spectrometry for caspofungin susceptibility testing of *Candida* and *Aspergillus* species[J]. J Clin Microbiol,2012,50(7):2479-2483.

[4] KIM Y,PARK K G,LEE K,et al. Direct identification of urinary tract pathogens from urine samples using the Vitek MS system based on Matrix-Assisted Laser Desorption Ionization-Time of Flight Mass Spectrometry[J]. Ann Lab Med,2015,35(4):416-422.

[5] SHAO J,WAN Z,Li R,et al. Species identification and delineation of pathogenic Mucorales by Matrix-Assisted Laser Desorption Ionization-Time of Flight Mass Spectrometry[J]. J Clin Microbiol,2018,56(4):e01886-17.

[6] OLIVEIRA M M,SANTOS C,SAMPAIO P,et al. Development and optimization of a new MALDI-TOF protocol for identification of the *Sporothrix* species complex[J]. Res in Microbiol,2015,166(2):102-110.

[7] de ALMEIDA J N Jr,De NEGRO G M,GRENFELL R C,et al. Matrix-assisted laser desorption ionization-time of flight mass spectrometry for differentiation of the dimorphic fungal species *Paracoccidioides brasiliensis* and *Paracoccidioides lutzii*[J]. J Clin Microbiol,2015,53(4):1383-1386.

[8] VALERO C,BUITRAGO M J,GAGO S,et al. A matrix-assisted laser desorption/ionization time of flight mass spectrometry reference database for the identification of *Histoplasma capsulatum*[J]. Med Mycol,2018,56(3):307-314.

[9] 邵锦,余进. 基质辅助激光解析电离飞行质谱在医学真菌领域的应用进展[J]. 菌物学报,2019,38(8):1277-1286.

第九章 抗真菌药物简介

一、抗真菌药物分类

（一）按照作用部位和作用机制分类

1. 作用于真菌细胞膜

（1）破坏麦角固醇的功能：麦角固醇是真菌细胞膜上的重要组分，多烯类抗生素如两性霉素 B 能和真菌细胞膜上的麦角固醇结合，形成抗生素-固醇复合物，在细胞膜上形成许多亲水性的微孔或通道，造成细胞膜的通透性增加，细胞内小分子物质（如氨基酸）和电解质（如钾离子）外渗。随着药物浓度的增高，大分子物质也可通过细胞膜外渗，导致细胞内成分不可逆的丢失，而致真菌死亡。两性霉素 B（AmB）还能抑制质膜上的酶（如白念珠菌的质子 ATP 酶），并且通过膜脂质过氧化作用导致细胞的氧化损伤。

（2）抑制麦角固醇的生物合成：多种抗真菌药物作用于麦角固醇生物合成的不同关键酶，最终影响真菌细胞膜的结构和功能。

1）角鲨烯环氧化酶抑制剂：是丙烯胺类和氨基甲酸酯类药物的作用位点。通过特异性地抑制真菌角鲨烯环氧化酶，阻止真菌细胞膜麦角固醇生物合成，引起麦角固醇的缺乏，有抑制真菌作用。同时过量角鲨烯堆积于细胞膜内，导致细胞膜脆性增加而破裂，此种损害作用也发生于细胞内膜性结构上，从而导致真菌细胞死亡，具有杀灭真菌的作用。

2）14α-羊毛固醇脱甲基酶（CYP51）抑制剂：是唑类药物作用的位点。主要是通过抑制 *ERG11* 基因编码的 CYP51，抑制真菌细胞膜中的羊毛固醇转化为麦角固醇；甲基化的羊毛固醇在细胞内积聚，改变了真菌细胞膜的流动性、膜功能域脂阀、膜相关酶的活性和通透性，最终使真菌的生长和繁殖受到抑制。还可抑制真菌的过氧化酶，使真菌细胞内的过氧化物堆积，导致真菌细胞死亡。

3）Δ^{14} 还原酶和 $\Delta^{7,8}$ 异构酶抑制剂：是吗啉类药物的作用位点。主要通过抑制次麦角固醇转化成麦角固醇中的两个关键酶，即 Δ^{14}-还原酶和 $\Delta^{7,8}$ 异构酶，使次麦角固醇堆积于真菌细胞膜中，而麦角固醇生成减少，导致膜流动性增高、通透性改变，致真菌细胞内环境、膜蛋白功能的变化及甲壳质的异常沉积。也可能抑制真菌的角鲨烯环氧化酶，具有杀菌和/或抑菌活性。

（3）其他：羟基吡啶酮类药物具有独特的杀菌机制，主要作用部位是真菌细胞膜，高浓度可改变真菌细胞膜的完整性，引起细胞内钾离子及其他物质外流。也是很强的铝铁螯合剂，在达到杀菌浓度时，可因其螯合特性抑制过氧化物酶，阻断细胞呼吸链，起到杀菌作用。NP213 作用于真菌细胞膜，造成细胞膜溶解进而死亡。

2. 作用于真菌细胞壁

真菌细胞壁中含有 β-葡聚糖（glucan）、甲壳质（chitin）和甘露聚糖蛋白（mannoprotein，MnP），它们在维持真菌细胞生长和正常生理功能中起重要的作用。真菌细胞壁的 β-葡聚糖由 β-（1,3）键（67%）和β-（1,6）键（14%）连接而成，占胞壁干重的 48% ~ 60%。棘白菌素类和三萜类化合物是真菌细胞壁的β-（1,3）-D-葡聚糖合成酶抑制剂，抑制该酶可使真菌细胞壁结构异常，导致细胞破裂，内容物渗漏而死亡。

3. 影响真菌核酸的合成和功能

（1）竞争性干扰真菌 DNA 的合成

1）灰黄霉素：能竞争性抑制鸟嘌呤进入 DNA 分子中，干扰真菌 DNA 合成而抑制真菌的生长。高浓度时能损伤真菌细胞的微管系统,抑制核丝分裂,使真菌细胞受到抑制。

2）氟胞嘧啶(5-FC):5-FC 在真菌细胞内的胞嘧啶脱氨基酶的作用下,转变为氟脲嘧啶(5-FU),进而取代了 RNA 中的脲嘧啶,干扰了正常的蛋白合成;而且它可以阻断胸腺嘧啶合成酶,从而抑制 DNA 合成,导致真菌受到抑制而死亡。

（2）抑制真菌吸收和利用核酸的合成原料:多烯类抗生素还能干扰真菌核酸的生物合成。

（3）阻断嘧啶生物合成通路 细胞中的嘧啶不仅用于合成 DNA 与 RNA,而且能够用作脂质和碳水化合物合成的前体物质,是细胞构成中的必要成分。二氢乳清酸脱氢酶(dihyroorotate dehydrogenase,DHODH)能够催化嘧啶生物合成反应即二氢乳清酸转化为乳清酸的反应,它是嘧啶生物合成通路中的关键酶。Olorofim 是真菌 DHODH 酶抑制剂,通过特异性抑制真菌的 DHODH 阻断真菌细胞中嘧啶的生物合成通路,发挥抗真菌作用。

4. 影响真菌蛋白质的合成 氧硼戊环类药物能特异性地抑制亮氨酰转移核糖核酸(leucyl aminoacyl transfer,RNA)合成酶,以抑制真菌蛋白质合成。

细胞表面的蛋白在真菌的生命活动中发挥着重要作用,其中的部分功能蛋白属于糖基磷脂酰肌醇(glycosyl phosphatidyl inositol,GPI)锚定蛋白,即被 GPI 锚定于细胞膜外表面或交叉结合于真菌细胞壁的甘露糖蛋白。Fosmanogepix 能够选择性抑制真菌的 GWT1 基因编码的肌醇酰基转移酶 Gwt1p 蛋白,从而阻断 GPI 合成通路上游的 GLcN-PI 肌醇酰化反应,抑制 GPI 锚定蛋白的合成,导致 GPI 锚定蛋白的成熟和转运过程的缺陷,使得细胞表面 GPI 锚定蛋白含量水平降低,从而抑制了真菌在宿主组织中的粘附和侵袭、菌丝生长、生物膜形成等与真菌毒力相关的生命过程。

5. 作用于真菌细胞线粒体 羟基吡啶酮类药物抗真菌作用机制多样,可通过结合细胞色素等细胞酶的必需辅助因子,如 Fe^{3+} 阳离子,从而抑制真菌细胞线粒体离子转运,干扰 DNA、RNA 和蛋白质合成。ME1111 为琥珀酸脱氢酶的抑制剂,而该酶在线粒体呼吸电子转运链中发挥重要作用。

（二）按化学结构分类

1. 抗生素类(antibiotic)

（1）多烯类(polyenes):两性霉素 B(amphotericin B,AmB)由结节状链丝菌(*Streptomyces nodosus*)产生;制霉菌素(nystatin)由诺西链丝菌(*Streptomyces noursei*)产生;那他霉素(natamycin)由那他链丝菌(*Streptomyces natalensis*)产生。都有亲脂性的大环内酯环,含有一系列共轭双键。

AmB 包括 AmB 脱氧胆酸盐(AmB deoxycholate,AmBd);AmB 脂质剂型(lipid-based formulations of AmB,LFAmB)包括 AmB 脂质体(liposomal AmB,AmBisome)、AmB 脂质体复合物(AmB lipid complex,ABLC)和 AmB 胶状分散体(AmB colloidal dispersion,ABCD);螺旋化内两性霉素 B(Encochleated Amphotericin B,CAmB)。AmBisome 以脂质体包裹 AmB,是唯一真正的 AmB 脂质体;ABLC 是在 AmB 的分子上接上了脂类侧链,形成了脂质体与 AmB 交织的带样结构;ABCD 由一些片状结构的脂质胆固醇硫酸酯与等量的 AmB 混合包裹而成。螺旋化两性霉素 B(MAT2203)是 AmB 的口服新剂型,AmB 与钙离子一起嵌入螺旋结构中的磷脂酰丝氨酸双层。

（2）棘白菌素类(echinocandin):属于脂肽类(lipopeptide)抗生素,结构均相似,为天然或半合成的脂肽,链接脂类侧链。棘白菌素是从曲霉培养液中分离出的,经过对脂溶性侧链进行结构修饰得到米卡芬净(micafungin)和阿尼芬净(anidulafungin)。卡泊芬净(caspofungin)是一种半合成的肺白菌素的衍生物,从 *Glarea lozoyensis* 真菌衍化的一种脂肽发酵产物。因其半衰期短、口服生物利用度低、耐棘白菌素菌株的出现等限制了其临床使用。Rezafungin(SP3025 或 CD101)是阿尼芬净的结构类似物,经修饰后稳定性和溶解性增强,属于长效棘白菌素类药物,半衰期长,可每周一次静脉给药。

（3）三萜类化合物(triterpenes):Ibrexafungerp(MK-3118 或 SCY-078)是天然化合物 enfumafungin(提取自植物内生真菌 *Hormonema spp.*)的半合成衍生物,具有不同于棘白菌素的三萜烯(triterpenoid)结构,是一种新型的 β-(1,3)-D-葡聚糖合成酶抑制剂。虽然 ibrexafungerp 和棘白菌素的作用机制相似,但两者结合位点仅部分重叠,因此不易产生交叉耐药性。

（4）灰黄霉素(griseofulvin):是从灰黄青霉(*Penicillium griseofulvum*)中提取出来的代谢产物,结构与

鸟嘌呤碱基相似。

唑类(azoles)

(1) 咪唑类(imidazoles):最早应用的克霉唑(clotrimazole)和咪康唑(miconazole)的化学结构中均带有咪唑基,称之为咪唑类抗真菌药物。包括益康唑(econazole)、异康唑(isoconazole)、酮康唑(ketoconazole)、噻康唑(tioconazole)、联苯苄唑(bifonazole)、舍他康唑(sertaconazole)、奥昔康唑(oxiconazole)、氟曲马唑(flutrimazole)、拉诺康唑(lanoconazole)、卢立康唑(luliconazole)、布康唑(butoconazole)、特康唑(terconazole)、硫康唑(sulconazole)、奈康唑(neticonazole)、达帕康唑(dapaconazole)等。

(2) 三唑类(triazoles):由于氟康唑和伊曲康唑的化学结构中均含有三唑结构,故称之为三唑类抗真菌药物。包括氟康唑(fluconazole)、伊曲康唑(itraconazole)、伏立康唑(voriconazole)、泊沙康唑(posaconazole)、艾沙康唑(isavuconazonium sulfate)和艾氟康唑(efinaconazole)、阿巴康唑(Albaconazole,UR-9825)、opelconazole等。

(3) 四唑类(tetrazoles):Oteseconazole(VT-1161)属于第四代唑类抗真菌药物,通过用四唑基取代1-(1,2,4-三唑)金属结合基团,实现对14α-羊毛固醇脱甲基酶(CYP51)的选择性抑制。

丙烯胺类(allylamines):萘替芬(naftifine)和特比萘芬(terbinafine)属于丙烯胺类药物,特比萘芬是萘替芬的侧链改变后的衍生物。布替萘芬(butenafine)属于苄胺类(benzylamines)药物,其化学结构和作用模式类似于丙烯胺类药物。

氟胞嘧啶(5-flucytosine,5-FC)。

硫代氨基甲酸酯类(thiocarbamates):包括托萘酯(tolnaftate)、利拉萘酯(liranaftate)和托西拉酯(tolciclate)。与托萘酯、托西拉酯相比(这两个药物连有甲基的苯环部位),利拉萘酯有连有甲氧基的吡啶环,抗真菌作用更强,抗菌谱更广。

吗啉类(morpholines):包括阿莫罗芬(amorolfine)。

2. 羟基吡啶酮类(hydroxypyridones)　包括环吡酮(ciclopirox)和环吡酮胺(ciclopirox olamine)。

3. 氧硼戊环类(oxaborole)　Tavaborole为新一类的蛋白合成酶抑制剂。

4. 宿主防御多肽(host defense peptides,HDP)　NP213是一种针对甲真菌病外用治疗而研发的根据人体甲板合成的内源性宿主防御多肽。

5. 琥珀酸脱氢酶抑制剂(inhibitor o succinate dehydrogenase)　ME1111。

6. GPI锚定蛋白(glycosylphosphatidylinositol-anchored proteins(GPI-APs))抑制剂　Fosmanogepix(APX001/E1211)是一种N-磷酸氧基甲基前药,由全身碱性磷酸酶快速完全代谢为活性部分mangepix(APX001A)。该药以真菌特异性酶Gwt1为靶点,通过影响GPI锚定蛋白的成熟和定位,从而达到抑制真菌的目的。

7. 嘧啶合成酶抑制剂(pyrimidine synthesis inhibitor)Olorofim(F901318)　是真菌DHODH酶可逆抑制剂,通过抑制嘧啶合成影响真菌细胞壁合成,最终导致细胞裂解。

8. 传统抗真菌药物　大蒜素、碘化钾、聚维酮碘、氯碘羟喹硫化硒、水杨酸、苯甲酸、十一烯酸、醋酸等。

二、常用抗真菌药物

(一) 多烯类抗生素

1. 两性霉素B(amphotericin B,AmB)　两性霉素B(AmB)具有广谱抗真菌活性和强大的杀真菌作用,几乎对绝大部分的真菌具有抗菌活性,如念珠菌属、曲霉属、隐球菌属、毛霉目、暗色真菌、双相真菌等,但对土曲霉、葡萄牙念珠菌、赛多孢霉属及镰刀菌属的某些菌种天然耐药。人体红细胞、肾小管上皮细胞的细胞膜含有胆固醇,结构与麦角固醇有相似性,可以和AmB结合,可致溶血、肾脏损害等毒性反应。尽管其用药后不良反应较大,但至今还没有一个抗真菌药物能够完全取代它,因此,AmB仍是治疗危重深部真菌病的首选药物。

AmB 脱氧胆酸盐（AmBd）静脉滴注剂量一般每天 $0.5\sim1\text{mg/kg}$，将 AmBd 与 5% 葡萄糖水溶液混合，使药物的最终浓度为 0.1mg/ml，输注的持续时间是 $4\sim6$ 小时。推荐先给予 1mg 的试验剂量，在几日内逐步调整日剂量至目标剂量。疗程 $6\sim10$ 周，总量 $1\sim2\text{g}$。

AmB 脂质剂型（LFAmB）在保持 AmB 强大的杀菌活性的同时能更好地发挥抗真菌作用，并显著降低其不良反应，用量可以加大。LFAmB 的药代动力学参数与 AmBd 显著不同，并且不同的脂质剂型，药代动力学参数也各不相同（表 9-1）。ABLC 可被网状内皮系统迅速吸收，与 AmBisome 相比，ABLC 的组织分布高、血清浓度较低且消除半衰期较长。相反的是，与 ABLC 或 AmBd 相比，AmBisome 的分布容积明显更低，这使其血清浓度更高且消除半衰期更短。ABLC 静脉滴注剂量每天 5mg/kg；AmBisome 的剂量为每天 $3\sim5\text{mg/kg}$；ABCD 的剂量为每天 $3\sim4\text{mg/kg}$。对三唑类及棘白菌素类耐药的侵袭性念珠菌病可采用 LFAmB 治疗。AmBisome 作为侵袭性曲霉病的替代治疗，ABLC 作为挽救治疗。AmB 联合 5-FC 作为隐球菌性脑膜脑炎的诱导治疗。

表 9-1 两性霉素 B 不同制剂的毒性和药代动力学比较

项目	AmBd	ABCD	ABLC	AmBisome
即时毒性	显著	较高	相仿	较低
肾毒性	显著	较低	较低	较低
血峰浓度/$[\mu\text{g}\cdot\text{ml}^{-1}(\text{mg}\cdot\text{kg}^{-1})]$	1.1(0.6)	1.7(5.0)	3.1(5.0)	83(5.0)
分布容积	—	增加	增加	减少
清除	—	增加	增加	减少
剂量/$[\text{mg}\cdot(\text{kg}\cdot\text{d})^{-1}]$	$0.7\sim1.2$	$3\sim4$	5	$3\sim5$
滴速	$2\sim6\text{h}$	$1\text{mg}/(\text{kg}\cdot\text{h})$	$2.5\text{mg}/(\text{kg}\cdot\text{h})$	$30\sim60\text{min}$
起始用试验剂量	需要	需要	不需要	不需要

螺旋化两性霉素 B（CAmB）是 AmB 的口服新剂型，CAmB $400\sim800\text{mg/d}$。在 CAmB 中，AmB 与钙离子一起嵌入螺旋结构中的磷脂酰丝氨酸双层。该螺旋结构可以保护 AmB 不受胃肠道消化过程的影响，直至被吸收后螺旋结构被巨噬细胞所吞噬。由于螺旋结构内的钙浓度高于巨噬细胞胞浆内的钙浓度，钙离子冲出螺旋体并导致螺旋结构展开，AmB 在巨噬细胞内得以释放。螺旋体起到了稳定、保护 AmB 并将其运送至网状内皮细胞内的作用。因此，相比 AmB，CAmB 在血中浓度低，不良反应发生率低。

喷雾吸入给予 AmB（尤其是 AmBd、ABLC 和 AmBisome）已作为一种预防侵袭性真菌感染（invasive fungal infection, IFI）的策略，用于部分血液系统恶性肿瘤患者和肺移植受者。在肺移植受者人群预防性喷雾吸入 ABLC 与 AmBd 后 IFI 发生率相当，但 ABLC 不良反应发生率低于 AmBd。长期中性粒细胞缺乏是侵袭性肺曲霉病（invasive pulmonary aspergillosis, IPA）最主要的易感因素之一，在患者中性粒细胞缺乏期间吸入 LFAmB 是预防 IFI 的有效策略。通常为每次 12.5mg，每周 2 次，用药至中性粒细胞数量恢复正常。ABLC 最大喷雾吸入药量可达每天 50mg。

对于隐球菌性或球孢子菌性脑膜炎，AmB 可以鞘内给药，目标剂量通常是 $0.1\sim1.5\text{mg}$，给药间隔可从每天 1 次到每周 1 次，先从较低剂量（即 0.01mg）开始，缓慢增加，直至达到目标剂量或患者出现不耐受。也可以通过 Ommaya 储液囊或 Rickham 储液囊进行脑室给药，5% 葡萄糖水 2ml 中含 AmB $0.1\sim0.5\text{mg}$。

AmB 可以膀胱冲洗，仅用于无中性粒细胞减少患者的光滑念珠菌和克柔念珠菌导致的症状性膀胱炎的治疗。将 50mg AmBd 加入到 1 000ml 无菌水中用于持续膀胱冲洗，每天 1 次，连续 5 天。与真菌球相关的念珠菌性泌尿道感染，将 $25\sim50\text{mg}$ AmBd 加入 $200\sim500\text{ml}$ 无菌水中通过肾盂引流管进行冲洗治疗。

对于曲霉性内眼炎可向玻璃体内注入 AmBd，每次 $5\sim10\mu\text{g}$，0.15% AmBd 溶液能很好地渗入眼内，外用于角膜真菌病。患病第 1 周内局部用药每小时 1 次，以后在白天时还应每小时用药 1 次，念珠菌感染时应持续用药 6 周,霉菌感染时则至少用药 12 周。

2. 制霉菌素(nystatin) 对念珠菌属的抗菌活性较强,且不易产生耐药性,对隐球菌属、曲霉属、双相真菌、皮肤癣菌等亦敏感。口服制霉菌素胃肠道不吸收,几乎全部服药量自粪便排出,局部外用亦不被皮肤和黏膜吸收。口服可治疗消化道念珠菌感染,成人剂量为每天 200 万~400 万 IU,小儿每天 5 万~10 万 IU/kg,分 3~4 次服用。可预防出生体重<1 500g 新生儿的侵袭性念珠菌病,10 万 IU,每天 3 次,疗程 6 周。口含可治疗口腔念珠菌感染;阴道内用药可治疗外阴阴道念珠菌病,对于光滑念珠菌的感染每晚外用 10 万 IU,连用 14 天。

3. 那他霉素(natamycin) 抗菌谱类似制霉菌素,仅外用于敏感真菌引起的眼睑炎、结膜炎和角膜炎。5%那他霉素滴眼液,初始一次 1 滴,每 1~2 小时 1 次;3~4 天后改为一次 1 滴,每天 6~8 次,连用 2~3 周,或者一直持续到活动性损害消退。

(二)唑类

1. 咪唑类(imidazoles) 咪唑类药物广谱抗菌,对浅部真菌病的主要病原菌如皮肤癣菌、念珠菌和马拉色菌均有较强的抗菌活性。目前绝大多数咪唑类药物仅供外用,临床上被广泛用于治疗浅部真菌病,每天 1~2 次,手足癣疗程一般 4~6 周;体股癣、花斑糠疹和皮肤念珠菌病疗程一般 2~4 周。外用剂型多样化,皮肤科产品包括乳膏、凝胶、溶液、泡沫剂、洗剂、散剂、涂膜剂及甲搽剂;妇科产品包括阴道栓剂、阴道片剂、阴道泡腾片及阴道软胶囊,根据患者疾病种类、发病部位等选择合适的剂型。局部外用咪唑类药物后,药物浓度主要集中在皮肤的角质层中,很少到达真皮,故系统吸收微乎其微。极少数患者在局部用药后会出现用药部位刺激或接触性皮炎。

2. 三唑类(triazoles) 氟康唑、伊曲康唑、泊沙康唑及艾沙康唑对妊娠 3 个月内孕妇避免使用,伏立康唑妊娠期禁用。

(1)氟康唑(fluconazole):对于念珠菌属、隐球菌属、双相真菌和皮肤癣菌有抗菌活性,但对克柔念珠菌、光滑念珠菌和霉菌天然耐药。氟康唑静脉或口服用药的药代动力学特性相似。口服吸收良好,不受食物影响,生物利用度超过 90%。在很大剂量范围内,血药浓度随剂量增加而增高。氟康唑是透入脑脊液和玻璃体最好的药物,其中的药物浓度高于血中浓度 70%以上,常用于治疗中枢神经系统和眼内念珠菌感染。氟康唑在尿中的浓度高于血中浓度 10~20 倍,常用来治疗有症状性的膀胱炎。对于侵袭性念珠菌病,氟康唑的负荷剂量为 800mg,之后为每天 400mg(儿童每天 6~12mg/kg);对于光滑念珠菌感染常推荐用高剂量治疗。对于隐球菌性脑膜炎单用氟康唑替代治疗,推荐剂量每天 800~2 000mg,疗程 10~12 周;也可与 AmBd 或 5-FC 联合使用。

(2)伊曲康唑(itraconazole):对于皮肤癣菌、念珠菌属、曲霉属、孢子丝菌属、暗色真菌及双相真菌等均有较好的抗菌活性。药代动力学非线性,最大剂量每天 600mg,儿童剂量每天 5mg/kg。

伊曲康唑胶囊绝对生物利用度约为 55%,餐后立即服药可增加 30%,为达到最佳吸收,餐后应立即给药,胶囊应整个吞服。广泛用于治疗浅部真菌病,间歇冲击疗法(200mg,每天 2 次,连服 1 周,停药 3 周,再开始重复用药)主要用于治疗甲真菌病。治疗皮下组织真菌病多采用连续疗法(每天 200~400mg)。伊曲康唑是变应性支气管肺曲霉病(allergic bronchopulmonary aspergillosis, ABPA)的一线治疗药物。

伊曲康唑口服液空腹服用生物利用度高,对胶囊疗效不好者,可改用口服液。主要用于免疫系统受损患者的口腔/食管念珠菌病,口服 200mg,每天 3 次,连服 3 日,之后 200mg,每天 1 次或 2 次。口服液(200mg,每天 2 次)可替代治疗侵袭性曲霉病或预防曲霉病;可作为伊曲康唑注射液经验治疗的序贯疗法。

伊曲康唑静脉注射液用于疑为真菌感染的中性粒细胞减少伴发热患者的经验性治疗;也可支气管腔内注射,每周 2 次,每次 750mg;关于伊曲康唑喷雾吸入的研究陆续有报道。

超级生物利用度伊曲康唑(super bioavailability itraconazole, SUBA-ITZ)在十二指肠释放药物,利用 pH 依赖的聚合物载体来增强其溶解及吸收。SUBA-ITZ 的口服生物利用度显著升高至 173%,且其生物利用度在不同个体间差异小。SUBA-ITZ 目前可用于治疗芽生菌病、组织胞浆菌病及曲霉病(两性霉素 B 不耐受或抵抗的患者中)。临床应用的剂型为 65mg 的口服胶囊,推荐与饭同服,负荷剂量为 130mg,每日 3 次,共 3 天;维持剂量为 130mg,每日 1 次。

（3）伏立康唑(voriconazole):为氟康唑的衍生物,其抗菌谱更广,对曲霉属具有杀菌作用,对念珠菌属、赛多孢霉属和镰刀菌属有抗菌活性,对隐球菌属、双相真菌等也有很好的抗菌活性。伏立康唑口服生物利用度良好,不受食物影响。在脑脊液和玻璃体中的浓度高于血中浓度 50% 以上。是侵袭性曲霉病的一线治疗药物,静脉滴注负荷剂量 6mg/kg,每 12 小时 1 次,维持剂量 4mg/kg,每 12 小时 1 次。口服 200～300mg,每 12 小时 1 次。可替代治疗 ABPA,口服 200mg,每 12 小时 1 次。伏立康唑可用于治疗氟康唑耐药的严重侵袭性念珠菌病,200～300mg(3～4mg/kg),每 12 小时 1 次。对尖端赛多孢霉、镰刀菌所致的严重真菌感染有效;对难治性着色芽生菌病有个案有效报道。

三唑类药物较 AmB 更易经气道吸收入血,尤其是伏立康唑,喷雾吸入三唑类药物不仅可用于高危人群真菌感染的预防,在侵袭性真菌病的治疗方面也有一定的潜在应用价值。伏立康唑眼内渗透性良好,各种给药途径均能在眼内达到有效药物浓度。对于眼曲霉病患者建议静脉或口服伏立康唑加玻璃体内注入 AmBd 或伏立康唑(每次 100μg)联合玻璃体切割术。对曲霉性角膜炎可外用 1% 伏立康唑溶液。治疗茄病镰刀菌角膜溃疡合并前房积脓,可系统应用伏立康唑,1% 伏立康唑溶液滴眼(每 30 分钟 1 次),3μg/ml 伏立康唑溶液前房冲洗,10μg/0.1ml 伏立康唑眼内注射,疗程 8 周。

（4）泊沙康唑(posaconazole):为伊曲康唑的衍生物,其抗菌谱类似 AmB,对曲霉属、隐球菌属、念珠菌属、根霉属、镰刀菌属、双相真菌、尖端赛多孢霉、暗色真菌等均有抗菌作用。对隐球菌属和曲霉属具杀菌作用,对念珠菌属有抑菌作用。泊沙康唑有口服液、片剂及静脉注射剂。在美国 FDA 批准泊沙康唑用于 13 岁以上的重度免疫抑制患者 IFI 的预防及口咽部念珠菌病的治疗,可以使用口服液和片剂,18 岁以上可使用静脉制剂。泊沙康唑是美国 FDA 批准用于预防侵袭性曲霉感染的第一个药物,口服液 200mg,每天 3 次;片剂 300mg,每天 2 次使用 1 天,之后 300mg,每天 1 次;静脉制剂用法同口服片剂。泊沙康唑用于侵袭性曲霉病的挽救治疗;替代治疗 ABPA。在欧洲批准用于成人难治性侵袭性曲霉、镰刀菌、暗色真菌、赛多孢霉和隐球菌感染。治疗着色芽生菌病 400mg,每天 2 次,对难治性着色芽生菌病可采用泊沙康唑联合 5-FC 或联合特比萘芬治疗。

泊沙康唑对于氟康唑或伊曲康唑治疗失败的口咽及食管念珠菌感染的获得性免疫缺陷综合征(AIDS)患者的挽救治疗有效。对于 AmB 和 5-FC 治疗效果不佳者的 AIDS 伴发脑膜炎患者的挽救治疗亦有效。对恶性血液病合并难治性曲霉感染分别应用泊沙康唑、伏立康唑或棘白菌素类药物挽救治疗,泊沙康唑总有效率最高,对侵袭性肺曲霉病的疗效最好;对播散性曲霉病更有效。在血液系统恶性肿瘤并侵袭性曲霉病初始治疗失败后再给予泊沙康唑挽救治疗,总有效率高达 40%。对于 AmB 或 LFAmB 初始治疗失败的毛霉病患者,口服泊沙康唑挽救治疗 12 周,有效率为 60%。对 AmB 单药或联合卡泊芬净/伊曲康唑治疗失败的镰刀菌病患者,采用泊沙康唑挽救治疗的总有效率达 48%,其中播散性镰刀菌病的有效率是 30%,局灶性镰刀菌感染(皮肤、肺、鼻窦)的有效率为 57%～75%。对伏立康唑治疗无效或不能耐受全身应用伏立康唑的镰刀菌性角膜炎患者,应用泊沙康唑口服治疗有效。对慢性肺部或播散性球孢子菌病患者,应用泊沙康唑治疗 6 个月后的有效率达 85%。对难治性播散性球孢子菌病及重症组织胞浆菌病患者采用泊沙康唑挽救治疗获得成功。

（5）艾沙康唑(isavuconazonium sulfate):分子结构中的侧链与真菌 CYP51 蛋白有较高的亲合力,使其具有较广的抗真菌谱,对临床常见的酵母菌和霉菌表现出很强的抑菌和杀菌活性。艾沙康唑以水溶性前药硫酸艾沙康唑鎓的形式静脉注射或口服给药。口服给药后吸收迅速,绝对生物利用度为 98%,不受食物影响,给药后 2～3 小时达到血浆浓度最大值(C_{max})。与血浆蛋白高度结合(>99%),主要为白蛋白。主要通过肝脏中的 CYP450 酶系代谢,尤其是 CYP3A4 酶、CYP3A5 酶和尿苷二磷酸葡萄糖醛酸(UGT)途径代谢。主要通过粪便和尿液排泄。静脉注射或口服艾沙康唑 200mg,每天给药 1 次,用于治疗由曲霉或其他丝状真菌引起的侵袭性真菌病,与伏立康唑每天给药 2 次(每次 200mg)的治疗效果相似。美国 FDA 批准艾沙康唑用于治疗成人侵袭性曲霉病和毛霉病。艾沙康唑可替代治疗不能耐受伏立康唑的侵袭性曲霉病,200mg,每天 3 次,连续 2 天,之后 200mg,每天 1 次。艾沙康唑也可以用于念珠菌血症、侵袭性念珠菌感染、难治性着色芽生菌病等治疗。

（6）艾氟康唑（efinaconazole）：是新型三唑类外用药物,对毛癣菌属、小孢子菌属、表皮癣菌属、枝顶孢霉属、镰刀菌属、拟青霉属、赛多孢霉属、帚霉属、曲霉属、隐球菌属、毛孢子菌属和念珠菌属的体外抗菌活性与特比萘芬、伊曲康唑、环吡酮和阿莫罗芬比较结果相似或最低抑菌浓度（MIC）值更低。10%艾氟康唑溶液是美国 FDA 批准首个用于治疗甲真菌病的三唑类药物。艾氟康唑比环吡酮具有更高亲角质性和甲板渗透性,角蛋白对艾氟康唑的抗真菌活性影响较小,因此体内试验其抗真菌作用更强。外用制剂涂覆于甲表面,很快干燥,吸收含量极低,不伴系统性副作用发生。

（7）阿巴康唑（albaconazole,UR-9825）：是新型三唑类抗真菌药物,现有口服及外用两种剂型。具有广谱的抗真菌作用,对于念珠菌属的抑菌活性高于氟康唑及伊曲康唑;对于马拉色菌属的抑菌活性类似于氟胞嘧啶、氟康唑、酮康唑、伊曲康唑及伏立康唑;而针对丝状真菌,除茄病镰刀菌及柱顶孢霉属外,抑菌活性明显高于两性霉素 B,尤其对于烟曲霉及淡紫拟青霉。网状荟萃分析显示阿巴康唑每周 1 次 400mg 是治疗趾甲真菌病最有效的疗法。

（8）fosravuconazole（F-RVCZ）：fosravuconazole 赖氨酸乙醇（fosravuconazole L-lysine ethanolate, F-RVCZ）为 ravuconazole（RVCZ）的前体药物,为具有广谱抗菌活性的新型三唑类药物。抗菌谱覆盖毛癣菌属、念珠菌属、曲霉属及隐球菌属。口服 F-RVCZ 吸收率高、血药浓度高、半衰期长,对肝代谢酶 CYP3A4 抑制作用小,因而药物相互作用少,可以安全地应用于老年人群。治疗甲真菌病常口服 F-RVCZ 100mg/d, 12 周即可。

（9）opelconazole（PC945）：是一种吸入性抗真菌药物,其亲脂性化合物和微粉化药物颗粒增加,导致局部浓度高,肺潴留时间延长,肺部吸收缓慢,血浆浓度低。由于全身性不良药物效应和药物间相互作用的可能性较低,使其成为治疗非中性粒细胞减少性患者非播散性感染的肺曲霉病很有希望的药物。此外, opelconazole 在局部免疫和上皮细胞中的细胞持久性,在预防或增强抗真菌活性方面具有潜在价值。

3. 四唑类（tetrazoles）　是一种可口服及静脉给药的药物。抗菌谱广,对隐球菌和念珠菌具有体外抗菌活性,包括克柔念珠菌、对氟康唑和棘白菌素耐药的光滑念珠菌。在肺和中枢神经系统球孢子菌病和由少根根霉引起的播散性毛霉病中也显示出疗效。具有更高的选择性、更少的副作用和更高的疗效,可用于复发性 VVC 和甲真菌病的治疗。在慢性黏膜念珠菌病的预防或靶向治疗中可采取每周 1 次的给药方式。

（三）丙烯胺类

具有广谱抗真菌作用,对皮肤癣菌和其他霉菌有抗菌活性,尤其对皮肤癣菌是一种杀真菌药物。对于念珠菌属根据菌种的不同而具有杀菌效应或抑菌效应。萘替芬、特比萘芬和布替萘芬外用制剂具有很好的皮肤穿透性,尤其在角质层浓度较高,维持时间较长,可以深入毛囊,故停药后具有抗真菌药物后效应。因此,对于皮肤癣菌病治疗的效果优于咪唑类药物,疗程一般较咪唑类药物短。外用偶见局部刺激感或接触性皮炎。

特比萘芬可供口服,不受食物影响,吸收良好（>70%）。对孢子丝菌属、曲霉属、暗色真菌等亦有良好的抑杀菌效果。主要用于皮肤癣菌病的治疗,也可用于孢子丝菌病、着色芽生菌病和曲霉病的治疗。剂量为每天 250~500mg,疗程根据疾病情况而定。2 岁以上儿童,体重<20kg 时剂量为每天 62.5mg;体重 20~40kg 时为每天 125mg。

（四）棘白菌素类

由于葡聚糖在不同的真菌细胞壁中的量不同,所以该类药物对不同的真菌表现出的活性也不同,如对隐球菌属、镰刀菌属、毛孢子菌属、皮肤癣菌、毛霉目等无作用。耶氏肺孢子菌包囊的细胞壁中含有 β-(1,3)-D-葡聚糖合成酶,因此,该类药物对耶氏肺孢子菌包囊有效。卡泊芬净、米卡芬净和阿尼芬净这三种药物的相对分子质量都很大,口服吸收差（约 3%）,仅能静脉给药。三种药物的药代动力学非常相似,半衰期较长,均超过 10 小时,故可每天用药 1 次。除了眼、中枢神经系统和尿以外,在所有感染部位都可获得治疗浓度,主治食管和侵袭性念珠菌病。棘白菌素类药物禁用于孕妇。

1. 卡泊芬净（caspofungin）　对白念珠菌、光滑念珠菌、热带念珠菌、乳酒念珠菌具有杀菌活性;对近平滑念珠菌、季也蒙念珠菌、葡萄牙念珠菌、克柔念珠菌也有效;对氟康唑、AmB 或 5-FC 耐药的念珠菌有效,可用于治疗侵袭性念珠菌病。对曲霉属为抑菌作用,用于对其他抗真菌药物治疗无效或不能耐受的曲霉病的治疗。卡泊芬净作为侵袭性曲霉病的挽救治疗,也可作为预防曲霉病的替代治疗。卡泊芬净负荷剂量每天 70mg(儿童每天 70mg/m²),维持剂量每天 50mg(儿童每天 50mg/m²,新生儿每天 25mg/m²),美国 FDA 批准 3 个月以上儿童可以使用。卡泊芬净应用于眼科有个案成功病例报道,在抗曲霉感染方面,卡泊芬净和伏立康唑有协同作用。

2. 米卡芬净(micafungin)　对白念珠菌、都柏林念珠菌、光滑念珠菌、热带念珠菌、乳酒念珠菌具有杀菌活性;对近平滑念珠菌、季也蒙念珠菌、葡萄牙念珠菌、克柔念珠菌 MIC_{90} 值略高。因此,米卡芬净是侵袭性念珠菌病的首选治疗药物,静脉滴注每天 100~150mg;4 个月以上儿童可以使用,每天 2~4mg/kg。米卡芬净对曲霉属为抑菌作用,可作为侵袭性曲霉病的挽救治疗和预防曲霉病的替代治疗。对少数青霉、淡紫拟青霉、宛氏拟青霉、双相真菌、毛样枝孢霉、外瓶霉、裴氏着色霉、赛多孢霉等亦有抗菌活性。0.2% 米卡芬净钠溶液滴眼(每小时 1 次至溃疡面上皮形成时逐渐减少到每天 5 次)有显著疗效,约 1 个月治愈。

3. 阿尼芬净(anidulafungin)　对白念珠菌、光滑念珠菌、热带念珠菌、乳酒念珠菌、近平滑念珠菌具有杀菌活性;对其他抗真菌药物天然耐药的念珠菌也有效,如对三唑类药物天然耐药的克柔念珠菌,对 AmB 耐药的葡萄牙念珠菌和对其他棘白菌素类药物耐药的近平滑念珠菌。主要用于念珠菌血症和其他类型的念珠菌病、食管念珠菌病的治疗。阿尼芬净负荷剂量每天 200mg,维持剂量每天 100mg。对曲霉属也有很好的抑菌作用,阿尼芬净与 AmB 联合,对曲霉属和镰刀菌属有增效作用;阿尼芬净与伏立康唑、伊曲康唑联合对曲霉属有协同作用。

4. 瑞扎芬净(rezafungin)　目前是最长效的一种棘白菌素类药物,在人体内的终末半衰期可达到约 133 小时。在人体内具有低累积量(30%~50%)、低表观清除率(<0.28L/h)、半衰期长(>80h)、组织分布广等特点。瑞扎芬净的高稳定性使其在人体内的代谢分解及中间体的生成减少,因而几乎不产生肝毒性。每周 1 次静脉给药可用于治疗念珠菌血症;局部用于治疗念珠菌性外阴阴道炎。

(五) 三萜类化合物

ibrexafungerp 对于多种念珠菌(包括棘白菌素类和唑类药物耐药的光滑念珠菌及耳念珠菌)、曲霉及其他真菌病原体均具有体外抗菌活性。对于白念珠菌(MIC_{50} 0.03~0.25μg/ml)、耳念珠菌(MIC_{50} 0.5~1.0μg/ml)、光滑念珠菌(MIC_{50} 0.125~1.0μg/ml)及热带念珠菌(MIC_{50} <0.03~1.0μg/ml)的抗菌活性均优于氟康唑。ibrexafungerp 可口服及静脉给药,可用于急性及复发性念珠菌性外阴阴道炎、侵袭性念珠菌病的口服降阶梯治疗、侵袭性耳念珠菌感染及难治性侵袭性肺曲霉病。

(六) 灰黄霉素

仅对皮肤癣菌有抗菌作用,目前主要用于治疗头癣。灰黄霉素微粒成人剂量为每天 500~1 000mg,顿服或分 2 次饭后服用,儿童每天 15~20mg/kg,疗程 6~12 周。临床研究显示对于毛癣菌属所致的头癣,特比萘芬 2~4 周的疗效与灰黄霉素 6~8 周的疗效相似,但对于小孢子菌属所致的头癣,灰黄霉素具有明显的疗效。

(七) 氟胞嘧啶

氟胞嘧啶(5-FC)对念珠菌属(除了克柔念珠菌)、隐球菌属和部分暗色真菌等有抗菌作用。因 5-FC 极易产生耐药性,故极少单独用药,常与 AmB 或三唑类药物同时使用。由于 AmB 能增加真菌细胞膜的通透性,使 5-FC 容易进入真菌细胞内,可产生协同抗真菌作用。口服吸收良好,药物半衰期短(2.4~4.8 小时),在脑脊液和眼中浓度高,以原形从尿中排泄。口服每天 100mg/kg,分 4 次服用,常与 AmB 联合应用治疗隐球菌病及顽固难治的念珠菌病,如念珠菌性心内膜炎、脑膜炎、内眼炎、症状性泌尿道光滑念珠菌感染。5-FC 与氟康唑或伊曲康唑联合用药治疗获得性免疫缺陷综合征合并急性隐球菌性脑膜炎,还可治疗着色芽生菌病。孕妇禁用本药。

(八) 硫代氨基甲酸酯类

硫代氨基甲酸酯类药物对皮肤癣菌、暗色真菌、双相真菌、其他丝状菌和酵母菌有抗菌活性,尤其对皮肤癣菌抗菌活性更强。利拉萘酯和托西拉酯的抗菌活性优于托萘酯,其中利拉萘酯抗菌活性是托萘酯的 8 倍。临床上主要用于浅部真菌病的局部治疗。

（九）吗啉类

吗啉类药物具有广谱抗真菌活性，尤其对皮肤癣菌、酵母菌抗菌活性更强。0.25%阿莫罗芬乳膏每天1次治疗浅部真菌病。5%阿莫罗芬搽剂每周1次或2次治疗甲母质未受累的轻度甲真菌病；对于甲母质受累的甲真菌病患者则可以和口服抗真菌药物如伊曲康唑或特比萘芬联合，联合治疗比单一治疗具有更宽的抗菌谱，且有一定的治疗协同作用，可以明显提高治愈率，减少系统服药量，降低不良反应发生的风险，具有治疗的最佳价-效比。研究亦显示5%阿莫罗芬搽剂可以作为甲真菌病治愈后的预防用药。

（十）羟基吡啶酮类药物

羟基吡啶酮类药物具有广谱抗真菌活性，对皮肤癣菌、念珠菌、马拉色菌等有较强的抑菌和杀菌作用。1%环吡酮胺乳膏外用能渗透表皮、皮肤各层，还能进入深层皮脂腺、毛囊，主要治疗浅部真菌病。8%环吡酮甲涂剂具有很强的渗透力，可以穿透指（趾）甲板，用于治疗甲真菌病，在治疗的第1个月内，每隔1天在病甲部分涂一薄层；第2个月内每周涂2次；第3个月以后每周涂1次。

（十一）氧硼戊环类

tavaborole对红色毛癣菌、趾间毛癣菌、白念珠菌、新生隐球菌和烟曲霉的抗菌活性MIC值平均≤1μg/ml。tavaborole具有很好的甲板渗透性，以较高浓度穿透甲板并维持高浓度在MIC值以上，角蛋白不影响其抗菌活性，仅供外用。连续外用5% tavaborole溶液和8%环吡酮甲涂剂14天后，tavaborole的甲板渗透性比环吡酮高40倍。tavaborole外用系统吸收很少，重复使用没有蓄积，吸收的少量药物以药物原形及其代谢物经肾排泄。

（十二）NP213

NP213是一种针对甲真菌病的外用治疗而研发的新型抗真菌药物。NP213对于皮肤癣菌的MIC在<100μg/ml至4 000μg/ml之间，最低杀菌浓度（minimum fungicidal concentration，MFC）在500μg/ml至4 000μg/ml之间。每日外用1次10% NP213溶液共28天治疗甲真菌病。

（十三）ME111

ME111针对皮肤癣菌的平均MIC50及MIC90均为0.25μg/ml，与阿莫洛芬和环吡酮相一致。但ME111在人类甲板中的渗透性显著优于艾氟康唑、阿莫洛芬及环吡酮，且其抗菌活性在体外不受5%人类角蛋白影响。

（十四）GPI锚定蛋白抑制剂

fosmanogepix作用机制独特，抑制真菌酶Gwt1酶，对念珠菌属（氟康唑耐药株）、隐球菌、曲霉属（唑类或AmB耐药株）、镰刀菌、*L. prolifcans*、毛霉目真菌具有广谱体外抑菌活性。可以口服及静脉用药，鉴于其副作用少和抗菌谱广，可能成为广谱感染的良好治疗选择。

（十五）嘧啶合成酶抑制剂

olorofim是一种DHODH酶抑制剂，对曲霉（包括唑类耐药菌）、球孢子菌、荚膜组织胞浆菌、皮炎芽生菌、镰刀菌、*L. prolifcans*、青霉等具有抗真菌活性。可静脉及口服用药，可能在难治性感染如*L. prolifcans*和球孢子菌病等难治性需要长疗程治疗的感染中发挥重要作用。

（十六）传统抗真菌药物

1. 碘化钾（potassium iodide）　碘化钾是最早使用的抗真菌剂之一，目前仍是治疗孢子丝菌病的首选药物之一。但在体外含10%碘化钾的培养基中孢子丝菌仍能生长，说明该药不直接作用于真菌，可能是通过刺激吞噬细胞来抑菌的，推测可能是一种不依赖髓过氧化物酶（MPO）-H_2O_2-卤化物杀灭系统和铁离子过氧化物碘杀灭系统（Fe^{2+}-H_2O_2-I）的氧化过程起作用。

10%碘化钾溶液，饭后口服10~20ml，每天3次，2~3周后可逐渐增至每天60~90ml。儿童每天20~50mg/kg。碘化钾饱和溶液（1g/ml），口服开始10滴（约1ml），每天3次，以后每天增加5滴，直至每次40滴。一般服药1~2周见效，2~3个月可治愈。儿童用量为成人的1/3~1/2。应尽可能在饭后服药，并从小剂量开始，逐渐增量。如患者可以耐受，治疗应延长至临床治愈后的4~6周。碘化钾对骨关节孢子丝菌病无效。碘过敏或患结核病时禁用。

2. 大蒜素（allicin）　大蒜素可能的抗真菌机制是通过对巯基的氧化使蛋白质灭活，对含巯基的化合物如胱氨酸、谷胱氨酸发生竞争性抑制、非竞争性地抑制真菌内某些酶的活性。对白念珠菌、隐球菌、曲霉、镰刀菌等有一定抑制作用。临床上主要用于念珠菌或隐球菌所致的感染,可与其他抗真菌药物合用。成人口服每次 20~60mg,每天 3 次,饭后服。成人静脉滴注每次 60~100mg,溶于 5% 葡萄糖液 500ml 中缓慢滴注。

3. 氯碘羟喹(clioquinol)　具有防腐、收敛、消毒和刺激肉芽组织新生及上皮修复等作用。对皮肤癣菌有良好的抗菌效果,还有抗细菌和抗毛滴虫作用。主要用于浅部真菌病和细菌性皮肤病的治疗。能使衣服、皮肤、头发和甲褪色。

4. 聚维酮碘(povidone iodine)　当聚维酮碘接触创面或患处后即解聚释出碘,微生物生存所必需的物质被碘氧化或碘化,失去活性,造成细菌、病毒、真菌、滴虫不能生存繁殖而死亡,且具有长时间的杀菌作用而不会形成抗药性。可用于皮肤黏膜真菌性或细菌性感染等。

5. 硫化硒(selenium sulfide)　具有抗有丝分裂特性;减少真菌细胞在角质细胞的黏附,促进真菌脱落。2.5% 二硫化硒洗剂可用于治疗花斑糠疹和脂溢性皮炎。

6. 水杨酸(salicylic acid)　为外用消毒防腐药。在≤0.3% 的浓度时对皮肤癣菌、酵母菌及细菌等有抑制作用;1%~2% 的浓度可以促进角质形成;>5% 浓度时有角质剥脱作用。可与其他抗真菌药物配合应用治疗鳞屑角化型手足癣。

7. 苯甲酸(benzoic acid)　为外用消毒防腐药。具有抗真菌和角质软化作用,并有杀菌止痒作用。常以 6%~12% 的浓度与水杨酸配制成酊剂或软膏使用。主要治疗鳞屑角化型手足癣,偶见皮肤刺激或过敏反应。

8. 十一烯酸(undecylenic acid)　为消毒防腐药。可抑制真菌繁殖,对于皮肤癣菌有抗菌活性。常以 2%~5% 的浓度与 20% 十一烯酸锌配制成粉剂或软膏等使用。对足癣疗效最好,局部外用可引起接触性皮炎。

9. 醋酸溶液(glaciale acetic acid)　为消毒防腐药。常配成 10%~30% 的溶液,低浓度可用于治疗鳞屑角化型手足癣;高浓度用于甲真菌病治疗。应注意本品的刺激性。

(王爱平　刘伟)

主要参考文献

[1] 刘昱,阎澜,姜远英. 新型抗真菌药物研究进展[J]. 中国真菌学杂志,2018,13(2):105-113.

[2] HOENIGL M,SPRUTE R,EGGER M,et al. The antifungal pipeline:Fosmanogepix,Ibrexafungerp,Olorofim,Opelconazole and Rezafungin[J]. Drug,2021,81(15):1903-1729.

[3] 王爱平,王若珺,李若瑜. 抗真菌药物新进展[J]. 皮肤科学通报,2017,34(5):540-550.

[4] 王若珺,李若瑜,王爱平. 外用抗真菌药物治疗甲真菌病进展[J]. 中国真菌学杂志,2018,13(2):114-119.

[5] 李家泰. 临床药理学[M]. 3 版. 北京:人民卫生出版社,2019.

[6] BREAK TJ,DESAI JV,NATARAJAN M,et al. VT-1161 protects mice against oropharyngeal candidiasis caused by fluconazole-susceptible and-resistant *Candida albicans*[J]. J Antimicrob Chemother,2018,73(1):151-155.

[7] SEILER GT,OSTROSKY-ZEICHNER L. Investigational Agents for the Treatment of Resistant Yeasts and Molds. Curr Fungal Infect Rep[J]. 2021,15(3):104-115.

[8] FAVERO MLD,BONETTI AF,DOMINGOS EL,et al. Oral antifungal therapies for toenail onychomycosis:a systematic review with network meta-analysis toenail mycosis:network meta-analysis[J]. J Dermatolog Treat. 2022;33(1):121-130.

[9] NOGUCHI H,MATSUMOTO T,KIMURA U,et al. Fosravuconazole to treat severe onychomycosis in the elderly[J]. J Dermatol. 2021;48(2):228-231.

[10] GINTJEE TJ,DONNELLEY MA,THOMPSON GR. Aspiring Antifungals:Review of Current Antifungal Pipeline Developments[J]. J Fungi(Basel),2020;6(1):28.

[11] THOMPSON GR,LEWIS P,MUDGE S,et al. Open-label crossover oral bioequivalence pharmacokinetics comparison for a 3-day loading dose regimen and 15-day steady-state administration of SUBA-itraconazole and conventional itraconazole capsules in healthy adults[J]. Antimicrob agents chemother. 2020;64(8):e00400-20.

[12] LINDSAY J,MUDGE S,THOMPSON GR. Effects of Food and Omeprazole on Novel Formulation SUBA-Itraconazole in Healthy

Subjects[J]. Antimicrob Agents Chemother. 2018;62(12):e01723-18.

[13] GOBBATO AAM,BABADOPULOS T,GOBBATO CARS,et al. Comparison of dapaconazole with miconazole in the treatment of Tinea cruris[J]. J Eur Acad Dermatol Venereol. 2019,33(1):e18-e20.

[14] AZIE N,ANGULO D,DEHN B,et al. Oral Ibrexafungerp:an investigational agent for the treatment of vulvovaginal candidiasis [J]. Expert Opin Investig Drugs. 2020,29(9):893-900.

[15] JALLOW S,GOV EN DER NP. Ibrexafungerp:A First-in-Class Oral Triterpenoid Glucan Synthase Inhibitor[J]. J Fungi(Basel),2021;7(3):163.

[16] AIGNER M,LASS-FLORL C. Encochleated Amphotericin B:Is the Oral Availability of Amphotericin B Finally Reached? [J]. J Fungi(Basel),2020,6(2):66.

[17] MERCER DK,STEWART CS,MILLER L,et al. Improved methods for assessing therapeutic potential of antifungal agents against dermatophytes and their application in the development of NP213,a novel onychomycosis therapy candidate[J]. Antimicrob agents chemother. 2019,63(5):e02117-18.

[18] MERCER DK,ROBERTSON JC,MILLER L,et al. NP213(Novexatin®):A unique therapy candidate for onychomycosis with a differentiated safety and efficacy profile[J]. Med mycol. 2020,58(8):1064-1072.

[19] HUI X,JUNG EC,ZHU H,et al. Antifungal ME111 in vitro human onychopharmacokinetics[J]. Drug Dev Ind Pharm,2017, 43(1):22-29.

第十章　抗真菌药物体外药敏试验及耐药性

一、抗真菌药物体外药敏试验

为发现耐药菌株、评价新型抗真菌药物的抗菌活性、协助临床合理选择有效的抗真菌药物,需要进行抗真菌药物体外药敏试验的测定。常用以下几种测定方法。

（一）琼脂稀释法

琼脂稀释法是将一定量的真菌接种于含有不同浓度抗真菌药物的平皿中,在一定的温度下经过一定时间孵育后,判断受试真菌对于该药物的敏感性。方法简单,但是用药量大,而且难以精确量化,目前只在遗传学研究中仍有应用。

（二）E-test 法

E-test 法是一种商品化的检测抗真菌药物敏感性的方法,该方法是将不同量的抗真菌药物包被在商品化的特殊试剂条上。受试药物包括氟康唑、伊曲康唑、伏立康唑、卡泊芬净和两性霉素 B 等。所用的培养基为 RPMI 1640+三氮吗啉丙磺酸(MOPS)+2% 葡萄糖+1.5% Bacto 琼脂,消毒灭菌后置于直径 150mm 或 90mm 的平皿中冷却备用。用无菌生理盐水覆盖生长良好的菌落后,吸取菌悬液,调整菌悬液浓度,用无菌棉签蘸取菌悬液,均匀沿 3 个方向涂布于平板上,将琼脂板在生物安全柜中室温放置 15 分钟,待其表面干燥。用无菌镊子将真菌药敏条置于平皿上,不再移动,然后置于 35℃ 下孵育。孵育时间,念珠菌 24~48 小时,新生隐球菌 48~72 小时,曲霉及根霉 18~24 小时,镰刀菌 24~48 小时,之后移至室温 24~48 小时。每天检查抑菌圈,读取结果(图 10-1)。该方法需要进行质量控制,操作简单、直观,结果判定需有一定的经验。目前没有关于 E-test 的药敏实验判读折点,只描述 MIC 值。

（三）ATB FUNGUS-3 法

ATB FUNGUS-3 法是由 BioMerieux 公司开发的半固体培养基(主要成分有酵母氮源、葡萄糖、天冬酰

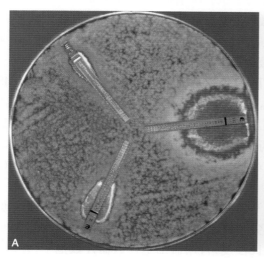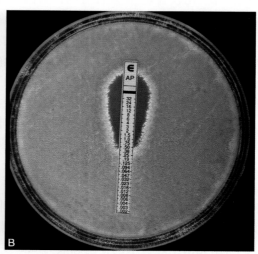

图 10-1　药敏试验,E-test 法

A.曲霉对不同药物的敏感性;B.曲霉对两性霉素 B 的敏感性。

胺,pH 6.5~6.8)基础上的药敏试验方法。受试药物有伊曲康唑、氟康唑、两性霉素 B 和氟胞嘧啶,定量包被在试剂条上(图 10-2)。简便,快速 24~48 小时,直观。该方法对于敏感菌株的药敏结果与微量液基稀释法有较好的一致性,但是对于耐药菌株的确定,还需要进一步积累经验。

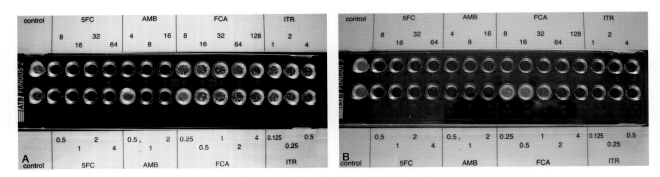

图 10-2　药敏试验,ATB FUNGUS-3 法

A. 真菌对不同药物的敏感性;B. 真菌对不同药物的敏感性。

（四）纸片扩散法

纸片扩散法是将含有一定量抗真菌药物的纸片置于接种有一定量真菌的平皿中,在一定的温度下经过一定时间孵育后,通过测量抑菌圈的大小来判断受试真菌对于该药物的敏感性。该方法简单直观,但是用药量大、不能精确量化,已有商品化的方法问世。美国临床实验室标准研究所(Clinical Laboratory Standard Institute,CLSI,即以前的 NCCLS)颁布了包括氟康唑、伏立康唑药敏试验的纸片扩散法 M44-A,其中实验用的培养基为 Mueller-Hinton 琼脂+2% 葡萄糖+0.5μg/ml 亚甲蓝。用无菌生理盐水溶液制备菌悬液,调整菌悬液浓度后用棉签沾取菌液,均匀沿 3 个方向涂布。室温下放置 15 分钟,待干燥后将药片紧密压在培养基上,然后置于 35℃下孵育 18~24 小时,测量抑菌圈直径,根据直径大小来确定病原真菌菌株对上述药物的敏感性(图 10-3)。该方法需要做好质量控制,所用的菌株有 *C. albicans* ATCC 90028、*C. parapsilosis* ATCC 22019、*C. tropicalis* ATCC 750、*C. krusei* ATCC 6258 等。该方法规定了相应的判读折点:氟康唑敏感抑菌圈直径≥19mm,剂量依赖性敏感 15~18mm,耐药≤14mm;伏立康唑敏感抑菌圈直径≥17mm,剂量依赖性敏感 14~16mm,耐药≤13mm。该方法与液基稀释法有良好的一致性。

（五）液基稀释法

目前应用广泛、比较客观、重复性好的抗真菌体外药敏试验液基稀释法,主要是 CLSI 颁布的用于酵母菌的 M27-A4 和用于丝状真菌的 M38-A3 方案,包括微量液基稀释法和大量液基稀释法;以前者应用较多。

1. 培养基　M38-A3 和 M27-A4 方案推荐使用的是含谷氨酰胺不含碳酸氢盐并以酚红为 pH 指示剂的 RPMI-1640 培养基,三氮吗啉丙磺酸(MOPS)为缓冲液(终浓度 0.165mol/L,pH 7.0)。

2. 药物溶液的制备　倍比稀释的药敏板配制如下,称量抗真菌药物原粉,溶于灭菌水或 DMSO 中,浓度为 100 倍于工作浓度,过滤、稀释后储存,是为母液。再将母液以液体培养基进行倍比稀释,然后将药物稀释液加入一次性无菌 U 型 96 孔板,1~10 列中分别加入 100μl 2 倍于工作浓度的不同浓度梯度的药液。第一列中加入最高浓度的药液,第 10 列加入最低的药物浓度的药液,第 11 列为不加药液的液体培养基作生长对照,第 12 列为不加药液和菌液的阴性、不生长对照。将配好的药敏板密封后冻存在−70℃中,不超过 6 个月。

3. 菌悬液制备　受试真菌菌株在 35℃下接种到马铃薯葡萄糖琼脂上进行培养,以保证纯度和活力,将生长良好的菌落用无菌生理盐水覆盖,并用移液器尖端或无菌拭子摩擦菌落制成菌悬液。在 530nm 波长的比浊仪上,用无菌生理盐水调整菌悬液为 0.5 麦氏浊度,再用血细胞计数器计数孢子,并调整到所需菌悬液终浓度的 2 倍。取稀释好的菌悬液 100μl 加入上述药敏板,非皮肤癣菌丝状真菌(如曲霉属、镰刀菌属等)、皮肤癣菌、念珠菌属的菌悬液终浓度分别是 $0.4×10^4$ ~ $5×10^4$ CFU/ml、$1×10^3$ ~ $3×10^3$ CFU/ml、$0.5×$

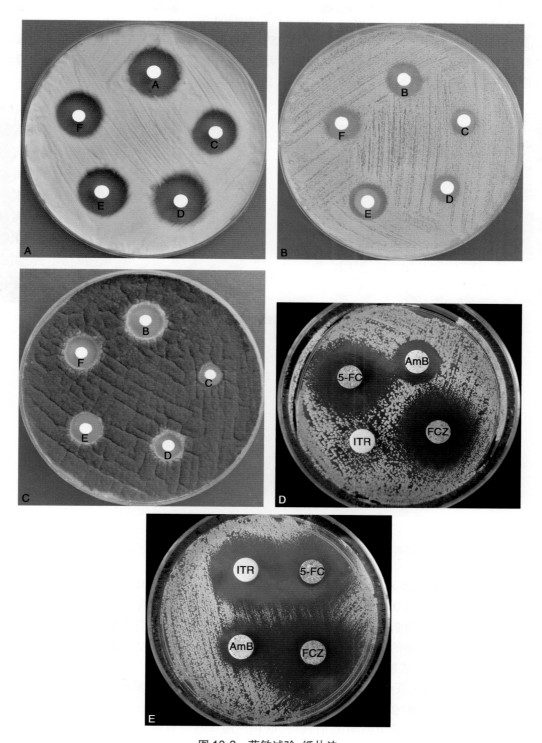

图 10-3 药敏试验,纸片法
A.真菌对不同药物的敏感性;B.真菌对不同药物的敏感性;C.真菌对不同药物的敏感性;D.真菌对不同药物的敏感性;E.真菌对不同药物的敏感性。

$10^3 \sim 2.5 \times 10^3$ CFU/ml。在 96 孔板的第 12 列不加菌悬液而仅加入 100μl 液体培养基,作为阴性、不生长对照。需要注意的是,每次进行药敏试验时,需要同时以同样的方法加入质量控制株,便于实验结果进行实验室内和实验室之间的比较。质量控制的菌株有 *C. albicans* ATCC 90028、*C. parapsilosis* ATCC 22019、*C. tropicalis* ATCC 750、*C. krusei* ATCC 6258、*A. flavus* ATCC 204304 等。

4. 结果判读时间 加入菌悬液后的药敏板在 35℃下孵育,观察生长情况。镰刀菌属、曲霉属和孢子丝菌属在孵育 46~50 小时后读取结果。念珠菌属在孵育 24 小时后读取结果。新生隐球菌在孵育 70~74 小时后读取结果。皮肤癣菌在孵育 4 天后读取结果(图 10-4)。

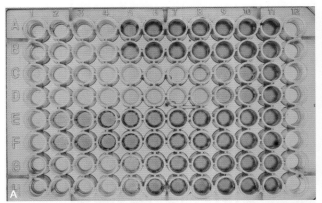
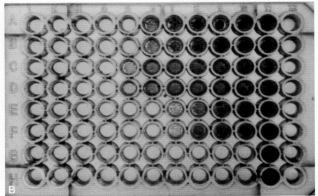
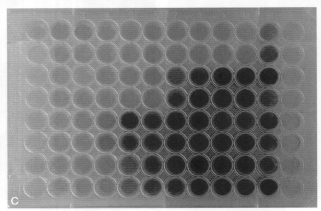

图 10-4 药敏试验,液基稀释法
A. 孢子丝菌对不同药物的敏感性;B. 暗色真菌对不同药物的敏感性;C. 马尔尼菲蓝状菌对不同药物的敏感性。

5. 结果判读标准 最低抑菌浓度(minimal inhibitory concentration,MIC)为抗真菌药物可以抑制病原真菌生长的最低浓度,常将受试的每个孔生长与生长对照进行比较而读取 MIC。最低有效浓度(minimal effective concentration,MEC)为脂肽类抗生素即棘白菌素类药物开始抑制曲霉生长时的最低浓度,是与对照孔的菌丝生长相比出现较小的、圆形的、紧实的菌丝生长的最低药物浓度,MEC 对于评价曲霉对棘白菌素类药物的敏感性比 MIC 的结果更客观、更具重复性。

(1)两性霉素 B:因为其杀菌特性,药敏试验时没有拖尾,故以肉眼可辨的 100% 抑制生长的最低浓度作为丝状真菌和酵母菌的 MIC 值。

(2)三唑类药物:对于酵母菌的 MIC 值判读,取相比浊度有明显减少(约 50%)的药物浓度。对于皮肤癣菌的 MIC 值判读,取允许与生长对照孔相比下降约 80% 的药物浓度。伏立康唑、伊曲康唑和泊沙康唑对于曲霉属的 MIC 值,读取可 100% 抑制生长的最低药物浓度。对于棘白菌素类药物,曲霉读取 MEC 值,酵母菌读取 MIC 值,即培养 24 小时后与生长对照相比浊度明显减少(约 50%)的最低药物浓度。

6. 判读折点 CLSI M27 早期版本规定了念珠菌孵育 48 小时对氟康唑敏感性的判读折点,即 ≤8μg/ml

为敏感,16~32μg/ml 为剂量依赖敏感,≥64μg/ml 为耐药。对伊曲康唑敏感性的判读折点≤0.125μg/ml 为敏感、0.25~0.50μg/ml 为剂量依赖敏感,≥1μg/ml 为耐药,但这只是针对黏膜部位分离的念珠菌而言,对于深部病灶分离的念珠菌则应以伊曲康唑的血药浓度为准。新近,CLSI M27-A4 方案调整念珠菌体外孵育为 24 小时,相应的判读折点也作了新的规定(表 10-1)。但是丝状真菌还没有建立临床敏感性折点,可以用流行病学界值(epidemiological cutoff values,ECVs)来判读野生型菌株和非野生型(敏感性降低)菌株(表 10-2)。另外,基于欧洲 EUCAST 方案建议了曲霉对伊曲康唑和伏立康唑敏感性的判读折点,<2μg/ml 为敏感,2μg/ml 为剂量依赖敏感,>2μg/ml 为耐药。

表 10-1　CLSI M27-A4 方案中念珠菌对 5 种抗真菌药物敏感性的临床判读折点

抗真菌药物	菌种	最低抑菌浓度(MIC)范围/(μg·ml⁻¹)		
		敏感	剂量依赖敏感	耐药
氟康唑	白念珠菌、近平滑念珠菌、热带念珠菌	≤2.0	4.0	≥8.0
	光滑念珠菌		≤32.0	≥64.0
伏立康唑	白念珠菌、近平滑念珠菌、热带念珠菌	≤0.12	0.25~0.50	≥1.0
	克柔念珠菌	≤0.5	1.0	≥2.0
卡泊芬净	白念珠菌、热带念珠菌、克柔念珠菌	≤0.25	0.5	≥1.0
	光滑念珠菌	≤0.12	0.25	≥0.5
	近平滑念珠菌、季也蒙念珠菌	≤2.0	4.0	≥8.0
米卡芬净	白念珠菌、热带念珠菌、克柔念珠菌	≤0.25	0.5	≥1.0
	光滑念珠菌	≤0.06	0.12	≥0.25
	近平滑念珠菌、季也蒙念珠菌	≤2.0	4.0	≥8.0
阿尼芬净	白念珠菌、热带念珠菌、克柔念珠菌	≤0.25	0.5	≥1.0
	光滑念珠菌	≤0.12	0.25	≥0.5
	近平滑念珠菌、季也蒙念珠菌	≤2.0	4.0	≥8.0

表 10-2　CLSI M38-A3 方案确定曲霉对 5 种抗真菌药物的流行病学界值(ECV)

抗真菌药物	菌种	ECV/(μg·ml⁻¹)
伊曲康唑	烟曲霉、黄曲霉、构巢曲霉	1.0
	土曲霉、杂色曲霉	2.0
	黑曲霉	4.0
伏立康唑	烟曲霉	1.0
	黄曲霉、土曲霉、黑曲霉、构巢曲霉、杂色曲霉	2.0
泊沙康唑	烟曲霉、土曲霉、黄曲霉	0.5
	黑曲霉	2.0
	土曲霉、构巢曲霉、杂色曲霉	1.0
两性霉素 B	土曲霉、黄曲霉	4.0
	烟曲霉、黑曲霉、杂色曲霉	2.0
卡泊芬净	构巢曲霉、杂色曲霉	4.0
	黄曲霉、烟曲霉	0.5
	黑曲霉	0.25
	土曲霉	0.12

（六）显色药敏板（Sensititre Yeast-One）

在临床上应用比较广泛的商品化显色药敏板（Sensititre YeastOne），其基本思想与上述微量液基稀释法相同，实验方法严格按照说明书进行，在终点判读时可通过反应孔的颜色变化进行识别真菌的生长情况，与生长对照孔相比，即检测各孔从蓝色（提示没有生长）到紫色（提示部分抑制）再到红色（有生长）的颜色变化。唑类药物的 MIC 值为从蓝色到紫色有轻度颜色变化的药物浓度，两性霉素 B 的 MIC 值为没有颜色改变或蓝色第 1 孔的药物浓度（图 10-5）。

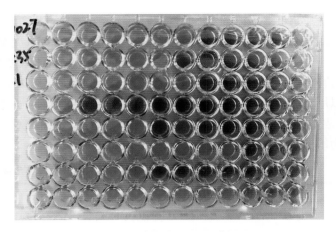

图 10-5 药敏试验，显色药敏板

该方法与标准化微量液基稀释法一致性好，操作简单、结果易于判读，可用于临床微生物实验室常规检测。

二、常见病原性真菌的耐药性

主要集中在念珠菌和曲霉对唑类药物的耐药性方面。由于接触抗真菌药物后真菌基因型改变所引起的耐药性称为获得性耐药，如白念珠菌对氟康唑的耐药性和烟曲霉对伊曲康唑、伏立康唑的耐药性等。相比之下接触抗真菌药物之前即表现出的耐药性则成为天然耐药，如克柔念珠菌对于氟康唑的耐药性和土曲霉对于两性霉素 B 的耐药性。近年欧美等国家出现了耳念珠菌感染所致念珠菌病的暴发流行，尽管其病死率与其他念珠菌感染者无明显差异，但由于这些国家分离到的耳念珠菌对多种抗真菌药物耐药而被通俗地称为"超级真菌"。我国也有耳念珠菌感染病例的报道，不过未出现暴发流行，而且我国分离的耳念珠菌菌株未表现出对多种药物的耐药性，与欧美国家所谓的"超级真菌"的涵义不同。今后应加强包括耳念珠菌在内的重要病原性真菌及其所致感染和耐药性的研究。本章只介绍获得性耐药。

（一）念珠菌对于唑类药物的耐药性

念珠菌对唑类药物耐药性的判读标准已如上述药敏试验方案中描述，以白念珠菌对氟康唑等三唑类药物的耐药机制研究最为明确。

1. 唑类药物作用靶酶的改变 唑类药物通过抑制真菌羊毛固醇 14α-去甲基化酶而发挥抗真菌作用，该酶由 ERG11 基因编码，该基因突变和过度表达均可导致对氟康唑耐药。

2. 药物外排泵的过度表达 与耐药有关的外排泵有两类，一类是 ATP 结合盒转运子（ATP binding cassette transporters，ABCT），包括 Cdr1p 和 Cdr2p，它们依赖 ATP 进行主动运输；另一类属主要易化子（major facilitators，MF）超家族，包括 Mdr1p 和 Ful1p，通过电化学势能进行被动转运。这两类外排泵基因过度表达可引起耐药。另外，转录因子 Tacp1 和组蛋白去乙酰化酶也参与上述外排泵编码基因的过度表达。

3. 麦角固醇合成途径下游蛋白失活 主要是 ERG3 基因突变后不能生成有活性的 Δ-5,6 去饱和酶，于是引起有毒性的固醇中间产物在真菌细胞内蓄积，最终导致耐药。

（二）曲霉对唑类药物的耐药性

曲霉是引起人类感染发病率第二位的病原性真菌，主要有烟曲霉、黄曲霉等。1997 年英国 Denning 首先报道了烟曲霉对伊曲康唑的耐药性。对唑类药物耐药的曲霉菌株呈世界性分布，占分离总数的 5.3%。比较明确的是，临床上长期利用唑类抗真菌药物治疗可产生耐药菌株，主要见于肺结核空洞中的曲霉球以及囊性纤维化等接受唑类药物长期治疗的患者。另外，农作物广泛使用唑类农药可导致自然环境中的曲霉菌株发生耐药性，并可随着空气流动而进一步引起免疫受损患者的急性侵袭性感染，欧洲国家多见，我国草莓种植过程中施用咪唑类农药也可诱导这种耐药性。本研究室还首先阐明了黄曲霉对伏立康唑耐药的机制。曲霉对唑类药物的耐药机制主要有如下几种。

1. 唑类药物作用靶酶基因的突变 编码唑类药物作用靶酶即细胞色素 P450 酶的基因 cyp51A 突变所

致的 G138、G448、M220 和 G54 氨基酸置换能导致对伏立康唑和伊曲康唑耐药,而该基因启动子区 34bp 的串联重复序列联合编码区突变所致 L98H 氨基酸置换(TR34/L98H 基因型)能导致对多种唑类药物耐药。

黄曲霉 *cyp51C* 基因中 T778G 错义突变可导致对伏立康唑耐药,并且经基因定点突变和基因转化策略证实。

2. 药物流出泵基因过度表达 烟曲霉至少有 327 个流出泵基因,分别为 49 个 ATP 结合盒转运子和 278 个主要易化子超家族,已证实 *AfMDR3*、*Atr1* 和 *AfMDR4* 过表达可导致烟曲霉对唑类药物耐药。

3. 热休克蛋白 90(HSP90) 通过依赖钙调蛋白的磷酸酯酶途径可引起对唑类药物和棘白菌素类药物耐药并进一步维持耐药性。

4. 曲霉形成生物膜 曲霉球就是曲霉在人体内形成的生物膜,对各种抗真菌药物的敏感性明显下降。

(刘 伟)

主要参考文献

[1] CLSI. Reference method for broth dilution antifungal susceptibility testing of yeasts[M]. 4th ed. CLSI Standard M27. Wayue, PA: Clinical and Laboratory Standard Institute, 2017.

[2] CLSI. Reference method for broth dilution antifungal susceptibility testing of filamentous fungi[M]. 3rd ed. CLSI Standard M38. Wayue, PA: Clinical and Laboratory Standard Institute, 2017.

[3] CHEN Y, DONG F, ZHAO J, et al. High azole resistance in *Aspergillus fumigatus* isolates from strawberry fields, China. 2018 [J]. Emerg Infect Dis, 2020, 26(1): 81-89.

[4] WANG X, BING J, ZHENG Q, et al. The first isolate of *Candida auris* in China: clinical and biological aspects[J]. Emerg Microbes Infect, 2018, 7(1): 93.

[5] LIU W, SUN Y, CHEN W, et al. T778G mutation in *cyp51C* gene confers voriconazole-resistance in *Aspergillus flavus* causing aspergillosis[J]. Antimicrob Agents Chemother, 2012, 56(5): 2598-2603.

[6] LIU W, LI L, SUN Y, et al. The interaction of echinocandin caspofungin with amphotericin B or voriconazole against the Aspergillus biofilms in vitro[J]. Antimicrob Agents Chemother, 2012, 56(12): 6414-6416.

第十一章　皮　肤　癣　菌

一、分类与命名

皮肤癣菌（dermatophytes）属于子囊菌门（Ascomycota）、盘菌亚门（Pezizomycotina）、散囊菌纲（Eurotiomycetes）、爪甲团囊菌目（Onygenales）、裸囊菌科（Arthrodermataceae）。1910 年，Sabouraud 依据皮肤癣菌的大分生孢子形态进行分类。1934 年，Emmous 将皮肤癣菌分为毛癣菌属（Trichophyton）、小孢子菌属（Microsporum）及表皮癣菌属（Epidermophyton）3 个属。1960 年，Stockdale 发现了皮肤癣菌的有性型。1986 年，确定了小孢子菌属有性型为奈尼兹属（Nannizzia），毛癣菌属有性型为节皮菌属（Arthroderma）。

皮肤癣菌按照生态学特点又可分为三类，即主要寄生于人类的亲人性皮肤癣菌（anthropophilic dermatophyte）；主要寄生于动物的亲动物性皮肤癣菌（zoophilic dermatophyte）；最常出现在土壤中的亲土性皮肤癣菌（geophilic dermatophyte）。

随着分子生物学技术应用于皮肤癣菌的分类鉴定，通过序列分析发现传统定义上的皮肤癣菌在一个种内包含有许多不同的型，而在形态学和生理学上表现出多态性。如红色毛癣菌（T. rubrum）和须癣毛癣菌（T. mentagrophytes）长久以来被视为单一的菌种，但随着交配实验和分子生物学的研究发现它们各自应该作为一个包含不同菌种的复合体。

2018 年，de Hoog 等按照系统发生对皮肤癣菌进行了重新分类，划分种属。将本海姆节皮菌（A. benhamiae）的无性型称为本海姆毛癣菌（T. benhamiae）。将须癣毛癣菌复合体中的趾间毛癣菌确定为亲人性菌种；而相关的亲动物性菌种，将趾间毛癣菌须癣变种确定为须癣毛癣菌；恢复亲动物性皮肤癣菌 T. quinckeanum。较早认为的节皮菌属和奈尼兹属是皮肤癣菌的有性型，按照一个菌种只有一个名称的原则，目前认为节皮菌属和奈尼兹属分别是皮肤癣菌中独立的一个属。

目前分类学家将皮肤癣菌划分为 7 个属，包括毛癣菌属、小孢子菌属、表皮癣菌属、节皮菌属、奈尼兹属、Lophophyton 属和 Paraphyton 属。毛癣菌属目前包含 16 个菌种，除了部分亲动物性菌种之外，大多数亲人性菌种都归到了毛癣菌属。小孢子菌属目前包含 3 个亲人性和亲动物性菌种。表皮癣菌属仅有一个亲人性菌种（表 11-1）。奈尼兹属包含 9 个亲动物性和亲土性菌种，部分菌种生态学特性不清楚。Paraphyton 属包含 3 个亲动物性或亲土性菌种。Lophophyton 属仅包含 1 个亲动物性菌种。节皮菌属包含 21 个亲动物性和亲土性菌种（表 11-2）。

表 11-1　皮肤癣菌最常见属种及生态学分类一

毛癣菌属（*Trichophyton*）	小孢子菌属（*Microsporum*）	表皮癣菌属（*Epidermophyton*）
Trichophyton rubrum series	*M. canis*-Z	*E. floccosum*-A
T. rubrum-A	*M. ferrugineum*-A	
T. soudanense-A	*M. audouinii*-A	
T. violaceum-A		
Trichophyton mentagrophytes series		
T. mentagrophytes-Z		
T. interdigitale-A		
T. tonsurans-A		
T. erinacei-Z		
T. equinum-Z		
Trichophyton benhamiae series		
T. benhamiae-Z		
T. verrucosum-Z		
T. concentricum-A		
T. eriotrephon-?		
Trichophyton simii series		
T. simii-Z		
T. schoenleinii-A		
T. quinckeanum-Z		
Trichophyton bullosum-Z		

注：A. 亲人性（anthropophilic）；Z. 亲动物性（zoophilic）；?. 由于菌种罕见，生态未知。

表 11-2　皮肤癣菌少见属种及生态学分类二

节皮菌属 （*Arthroderma*）	奈尼兹属 （*Nannizzia*）	*Lophophyton* 属	*Paraphyton* 属
A. amazonicum-Z	*N. aenigmeticum*--?	*L. gallinae*-Z	*P. cookei*-G
A. ciferrii-G	*N. corniculata*-G		*P. cookiellum*-G
A. cuniculi-G	*N. duboisii*-?		*P. mirabile*-Z
A. curreyi-G	*N. fulva*-G		
A. eboreum-Z	*N. gypsea*-G		
A. flavescens-Z	*N. incurvata*-G		
A. gertleri-G	*N. nana*-Z		
A. gloriae-G	*N. persicolor*-Z		
A. insingulare-G	*N. praecox*-?		
A. lenticulare-G			
A. melis-G			
A. multifidum-G			
A. onychocola-?			
A. phaseoliforme-G			
A. quadrifidum-G			
A. redellii-Z			
A. silverae-?			
A. thuringiensis-Z			
A. tuberculatum-Z			
A. uncinatum-G			
A. vespertilii-Z			

注：Z. 亲动物性；G. 亲土性；?. 由于菌种罕见，生态未知。

二、致病性

皮肤癣菌可产生角蛋白酶,使其可以侵入角质层,是一类嗜角质的丝状真菌,一般只侵犯体表皮肤的角质层以及含有角蛋白的附属器,如甲和毛发。由皮肤癣菌引起毛发、皮肤和甲板的感染通称皮肤癣菌病(dermatophytosis),属于浅部真菌感染,一般按照皮肤癣菌侵犯身体的不同部位而命名。

足癣是最常见的皮肤癣菌病,全球自然人群平均发病率多在 10% 以上,我国皮肤科门诊患者调查显示足癣患病率为 45.2%,在某些人群如运动员、矿工、军人等,其发病率可高达 80%。湿热地区和高温季节是皮肤癣菌感染高发的诱因,足部缺乏皮脂腺和穿着封闭性鞋子造成湿润环境是足癣最重要的发病因素。混穿鞋袜,裸足在公共浴室、健身房、游泳池等场所行走,密切接触皮肤癣菌后易被感染。足癣有一定的家族易感性,尤其在"两足一手型"更为突出。足癣可在不同部位之间自我接种传播,引起手癣、体癣、股癣、甲癣,在免疫受损患者甚至导致深在型皮肤癣菌病。

手癣的发病率低于足癣,可能与手部皮肤经常保持干燥有关,某些行业的从业人员,如洗衣工、印刷工人、矿工、鞋匠等发病率高于其他人群。手癣多从自身足癣传染而来。

股癣常从自身足癣或甲癣传染而来,也可通过接触污染物引起。男性常多于女性,由于阴囊可提供潮湿温暖的环境,使得皮肤癣菌更易生长。湿热地区和高温季节是股癣高发的诱因,穿着不透气及过紧衣物、肥胖多汗者或司机易患股癣。常见的病原菌包括红色毛癣菌、趾间毛癣菌、絮状表皮癣菌。

体癣更常见于经常接触动物或土壤的人,如接触饲养宠物或农场动物等引起,常见的病原菌为犬小孢子菌、须癣毛癣菌、疣状毛癣菌、石膏样奈尼兹菌(*N. gypsea*,曾用名石膏样小孢子菌)等。体癣也可从自身的头癣、足癣或甲癣等传染而来,常见的病原菌为断发毛癣菌、红色毛癣菌等。

甲真菌病的发病率占自然人群的 2%～18%,我国调查皮肤科门诊就诊足病患者中甲真菌病占15.7%。主要的病原菌是皮肤癣菌,占 65%～70%,以红色毛癣菌为主。其次是酵母菌,占 10%～30%,以念珠菌属为主,在温暖潮湿地区、在女性手指甲中感染比例较高。非皮肤癣菌霉菌占 3%～12%,包括镰刀菌属、曲霉属、枝顶孢霉属、柱顶孢属等。有极少部分为混合感染。

白癣和黑点癣是头癣的常见类型。白癣主要由犬小孢子菌所致,多侵犯儿童,尤以学龄前儿童多见,可在幼儿园、小学校等场所暴发流行。黑点癣主要由紫色毛癣菌和断发毛癣菌所致,在儿童和成人中均可发病。黄癣由许兰毛癣菌所致,主要分布在新疆、内蒙古等地。亲动物性和亲土性皮肤癣菌引起的头癣常伴有较重的炎症反应,易引起脓癣,近年来发病有上升趋势。自 20 世纪 90 年代末至今,我国大部分地区头癣常见的病原菌为犬小孢子菌和须癣毛癣菌,这与饲养宠物密切相关。新疆地区因其独特的地理和气候条件、民族风俗、生活方式,头癣的主要病原菌为紫色毛癣菌、许兰毛癣菌和铁锈色小孢子菌。

皮肤癣菌通常不侵犯皮肤角质层以下的组织,但在一些特定的条件下如医源性免疫抑制患者、先天性免疫缺陷个体如 CARD9 缺陷,皮肤癣菌可导致真皮和皮下组织感染,引起深在型皮肤癣菌病。红色毛癣菌、犬小孢子菌、趾间毛癣菌、须癣毛癣菌、疣状毛癣菌、絮状表皮癣菌、紫色毛癣菌、铁锈色小孢子菌、奥杜益小孢子菌、断发毛癣菌、许兰毛癣菌、石膏样奈尼兹菌等都有报道。

三、临床表现

(一)头癣(tinea capitis)

头癣是由皮肤癣菌感染头皮及毛发所致的疾病。根据致病菌种类和宿主反应分为白癣、黑点癣、黄癣及脓癣;根据临床表现是否存在炎症反应分为非炎症性头癣和炎症性头癣;根据致病菌侵犯毛发方式不同分为发外型感染和发内型感染;根据致病菌属不同分为小孢子菌头癣和毛癣菌头癣。

1. 白癣(tinea alba) 头皮可见灰白色鳞屑性斑片,圆形或椭圆形,可有卫星病灶。患区头发一般距头皮 2～4mm 处折断,外围白色菌鞘(图 11-1)。有时可表现为炎性丘疹,严重时可转变成脓癣。常因接触患癣病的犬、猫、兔等引起。

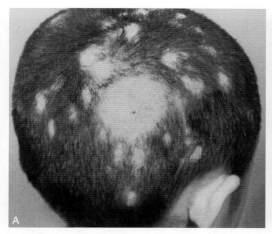
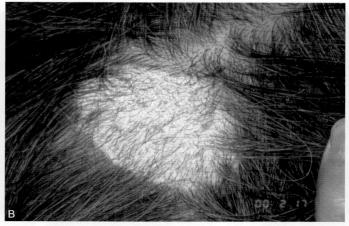

图 11-1　白癣
A. 灰白色脱屑斑,卫星病灶;B. 灰白色脱屑斑。

2. 黑点癣(black-dot ringworm)　头皮损害类似白癣,但数目较多、小,病发出头皮即折断,其残留端留在毛囊口,呈黑色小点状(图 11-2)。

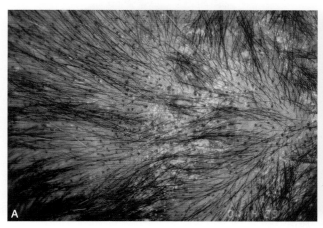
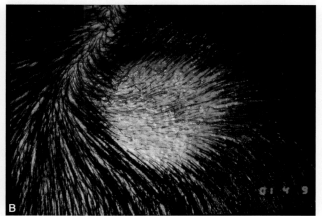

图 11-2　黑点癣
A. 断发残留端黑色小点;B. 脱屑伴黑色小点。

3. 黄癣(favus)　初起为毛囊口的脓疱或水疱,逐渐形成碟样硫磺色结痂(黄癣痂)。痂的基底紧黏在毛囊口周围,中间有毛发贯穿。剥去痂皮,其下为红色稍凹陷的糜烂面,常伴鼠尿样臭味。病发干枯无光泽,参差不齐。病程长者毛囊及头皮萎缩,形成大片瘢痕及永久性秃发(图 11-3)。

4. 脓癣(kerion)　为一个至数个圆形暗红色、浸润性或隆起性炎性肿块,表面群集毛囊性小脓疱,毛囊孔呈蜂窝状,挤压可排出少量脓液(图 11-4)。患区毛发松动易拔出。可有程度不同的疼痛和压痛,附近淋巴结常肿大。愈后常有瘢痕形成,可导致永久性秃发。

（二）须癣（tinea barbae）

须癣是发生在男性面颈部胡须部位的一种皮肤癣菌感染。常见于欧洲、美国,主要发生于成年男性,在我国少见。理发店剃须、接触动物(特别是接触家畜)、局部外用糖皮质激素可能是重要的诱因。损害大多在颈部或面部的一侧,好发于下颌或颏部,很少累及上唇。红色毛癣菌或紫色毛癣菌常引起浅表型感染,表现为红斑,轻度炎症的脓疱性毛囊炎,感染的须发容易拔出。须癣毛癣菌或疣状毛癣菌常引起深在型感染,表现为深在、结节性、化脓性损害,产生结节性增厚和脓癣样肿胀,融合并形成弥漫沼泽样的浸润、肿胀,须毛松动或丧失,可从残留的毛囊口挤出脓液(图 11-5)。早期剧痒,触之疼痛。

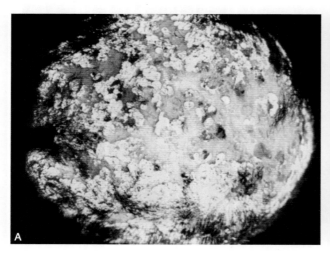
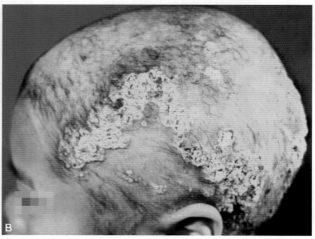

图 11-3　黄癣

A.黄癣痂、瘢痕性秃发;B.黄癣痂、瘢痕性秃发。

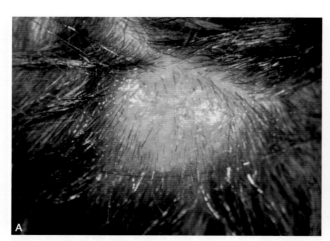
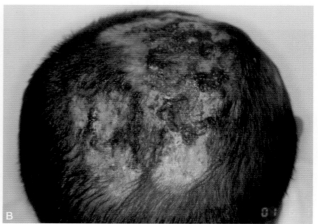

图 11-4　脓癣

A.脓肿、秃发;B.红肿性斑块、结痂、秃发。

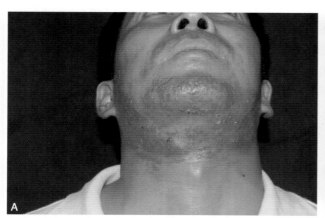
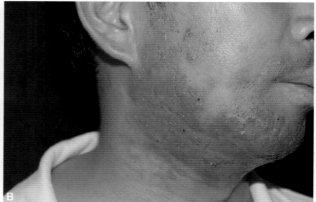

图 11-5　须癣,深在型

A.红肿性斑块、结痂、有须毛丧失;B.红肿性斑块、结痂、有须毛丧失。

（三）体癣（tinea corporis）

体癣是除毛发、甲、掌跖及腹股沟以外的光滑皮肤的皮肤癣菌感染。体癣可通过来自于头癣、足癣自体接种造成，感染从侵入皮肤的部位呈离心性扩散，中央消退，皮损表现为弓形、环形、同心形或椭圆形，活动性边缘可有鳞屑、脓疱（图11-6）。体癣也可由接触动物所致，病原菌为犬小孢子菌、疣状毛癣菌、石膏样奈尼兹菌等。皮损呈境界清楚的圆形红斑或隆起的斑块，伴水肿、脓疱，可有脓液溢出，尚可伴有周围脱屑（图11-7）。若局部外用糖皮质激素制剂会导致难辨认癣（tinea incognita），常表现为鳞屑较少或消失，界限不清，无边缘隆起，中央可见脓疱、水疱，无自愈倾向（图11-8）。

（四）股癣（tinea cruris）

股癣是腹股沟、会阴部以及臀沟部的皮肤癣菌感染。在多数情况下，股癣都是由于足癣自身接种引起，很少会通过性伴侣直接感染。大腿内侧间擦部位境界清楚，具有隆起的、红色的、附着鳞屑的活动性边缘，边缘可有脓疱或水疱，起初为环形，可匍行性发展，可以单侧或双侧发生（图11-9）。

（五）叠瓦癣（tinea imbricata）

叠瓦癣是由同心性毛癣菌所致的慢性感染，是皮肤癣菌病的一种少见类型。流行于南太平洋地区、亚洲和中南美洲在内的赤道地区。以同心圆状细薄鳞屑性皮损为特点，呈靶形图案，可与附近皮损融合，扩展至躯干四肢（图11-10）。

（六）足癣（tinea pedis）

足癣是累及足跖和趾间的皮肤癣菌感染。足癣有三种主要临床类型，间擦糜烂型（趾间型）最常见，从第4趾间开始出现红斑、脱屑、皲裂及浸渍，随后传播至足跖（图11-11）。水疱型多在足跖及侧缘出现水

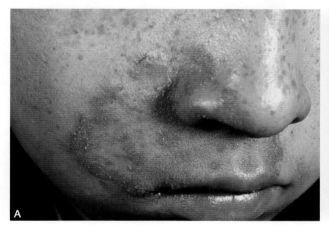
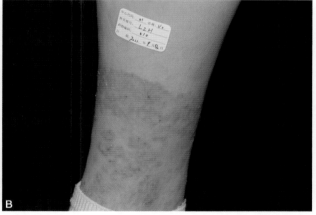

图11-6　体癣
A.环形红斑、脱屑，境界清楚；B.境界清楚的红斑、脱屑。

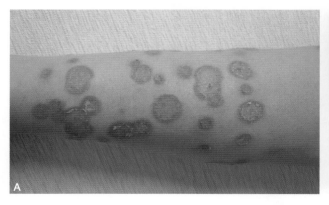
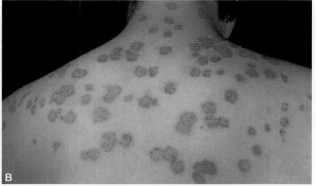

图11-7　体癣，亲动物性皮肤癣菌所致
A.炎症明显、境界清楚的环形红斑，脱屑；B.境界清楚的红斑，脱屑。

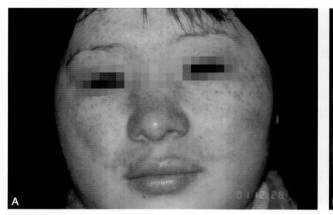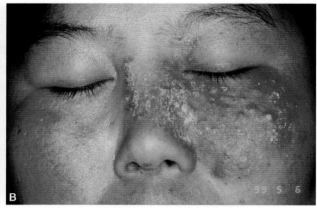

图 11-8　难辨认癣
A. 红斑、丘疹、非环形，境界尚清；B. 红肿斑块、脓丘疹、结痂，境界欠清。

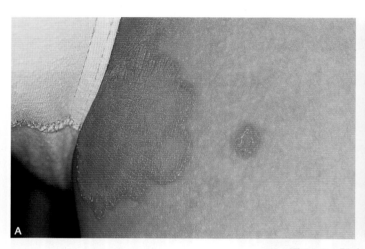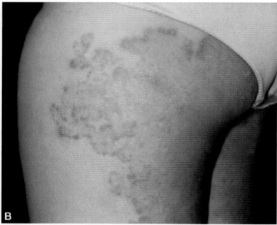

图 11-9　股癣
A. 半环形红斑，脱屑，境界清楚；B. 境界清楚红斑、丘疹、脱屑。

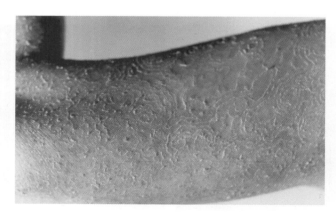

图 11-10　叠瓦癣

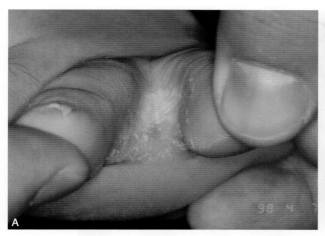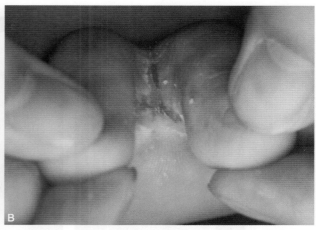

图 11-11　足癣,间擦糜烂型
A.浸渍、脱屑;B.浸渍、脱屑、皲裂。

疱或大疱,可形成领圈状脱屑,常有瘙痒(图 11-12)。鳞屑角化型是足跖弥漫角化过度、红斑、脱屑和皲裂(图 11-13),常伴发甲癣。

（七）手癣（tinea manum）

手癣是累及手掌和指间的皮肤癣菌感染。损害多限于单手,初起常有小水疱,之后以脱屑为主,病久呈现角化增厚,多不痒(图 11-14)。手癣常合并鳞屑角化型足癣,多表现为两足一手型。

（八）甲真菌病（onychomycosis）

甲真菌病是指皮肤癣菌、酵母菌及非皮肤癣菌霉菌所致的甲感染。甲癣(tinea unguium)特指皮肤癣菌感染,常与慢性足癣有关,趾甲感染高于指甲。根据真菌侵犯甲的部位不同分为远端侧位甲下型(图 11-15)、近端甲下型(图 11-16)、浅表白甲型(图 11-17)、甲板内型、全甲破坏型(图 11-18)以及混合型。甲真菌病的主要表现有甲板浑浊、肥厚、甲分离、变色、甲板萎缩、甲板脱落、甲板翘起、表面凹凸不平、钩甲和甲沟炎等。

（九）深在型皮肤癣菌病（deep dermatophytosis）

1. Majocchi 肉芽肿　由于毛囊壁受到破坏而形成的深层皮肤癣菌毛囊周围脓疱或肉芽肿(图 11-19)。

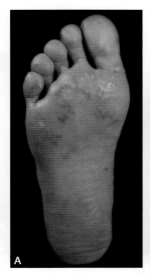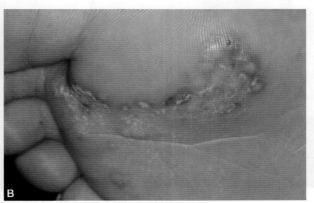

图 11-12　足癣,水疱型
A.水疱、脓疱、脱屑;B.水疱、脓疱、脱屑。

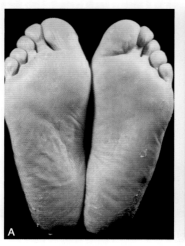
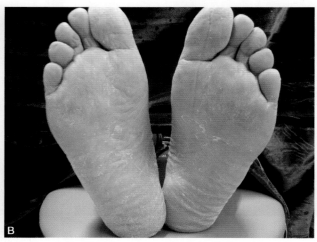

图 11-13 足癣,鳞屑角化型
A. 皮肤肥厚、脱屑;B. 皮肤红斑、脱屑。

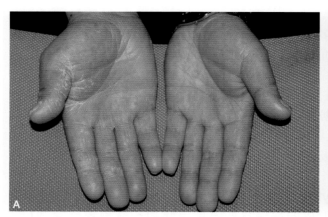
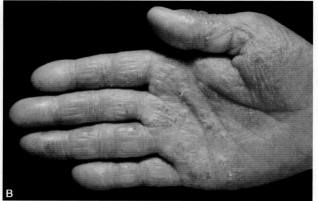

图 11-14 手癣
A. 单手鳞屑角化型手癣;B. 水疱型手癣。

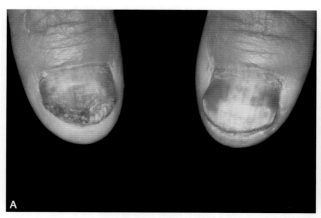
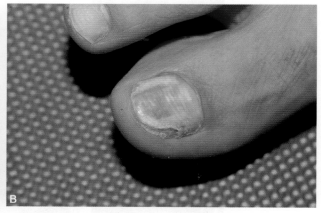

图 11-15 甲真菌病,远端侧位甲下型
A. 甲板增厚、变白;B. 甲板增厚、变黄白、缺失。

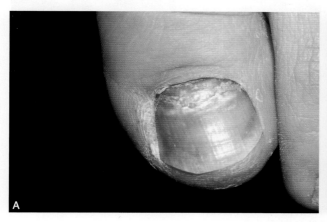
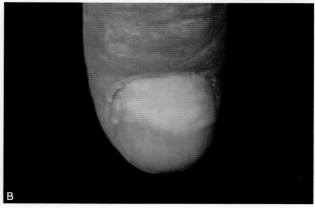

图 11-16　甲真菌病,近端甲下型
A. 甲板变白、粗糙;B.甲板变白。

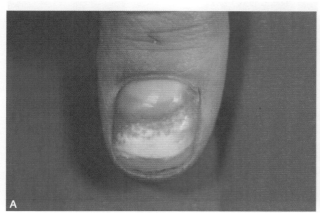
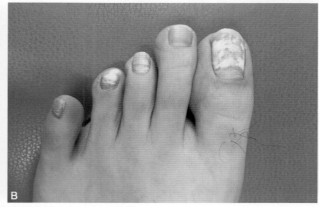

图 11-17　甲真菌病,浅表白甲型
A. 白甲;B. 白甲。

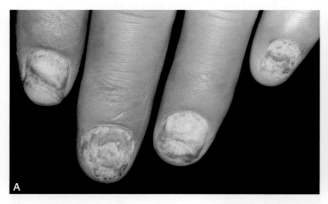
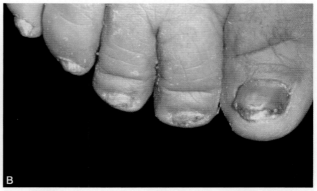

图 11-18　甲真菌病,全甲破坏型
A. 全部甲板增厚,变白,凹凸不平;B. 前部甲板增厚,变黄,有碎屑。

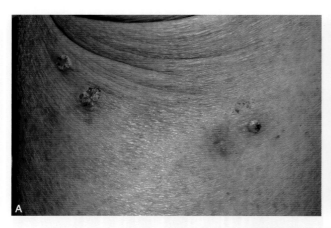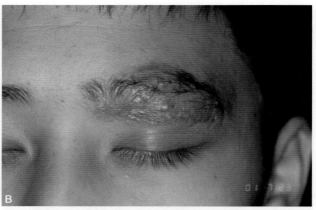

图 11-19　深在型皮肤癣菌病,Majocchi 肉芽肿
A. 结节、结痂;B. 红肿斑块、脓丘疹。

2. **真皮深部皮肤癣菌病**　偶尔在宿主存在免疫受损状态时,皮肤癣菌会侵犯真皮及皮下组织,皮损可表现为蜂窝状毛囊炎、皮下组织脓肿、肉芽肿、疣状损害等(图 11-20)。

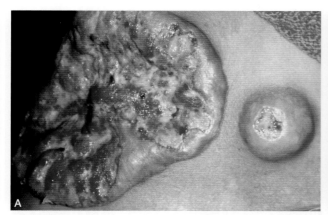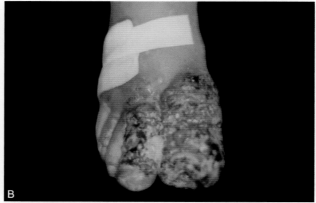

图 11-20　深在型皮肤癣菌病,真皮深部皮肤癣菌病
A. 腰背部红色毛癣菌肉芽肿;B. 足趾部红色毛癣菌肉芽肿。

3. **播散性皮肤癣菌病**　严重者可播散至内脏器官,累及淋巴结、骨、肌肉、肝脏等(图 11-21)。

4. **皮肤癣菌假足菌肿(dermatophytic pseudomycetoma)**　是围绕皮肤癣菌菌丝形成的肉芽肿性或化脓肉芽肿性反应,与真皮深部皮肤癣菌病具有相似的临床表现,但组织病理表现具有特征性(图 11-22)。

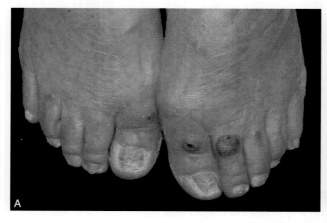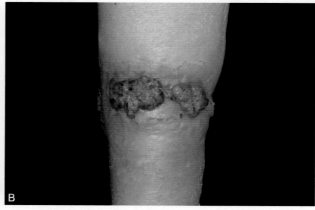

图 11-21　深在型皮肤癣菌病,播散性皮肤癣菌病(肾移植术后)
A. 足癣、甲癣、红色毛癣菌肉芽肿;B. 红色毛癣菌肉芽肿。

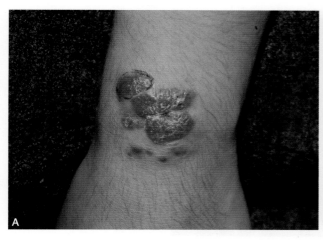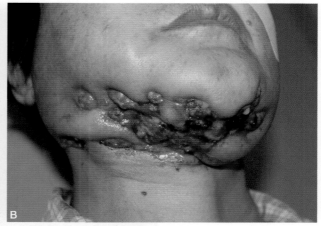

图 11-22　深在型皮肤癣菌病,皮肤癣菌假足菌肿
A. 犬小孢子菌所致局限型;B. 犬小孢子菌所致播散型。

四、实验室诊断

(一)真菌学检查

1. 直接镜检　刮取皮损活动边缘鳞屑、患甲的甲下碎屑、拔取皮损上断裂处的毛发、脓液、渗出液、痂皮等,常采用 KOH 溶液制片;钙荧光白染色(CFW)制片有助于更清楚地观察到真菌成分。

(1) 皮屑和甲屑:皮肤癣菌呈透明、分隔、分枝菌丝,也可见到链状的关节孢子(图 11-23)。

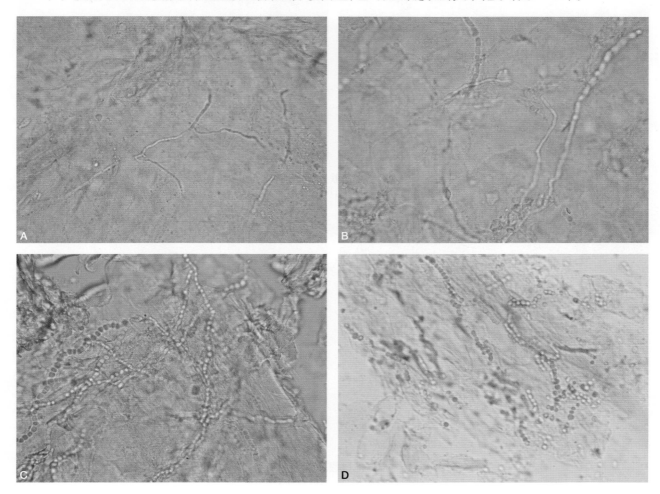

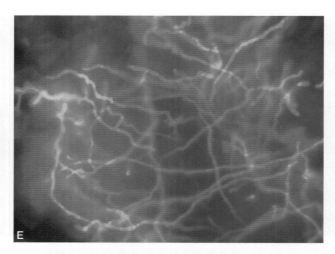

图 11-23　皮肤癣菌病,皮屑和甲屑(×400)
A. 菌丝,KOH;B. 关节孢子,KOH;C. 关节孢子,KOH;D. 关节孢子,KOH;E. 菌丝,CFW。

（2）脓液:深在型皮肤癣菌病皮肤癣菌呈透明、分枝、分隔菌丝(图 11-24)。皮肤癣菌假足菌肿可见多量透明、分枝、分隔菌丝,可成团存在(图 11-25)。

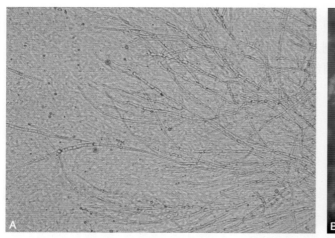

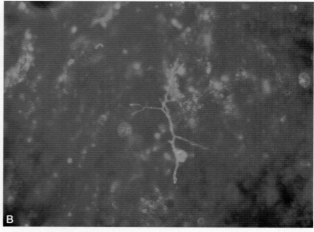

图 11-24　深在型皮肤癣菌病,脓液(×400)
A. 菌丝,KOH;B. 菌丝,CFW。

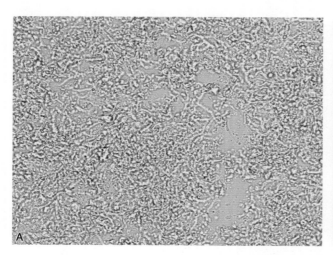

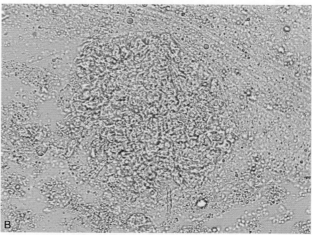

图 11-25　皮肤癣菌假足菌肿,脓液(×400)
A. 菌丝,KOH;B. 成团菌丝,KOH。

（3）毛发：皮肤癣菌感染毛发主要存在三种入侵形式，即发外型（ectothrix）、发内型（endothrix）及黄癣。

1）发外型：镜下可见多数 2~3μm 的小孢子如袖套样不规则排列在发周（图 11-26），常见于犬小孢子菌、铁锈色小孢子菌或奥杜盎小孢子菌所致头癣。镜下可见 5~8μm 较大的孢子呈链状排列在发周，多见于石膏样奈尼兹菌（*N. gypsea*）、*N. nana*、*N. fula*、*L. gallinae* 所致头癣。镜下可见 5~10μm 的大孢子在发外，也可能是一些毛癣菌属菌种如疣状毛癣菌、须癣毛癣菌、红色毛癣菌、*T. erinacei* 所致头癣。鳞屑中可有菌丝存在。

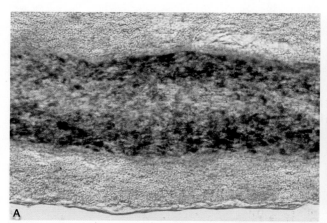
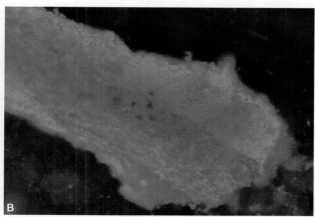
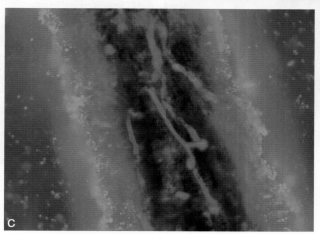

图 11-26　头癣，发外型孢子（×400）
A. 发外孢子，KOH；B. 发外孢子，CFW；C. 发外孢子、菌丝，CFW。

2）发内型：镜下可见多数 5~8μm 的大孢子规则地呈链状排列在发内（图 11-27），常见于紫色毛癣菌、断发毛癣菌、红色毛癣菌所致头癣。鳞屑中可有菌丝存在。

3）黄癣：许兰毛癣菌所致，病发可以通过手动牵引进行取材。镜下可见粗细较一致的菌丝，与长轴平行，分散于发内，整根毛发从毛根到毛干都可以有菌丝存在，有时菌丝分隔似关节孢子，呈链状排列，可有或无气泡。黄癣痂上充满孢子，有不规则突起，形成许多长短不一及粗细不一的、弯曲的、形似鹿角的菌丝（图 11-28），有诊断意义。

2. 培养检查　皮肤癣菌最常用的分离培养基是沙氏葡萄糖琼脂（Sabouraud dextrose agar，SDA），内加放线菌酮、氯霉素或庆大霉素（分别抑制腐生真菌和细菌的污染）。另一个分离培养基可以使用皮肤癣菌鉴定培养基（dermatophyte test medium，DTM），皮肤癣菌的生长会引起培养基 pH 的升高，导致培养基由黄色转化为红色（图 11-29）。玉米粉吐温 80 琼脂和马铃薯葡萄糖琼脂（potato dextrose agar，PDA）也是常规培养和鉴定真菌的培养基。

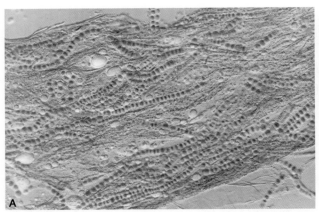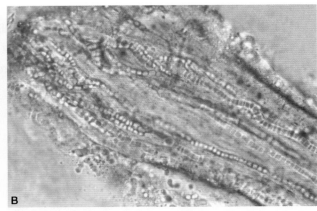

图 11-27 头癣,发内型孢子(×1 000)
A. 发内孢子,KOH;B. 发内孢子,KOH。

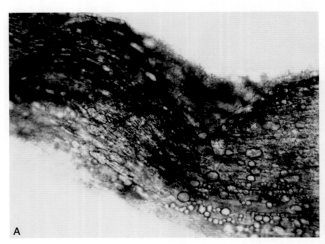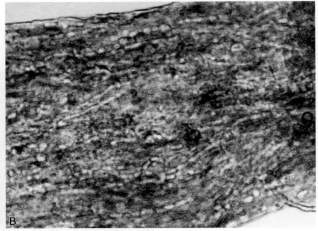

图 11-28 黄癣,发内菌丝、气泡
A. KOH(×400);B. KOH(×1 000)。

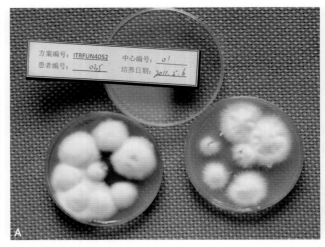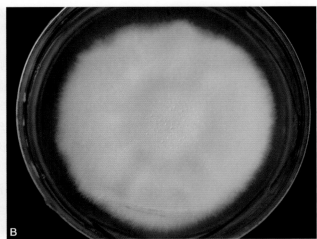

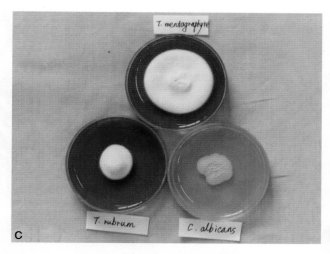

图 11-29　皮肤癣菌，菌落
A. 不含抗生素 SDA(左)，含抗生素 SDA(右)，多点接种；B. SDA；C. DTM。

接种标本到 SDA 上，常规在 25～30℃ 孵育，每周检查一次，直到 4 周。依据在 SDA 上的菌落特征和镜下特征，大多数皮肤癣菌通过表型可以鉴定到菌种。有时需要特殊培养基刺激色素产生、刺激产孢、生理学实验联合进行菌种鉴定。

（1）菌落特征：皮肤癣菌呈丝状型菌落，一般描述菌落采用在 25℃ SDA 培养基上观察大体的菌落形态，注意菌落表面和背面的颜色，表面的质地（光滑的、绒面状、绒毛状、天鹅绒状、棉毛状、粉状、颗粒状等、隆起、褶皱、边缘等）和生长速度。描述其生长速度，即在 25℃ 培养 7 天测量菌落的直径。菌落直径≥9cm 为非常快速生长；直径 3～9cm 为快速生长；直径 1～3cm 为中等速度生长；直径 0.5～1.0cm 为缓慢速度生长；直径≤0.5cm 为非常慢速度生长。

（2）镜下特征：观察有无大分生孢子或小分生孢子，如果存在，记录其形态、大小、分隔多少、壁薄厚及粗糙等，有无厚壁孢子、关节孢子、裸囊壳及皮肤癣菌的特殊菌丝等。

1）孢子：是鉴定菌种的重要依据（图 11-30）。皮肤癣菌的大分生孢子和小分生孢子通过菌丝型（thallic）孢子发生，即由菌丝转变为分生孢子，菌丝顶端肿胀，壁加厚，产生横隔，又称为粉孢子（aleuriospore）或粉分生孢子（aleurioconidium）。

小分生孢子（microconidia）：体积小，单细胞（无分隔），壁薄，呈圆形、卵圆形、梨形等，有散在或群集簇状分布。

大分生孢子（macroconidia）：体积大，多细胞（多分隔），壁薄或厚，光滑或粗糙，呈棍棒状、雪茄烟形、圆柱状、纺锤形、棱形等，这在属的分类上是非常重要的。

关节分生孢子（arthroconidia）或关节孢子（arthrospores）：通过单个营养菌丝的横隔断离或关节孢子断离成圆柱形或"桶状"节段。

厚壁孢子（chlamydospore）：是菌丝前端或中间的细胞质凝集，周围有厚壁包绕的一种抗力增强的孢子。

裸囊壳（gymnothecium）：是皮肤癣菌的有性结构，是一个子囊果（ascoma），外面有一层疏松网状包被，还有多少不等的菌丝，当成熟时，包被崩解，释放出子囊及子囊孢子。

2）菌丝（hyphae）：皮肤癣菌菌丝透明、分隔、分枝（图 11-31）。有一些特殊菌丝名称。

球拍状菌丝（racquet hypha）：为菌丝的各节末端呈球拍状膨大，排列规正。

梳状菌丝（pectinate hypha）：为菌丝一侧呈齿状小突起，似梳状外观。

螺旋菌丝（spiral hypha）：为螺旋状的丝状体，在菌丝末端回转，似弹簧状。

结节体（nodular body）：为密集缠裹的呈球状的菌丝块。

鹿角菌丝（favic chandeliers）：在二叉或三叉分枝的菌丝的末端呈现出棍棒状，似鹿角。

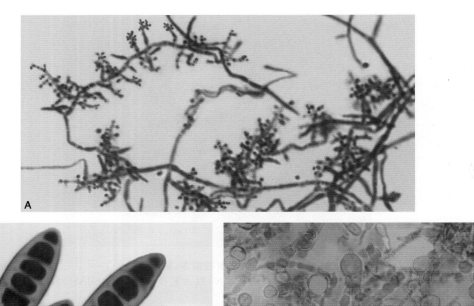

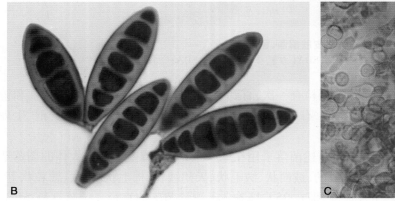

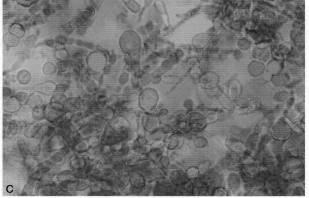

图 11-30　皮肤癣菌,孢子
A. 小分生孢子(×400);B. 大分生孢子(×1 000);C. 厚壁孢子(×1 000)。

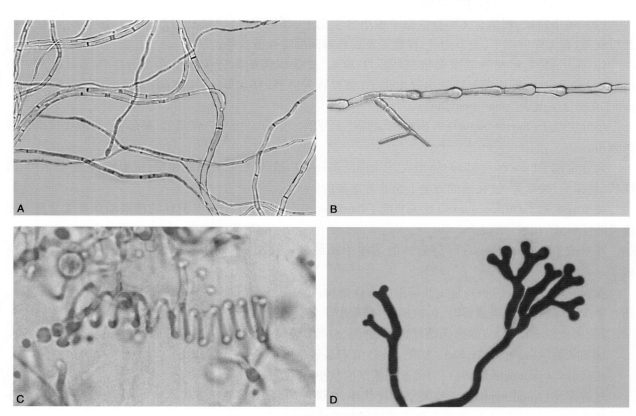

图 11-31　皮肤癣菌,菌丝
A. 分枝分隔菌丝(×400);B. 球拍状菌丝(×400);C. 螺旋菌丝(×400);D. 鹿角菌丝(×1 000)。

（3）生理学特性：以下是鉴定皮肤癣菌常用的生理学实验。

1）溴甲酚紫乳固体葡萄糖琼脂（bromcresol purple-milk solid-glucose agar，BCP-MSG）：BCP-MSG 根据不同菌株蛋白质代谢的不同来区分菌种；可以发现潜在的制约皮肤癣菌生长的细菌污染；可以刺激红色毛癣菌产生红色素，由于乳粉基础加强糖的代谢，典型的红色毛癣菌 4~5 天就可产生红色素，比其他培养基要快；可以使许多皮肤癣菌产生大分生孢子。接种培养物在 BCP-MSG 平皿中，25℃孵育 7 天，观察 pH 改变及生长特征。颜色从淡蓝色到紫色的改变为碱性变。培养第 7 天时主要观察培养基颜色变化、菌落周围是否有水解晕、菌落生长速度和菌落形态。皮肤癣菌在 BCP-MSG 上生长可分为三类反应（图 11-32）。

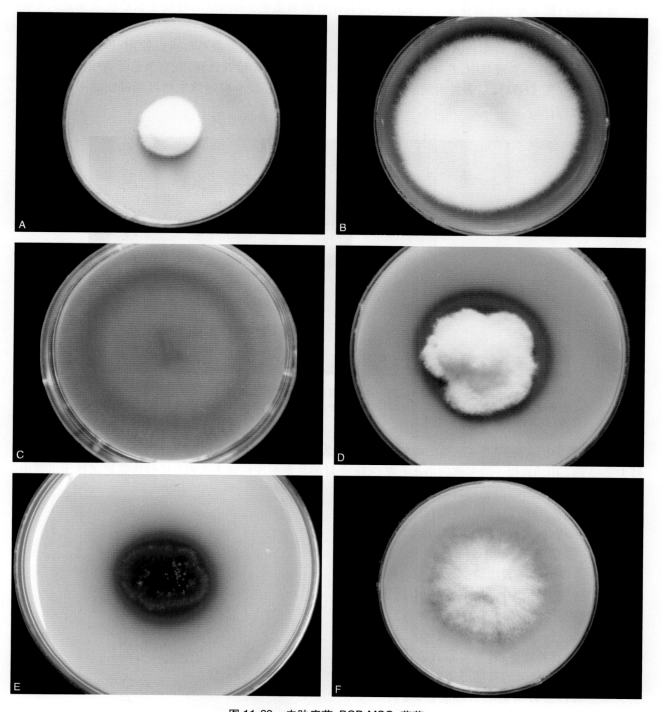

图 11-32　皮肤癣菌，BCP-MSG，菌落
A. Ⅰ类反应，红色毛癣菌；B. Ⅱ类反应，趾间毛癣菌；C. Ⅱ类反应，趾间毛癣菌（背面）；D. Ⅱ类反应，疣状毛癣菌；
E. Ⅱ类反应，紫色毛癣菌；F. Ⅲ类反应，犬小孢子菌。

Ⅰ类反应:菌种的生长表现为两个不同的阶段,第一阶段(14天),培养基pH保持在6.8左右,颜色不变化,菌落生长受限制。第二阶段(14天后),培养基pH升高,颜色由灰蓝色变为紫蓝色,同时菌落生长加快。代表菌是红色毛癣菌。

Ⅱ类反应:以培养基pH快速升高和菌落过度生长为特征,培养基颜色很快由天蓝色转变为紫色。7~10天时,培养基变为明显的碱性化(紫色),菌落呈现扩散生长,代表菌是趾间毛癣菌。疣状毛癣菌生长较慢,培养基碱性增加,同时在4~7天就可发生菌落周围乳固体的水解清除反应,表现为一个透明晕。紫色毛癣菌的生长更慢,它可以在7~10天时产生水解的晕,包围着小的、深紫色的菌落。

Ⅲ类反应:稳定地维持培养基中性pH(保持其原有的灰蓝色)和菌落的过度生长。代表菌是犬小孢子菌。

2)尿素水解作用:许多真菌可以水解尿素成胺。尿素琼脂和尿素液基都可以使用,但尿素液基更敏感。接种培养物在尿素液基中,在25~30℃,孵育1周。每2~3天检查试管,观察颜色是否由橘黄色或淡粉色到紫红色(图11-33),后者提示尿素酶试验阳性(注意7天后,所有的微生物可能都变成阳性),同时设阴性和阳性对照。

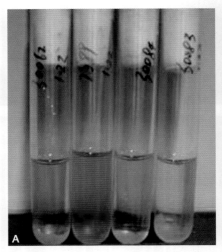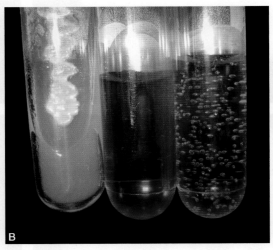

图11-33 尿素水解作用,紫红色为阳性
A.红色毛癣菌,阴性;左→右:阴性对照,阳性对照,样本一,样本二;B.新生隐球菌,阳性;左→右:阴性对照,阳性对照,样本。

3)毛发穿孔试验:某些皮肤癣菌可在体外穿通毛发生长。用消毒吸管吸取10%酵母浸膏,加入蒸馏水试管中2~3滴。用消毒镊子取灭菌的小儿毛发(<18个月的儿童头发),加入数根。接种待鉴定菌种于试管中。室温培养3周。用消毒白金耳取出毛发,置载玻片上,加棉蓝液,并加盖玻片,镜下观察,如有毛发穿孔、点状侵蚀、劈裂等即为阳性(图11-34)。

4)米饭培养基(rice grain medium):接种培养物在米饭培养基表面,在25~30℃,孵育2周。用于区别奥杜盎小孢子菌和犬小孢子菌,也可以观察其他皮肤癣菌在米饭培养基上的生长和产孢。

5)特殊营养需要:营养实验有助于常规鉴定很少产孢的或相似的其他形态的毛癣菌属菌种。某些菌种已有明确的营养需求,而某些菌种不清楚。毛癣菌琼脂1#~7#(*Trichophyton agars 1 to 7*),其中T₁没有维生素,T₂含肌醇,T₃

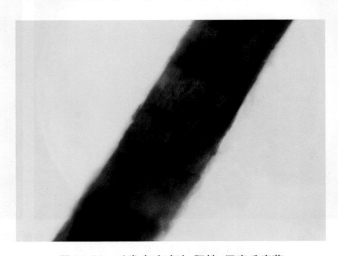

图11-34 毛发穿孔试验,阳性,须癣毛癣菌

含硫胺素（维生素 B$_1$）及肌醇，T$_4$ 含硫胺素，T$_5$ 含烟酸，T$_6$ 没有氨基酸，T$_7$ 含组氨酸。接种针头大小的培养物到培养基（对照）的表面和含维生素和氨基酸的培养基表面，室温孵育，如果是怀疑疣状毛癣菌需要 37℃，在 7 天和 14 天读取结果。毛癣菌琼脂阐明皮肤癣菌营养反应见表 11-3；皮肤癣菌生理学特性见表 11-4。

表 11-3　毛癣菌琼脂阐明皮肤癣菌营养反应

菌种	维生素试验反应					氨基酸试验反应	
	T$_1$	T$_2$	T$_3$	T$_4$	T$_5$	T$_6$	T$_7$
T. rubrum	++	++	++	++	++	+，-	++
T. interdigitale	++	++	++	++	++	++	++
T. mentagrophytes	++	++		++	++	++	++
T. tonsurans	+（-）	+（-）	+（-）	+（-）	+	v	-，w
T. violaceum	w	+	+	++	+	+	+
T. schoenleinii	+	+	+	++	+	+	+
T. verrucosum	-	w	++	+	-	-	
T. concentricum	-	+	++	+	+	-	w
T. equinum	-（+）	-	-	-	v		
T. simii	++	++	++	++	++	++	++
T. bullosum	-	-	+	+	+		
M. audouinii	+	+	+	+	+	+	+
M. ferrugineum	+	+	+	++	+	+	+
M. canis	++	++	++	++	++	++	++
E. floccosum	+	+	+	+	+	w	w
L. gallinae	++	++	++	++	++	++	++
P. cookei	+	+	+	+	+		+
P. mirabile	++	++	++	++	++	++	++
N. gypsea	+	+	+	+	+		
N. fulva	+	+	+	+	+		
N. nana	+	+	+	+	++	+	
N. persicolor	+	+	+	+	+		
A. uncinatum	+	+	+	+	+	+	+

注：+. 阳性；-. 阴性；w. 弱；v. 阳性或阴性；-，w. 阴性或弱。

表 11-4　皮肤癣菌生理学特点

菌种	溴甲酚紫乳固体葡萄糖琼脂（BCP-MSG）	尿素酶试验	毛发穿孔试验	37℃ 生长	米饭培养基（生长/产孢）
T. rubrum	-（+）	v	-	+	
T. interdigitale	+	+	+	+	
T. mentagrophytes		+	v		
T. tonsurans	v	v	-	+	
T. violaceum	+	-，+	-	+	
T. schoenleinii	+	v	-	+	
T. verrucosum	+	-	-	++	
T. concentricum		-			

续表

菌种	溴甲酚紫乳固体葡萄糖琼脂（BCP-MSG）	尿素酶试验	毛发穿孔试验	37℃生长	米饭培养基（生长/产孢）
T. equinum	+	+	-(+)		
T. simii	+	+,s	+	+	
T. bullosum			-	++	
M. audouinii	+	v	-		弱生长/不产孢
M. ferrugineum	-	-	-		弱生长/不产孢
M. canis	-	+,w	+		生长/产孢
E. floccosum	+	w	-,w	+	生长/产孢
L. gallinae		w	+		
P. cookei	-	+	+		
P. mirabile	-	-	-		
N. gypsea	-	+	+		生长/产孢
N. fulva	-	+	+		
N. nana	-	+	+		生长/产孢
N. persicolor	-	+	+		
A. uncinatum		+	+	v	

注：+. 阳性；-. 阴性；w. 弱；v. 阳性或阴性；+,w. 阳性或弱；+,s. 阳性，慢或延迟。

6）温度实验：温度耐受和促进实验对鉴定菌种有用。分别接种相同量的培养物在 SDA 两个试管中，一管置室温（25~30℃）培养，另一管置 37℃ 培养，当室温培养显示菌落成熟时比较两种温度下的生长情况。在 37℃ 时，可促进疣状毛癣菌生长。

（二）组织病理学

皮肤癣菌 HE 染色不着色，PAS 染色可见红染的分隔菌丝及菌丝横断面（易误认为孢子样结构）。浅表皮肤癣菌病一般不需要进行组织病理学检查，此项检查可在皮肤角质层，特别是角化亢进的部位可见平行生长的分隔分枝菌丝（图 11-35）。甲真菌病的甲板可以进行组织病理学检查，皮肤癣菌感染在角质层显示为平行生长的分隔分枝菌丝（图 11-36）。

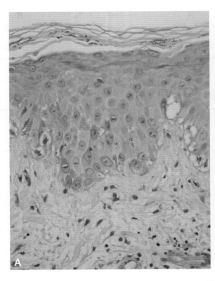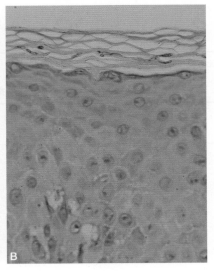

图 11-35　体癣，PAS 染色
A. 角质层中红染的菌丝（×200）；B. 角质层中红染的菌丝（×400）。

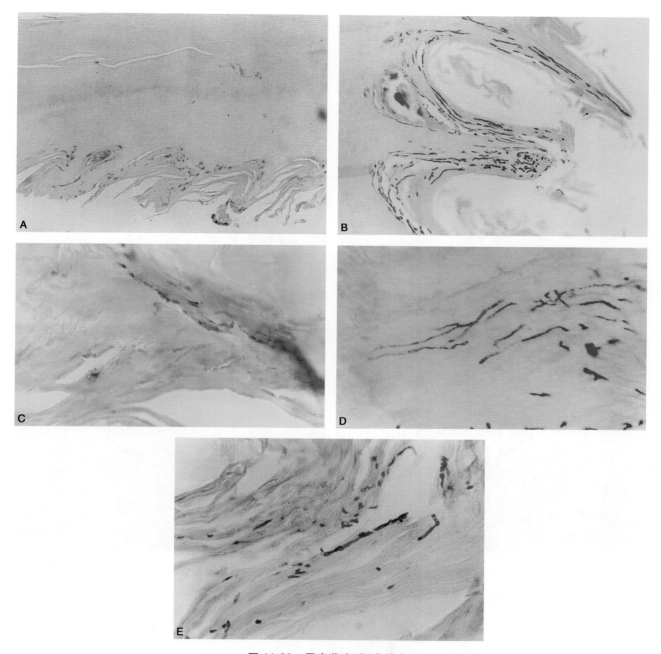

图 11-36　甲真菌病,PAS 染色

A. 甲板腹侧菌丝(×200);B. 甲板腹侧菌丝,红色毛癣菌(×400);C. 关节孢子,趾间毛癣菌(×400);D. 分枝分隔菌丝,红色毛癣菌(×400);E. 甲板内的菌丝和孢子(×400)。

深在型皮肤癣菌病组织病理显示深在性化脓性肉芽肿性毛囊炎,在毛囊角化上皮、毛干或真皮内可见红染分隔分枝菌丝,尤其在朗汉斯巨细胞中可见吞噬的菌丝(图 11-37)。

皮肤癣菌假足菌肿显示在真皮全层散在分布多数成群的肉芽肿,在每个肉芽肿中央有由颗粒和菌丝成分构成的嗜酸物质的沉积,称为 Splendore-Hoeppli 现象,周围包绕朗汉斯巨细胞和多形炎症细胞浸润(假颗粒),PAS 和 GMS 染色在每个肉芽肿的中心可见红色或黑色的菌丝(图 11-38)。假颗粒结构具有特征性,据此与其他深在型皮肤癣菌病相鉴别。

(三)　血清学诊断

无特异性血清学检查。对于深在型皮肤癣菌病或皮肤癣菌假足菌肿患者可检测血清 G 试验,有报道可以明显升高。此外,嗜酸性粒细胞及 IgE 可明显增高。

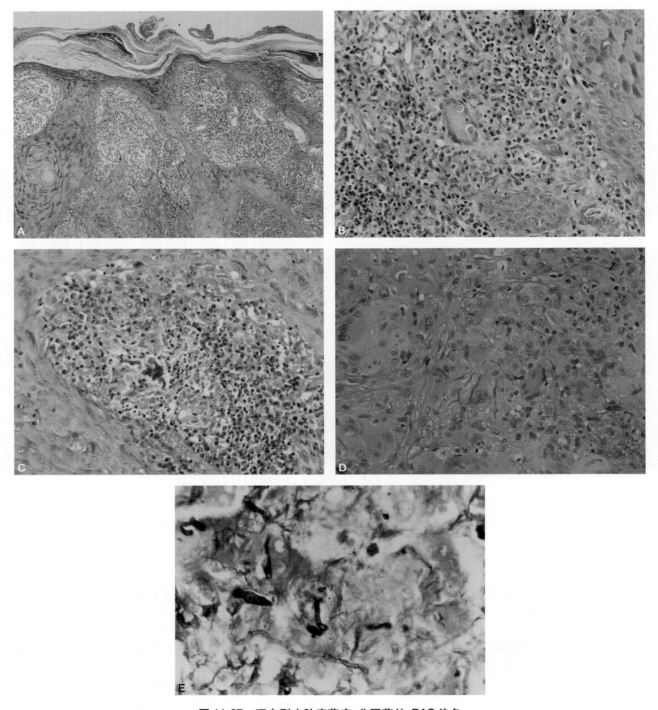

图 11-37 深在型皮肤癣菌病,分隔菌丝,PAS 染色

A. 角质层中菌丝(×100);B. 在朗汉斯巨细胞中可见吞噬的菌丝(×400);C. 菌丝(×400);D. 菌丝(×400);E. 菌丝
(×1 000)。

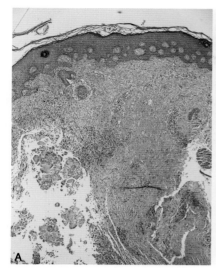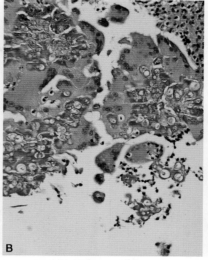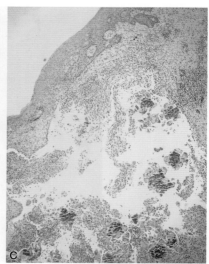

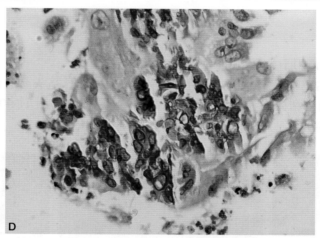

图 11-38　皮肤癣菌假足菌肿,假颗粒

A. 假颗粒,HE 染色(×40);B. 假颗粒及朗汉斯巨细胞中可见真菌,HE 染色(×400);C. 假颗粒,PAS 染色(×40);
D. 假颗粒中真菌,PAS 染色(×400)。

（四）分子鉴定

基因测序可应用于皮肤癣菌的分类鉴定,常用基因为 ITS 区。单一 ITS 区序列难以区分系列或复合体内菌种,需要多位点基因测序,可选基因包括 LSU、β-tubulin、RPB2 等。值得注意的是,有些不同种的皮肤癣菌序列仅相差几个碱基,所以准确鉴定皮肤癣菌需要结合菌落形态、显微镜下特征及生理学特性进行综合鉴定。

其他分子生物学方法,如任意引物聚合酶链反应(AP-PCR)、聚合酶链反应-限制性片段长度多态性(RFLP-PCR)、巢式 PCR、多重引物 PCR 也可用于皮肤癣菌的病原体溯源以及分子流行病学分析。

基质辅助激光解吸电离飞行时间质谱(MALDI-TOF MS)与传统的形态学方法相比不仅降低了周转时间,而且与普通的分子生物学方法相比也减低了花费和劳力。但其鉴定和分析结果与 DNA 分子鉴定一致性方面仍存在问题。

（五）其他辅助诊断

1. 滤过紫外线灯检查　又称 Wood 灯检查,Wood 灯为含有氧化镍的石英玻璃制成的紫外线灯,这种灯能透过 365nm 长波紫外线而不能透过可见光线。Wood 灯用于头癣的辅助诊断。在暗室中 Wood 灯照射某些真菌感染的部位时会产生荧光,这个现象与真菌色甘酸的代谢产物有关,只与"体内"寄生菌有关,与"体外"生长菌无关。犬小孢子菌、铁锈色小孢子菌、奥杜盎小孢子菌、猴毛癣菌导致的头癣病灶显示亮绿色荧光(图 11-39)。许兰毛癣菌所致头癣显示暗绿色荧光。疣状毛癣菌及 *T. quinckeanum* 所致头癣无荧光,但其分别感染的牛毛和豚鼠毛可产生荧光。

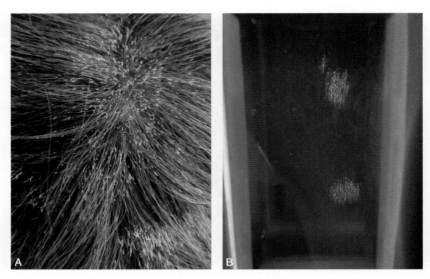

图 11-39　白癣，Wood 灯检查
A.毛发亮绿色荧光；B.头皮亮绿色荧光。

2. 皮肤镜检查　皮肤镜用于头癣和甲癣的辅助诊断。

（1）头癣：皮肤镜下的逗号状发、螺旋状发和 Z 字形发（曲折发）是头癣的诊断性特征。条形码样发或摩斯电码样发是头发、眉毛和毫毛等真菌感染的特征性皮肤镜表现（图 11-40）。治疗后长出的新发远端（原病发残端）呈现烟灰状。

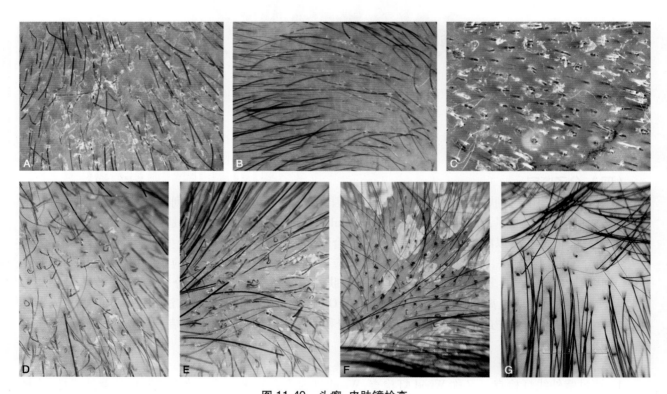

图 11-40　头癣，皮肤镜检查
A.白色菌鞘；B.摩斯电码发；C.白色菌鞘；D.曲折发；E.曲折发、螺旋状发；F.逗号状发；G.逗号状发。

（2）甲真菌病：皮肤镜模式分为 4 种。①短刺状模式，指甲剥离区近端边缘的缺口；②纵向条纹模式，指剥离的甲板呈现多种纵向颜色改变；③线状边缘模式，指平滑无缺口的线状边界；④远端不规则中段模式，指远端增厚的甲板有破碎。其中短刺状、纵向条纹和颜色改变是甲真菌病的特征性表现（图 11-41）。

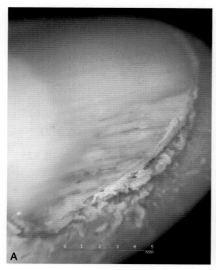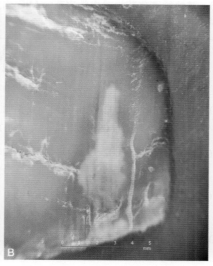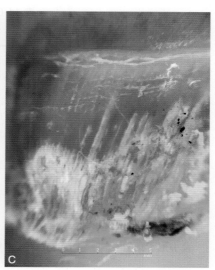

图 11-41　甲真菌病，皮肤镜检查
A.短刺状模式;B.纵向条纹模式;C.远端不规则中段模式。

五、抗真菌治疗

(一)体外药敏试验

体外药敏试验采用 CLSI-38A 方案的微量液基稀释法,部分菌株 35℃生长不良,药敏板孵育温度可以适当降低到 28℃。商品化方法目前不适用。通过体外药敏试验可以检测皮肤癣菌的最低抑菌浓度(MIC),但目前并未确定临床折点和流行病学折点,有研究将对特比萘芬的 MIC 值大于 1~2μg/ml 的菌株定为耐药菌株。皮肤癣菌对外用抗真菌药物均敏感,包括咪唑类药物如克霉唑、咪康唑、酮康唑、益康唑、联苯苄唑、硫康唑、异康唑、舍他康唑、卢力康唑、奥昔康唑、氟曲马唑等;丙烯胺类药物如萘替芬、特比萘芬和布替萘芬;硫代氨基甲酸酯类药物如利拉萘酯;吗啉类药物如阿莫罗芬;其他如环吡酮胺等。对系统抗真菌药物如氟康唑、伊曲康唑、特比萘芬均敏感(表 11-5,表 11-6)。近年来,也有发现特比萘芬耐药菌株的报告,在印度某些地区菌株耐药率可以达到 30% 以上。

表 11-5　咪唑类抗真菌药物对皮肤癣菌的 MIC 测定结果

单位:μg/ml

菌种	咪康唑 MIC 范围 (MIC_{90})	酮康唑 MIC 范围 (MIC_{90})	联苯苄唑 MIC 范围 (MIC_{90})	舍他康唑 MIC 范围 (MIC_{90})	异康唑 MIC 范围 (MIC_{90})	卢立康唑 MIC 范围 (MIC_{90})	氟曲马唑 MIC 范围 (MIC_{90})
皮肤癣菌	0.015~1.0 (0.5)	0.03~1.0 (0.5)	0.03~16.0 (2.0)	0.06~16.0 (2.0)	0.03~2.0 (0.5)	0.008~0.25 (0.125)	0.03~2.0 (1.0)
红色毛癣菌	0.015~0.5 (0.125)	0.03~1.0 (0.25)	0.03~16.0 (1.0)	0.125~16.0 (2.0)	0.03~2.0 (0.5)	0.015~0.25 (0.125)	0.03~2.0 (1.0)
趾间毛癣菌	0.03~1.0 (0.5)	0.125~1.0 (0.5)	0.125~16.0 (2.0)	0.25~2.0	0.125~1.0	0.015~0.125 (0.06)	0.03~1.0 (0.5)
犬小孢子菌	0.125~0.25 (0.5)	0.125~1.0 (1.0)	0.25~1.0 (1.0)	1.0~2.0		0.008~0.03 (0.03)	
石膏样奈尼兹菌	0.06~1.0 (1.0)	0.125~0.5 (0.25)	0.125~1.0 (1.0)			0.015~0.25 (0.25)	
絮状表皮癣菌	0.015~0.03 (0.03)	0.06~0.125 (0.125)	0.03~0.5 (0.5)	0.06~0.5	0.03~0.25	0.03~0.06 (0.06)	0.06

表 11-6　其他抗真菌药物对皮肤癣菌的 MIC 测定结果

单位：μg/ml

菌种	特比萘芬 MIC 范围 (MIC$_{90}$)	萘替芬 MIC 范围 (MIC$_{90}$)	布替萘芬 MIC 范围 (MIC$_{90}$)	环吡酮胺 MIC 范围 (MIC$_{90}$)	阿莫罗芬 MIC 范围 (MIC$_{90}$)	利拉萘酯 MIC 范围 (MIC$_{90}$)
皮肤癣菌	0.004~0.06 (0.03)	0.004~0.125 (0.03)	0.002 5~0.04 (0.02)	0.5~2.0 (2.0)	0.01~>0.08 (0.04)	0.003 9~0.625 (0.312)
红色毛癣菌	0.004~0.03 (0.03)	0.004~0.03 (0.015)	0.002 5~0.04	0.5~2.0 (2.0)	0.015~0.08	0.004 8~0.625
趾间毛癣菌	0.004~0.08 (0.008)	0.004~0.03 (0.015)	0.005~0.04	2.0 (2.0)	0.02~>0.08	0.019 5~0.312
犬小孢子菌	0.015~0.06 (0.06)	0.015~0.125 (0.125)		0.5~1.0 (1.0)	0.02~0.04	
石膏样奈尼兹菌	0.008~0.015 (0.015)	0.015~0.03 (0.06)		2.0 (2.0)	0.03~0.06 (0.06)	
絮状表皮癣菌	0.015~0.03 (0.03)	0.03 (0.03)		0.25~1.0 (1.0)	0.02~0.04	0.03

（二）临床治疗原则

对于体股癣、手足癣以局部外用抗真菌药物治疗为主，每日 1~2 次，疗程 2~4 周。对于头癣、须癣、叠瓦癣、泛发体癣、毳毛受累的体癣、顽固手足癣、甲真菌病及深在型皮肤癣菌病均需要系统应用抗真菌药物治疗，如特比萘芬、伊曲康唑或氟康唑，剂量和疗程视病情而定。足剂量、足疗程、规范化的治疗均可获得良好的治疗效果。有报道显示采用造血干细胞移植（hematopoietic stem cell transplantation，HSCT）可治愈由于先天性 CARD9 缺陷所致的深在型皮肤癣菌病。

六、皮肤癣菌的鉴定

（一）毛癣菌属（*Trichophyton*）

菌落蜡样、光滑或棉毛样。表面白色、粉色、黄色或奶油色至褐色。背面奶油色、褐色、红色、紫色或黄色。菌丝壁薄，透明。大分生孢子和小分生孢子生长在菌丝的末端或侧生在菌丝上。大分生孢子不常见，2 个或多个分隔，壁薄、光滑、透明，圆柱状或棍棒状至雪茄烟形。小分生孢子最常见，单细胞，壁薄、光滑、透明，卵圆形、梨形至棍棒状。根据毛癣菌属的大分生孢子壁光滑、多薄的特点可与小孢子菌属和奈尼兹属区别；根据毛癣菌属产生小分生孢子可与絮状表皮癣菌区别。

1. 红色毛癣菌（*Trichophyton rubrum*）　亲人性菌种，是皮肤癣菌病最常见的病原菌，主要侵犯皮肤和甲，偶可侵犯毛发。慢性感染可能与宿主的遗传易感性有关，可导致皮下组织感染。

（1）菌落特征：缓慢或中等速度生长；质地平坦至稍隆起，毛状、绒毛状至棉花状；表面白色至淡粉色，陈旧培养物变成玫瑰色；背面酒红色至橄榄色，有时黄色至暗黄色或红褐色（图 11-42）。

（2）镜下特征：大分生孢子大多缺乏，如果存在，呈圆柱形至雪茄烟形，壁薄、光滑，多分隔，40~55μm×6.0~7.5μm，易脱落。小分生孢子丰富、稀疏或缺乏，钉形至梨形，无柄侧生在菌丝，3.0~5.5μm×2.0~3.5μm（图 11-43）。偶尔仅有小分生孢子或大分生孢子，罕见不产孢，一些菌株可连续的产生关节孢子。

（3）生理学特性：毛发穿孔试验（-）；尿素酶试验常（-），但有阳性的分离株；BCP-MSG 培养基 pH 无改变，14 天后碱性变；37℃可生长；可消化山梨糖醇。在玉米粉吐温 80 琼脂和 PDA 上可产生红色素（图 11-44）。

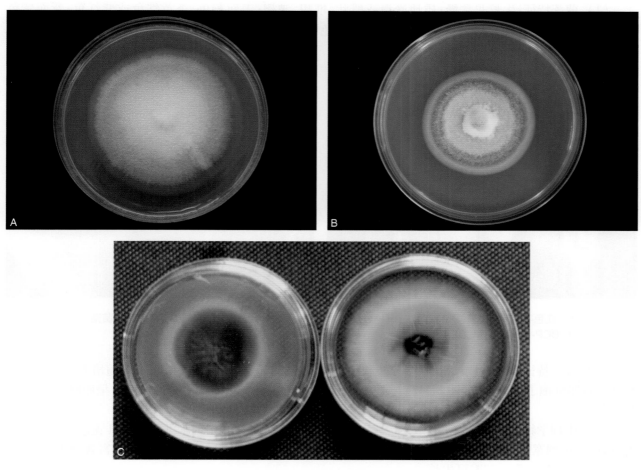

图 11-42　红色毛癣菌,菌落

A. SDA;B. PDA;C. 正面和反面。

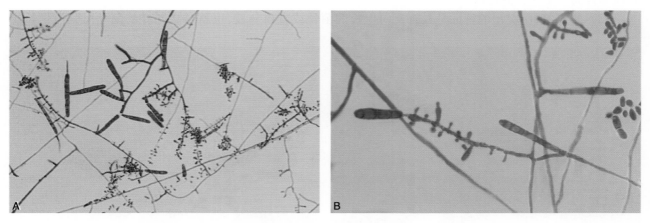

图 11-43　红色毛癣菌,光镜(×400)

A. 大小分生孢子(×400);B. 大分生孢子及菌丝侧面产生小分生孢子。

2. 紫色毛癣菌（*Trichophyton violaceum*）　亲人性菌种，可侵犯皮肤、甲及毛发。流行区在北美和中东，但广泛播散在欧洲、美洲和南美各地。

（1）菌落特征：生长非常慢；质地光滑或蜡状、堆积、皱褶；表面黄色、杏黄红色或紫红色；背面紫色（图11-45），或随着时间推移变成巧克力褐色，有褐色色素渗入琼脂。培养常可多形，形成白色扇区，偶尔有无色素菌株产生。

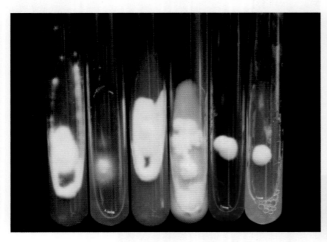
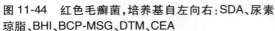

图11-44　红色毛癣菌，培养基自左向右：SDA、尿素琼脂、BHI、BCP-MSG、DTM、CEA

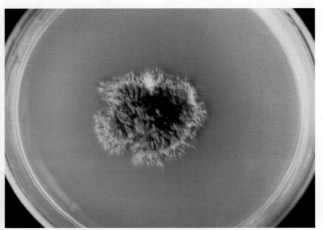

图11-45　紫色毛癣菌，菌落

（2）镜下特征：菌丝粗短、扭曲、多分枝和畸形，常分隔明显，断开形成关节孢子。随培养时间延长常形成多量厚壁孢子（图11-46，图11-47）。通常缺乏大小分生孢子，如果出现小分生孢子，呈卵圆形、梨形或棍棒状。

（3）生理学特性：毛发穿孔试验（-）；尿素酶试验（+）或弱（+）；BCP-MSG培养基 pH 无改变或弱碱性变，可产生小到宽的水解的晕包围着小的、深紫色的菌落，14天后变宽阔（图11-48）。在富含维生素 B_1 的培养基上能促进产孢。37℃可生长。

3. 苏丹毛癣菌（*Trichophyton soudanense*）　亲人性菌种，可侵犯皮肤、甲及毛发，是非洲头癣的常见病原菌。流行区在非洲撒哈拉以南地区，但欧洲及美洲亦存在。

（1）菌落特征：缓慢或中等速度生长；质地平坦至皱褶，绒面状，常有放射状沟纹，有像星星的边缘；表面和背面均呈深杏橘色（图11-49）。

（2）镜下特征：突出的特征是具有反向生长的菌丝或直角分枝，也就是从同样的菌丝反方向生长出

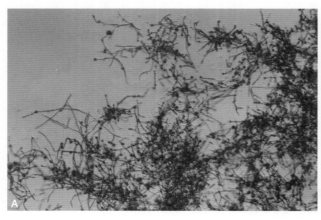
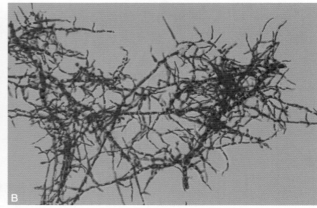

图11-46　紫色毛癣菌，光镜
A. ×200；B. ×400。

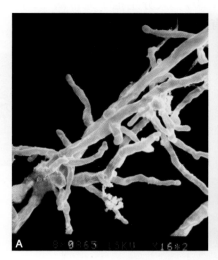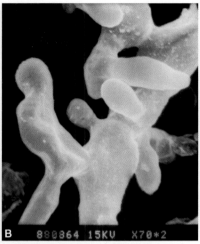

图 11-47　紫色毛癣菌,电镜
A. 菌丝;B. 小分生孢子。

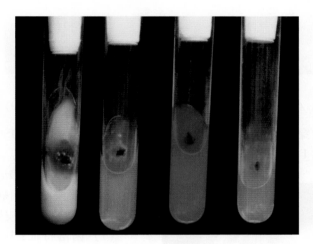

图 11-48　紫色毛癣菌,培养基自左向右:BCP-MSG、
SDA、DTM 和尿素琼脂

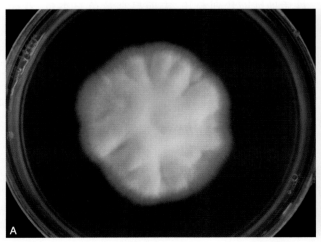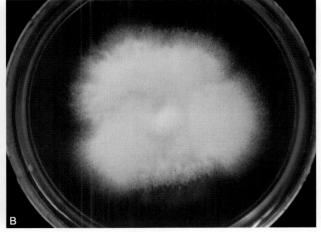

图 11-49　苏丹毛癣菌,菌落
A. SDA 菌落绒面状有皱褶;B. SDA 菌落平坦。

分枝,在菌落的表面和辐射状边缘处尤为明显(图 11-50)。大分生孢子通常缺乏;小分生孢子稀疏或缺乏,梨形至卵圆形,孤立或成群。在陈旧培养物中常有多量厚壁孢子。

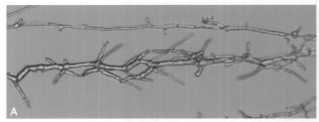
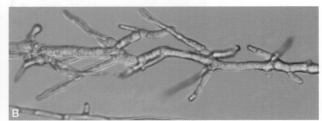
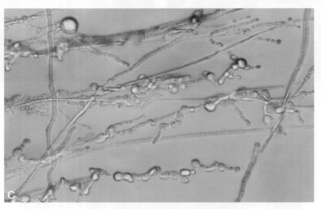

图 11-50　苏丹毛癣菌,光镜
A. 反向分枝(×200);B. 反向分枝(×400);C. 厚壁孢子(×400)。

(3) 生理学特性:毛发穿孔试验(−);尿素酶试验(−),偶尔阳性;BCP-MSG 培养基 pH 呈碱性变,有清晰的小的水解外周区(图 11-51)。

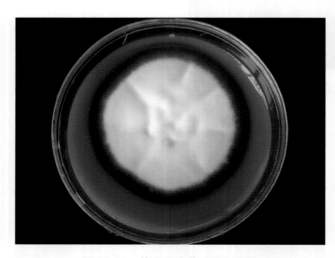

图 11-51　苏丹毛癣菌,BCP-MSG

4. 趾间毛癣菌(*Trichophyton interdigitale*)　亲人性菌种,是皮肤癣菌病最常见的病原菌,仅次于红色毛癣菌。可侵犯皮肤、甲,侵犯毛发情况不详。

(1) 菌落特征:中等快速生长;质地平坦,粉状至绒面状;表面白色至奶油色;背面黄色和粉红褐色,随时间推移常变为暗红褐色。生长不良的菌株质地绒面状到粉状,表面呈亮黄色至杏色,背面亮黄褐色至橘色(图 11-52)。

(2) 镜下特征:小分生孢子量多,亚球形至梨形。偶尔产生大分生孢子,细长、棍棒状、壁光滑、多分隔。偶尔产生螺旋菌丝和球形厚壁孢子,在陈旧培养物中厚壁孢子更丰富。生长不良的菌株在营养菌丝中常可见到结节体,周围有黄色渗出液,通常不产孢或出现小分生孢子(图 11-53,图 11-54)。

(3) 生理学特性:毛发穿孔试验(＋);尿素酶试验(＋);BCP-MSG 培养基 pH 呈碱性变;37℃ 可生长;不能消化山梨糖醇。PDA 或玉米粉吐温 80 琼脂上不产生红色素(图 11-55)。在 1% 蛋白胨琼脂表面呈绒面状到绒毛状菌落,而须癣毛癣菌呈颗粒状。

5. 须癣毛癣菌(*Trichophyton mentagrophytes*)　亲动物性菌种,可寄生在老鼠、豚鼠、袋鼠、猫、马、羊和兔子等身上,常侵犯人头皮(头癣)、须部区域(须癣)及光滑皮肤(体癣)。

(1) 菌落特征:快速生长;质地平坦,粉状至颗粒状,常常呈星形,一些培养物显示中心折叠或形成丛生隆起或多形的绒面状到绒毛状区域;表面白色至奶油色;背面黄褐色到红褐色(图 11-56)。

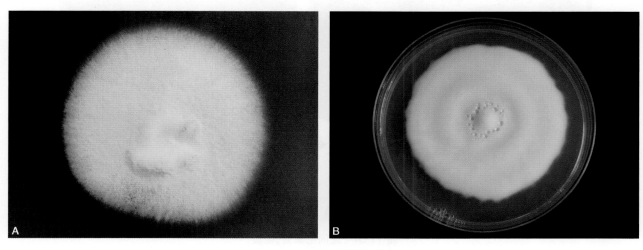

图 11-52　趾间毛癣菌,菌落
A. SDA;B. PDA。

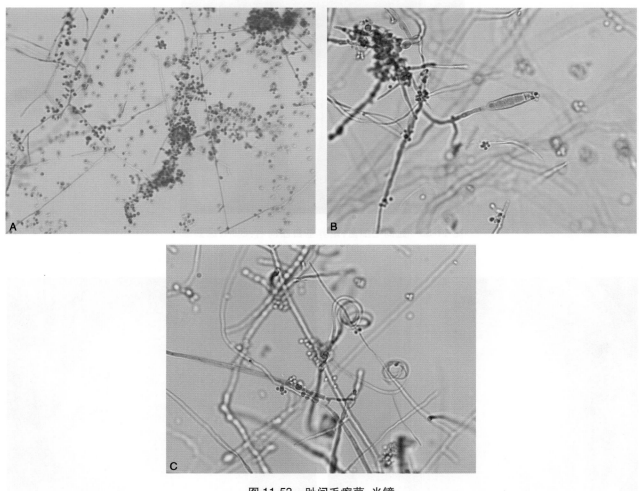

图 11-53　趾间毛癣菌,光镜
A. 小分生孢子(×200);B. 大分生孢子(×400);C. 螺旋菌丝(×400)。

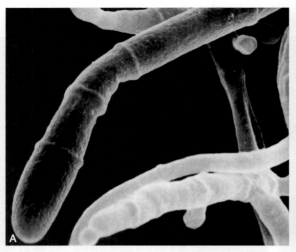
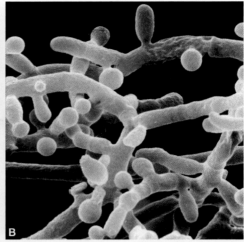

图 11-54　趾间毛癣菌,电镜
A.大分生孢子(1);B.小分生孢子(2)。

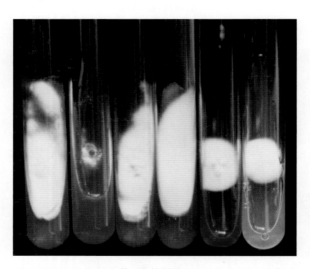

图 11-55　趾间毛癣菌,培养基自左向右:SDA、尿素琼
脂、BHI、BCP-MSG、DTM、CEA

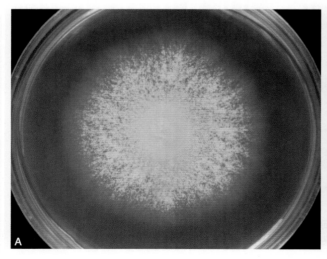
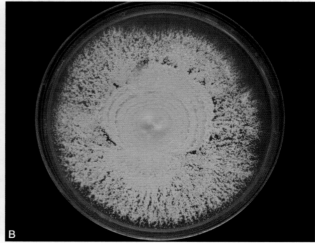

图 11-56　须癣毛癣菌,菌落
A.粉状;B.颗粒状。

（2）镜下特征：大分生孢子通常稀疏，壁薄、光滑，棍棒状至雪茄烟形，3~8 个分隔，20~50μm×6~8μm。小分生孢子量多，球形，直径 2μm，无柄、密集排列或侧生菌丝。常见螺旋菌丝（图 11-57，图 11-58）。

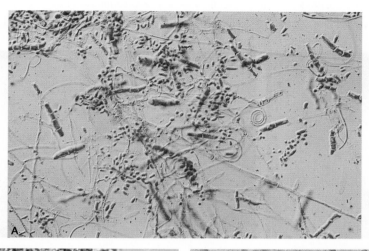

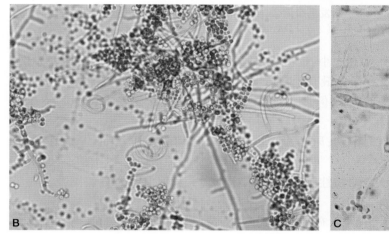
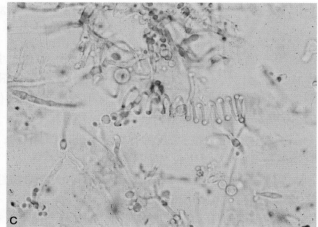

图 11-57　须癣毛癣菌，光镜
A.大小分生孢子（×200）；B.小分生孢子和螺旋菌丝（×400）；C.螺旋菌丝（×400）。

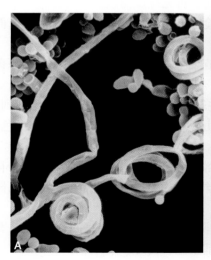
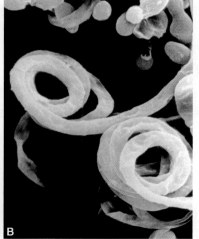

图 11-58　须癣毛癣菌，电镜
A.螺旋菌丝（1）；B.螺旋菌丝（2）。

（3）生理学特性：毛发穿孔试验（+）；尿素酶试验（+）；BCP-MSG 培养基 pH 呈碱性变。

6．断发毛癣菌（*Trichophyton tonsurans*）　亲人性菌种，可侵犯头发、皮肤和甲。世界性分布，尤其常见于墨西哥等拉丁美洲国家和美国。

（1）菌落特征：中等快速或缓慢生长；质地非常多变，多数绒面状，有放射状不规则沟纹；表面白色至灰色，黄色至淡褐黄色，有时中心粉色至淡橄榄色；背面桃花芯红，黄色或褐色（图 11-59）。

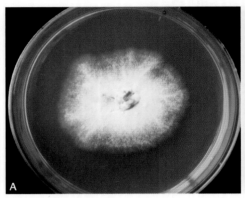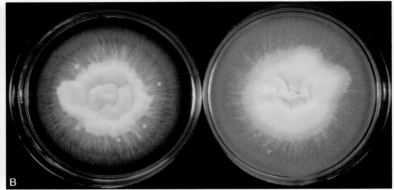

图 11-59　断发毛癣菌，菌落
A. SDA；B. SDA（左）、PDA（右）。

（2）镜下特征：小分生孢子量多，不同形状和大小，位于疏松成束的分枝上或增厚的末端菌丝，无柄，棒状至接近柱状，有时膨大呈气球状，小分生孢子是最有诊断意义的特征。可见丰富的端生和间生膨大的厚壁孢子（图 11-60，图 11-61）。大分生孢子不常见，但多变，时常壁有点厚，圆柱状到雪茄烟形，2~6 个分隔，10~65μm×4~12μm。

（3）生理学特性：毛发穿孔试验（-），有时阳性；尿素酶试验可变；BCP-MSG 培养基 pH 呈碱性变，有时弱碱性变；37℃可生长（图 11-62）。

7．刺猬毛癣菌（*Trichophyton erinacei*）　亲动物性菌种，可感染皮肤、甲及毛发。来自刺猬及其污染物，常见于新西兰和欧洲。

（1）菌落特征：快速生长；平坦，颗粒状到粉状，有时绒毛到蓬松；黄色奶油色到浅黄色；背面呈亮柠檬黄色。

（2）镜下特征：大分生孢子不常见，棒状，壁光滑，2~6 个细胞，大小可变，大分生孢子比须癣毛癣菌要短得多。许多大的棒状小分生孢子产生在菌丝侧面。可见螺旋菌丝。

（3）生理学特性：毛发穿孔试验（+）；尿素酶试验来自新西兰/欧洲的菌株为（-），而来自非洲的菌株为（+）。

8．马毛癣菌（*Trichophyton equinum*）　亲动物性菌种，是马皮肤癣菌病的常见病原菌，人的感染罕见，多数从马传染，可引起头癣。

（1）菌落特征：中等到快速生长；质地平坦，有些轻微折叠或放射状凹槽，绒面状到绒毛状；表面白色到淡黄色，早期培养物表面有深黄色淹没边缘；背面由于褐色色素的渗入时常变为褐色至暗粉色，中央变为暗红色。

（2）镜下特征：大分生孢子非常罕见，壁薄、光滑，圆柱形到雪茄烟形，2~6 个分隔，10~65μm×4~12μm。小分生孢子丰富，棍棒状至梨形，无柄或在菌丝侧生短梗上。偶尔存在结节体，陈旧培养物中可见丰富的厚壁孢子。

（3）生理学特性：毛发穿孔试验通常（-），有时阳性；尿素酶试验（+）；BCP-MSG 培养基 pH 呈碱性化；多数菌株生长需要烟酸。在含维生素 B$_1$ 的培养基上生长良好。

9．本海姆毛癣菌（*Trichophyton benhamiae*）　亲动物性菌种，在豚鼠等宠物中流行。儿童感染多来自家养豚鼠传播感染所致，导致头癣和体癣。

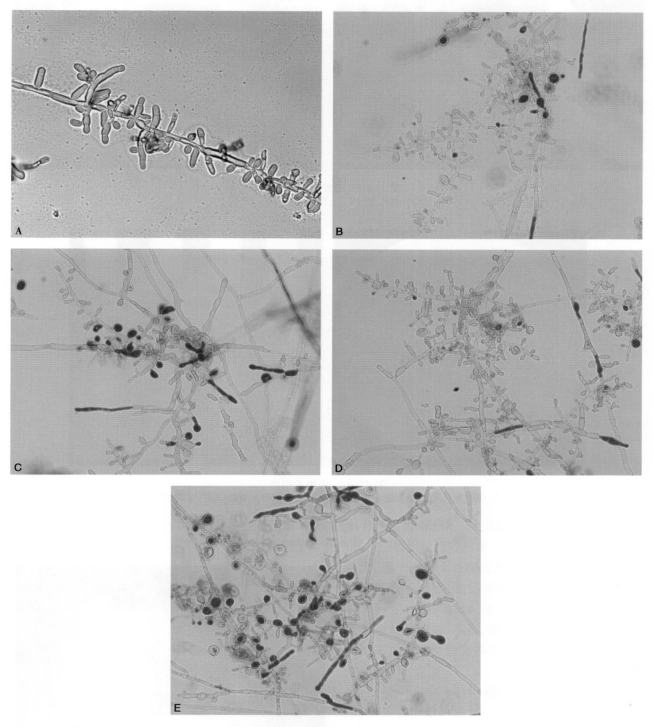

图 11-60　断发毛癣菌,光镜(×400)
A. 小分生孢子;B. 小分生孢子;C. 小分生孢子;D. 小分生孢子;E. 厚壁孢子。

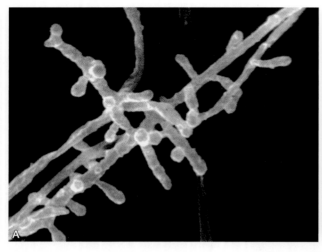
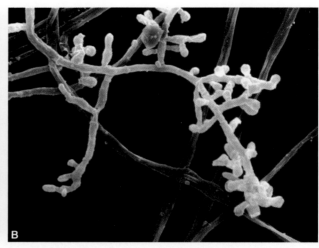

图 11-61　断发毛癣菌,电镜
A.小分生孢子(1);B.小分生孢子(2)。

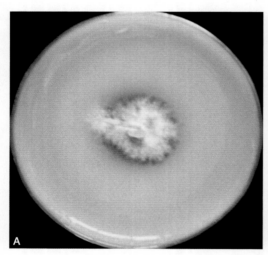
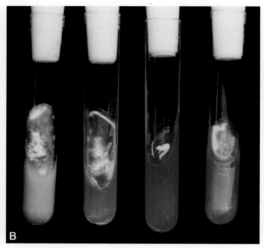

图 11-62　断发毛癣菌
A.BCP-MSG;B.培养基自左向右:BCP-MSG、SDA、DTM 和尿素琼脂。

(1) 菌落特征:快速生长;质地粉状到絮状,粉状菌落常呈星形;表面奶油色到黄色;背面赭色到红褐色,偶尔黄色,或深褐色。黄色表型扁平,星形,菌落背面呈亮黄色。

(2) 镜下特征:白色表型有丰富的产孢,大分生孢子通常稀少,棍棒状到雪茄烟形,壁光滑、薄,3~8 个分隔,20~50μm×6~8μm。小分生孢子球形至棍棒状,宽 2μm,无柄、密集、像葡萄状群集排列,或侧生菌丝,偶尔产生螺旋菌丝。黄色表型一般不产孢。异宗配合。

10. 疣状毛癣菌(*Trichophyton verrucosum*)　亲动物性菌种,主要侵犯牛、马,也可侵犯人类皮肤、甲板及毛发。

(1) 菌落特征:非常慢生长;质地小、纽扣状或圆盘状,绒面状到天鹅绒状,中央隆起,外周平坦有一些淹没生长。表面白色到奶油色,背面从无色到黄色变化(图 11-63)。

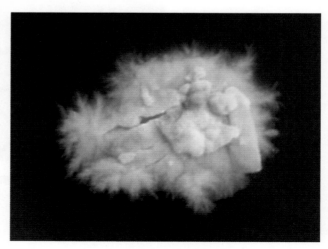

图 11-63　疣状毛癣菌,菌落

（2）镜下特征：大分生孢子非常罕见，如果存在，壁薄、光滑，鼠尾形或豆串状，4~7个分隔。小分生孢子棍棒状至梨形，侧生菌丝。宽而不规则的菌丝有许多端生和间生的厚壁孢子，呈链状（图11-64，图11-65）。有时末端有鹿角菌丝分枝，但没有末端膨大，在新鲜培养中菌丝末端常可见膨大。

（3）生理学特性：毛发穿孔试验（−）；尿素酶试验（−）；BCP-MSG 培养基 pH 呈碱性变或弱碱性变，在

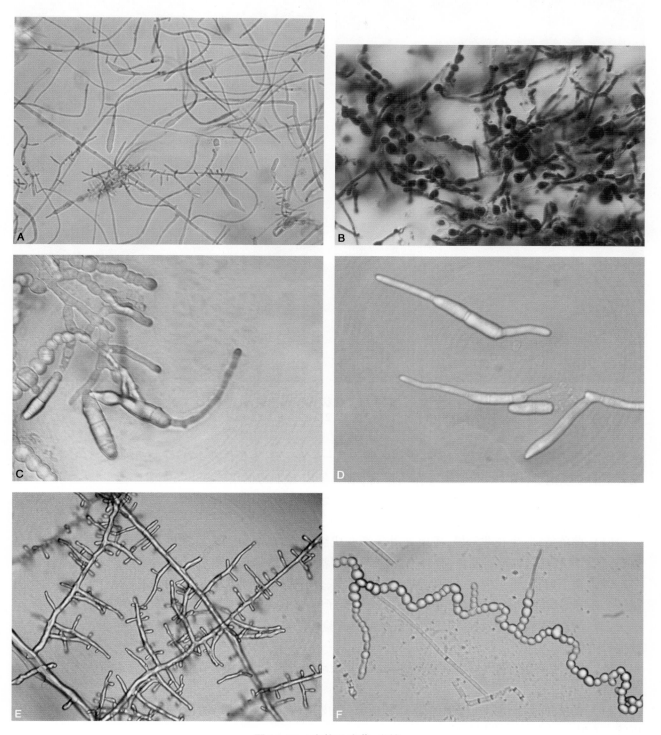

图11-64 疣状毛癣菌，光镜

A. 大小分生孢子（×400）；B. 厚壁孢子（×400）；C. 大分生孢子，厚壁孢子（分离自牛的菌种）（×1 000）；D. 鼠尾形大分生孢子（分离自牛的菌种）（×1 000）；E. 小分生孢子（分离自牛的菌种）（×1 000）；F. 链状厚壁孢子（分离自牛的菌种）（×1 000）。

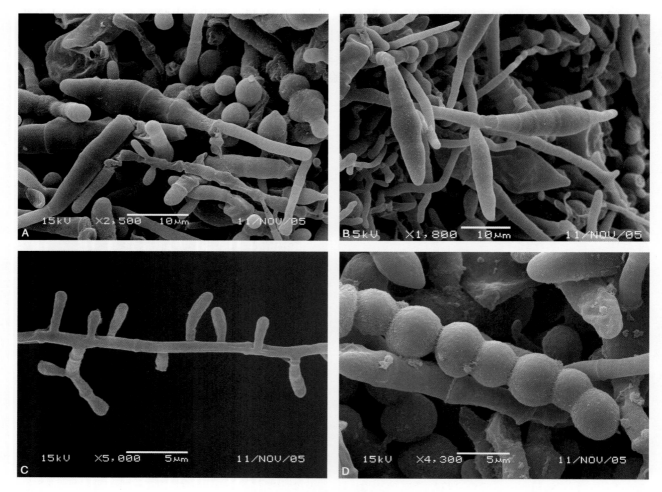

图 11-65　疣状毛癣菌,电镜
A.大分生孢子(1);B.大分生孢子(2);C.小分生孢子(3);D.厚壁孢子。

菌落周围清楚的宽阔的水解带。皮肤癣菌中唯一的一个在 37℃ 生长比在 24℃ 好的菌种,在 37℃ 生长时可见典型的厚壁孢子(图 11-66)。在含酵母浸膏、维生素 B_1 或肌醇的培养基上可刺激产孢。

　　11. 同心性毛癣菌(*Trichophyton concentricum*)　亲人性菌种,引起叠瓦癣。主要分布在太平洋岛屿、几内亚新巴布亚湾、东南亚和美洲中部。

　　(1)菌落特征:生长非常慢;质地光滑逐渐变成绒面状,隆起、折叠,常深度折叠进琼脂,产生琼脂基裂开;表面多数呈白色至奶油色,有时橘褐色;背面呈淡黄色、黄褐色至褐色(图 11-67)。

　　(2)镜下特征:可见缠在一起的菌丝团,菌丝宽、多分枝、不规则,常分段、分隔,有时有不典型的鹿角菌丝。在陈旧培养物中存在厚壁孢子。大小分生孢子缺如,偶尔产生棍棒状至梨形小分生孢子(图 11-68)。

　　(3)生理学特性:毛发穿孔试验(-);尿素酶试验(-)或(+);维生素 B_1 可促进其生长。37℃ 不生长或生长很弱。

　　12. 昆克毛癣菌(*Trichophyton quinckeanum*)　亲动物性菌种,鼠黄癣的病原菌,偶尔有人类毛发感染的报道。

　　(1)菌落特征:质地平坦或稍微隆起和褶皱,麂皮状;表面白色到奶油色;背面淡黄褐色到粉红褐色;可能存在特征性刺激性老鼠气味。

　　(2)镜下特征:大分生孢子偶尔中等量产生,壁光滑、薄,形状可变,棍棒状,多分隔。有大量的小分生孢子,初始的呈细长棍棒状,侧生菌丝,单细胞;随着时间的推移小分生孢子变宽,梨形,亚球形。梳状菌丝罕见。

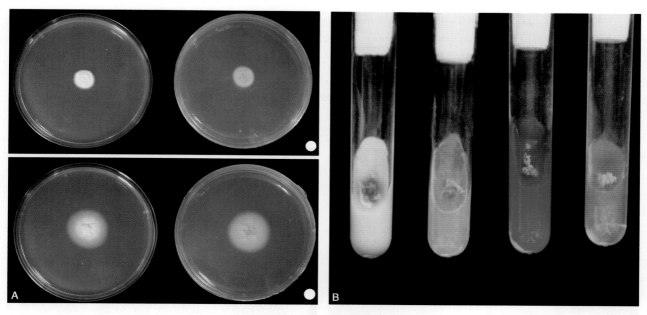

图 11-66 疣状毛癣菌
A. 在 37℃ 生长好于室温；B. 培养基自左向右：BCP-MSG、SDA、DTM 和尿素琼脂。

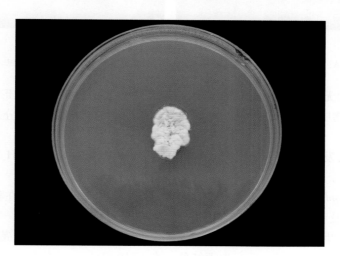

图 11-67 同心性毛癣菌，菌落

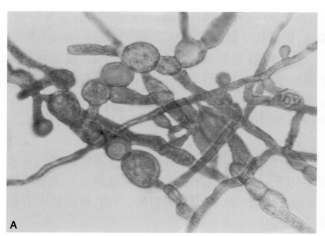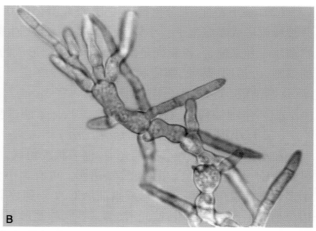

图 11-68 同心性毛癣菌，光镜
A. ×400；B. ×400。

（3）生理学特性:毛发穿孔试验(+);尿素酶试验通常在2~3天非常快速地出现阳性反应。

13. 许兰毛癣菌(*Trichophyton schoenleinii*) 亲人性菌种,主要侵犯头发,是黄癣的病原菌,也可侵犯皮肤和甲。在欧洲、亚洲和非洲一些地区分离到。

（1）菌落特征:非常慢生长;质地蜡样或绒面状,有深的折叠似蜂巢状菌体,一些在下面生长,随着时间推移菌落隆起,时常使琼脂裂开,由于产生鹿角菌丝,边缘有时呈羽毛样。表面奶油色至黄色至橘褐色;背面无色或淡黄色(图11-69)。

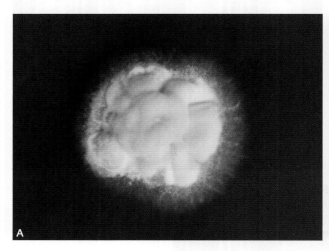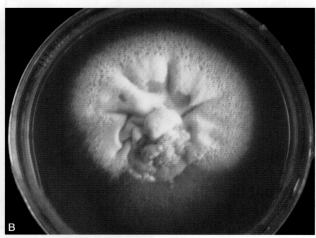

图11-69 许兰毛癣菌,菌落
A. SDA菌落中间堆起,蜡样质地;B. SDA菌落中间隆起,周边平坦。

（2）镜下特征:通常无大小分生孢子,在米饭培养基中生长一些菌株可能形成一些扭曲的棍棒状小分生孢子。在陈旧培养物中厚壁孢子丰富。可以观察到特征性的鹿角菌丝,二分叉菌丝,末端膨胀(图11-70,图11-71)。

（3）生理学特性:毛发穿孔试验(-);尿素酶试验可变;BCP-MSG培养基pH呈碱性变。维生素B$_1$可以刺激生长;37℃可生长。

14. 猴毛癣菌(*Trichophyton simii*) 亲动物性菌种,罗猴及小鸡感染多见,在猴子和禽类引起体癣,偶尔感染人类皮肤(体癣)及毛发。主要分布在印度、伊朗。

（1）菌落特征:快速生长;质地均匀扩展的颗粒,茸毛边缘;表面白色到淡黄色,下方为鲜红玫瑰色、黄色或葡萄酒色;背面黄色至鲑鱼色,后变为酒红色。在1:10 SDA上可产生白色子囊果,棉毛菌落上有白色到淡黄色裸囊壳。

（2）镜下特征:大分生孢子梭形,壁光滑,5~10个分隔,30~85μm×6~11μm。个别的细胞常常肿胀,并被释放形成厚壁孢子。小分生孢子多数无柄侧生菌丝,棍棒状至梨形(图11-72,图11-73)。可以有螺旋状菌丝。异宗配合,裸囊壳是由单侧分枝菌丝形成的一个网组成(包被菌丝),包含顶端突起,壁厚而粗糙的细胞,由透明、薄壁、螺旋状扭曲的附属器终止。子囊亚球形到椭圆形,宽6μm,壁薄,内有8个子囊孢子,逐渐消散。子囊孢子半透明,透镜状,宽3μm。

（3）生理学特性:毛发穿孔试验(+);尿素酶试验(+);BCP-MSG培养基pH呈碱性化;37℃可生长。

（二）小孢子菌属（*Microsporum*）

菌落生长慢或快速。质地光滑、棉毛状或粉状。表面呈白色、淡黄色到黄色,有时呈浅鲑鱼色。背面呈奶油色、红色或黄色。菌丝壁薄,透明。可有大小分生孢子,孤立或成群在菌丝末端或侧生。大分生孢子多数成群锐角产生,纺锤形或雪茄烟形,2个到数个分隔,壁薄到厚,有小棘到粗糙,透明,在底部常有褶边。小分生孢子单细胞,壁光滑、薄、透明,卵圆形到棒形,孤立。

1. 犬小孢子菌(*Microsporum canis*) 亲动物性菌种,猫和狗是主要的传染来源,偶尔可累及其他动物,侵犯人类毛发、皮肤,罕见甲受累,可引起皮下组织感染。

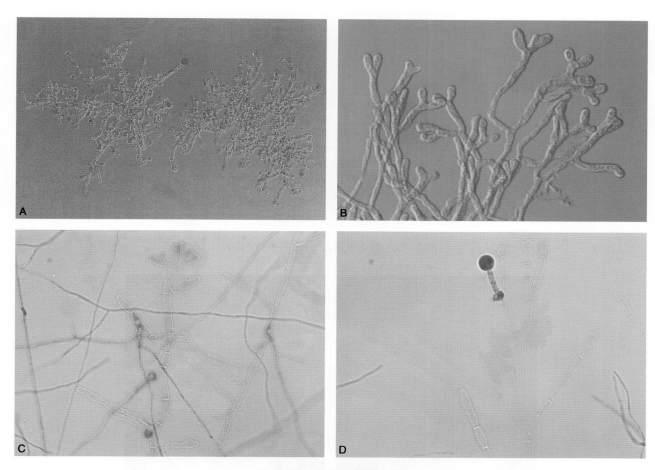

图 11-70 许兰毛癣菌,光镜
A. 鹿角菌丝(×200);B. 鹿角菌丝(×400);C. 鹿角菌丝(×400);D. 厚壁孢子和鹿角菌丝(×400)。

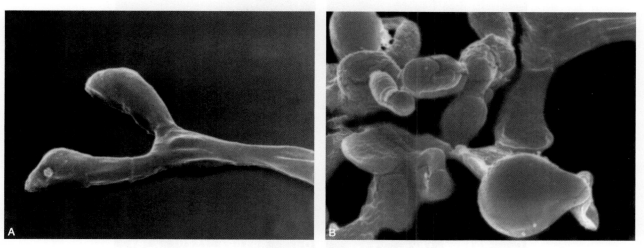

图 11-71 许兰毛癣菌,电镜
A. 鹿角菌丝;B. 厚壁孢子。

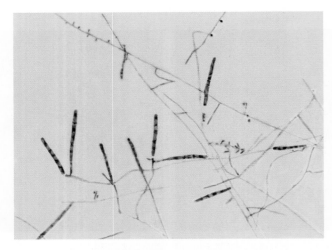

图 11-72　猴毛癣菌,大分生孢子(×400)

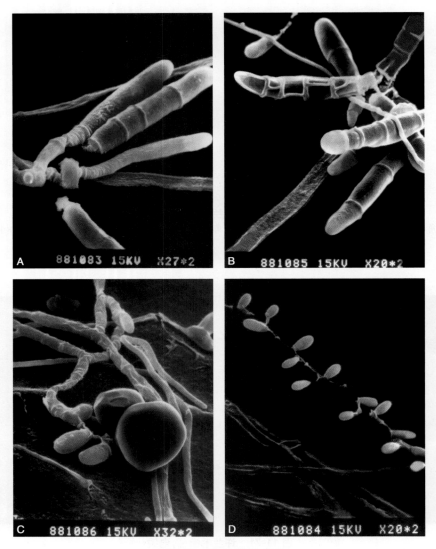

图 11-73　猴毛癣菌,电镜
A.大分生孢子;B.大分生孢子;C.厚壁孢子;D.小分生孢子。

（1）菌落特征：生长快速；质地平坦、扩展，致密棉毛状，有一些放射状沟槽；表面白色至奶油色；背面亮金黄色至褐黄色，也可以无色（图 11-74）。

（2）镜下特征：大小分生孢子一般在初代培养基上不产生，需要转种于米饭培养基上。数量多，纺锤形，6~12 个分隔，35~110μm×12~25μm，壁厚、粗糙，有棘状突起，孢子末端稍现膨大，轻微弯曲，粗糙，末端有喙。有时大分生孢子生长不良或发生显著扭曲（图 11-75，图 11-76）。小分生孢子不常见，棒状至梨形，无柄侧生在菌丝。可见球拍菌丝、梳状菌丝、结节体及厚壁孢子。

（3）生理学特性：毛发穿孔试验（+）；尿素酶试验（+），弱；BCP-MSG 培养基 pH 无改变。在米饭培养基上生长快而茂盛，产生白色气生菌丝有黄色色素及大量大小分生孢子。

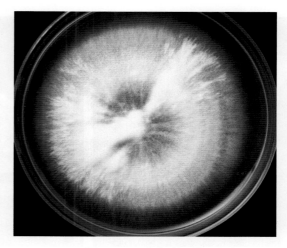

图 11-74　犬小孢子菌

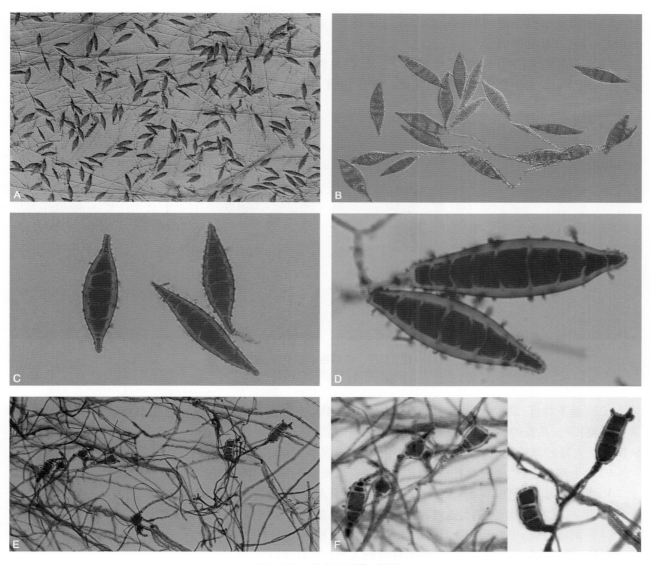

图 11-75　犬小孢子菌，光镜

A. 大分生孢子（×100）；B. 大分生孢子（×200）；C. 大分生孢子（×400）；D. 大分生孢子（×1 000）；E. 歪斜大分生孢子（×200）；F. 歪斜大分生孢子（×1 000）。

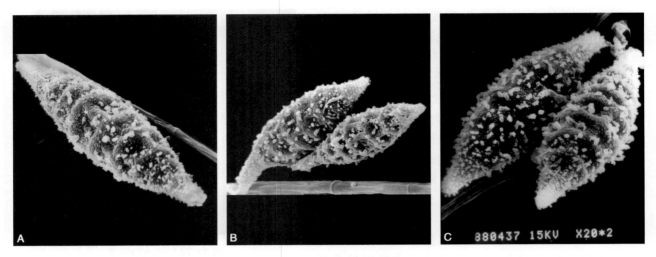

图 11-76 犬小孢子菌，电镜
A. 大分生孢子(1)；B. 大分生孢子(2)；C. 大分生孢子(3)。

2. 铁锈色小孢子菌(*Microsporum ferrugineum*) 亲人性菌种，侵犯皮肤、毛发，可引起皮下组织感染。分布在亚洲、东欧和非洲。

(1) 菌落特征：生长缓慢；质地蜡状、光滑、圆盘状，堆积，皱褶，有时平坦，培养物快速变成绒毛状和多形；表面从奶油色至黄色至深红色变化，有时产生平缓的白色型；背面无色(图 11-77)。

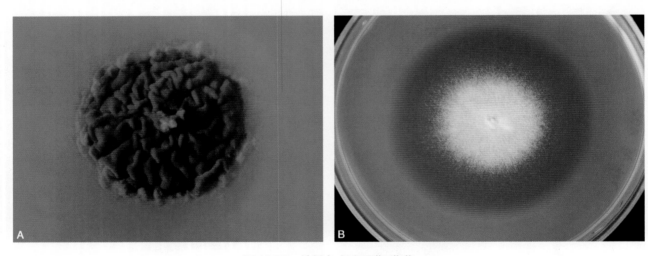

图 11-77 铁锈色小孢子菌，菌落
A. SDA(1)；B. SDA(2)。

(2) 镜下特征：缺少大小分生孢子，在稀释的 SDA 上可出现与犬小孢子菌相似的梭形大分生孢子。常常可见长的、垂直的宽菌丝，有明显的细胞分隔(竹节菌丝)，呈现将要断开的趋势。有球拍状菌丝及梳状菌丝。大量的厚壁孢子，顶生、间生、侧生，单个或成串，形状不规则(图 11-78)。

(3) 生理学特性：毛发穿孔试验(-)；尿素酶试验(-)；BCP-MSG 培养基 pH 无改变。

3. 奥杜盎小孢子菌(*Microsporum audouinii*) 亲人性菌种，可侵犯儿童的皮肤和毛发。目前主要存在于非洲、罗马尼亚和海地，在北美洲和欧洲罕见分离，最常从移民和旅行者中分离出。

(1) 菌落特征：中等快速生长；质地平坦、扩展，致密绒面状到绒毛状，有放射性边缘；表面灰白色至浅灰白色；背面黄褐色至红褐色，一些菌株可能无色(图 11-79)。

(2) 镜下特征：大小分生孢子罕见产生，多数培养物是不育的或仅偶尔产生厚壁端生或间生的厚壁孢子。当存在大分生孢子时，大小和所含细胞数不定，30~82μm×8~14μm，壁光滑至稀少小刺、厚壁；不规

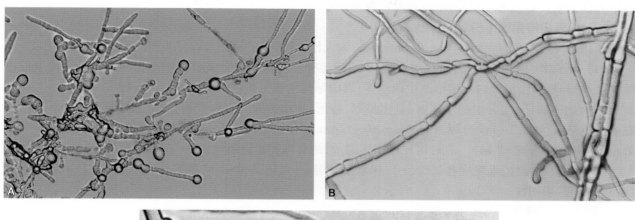

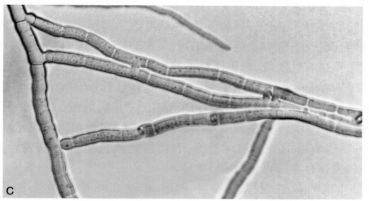

图 11-78　铁锈色小孢子菌,光镜
A. 厚壁孢子(×200);B. 竹节菌丝(×400);C. 竹节菌丝(×400)。

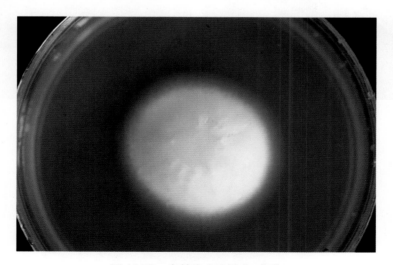

图 11-79　奥杜盎小孢子菌,菌落

则梭形,通常在靠近中间的地方有些缩窄和喙,通常有轻微弯曲、疣状的顶端(图11-80,图11-81)。小分生孢子罕见,卵圆形至棍棒状。可见梳状菌丝或球拍样菌丝。

(3) 生理学特性:毛发穿孔试验(-);尿素酶试验(-);BCP-MSG 培养基 pH 无改变或碱性变。在米饭培养基上生长差或不生长,通常仅可见棕色色素。

(三) 表皮癣菌属(*Epidermophyton*)

絮状表皮癣菌(*Epidermophyton floccosum*) 亲人性菌种,主要侵犯人的皮肤和甲板,罕见侵犯毛发。

(1) 菌落特征:缓慢生长;质地绒面状,中心隆起有不规则的皱襞或脑回状沟,外周平坦,淹没生长边缘,陈旧培养物可以形成白色多形丛生菌丝体;表面绿褐色或土黄色;背面深黄褐色(图11-82)。

(2) 镜下特征:大分生孢子丰富,呈束排列,棒形、顶端钝圆,壁薄、光滑,孤立或成群(2~3 个),形成在菌丝侧壁或顶端,2~4 个分隔,10~40μm×6~12μm。无小分生孢子。陈旧培养物中常见厚壁孢子和关节孢子(图11-83,图11-84)。有时可见球拍样菌丝、结节体和螺旋菌丝。

(3) 生理学特性:毛发穿孔试验(-);尿素酶试验(+);BCP-MSG 培养基 pH 呈碱性变。米饭培养基(生长/产孢)均阳性。

(四) 奈尼兹属(*Nannizzia*)

菌落多数棉毛状到粉状,白色到褐色,奶油色,褐色到红色。菌丝壁薄,透明。大分生孢子2 个或多个分隔,壁光滑或粗糙,透明,圆柱状、棍棒状或雪茄烟形。小分生孢子透明,壁光滑、薄,单细胞,卵圆形、梨形到棍棒状。交配后常常存在有性阶段,产生裸囊壳有菌丝包被纹饰,球形,易消散的子囊。

1. 石膏样奈尼兹菌(*Nannizzia gypsea*) 曾用名石膏样小孢子菌(*M. gypsea*),亲土性菌种。在温暖潮湿季节可以引起人类和动物(猫、狗、啮齿动物和马)的感染,尤其儿童和农民,可侵犯皮肤及毛发。

(1) 菌落特征:快速生长;质地平坦扩展,绒面状到颗粒状,多数培养物形成中央白色绒毛状圆顶或蓬松白色丛生菌丝体,一些也有窄的外周白色边缘;表面深奶油色至茶色-淡黄色至暗肉桂色;背面黄褐色,常有黑褐色点,在一些菌株存在红褐色(图11-85)。

(2) 镜下特征:大分生孢子丰富,对称、椭圆形,壁薄、粗糙,3~8 个分隔,25~60μm×8.5~15.0μm。许多大分生孢子的末端或远端稍微呈圆形,而靠近菌丝端呈平截状(图11-86,图11-87)。小分生孢子少,棍

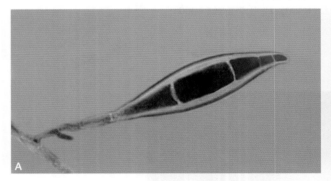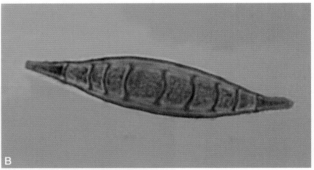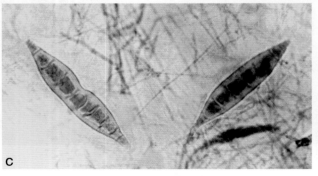

图 11-80 奥杜盎小孢子菌,光镜
A. 大分生孢子(×1 000);B. 大分生孢子(×1 000);C. 大分生孢子(×400)。

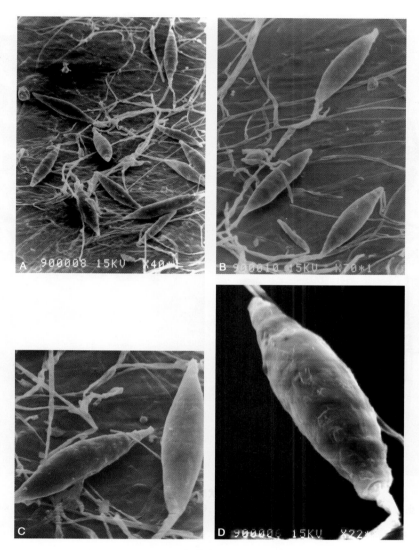

图 11-81　奥杜盎小孢子菌,电镜
A. 大分生孢子(1);B. 大分生孢子(2);C. 大分生孢子(3);D. 大分生孢子(4)。

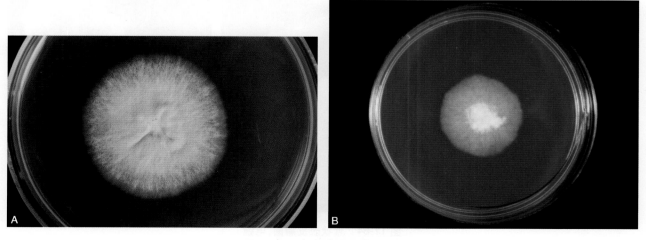

图 11-82　絮状表皮癣菌,菌落
A. SDA 菌落绒面状,淡黄色;B. SDA 菌落中间白色,周边土黄色。

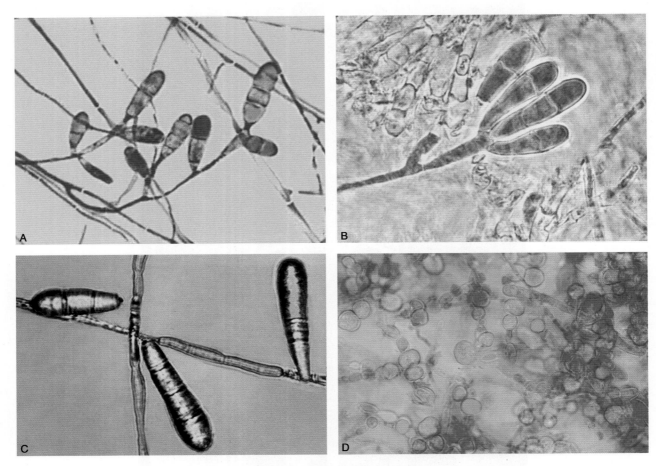

图 11-83　絮状表皮癣菌,光镜
A. 大分生孢子(×400);B. 大分生孢子(×1 000);C. 大分生孢子(×1 000);D. 厚壁孢子(×1 000)。

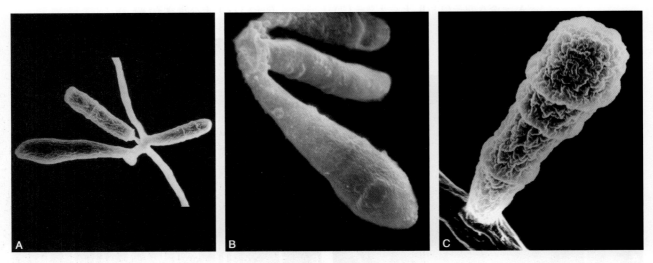

图 11-84　絮状表皮癣菌,电镜
A. 大分生孢子(1);B. 大分生孢子(2);C. 大分生孢子(3)。

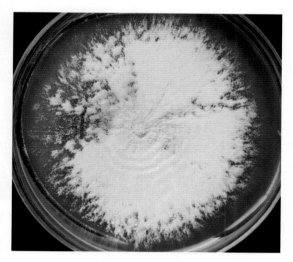

图 11-85 石膏样奈尼兹菌,菌落

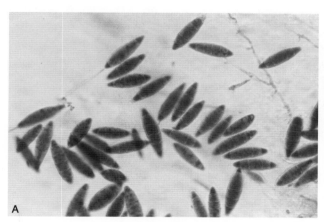
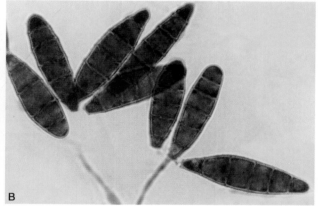

图 11-86 石膏样奈尼兹菌,光镜
A. 大分生孢子(×400);B. 大分生孢子(×1 000)。

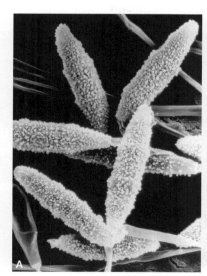
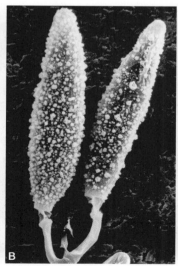
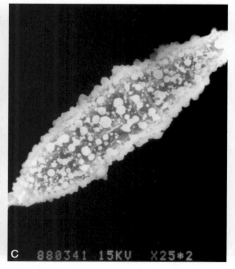

图 11-87 石膏样奈尼兹菌,电镜
A. 大分生孢子(1);B. 大分生孢子(2);C. 大分生孢子(3)。

棒状,无柄或有茎着生于菌丝的侧面,3.5~8.0μm
×2~3μm。可见球拍样菌丝、梳状菌丝、结节体及
厚壁孢子。

（3）生理学特性:毛发穿孔试验(+);尿素酶
试验(+);BCP-MSG 培养基 pH 无改变。米饭培养
基(生长/产孢)均阳性。

2. 粉奈尼兹菌(*Nannizzia fulva*) 曾用名粉小
孢子菌(*M. fulva*),亲土性菌种,可感染皮肤及毛发。

（1）菌落特征:快速生长;质地平坦;绒面状;
表面黄褐色-淡黄色至粉红色-淡黄色,常有蓬松白
色进展边缘,偶尔见到表面下暗红色,无色至黄褐
色;背面深红色,色素不扩散(图 11-88)。

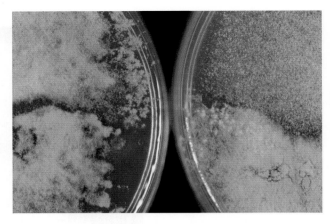

图 11-88 粉奈尼兹菌,菌落

（2）镜下特征:大分生孢子丰富,壁薄或略厚,有小刺,长的,椭圆形至棍棒状,4~7 个分隔,25~60μm
×7~12μm。小分生孢子无柄或短柄,棒状。常见螺旋菌丝(图 11-89,图 11-90)。

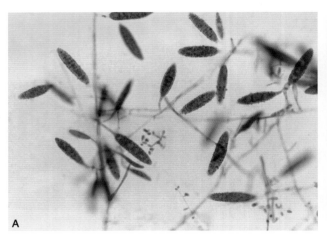

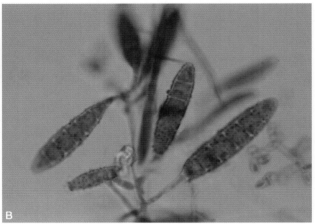

图 11-89 粉奈尼兹菌,光镜
A.大分生孢子(×400);B.大分生孢子(×1 000)。

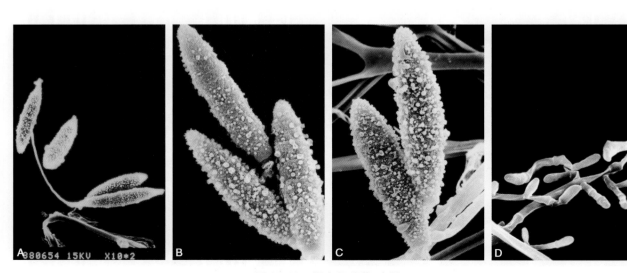

图 11-90 粉奈尼兹菌,电镜
A.大分生孢子(1);B.大分生孢子(2);C.大分生孢子(3);D.小分生孢子(4)。

（3）生理学特性：毛发穿孔试验（+）；尿素酶试验（+）；BCP-MSG 培养基 pH 无改变。

3. 猪奈尼兹菌（*Nannizzia nanum*） 曾用名猪小孢子菌，亲动物性菌种，偶可感染人类皮肤和头发。

（1）菌落特征：中等速度生长；质地平坦，绒面状到粉状，常有一些放射状浅沟纹；表面奶油色到淡黄色，初始菌落褐色-橘色，随时间变成暗红色-褐色；背面呈红褐色（图 11-91）。

（2）镜下特征：大分生孢子量多，小的卵圆形至梨形，1~3 个分隔（多数 2 个分隔），12~18μm×5.0~7.5μm，壁光滑、相当薄，有刺（疣状凸起），宽的平截基底（图 11-92，图 11-93）。小分生孢子棍棒状，量多到罕见，无柄沿菌丝分布。

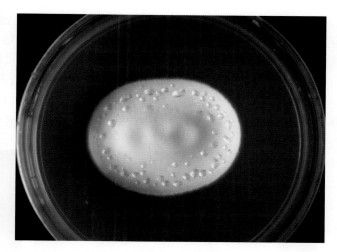

图 11-91 猪奈尼兹菌，菌落

（3）生理学特性：毛发穿孔试验（+）；尿素酶试验（+）；BCP-MSG 培养基 pH 无改变。米饭培养基（生长/产孢）均阳性。

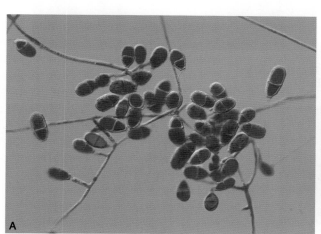
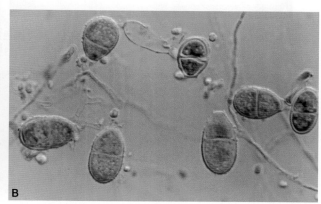

图 11-92 猪奈尼兹菌，光镜
A. 大分生孢子（×400）；B. 大分生孢子（×1 000）。

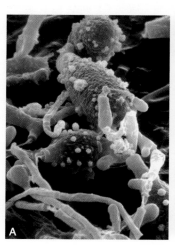
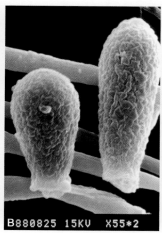
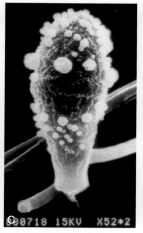
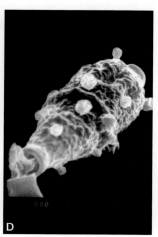

图 11-93 猪奈尼兹菌，电镜
A. 大分生孢子（1）；B. 大分生孢子（早期）；C. 大分生孢子（2）；D. 大分生孢子（3）。

4. 桃色奈尼兹菌(*Nannizzia persicolor*)　曾用名桃色小孢子菌,亲动物性菌种,主要的宿主是一些小的啮齿动物,如田鼠和野鼠,与田鼠的分布相吻合,欧洲和加拿大分布,这个种也在印度环境中分离到,从欧洲河岸和田地田鼠分离到。偶然感染人类头发、皮肤。可以感染狗。

（1）菌落特征:快速生长;质地平坦,绒面状到颗粒状;表面呈白色到粉色;背面呈橘色到红色(图11-94)。

（2）镜下特征:在原始分离中常存在大分生孢子,梭形或子弹形,壁光滑,在顶部稍粗糙,4~7个分隔,40~60μm×4~8μm,常缺乏(图11-95,图11-96)。小分生孢子量多,密集簇状,球形到梨形。常见螺旋菌丝。

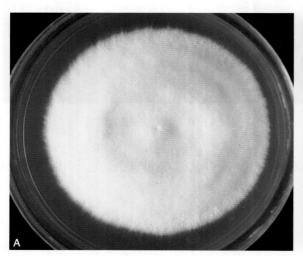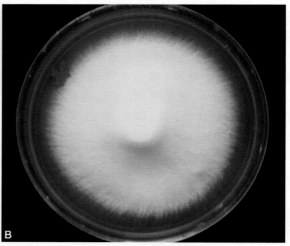

图 11-94　桃色奈尼兹菌,菌落
A. SDA(1);B. SDA(2)。

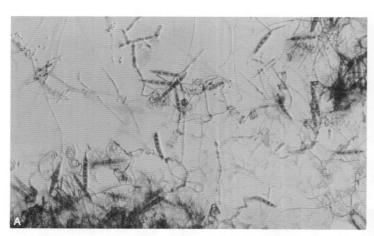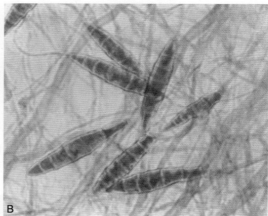

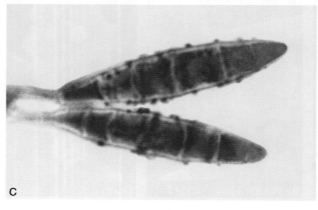

图 11-95　桃色奈尼兹菌,光镜
A. 大分生孢子(×200);B. 大分生孢子(×400);C. 大分生孢子(×1 000)。

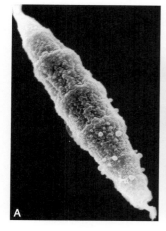
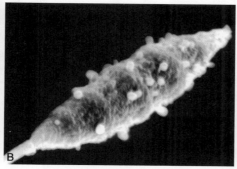
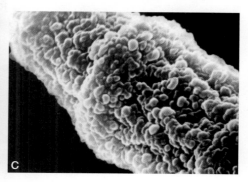

图 11-96　桃色奈尼兹菌,电镜
A. 大分生孢子(1);B. 大分生孢子(2);C. 大分生孢子孢壁。

（3）生理学特性:毛发穿孔试验(+);尿素酶试验(+);BCP-MSG 培养基 pH 无改变。在 37℃生长弱。在含 5% NaCl 的 SDA 上大分生孢子常见,壁粗糙。在无糖培养基上,菌落背面呈玫瑰色到酒红色。

（五）*Paraphyton* 属

菌落多数质地颗粒状,表面呈褐色,背面呈褐色。大分生孢子多分隔,壁厚且粗糙,(半)透明,棍棒状或雪茄烟形。小分生孢子壁薄且光滑,单细胞,棍棒状。

1. *Paraphyton cookei*　曾用名库柯小孢子菌,亲土性菌种,从狗、猴子和松鼠身上分离出,已报告人浅表皮肤感染。

（1）菌落特征:中等速度生长;质地平坦,扩展,粉状至绒面状,中央稍微隆起和折叠,一些放射状沟槽。表面由淡黄色至暗褐色,在陈旧培养物中,深葡萄红到褐色色素渗入到培养基中;背面呈暗红褐色(图 11-97)。

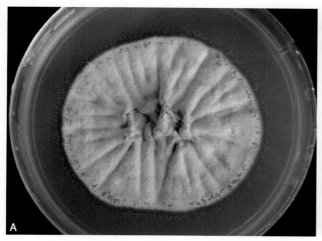
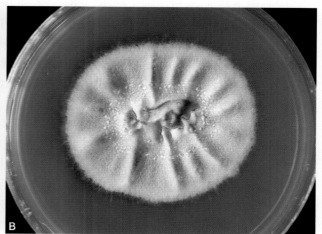

图 11-97　*Paraphyton cookei*,菌落
A. SDA(1);B. SDA(2)。

（2）镜下特征:大分生孢子量多,较大,壁非常厚且粗糙,5~10 个分隔,宽梭形,顶端圆形,30~65μm×10~15μm(图 11-98)。小分生孢子中量,主要细长棍棒状,一些梨形。可见螺旋菌丝。

（3）生理学特性:毛发穿孔试验(+);尿素酶试验(+);BCP-MSG 培养基 pH 无改变。

2. *Paraphyton mirabile*　曾用名 *M. mirabile*,亲动物性菌种,发现在野生麂皮的皮毛中。从人的甲中分离出。

（1）菌落特点:质地粉状,扩展,放射状边缘;表面苍白的榛子褐色;背面褐红色到在中央接近黑色。

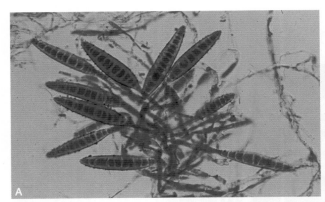
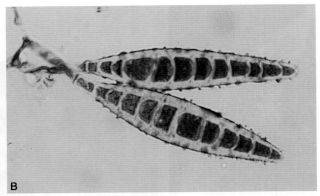
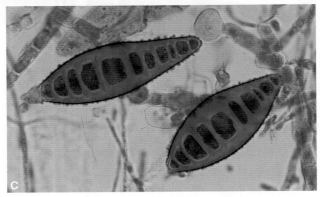

图 11-98 *Paraphyton cookei*,光镜
A. 大分生孢子(×400);B. 大分生孢子(×1 000);C. 大分生孢子(×1 000)。

鲜艳红色素渗透进琼脂。菌落快速形成多形性导致黄色网,棉毛样菌落产孢减少。

（2）镜下特征:大分生孢子壁厚,光滑,或在近顶端稍微粗糙,罕见不规则装饰,透明,宽的梭形,常常轻微的在顶端锐利,6~10 个分隔,30~50μm×10~15μm。小分生孢子无柄,棍棒状。菌丝透明,壁光滑和薄,常存在螺旋菌丝。偶尔存在关节孢子,厚壁孢子缺乏。异宗配合,裸囊壳由强壮的分枝网、纤细孔状的菌丝构成。子囊亚球形,有薄的易消散的壁,8 个子囊孢子;子囊孢子亚球形,透镜状,宽约 3μm。

（3）生理学特性:毛发穿孔试验(−);尿素酶试验(−);BCP-MSG 培养基 pH 无改变;最高生长温度 30℃。

（六）*Lophophyton* 属

Lophophyton gallinae 曾用名鸡禽小孢子菌,亲动物性菌种,引起鸡禽癣,主要感染肉冠和肉垂,猫、狗和松鼠感染也已有报道。偶尔传播到人,有 1 例艾滋病患者广泛播散性皮肤癣菌病的报道。

（1）菌落特征:中等速度生长;质地平坦,绒面状,一些培养物显示放射状折叠;表面有淡粉红白色;背面橘色-粉红色(草莓色),没有色素渗出,后来草莓红色渗入琼脂(图 11-99)。

（2）镜下特征:大分生孢子,在梳状菌丝一侧排列成束,2~12 个分隔(通常 5~6 个分隔),壁薄或厚,光滑至轻微小刺,圆柱状至棍棒状,基底窄且有钝形顶端,有时轻微弯曲,15~60μm×6~10μm(图 11-100,图 11-101)。小分生孢子卵圆形到梨形。

（3）生理学特性:毛发穿孔试验(+);尿素酶试验(+),弱;BCP-MSG 培养基 pH 无改变。在含酵母浸膏的培养基上,可产生大量大小分生孢子和厚壁孢子。

（七）节皮菌属（*Arthroderma*）

菌落多数颗粒状到棉毛状,黄色到褐色,背面奶油色或褐色。菌丝壁薄,透明。大分生孢子多分隔,壁厚粗糙,半透明,棍棒状,梨形或雪茄烟形。小分生孢子壁薄,光滑,透明,单细胞,棍棒状。已知许多菌种的有性阶段多数产生在交配后,裸囊壳球形,易溶解的子囊包含单细胞的子囊孢子。该属在系统发育的基础上被重新定义,目前由亲土性皮肤癣菌构成,多数有厚壁大分生孢子,相对于毛癣菌属大分生孢子壁薄。仅有小分生孢子的菌种形态与毛癣菌属无法区别。

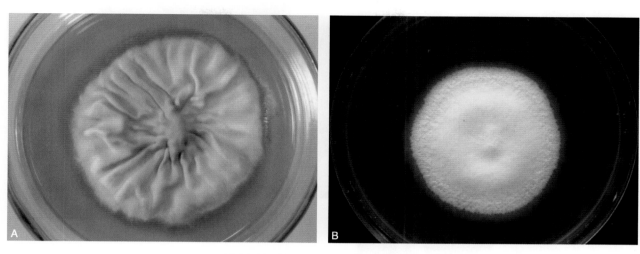

图 11-99 *Lophophyton gallinae*,菌落
A. SDA(1);B. SDA(2)。

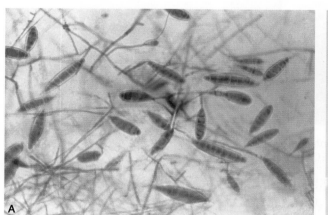

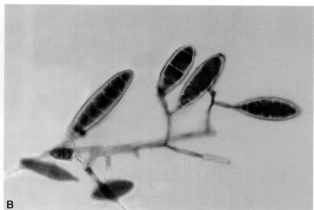

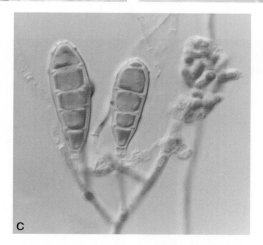

图 11-100 *Lophophyton gallinae*,光镜
A. 大分生孢子(×200);B. 大分生孢子(×400);C. 大分生孢子(×1 000)。

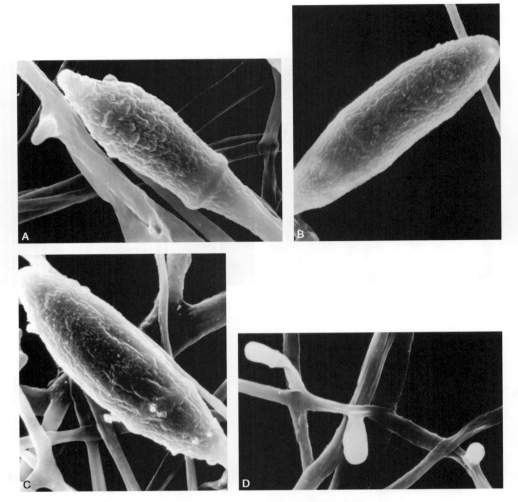

图 11-101 *Lophophyton gallinae*，电镜
A. 大分生孢子(1)；B. 大分生孢子(2)；C. 大分生孢子(3)；D. 小分生孢子(4)。

阿耶罗节皮菌(*Arthroderma ajelloi*)　曾用名阿耶罗毛癣菌，亲土性菌种，人类皮肤感染病例罕见。

（1）菌落特征：中等快速生长；质地平坦，粉状；表面呈奶油色到棕褐色至橘色-棕褐色，有一个黑色-紫色淹没边缘和背面，有暗紫色色素弥散进培养基（图 11-102）。

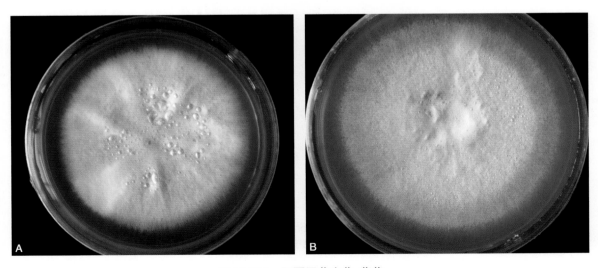

图 11-102　阿耶罗节皮菌，菌落
A. SDA(1)；B. SDA(2)。

（2）镜下特征：大分生孢子量多，透明，壁厚，光滑，椭圆形、雪茄烟形，3~12 个分隔，20~70μm×8~18μm（图 11-103）。小分生孢子稀少或缺乏，卵圆形至梨形，3~9μm×2~5μm。异宗配合，交配后产生裸囊壳。

（3）生理学特性：毛发穿孔试验（+）；尿素酶试验（+）；37℃生长可变。

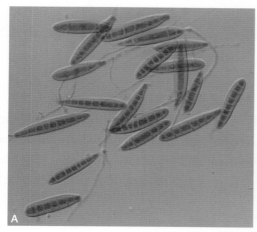
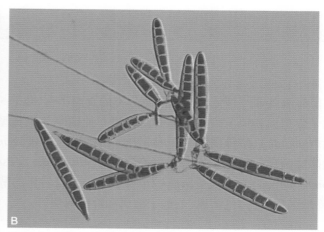
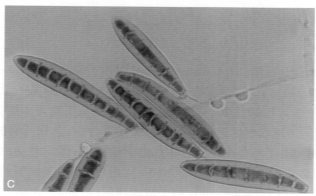

图 11-103 阿耶罗节皮菌，光镜
A. 大分生孢子（×400）；B. 大分生孢子（×400）；C. 大分生孢子（×1 000）。

（王爱平）

主要参考文献

［1］DAVID E，STEPHEN D，HELEN A，et al. Descriptions of Medical Fungi［M］. 2nd ed. Australia：Adelaide，2007.

［2］CARROLL K C，PFALLER M A，LANDRY M L，et al. Manual of clinical microbiology［M］. 12th ed. USA：American Society for Microbiology（ASM）Press，2019.

［3］DE HOOG G S，GUARRO J，GENE J，et al. Atlas of clinical fungi［M/OL］. 4th ed. Utrecht：Westerdijk Institute，2019.

［4］GRÄSER Y，MONOD M，BOUCHARA J-P，et al. New insights in dermatophyte research［J］. Med Mycol，2018，56：S2-S9.

［5］万喆，王爱平，陈伟，等. 6 种抗真菌药物对皮肤癣菌体外抗真菌活性评价［J］. 中国真菌学杂志，2009，4（4）：211-213，217.

［6］吴伟伟，王千，龚杰，等. 8 种抗真菌药物对浅表真菌病致病菌株体外敏感性检测［J］. 中国真菌学杂志，2017，12（5）：278-282.

第十二章　酵母菌和类酵母

酵母菌既非一种依据自然演化分类的真菌类群，也非一种正式的种群名称，而是研究者在大量的不相关的子囊菌类和担子菌类真菌中发现的一种细胞的生长型。子囊菌酵母（Ascomycetous yeasts）包括念珠菌属（*Candida*）、酵母属（*Saccharomyces*）和腐生酵母属（*Saprochaete*）；担子菌酵母（Basidiomycetous yeasts）包括隐球菌属（*Cryptococcus*）、马拉色菌属（*Malassezia*）、*Pseudozyma*、红酵母属（*Rhodotorula*）、掷孢酵母属（*Sporobolomyces*）和毛孢子菌属（*Trichosporon*）。自然界的酵母菌有一千多种，而最常致病菌属包括念珠菌属、隐球菌属、马拉色菌属、毛孢子菌属和红酵母属等。

一、念珠菌

（一）分类与命名

念珠菌属（*Candida*）属于子囊菌门（Ascomycota）、酵母纲（Saccharomycetes）、酵母目（Saccharomycetales）、德巴利酵母科（Dryptococcus）。广泛存在于自然界，超过200个种，65%以上不能在37℃生长，无致病性。导致人体疾病的念珠菌属有20余种，它们定植于人体，是人类重要的机会致病菌。

近年来，由于分子鉴定的迅速发展促进了详细的系统发育分析，念珠菌属的分类也发生了一些变化，依据种系发生和分子进化树命名了一些菌种复合体如白念珠菌复合体[包括白念珠菌（*C. albicans*）、都柏林念珠菌（*C. dubliniensis*）及非洲念珠菌（*C. africana*）]、近平滑念珠菌复合体[包括近平滑念珠菌（*C. parapsilosis*）、拟平滑念珠菌（*C. orthopsilosis*）、似平滑念珠菌（*C. metapsilosis*）]、光滑念珠菌复合体[包括光滑念珠菌（*C. glabrata*）、*C. bracarensis*、*C. nivariensis*]、皱落念珠菌复合体[包括皱落念珠菌（*C. rugosa*）、*C. pseudorugosa*、*C. pararugosa*、*C. mesorugosa*、*C. neorugosa*]]、希木龙念珠菌复合体[包括希木龙念珠菌（*C. haemulonii*）、*C. pseudohaemulonii*、*C. duobushaemulonii*、耳念珠菌（*C. auris*）]等。

（二）致病性

念珠菌属菌种广泛分布于自然环境中，同时也是人类消化道及皮肤黏膜上的正常菌群。流行病学研究表明，近年来致病念珠菌属菌种分布正在发生改变，白念珠菌的比例下降，非白念珠菌如光滑念珠菌、近平滑念珠菌、热带念珠菌、克柔念珠菌等比例上升。此外还不断发现新的念珠菌属菌种，耳念珠菌就是其中之一。该菌最初于2009年分离自日本外耳道炎患者，随后在多个国家包括中国在内均有报道，因部分菌株具有高耐药性、高致病性及高院内传播率，被称为"超级真菌"，具有明显的地理相关性克隆谱系。

念珠菌属致病分内源性和外源性两种。内源性致病菌在正常人皮肤、口腔、肠道、肛门、阴道中可分离出，以消化道带菌率最高，占50%左右，其次阴道占20%~30%；其他部位较少，如咽部占1%~4%，皮肤占2%，正常人可带菌但并不发病。外源性致病菌可存在于水果、奶制品等食品上，因接触而感染。此外，患外阴阴道念珠菌病的妇女可因性接触传染给男性，引起阴茎念珠菌病。口腔念珠菌病的婴儿可使其母亲的乳头乳晕受染。

念珠菌属是机会致病菌，可导致临床表现不同的浅部及深部感染，也是免疫受损患者常见的侵袭性真菌感染病原菌。念珠菌血症在美国和其他发达国家是第三位或第四位常见的医院获得性感染，占重症监护室（ICU）和外科病房中非中性粒细胞减少患者败血症的一半以上。

念珠菌属主要致病菌有五种，即白念珠菌、光滑念珠菌、热带念珠菌、近平滑念珠菌和克柔念珠菌。病原菌在机体内能否致病取决于其毒力、数量、入侵途径以及机体免疫状态等。在免疫受损患者,尤其是细胞免疫功能缺陷、白细胞数量减少、皮肤机械屏障功能受损、降低免疫功能的其他基础疾病、医源性因素如血管置管或内脏导管等状态下,更容易发生念珠菌的侵袭性感染。白念珠菌具有许多有助于其成功寄生、致病的毒力特性,包括可以合成多种蛋白酶、黏附素、侵袭素和表面整合素、形成生物膜的能力、代谢适应性和多种水解酶的分泌,在体内分布广泛并成为主要的致病菌。都柏林念珠菌感染主要发生在免疫功能受损的患者。近平滑念珠菌复合体感染好发于新生儿,而光滑念珠菌感染好发于老年人,多导致深部及全身播散性感染。

(三)临床表现

1. 浅表念珠菌病

(1)皮肤念珠菌病(cutaneous candidosis)

1)念珠菌性间擦疹(candida intertrigo):好发于皮肤褶皱部位,如颈前、腋窝、乳房下、脐部、腹股沟、臀沟及指(趾)间。开始为水疱或脓疱,摩擦导致脓疱壁破裂形成红色损害,周围绕以薄而略浸渍的表皮翘起边缘(衣领状鳞屑),不规则;主要损害周围常有许多小的丘脓疱疹,称卫星状损害。

发生在指间,常见于手第3指蹼,表现为浸渍的卵圆形白色皮肤区域,并向手指两侧发展,在损害的中心经常有一处或多处裂隙,并有裸露的红色基底面。之后浸渍的皮肤剥脱,留下痛性裸露的无皮区域,绕以翘起的围领样白色表皮(图12-1)。足趾间擦烂性损害与手部损害相似,第4趾蹼最常受累,但受累部位常为多发。

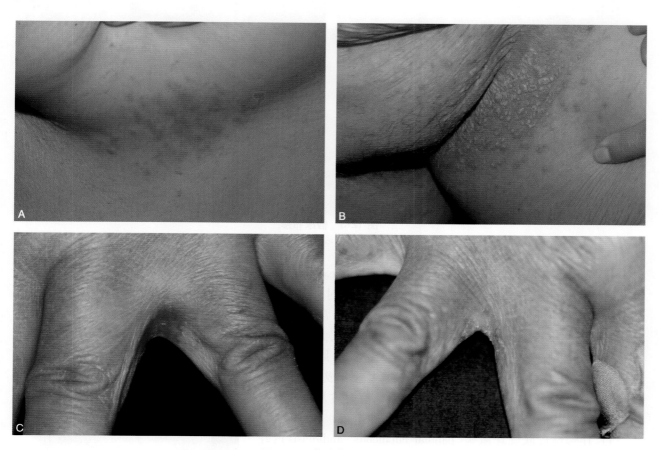

图12-1 念珠菌性间擦疹
A.乳房下;B.腹股沟区;C.指间;D.指间。

2)念珠菌性甲沟炎(candidal paronychia):女性多于男性,70%发生在手指。常从甲沟近端甲侧皱襞开始发生,甲皱襞红肿和触痛,导致甲小皮与甲板分离。以后从甲板近端侵犯甲板,出现白色、绿色或黑色改变,甲板变混浊,出现横沟、纵脊或点状凹陷,甲板变脆并与甲床分离,逐渐侵犯甲板远端(图12-2)。

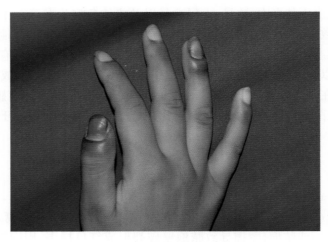

图 12-2 念珠菌性甲沟炎

3）假尿布疹（pseudo diaper rash）：可见于婴儿尿布区，往往开始于肛周并扩散到整个尿布区，受累皮肤皱襞可见很多小的红斑性脱屑，呈卫星状或子斑损害，沿着较大斑片的边缘散在分布（图 12-3）。

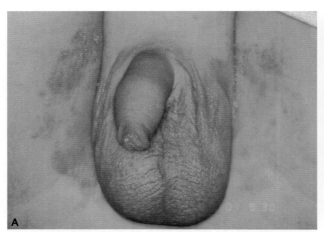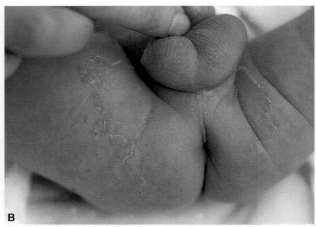

图 12-3 假尿布疹
A.腹股沟区；B.臀部。

4）先天性皮肤念珠菌病（congenital cutaneous candidiasis）：婴儿通过产道感染念珠菌所致。源于宫内或分娩时感染，超过50%的患病新生儿的母亲患有外阴阴道念珠菌病。常于出生后几小时内发生皮疹，可见红斑，并发展为孤立的水疱、大疱或薄壁小脓疱，并可能在 24 小时内迅速扩展至全身。约 1 周内脓疱破裂形成糜烂面，继之干燥、结痂，皮损逐渐扩大融合成片，表面有领圈样鳞屑。广泛分布于躯干、四肢、头颈部，有时波及掌跖部及甲周襞，可致甲完全脱落。半数并有口腔念珠菌病。

5）丘疹性皮肤念珠菌病（papular cutaneous candidiasis）：好发于婴幼儿颈、肩、背等部位，偶发于肥胖多汗的成人。皮损以播散、孤立、境界清楚、鳞屑性、淡红色、扁平小丘疹为特征（图 12-4）。

（2）口腔念珠菌病（oral candidosis）：急性假膜性念珠菌病（鹅口疮）易发生于婴儿和老人。多在颊黏膜、硬腭及咽部出现白色斑点，随后逐渐扩大成白色斑片，向四周扩散蔓延，状如凝

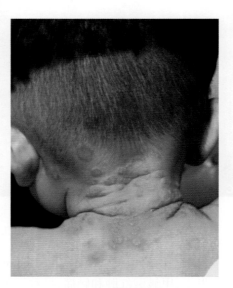

图 12-4 丘疹性皮肤念珠菌病

乳块,紧紧附着在黏膜上,假膜易剥离,剥离后可见充血性或出血性创面,自觉症状不明显或轻度不适感。

　　急性萎缩性念珠菌病又称抗生素性口腔,通常是使用广谱抗菌药物的合并症。特征为剥脱性萎缩的红色斑片,特别是舌背面,可使舌乳头消失,光滑而发亮,口腔常有触痛。

　　慢性萎缩性念珠菌病又称假牙口炎,是一种在托牙支撑部位下面黏膜红斑萎缩性疾病,尤其是在腭和牙龈。60%戴义齿的人群可见,一般无症状。特征性表现为与上部义齿接触处的硬腭慢性红肿,通常有口角唇炎。

　　口角唇炎通常与其他型口腔念珠菌病并发。早期仅有口角干燥脱皮,之后可出现红斑、皲裂、糜烂、渗液、结痂、溃疡(图 12-5)。

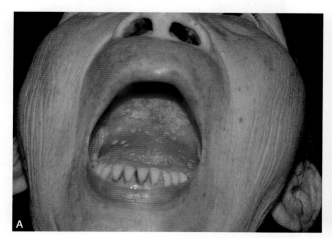
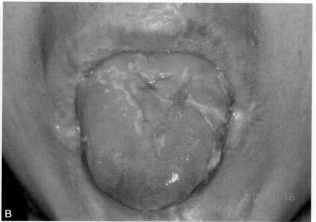
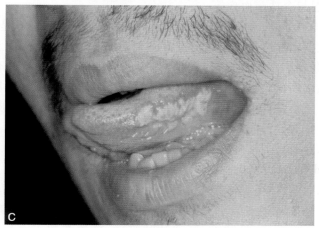

图 12-5　口腔念珠菌病
A. 急性假膜性念珠菌病;B. 念珠菌性口角炎;C. 念珠菌性舌炎。

　　慢性增生性念珠菌病又称念珠菌性白斑,15%~20%可转变为恶性损害。常见于单侧或双侧颊内面,偶累及舌,通常无症状。患者多有吸烟史或有牙病而引起的局部损伤史。损害为小的白色透明区到大而不透明的白色斑块,白斑不易剥离。若损害表面既有红色增生区又有白色增生区,应高度怀疑恶变。

　　(3) 外阴阴道念珠菌病(vulvovaginal candidiasis,VVC):75%的妇女在一生中至少患过一次 VVC,其中有半数患病一次以上。孕妇、糖尿病患者、使用广谱抗菌药物、穿着不透气的紧身裤等是易感因素。主要表现为阴道和外阴剧烈瘙痒或有烧灼感,伴有或不伴有阴道分泌物增多,起病突然,非孕妇多在行经的前一周发病,常有尿痛和性交疼痛。妇科检查显示阴道口皮肤和黏膜交界处、大阴唇、会阴部可见红斑擦烂、皲裂,伴水疱或脓疱损害。典型的阴道分泌物呈白色稠厚的凝乳状或豆渣样;也可稀薄甚至脓性。

阴道黏膜红肿,其上附有白色假膜或凝块,去除后可见糜烂面,易出血(图12-6)。

(4) 阴茎念珠菌病(penile candidosis):也称为念珠菌性包皮龟头炎,皮损表现为红斑、丘疱疹或小脓疱,可发展为糜烂,表面附着较多白色乳酪样斑片,伴轻微的烧灼感或瘙痒(图12-7)。接触VVC患者后的男性较常见的表现为一过性皮疹,常发生在无保护的性交后数分钟或数小时,偶尔可引起广泛的龟头包皮炎。糖尿病或免疫抑制患者可发生不同程度的急性暴发性包皮水肿、裂隙、溃疡,严重者可引起包皮嵌顿。长期留置导尿管或使用Paul氏管的男性也常发生慢性或复发性阴茎念珠菌病。

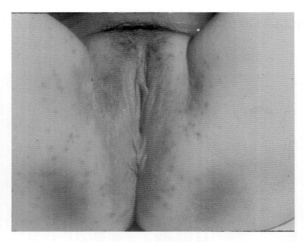

图12-6 外阴阴道念珠菌病

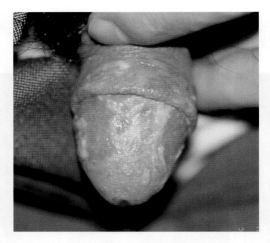

图12-7 阴茎念珠菌病

2. 深部念珠菌病 深部念珠菌病可累及皮下组织、消化道、支气管、肺、脑膜、心血管系统、泌尿系统、子宫、骨骼肌肉系统、眼或引起念珠菌血症等。

(1) 慢性黏膜皮肤念珠菌病(chronic mucocutaneus candidiasis,CMC):不是一个单独的疾病,而是一组疾病的临床表现,其中包括原发性免疫缺陷。患者存在Th17应答缺陷,因而无法对念珠菌产生有效反应,导致慢性复发性皮肤(包括肉芽肿性皮损)、甲和黏膜的感染。部分患者可有相关的自身免疫性内分泌疾病,以及斑秃和白癜风。多在3岁内发病,一般最先累及口腔黏膜,随后扩展至头皮、躯干、手足皮肤及甲板,虽广泛累及皮肤和黏膜,但很少出现系统感染。皮损可局限或广泛,可波及皮下组织发生肉芽肿,表现为红斑,疣状增生,表面结痂,形成结节,也可高出皮面似皮角。甲板受累后呈灰白色,明显增厚、变形及甲缘缺失。甲沟充血、水肿及指尖常呈杵状(图12-8)。

(2) 念珠菌血症(candidemia):是指血培养一次或数次念珠菌阳性,为最常见的血流感染之一。早期全身毒血症症状较轻,临床症状、体征无特异性,进展常缓慢,易被原发基础疾病及伴发的其他感染表现所掩盖,严重者可发生多器官功能障碍或衰竭,甚或感染性休克。高危患者的念珠菌易播散至全身各器官(如感染性心内膜炎、内源性眼内炎、骨髓炎、肝脾脓肿等)。确诊有赖于血培养,但血培养阳性率不及50%,故明确局部感染灶、真菌G试验动态监测均有助于临床诊断。

念珠菌通过血液循环进入眼内的内源性感染,通常亚急性起病,发生于念珠菌血症后数天至数周。最初表现为脉络膜炎或脉络膜视网膜炎,然后再突破视网膜进入玻璃体形成眼内炎。初为轻微的眼痛或飞蚊症,如不处理可发生视力减退,甚至视力丧失。有眼部症状的患者应尽快眼科会诊和检查(扩瞳眼底),粒细胞缺乏患者在粒细胞恢复后须重复眼科检查。未明确诊断念珠菌血症、但眼部表现提示眼内念珠菌感染者,需送眼内液标本(房水或玻璃体)涂片及培养证实。

(3) 急性播散性念珠菌病(acute disseminated candidiasis):呈急性起病,在念珠菌血症急性期可同时出现肝脾多发脓肿,皮肤或皮下软组织脓肿,或表现为感染性心内膜炎、骨髓炎、眼内炎、肺炎等。临床表现为寒战、高热、全身各脏器、组织可有多发性小脓肿,病情常会迅速恶化,出现神志淡漠、嗜睡,多器官功能障碍或衰竭、感染性休克,广谱抗菌药物治疗无效,预后极差。约13%的患者出现皮肤损害,表现为躯干、四肢出现散在淡红色丘疹、斑丘疹、斑块及结节,可单发或多发,孤立或弥散性存在。

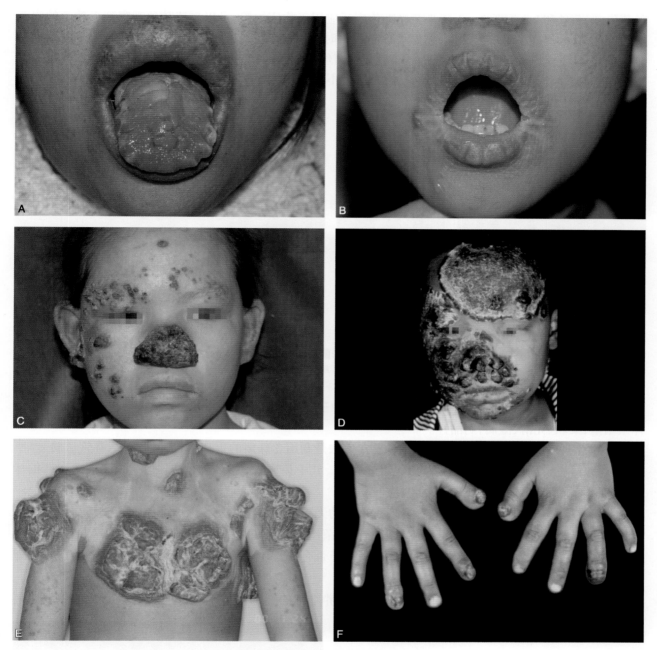

图 12-8　慢性黏膜皮肤念珠菌病
A.鹅口疮;B.口唇口角炎;C.面部皮疹;D.面部皮疹;E.躯干皮疹;F.甲改变。

（4）慢性播散性念珠菌病（chronic disseminated candidiasis）：是侵袭性念珠菌病的一种独特表现形式,主要累及肝脏和脾脏,偶可累及肾脏等其他器官,故又称为肝脾念珠菌病（hepatosplenic candidiasis, HSC）。好发于急性白血病或干细胞移植患者粒细胞缺乏恢复期,当患者中性粒细胞缺乏恢复,却仍持续发热且常伴有持续性体重下降,抗菌药物治疗无效时,应考虑该病的可能。患者常有腹痛、肝脾肿大,许多患者血碱性磷酸酶（ALP）水平明显升高,其他肝功能可轻度异常或无异常。影像学检查可发现肝、脾,甚至双肾多发感染灶,肝脏增强 MRI 的敏感性最高,其次为增强 CT 和超声检查。病灶组织穿刺活检以及新鲜组织标本真菌培养有助于确诊,但病原菌检出率不高于30%,血培养常阴性。

（四）实验室诊断

1. 真菌学检查

（1）直接镜检:刮取鳞屑、分泌物或假膜,留痰、尿、粪便、血、脑脊液等。KOH 溶液湿片镜下可见卵圆形芽孢、假菌丝和/或真菌丝。近年来荧光染色广泛应用于临床检验,可以更清楚地观察到念珠菌的假菌丝和芽孢,大大提高了镜检阳性率,缩短了诊断所需时间(图 12-9)。此外,也可以染色制片,革兰氏染色显示菌丝、芽孢呈阳性,着色不均匀;PAS 染色显示菌丝、芽孢染成红色;1∶1 000 吖啶橙染色在荧光显微镜下,菌体呈亮绿色。镜检阳性有诊断意义,镜检阴性不能除外诊断。

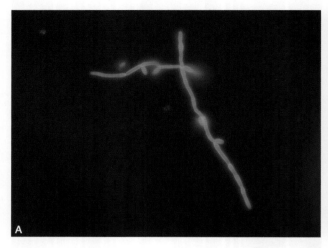
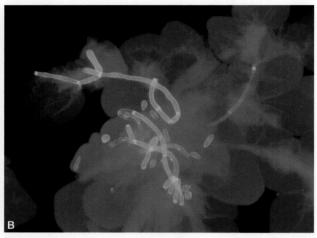

图 12-9　念珠菌病,荧光染色

A. 假菌丝;B. 真菌丝、假菌丝和芽孢。

(2) 真菌培养:最常用 SDA 培养基,将标本接种于此培养基上,25~30℃培养 24~48 小时,显示酵母样型菌落,柔软、光滑、湿润,奶酪样。

(3) 生理学特性:传统的念珠菌属菌种鉴定方法是利用念珠菌的生理生化特性,包括芽管试验、厚壁孢子试验、显色琼脂培养、发酵试验及糖代谢试验等。其中芽管试验被认为是快速鉴定白念珠菌和都柏林念珠菌最有价值和最简单的实验之一。

芽管实验:芽管(germ tube)是指发芽时伸展出的无隔管状结构。某些念珠菌在含人或动物血清的培养基中培养时,能萌发形成芽管,继而生长形成新的菌丝体。临床常采用载玻片或试管培养,加入小牛血清,37℃孵育 2~4 小时,每隔 1 小时显微镜下观察是否有芽管形成,是简单快速鉴定白念珠菌的方法(图 12-10)。

厚壁孢子实验:厚壁孢子是指在特殊环境下,营养细胞的细胞壁增厚,储有丰富物质形成的休眠期孢

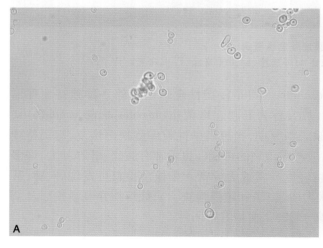
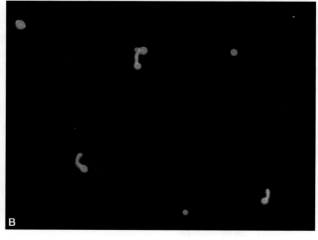

图 12-10　白念珠菌,芽管试验

A. KOH;B. 荧光染色。

子。在玉米粉吐温 80 琼脂上划线接种白念珠菌,25~30℃培养 48~72 小时可形成真菌丝、假菌丝,假菌丝连接处产生多数簇状、葡萄状小分生孢子,顶端或侧枝产生厚壁孢子,是简单鉴定白念珠菌的方法(图 12-11)。

　　CHROMagar 念珠菌显色琼脂培养(CHROMagar *Candida*):念珠菌显色培养基是一种选择性的鉴别培养基,可根据念珠菌所分泌的酶与底物作用后分别呈现不同的颜色达到鉴定菌种的目的(图 12-12),同时在培养基上的菌落形态也作为鉴定的参考依据。表 12-1 列出了临床相关念珠菌在商品化的显色培养基 CHROMagar 上的菌落颜色及形态。

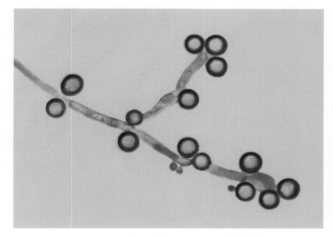

图 12-11　白念珠菌,厚壁孢子试验

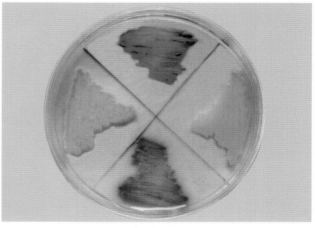

图 12-12　念珠菌属,显色琼脂培养

表 12-1　临床相关念珠菌在 CHROMagar 念珠菌显色培养基上的菌落特征

种名	菌落特征	
	颜色	形态
C. albicans	绿色	中等大小,凸起,光滑,奶油状
C. dubliniensis	绿色	中等大小,凸起,光滑,奶油状
C. famata	粉红至淡紫色	中等大小,凸起,光滑,奶油状
C. glabrata	深蓝紫色	中小菌落,凸起,光滑,奶油状
C. guilliermondii	粉红至淡紫色	中等大小,凸起,光滑,奶油状
C. inconspicua	粉红至淡紫色,边缘淡	菌落扁平、粗糙
C. kefyr	粉红至淡紫色,常中心深	菌落大、粗糙
C. krusei	粉红,边缘淡	中大菌落、扁平、粗糙
C. lusitaniae	粉红至淡紫色	似蜡状
C. norvegensis	象牙色至粉红色	菌落大、粗糙
C. parapsilosis	象牙色、粉红色至淡紫色	中小菌落,光滑至皱褶
C. rugosa	淡蓝绿色,边缘淡	中至大菌落,扁平
C. tropicalis	铁青色(中度灰蓝色),具紫色晕环	中等大小,凸起,光滑,奶油状

　　发酵及糖代谢试验:不同真菌含有发酵不同糖类的酶,因此对各种糖类的代谢能力也不相同。观察真菌利用唯一碳源/氮源的生长情况来鉴别不同真菌即糖代谢试验,对于念珠菌有较好的鉴定作用,商品化试剂盒包括 API20C AUX 鉴定系统、Rapid ID Yeast Plus 等。

2. 组织病理学

（1）皮肤念珠菌病：角质层中常见中性粒细胞，有时可呈海绵状脓疱；真皮层稀疏炎症。在角质层常可发现细长菌丝，分枝分隔，直径 2~4μm，并有卵圆形孢子，3~5μm。PAS 染色菌体呈红色，GMS 染色呈黑色（图 12-13）。

（2）念珠菌性肉芽肿：呈明显的表皮乳头瘤样增生及角化过度，有游走到表皮内的炎症细胞；真皮内可见致密的混合性炎症细胞浸润如淋巴细胞、嗜中性粒细胞、浆细胞及多核巨细胞。偶尔在真皮中可发现芽孢及菌丝。

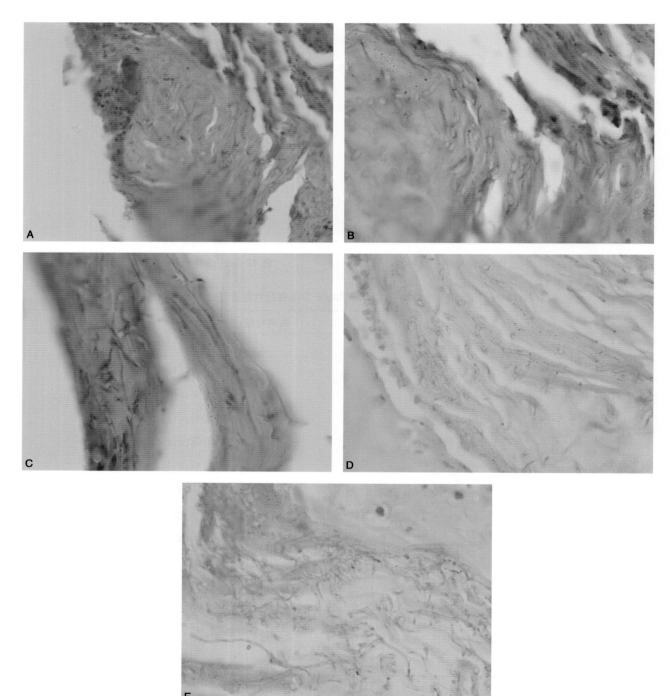

图 12-13　慢性黏膜皮肤念珠菌病，PAS 染色
A. ×200；B. ×400；C. ×400；D. ×400；E. ×400。

（3）内脏念珠菌病：在空腔脏器的空腔面中可见灶性坏死及炎性浸润，其中可见念珠菌芽孢，偶有菌丝；或在组织中发现芽孢及菌丝生长（图12-14）。

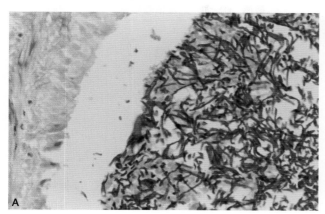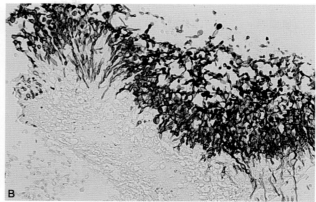

图12-14　念珠菌病
A. PAS 染色（×400）；B. GMS 染色（×400）。

3. **血清学诊断**　包括通过检测血清中的念珠菌抗原、抗体来诊断念珠菌病。念珠菌可通过定植广泛存在于人体，对血清学诊断方法的敏感性和特异性有一定影响。

在侵袭性念珠菌感染中，主要应用酶联免疫分析、放射免疫分析和乳胶凝集反应等方法靶向检测血清中的念珠菌抗原如 β-(1,2)-寡甘露聚糖、α-(1,2)-甘露糖苷等。临床常用 G 试验检测血清中的真菌细胞壁成分 β-(1,3)-D-葡聚糖。由于念珠菌在血液中菌载量的变化，多次、重复检测往往十分必要，可反映病情的转归。此外念珠菌甘露聚糖抗体检测亦可用于念珠菌血症和慢性播散性念珠菌病的诊断。由于抗原和抗体水平在疾病发展过程中均与疾病发展呈负相关，因此可联合抗原、抗体检测进行疾病诊断及转归判断，提高检测的敏感性。

4. **分子鉴定**　分子鉴定方法根据检测分子的不同分为不依赖于 DNA 检测的质谱分析法（MALDI-TOF MS）、红外光谱检测（FTIR）以及依赖于 DNA 的检测方法，后者包括核糖体 DNA 的 ITS、LSU 检测，多位点序列分型（MLST），脉冲电场凝胶电泳（PFGE），限制性片段长度多态性（RFLP），随机扩增 DNA 多态性以及微卫星序列分型等。

肽核酸荧光原位杂交（PNA FISH）是从血液中直接检测念珠菌的方法。PNA FISH 通过种特异性 rRNA 序列探针来检测患者血液中的白念珠菌、光滑念珠菌或热带念珠菌，具有较好的敏感性和特异性；但该试验不能替代传统的血培养方法，因为血液中可能含有其他的真菌或酵母菌。另外亦可通过 RT-PCR、PCR-测序（MicroSeq）、PCR-微阵列（Luminex xMAP Technology）、PCR-磁共振分析（T2 Candida）、PCR-电喷雾电离质谱法（Abbott IRIDICA）等方法直接检测人体体液中的念珠菌 DNA，可以比血培养方法更早地检测出念珠菌血症。

（五）抗真菌治疗

1. **体外药敏实验**　念珠菌的体外药物敏感性检测可采用 CLSI M27-A 标准化的液基稀释法，也可采用成熟的商品化试剂盒如 M44-A 酵母菌纸片扩散法、ATB FUNGUS3 酵母样真菌药敏试剂盒、ROSCO 抗真菌药敏纸片法、E-test、Sensititre YeastOne 等。CLSI M27-A4 方案中念珠菌对 5 种抗真菌药物敏感性的临床判读折点见表12-2。不同念珠菌对药物的敏感性存在较大差异（表12-3）。白念珠菌、近平滑念珠、光滑念珠菌、都柏林念珠菌和热带念珠菌对唑类药物较敏感。光滑念珠菌、克柔念珠菌及部分耳念珠菌对氟康唑存在高耐药率。白念珠菌、热带念珠菌、光滑念珠菌和克柔念珠菌对所有棘白菌素类药物敏感性高，而近平滑念珠菌、季也蒙念珠菌对棘白菌素类药物敏感性低。光滑念珠菌、克柔念珠菌和热带念珠菌对特比萘芬存在高耐药率。大多数念珠菌对两性霉素 B 敏感。部分耳念珠菌对多种抗真菌药物体外不敏感或耐药。

表 12-2 CLSI M27-A4 方案中念珠菌对 5 种抗真菌药物敏感性的临床判读折点

抗真菌药物	菌种	MIC 范围/$(\mu g \cdot ml^{-1})$		
		敏感	剂量依赖敏感	耐药
氟康唑	白念珠菌/近平滑念珠菌/热带念珠菌	≤2	4	≥8
	光滑念珠菌		≤32	≥64
伏立康唑	白念珠菌/近平滑念珠菌/热带念珠菌	≤0.12	0.25~0.5	≥1
	克柔念珠菌	≤0.5	1	≥2
卡泊芬净	白念珠菌/热带念珠菌/克柔念珠菌	≤0.25	0.5	≥1
	光滑念珠菌	≤0.12	0.25	≥0.5
	近平滑念珠菌/季也蒙念珠菌	≤2	4	≥8
米卡芬净	白念珠菌/热带念珠菌/克柔念珠菌	≤0.25	0.5	≥1
	光滑念珠菌	≤0.06	0.12	≥0.25
	近平滑念珠菌/季也蒙念珠菌	≤2	4	≥8
阿尼芬净	白念珠菌/热带念珠菌/克柔念珠菌	≤0.25	0.5	≥1
	光滑念珠菌	≤0.12	0.25	≥0.5
	近平滑念珠菌/季也蒙念珠菌	≤2	4	≥8

表 12-3 念珠菌的体外药物敏感性检测

菌种	AmB MIC 范围 (MIC_{90})	FLC MIC 范围 (MIC_{90})	ITR MIC 范围 (MIC_{90})	VOR MIC 范围 (MIC_{90})	POS MIC 范围 (MIC_{90})	CAS MIC 范围 (MIC_{90})	TER MIC 范围 (MIC_{90})	MCF MIC 范围 (MIC_{90})	ANF MIC 范围 (MIC_{90})	RZF MIC 范围 (MIC_{90})
白念珠菌	0.06~1 (1)	0.25~64 (2)	0.06~4 (1)	0.015~1 (0.06)	0.015~1 (0.06)	0.015~0.125 (0.06)	0.03~128 (>16)	≤0.004~0.25 (0.06)	≤0.004~0.06 (0.03)	0.008~0.12 (0.06)
热带念珠菌	0.06~1 (1)	0.05~32 (8)	0.03~4 (1)	0.03~1 (0.125)	0.015~1 (0.125)	0.015~0.125 (0.125)	>8 (>8)	0.015~0.12 (0.06)	≤0.004~0.06 (0.03)	0.015~0.12 (0.06)
近平滑念珠菌	0.125~1 (1)	0.25~8 (4)	0.015~2 (0.06)	0.015~1 (0.06)	0.015~1 (0.06)	0.06~2 (2)	0.03~0.25 (0.125)	0.5~2 (2)	0.25~2 (2)	0.5~2 (2)
光滑念珠菌	0.0125~4 (4)	1~>64 (>64)	0.0125~4 (4)	0.03~1 (0.25)	0.015~1 (0.25)	0.015~0.5 (0.125)	>128 (>128)	0.008~0.06 (0.06)	0.008~0.12 (0.06)	0.06~0.25 (0.12)
克柔念珠菌	0.03~16 (2)	32~64 (64)	0.5~4 (1)	0.5~1 (0.5)	0.03~0.25 (0.25)	0.03~2 (0.25)	8~32 (32)	0.03~0.25 (0.25)	0.015~0.25 (0.12)	0.06~0.12 (0.12)
季也蒙念珠菌	0.06~32 (1)	0.5~>128 (64)	0.06~8 (1)	0.06~>8 (1)	0.06~8 (8)	0.03~>8 (1)	0.625~100 (ND)	0.5~2 (2)	0.25~2 (2)	0.5~2 (1)
都柏林念珠菌	0.05~0.38 (1)	0.12~64 (0.25)	0.015~0.5 (0.12)	0.008~0.5 (0.015)	0.03 (0.06)	0.03~0.5 (0.25)	0.125~1 (ND)	0.008~0.12 (0.03)	≤0.004~0.03 (0.03)	0.015~0.06 (0.06)
耳念珠菌	0.015~8 (1)	4~>64 (>32)	0.03~2 (0.25)	0.03~16 (4)	0.015~8 (0.125)	0.015~8 (1)	ND	0.06~2 (0.5)	0.03~0.5 (0.25)	0.03~0.25 (0.25)

注:MIC. 最低抑菌浓度(μg/ml);ITR. 伊曲康唑;VOR. 伏立康唑;POS. 泊沙康唑;CAS. 卡泊芬净;TER. 特比萘芬;RZF. rezafungin;ANF. 阿尼芬净;MCF. 米卡芬净;FLC. 氟康唑;AmB. 两性霉素 B;ND. not determined。

2. 临床治疗原则　用于治疗侵袭性念珠菌病的抗真菌药物有三唑类药物(氟康唑、伊曲康唑、伏立康唑、泊沙康唑)、棘白菌素类药物(卡泊芬净、米卡芬净)、多烯类药物(两性霉素 B 及其脂质制剂)及氟胞嘧啶。皮肤黏膜念珠菌病可局部用药,全身用药适用于局部用药无效,以及发生侵袭性念珠菌病时。侵袭性念珠菌病患者应选择静脉给药,必要时可联合用药,有指征时需进行外科手术治疗。治疗侵袭性念珠菌病时,首选棘白菌素类药物,也可选择氟康唑和两性霉素 B 脂质体或两性霉素 B。

(六)念珠菌属的鉴定

1. 白念珠菌(*Candida albicans*)

(1) 菌落特征:SDA 25℃培养,中等速度生长,奶油样光滑,长时间培养后有皱褶。显色琼脂基上呈绿色或浅绿色菌落,但不易与都柏林念珠菌鉴别(图 12-15)。

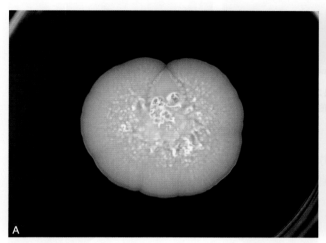
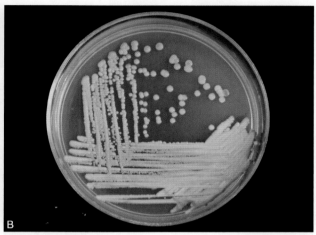

图 12-15　白念珠菌,菌落
A. SDA;B. 显色琼脂。

(2) 镜下特征:可见大量芽生孢子,有的稍长。玉米粉吐温 80 琼脂培养基 25~30℃培养 48~72 小时可见真菌丝和假菌丝,多数为假菌丝,假菌丝连接处产生多数呈簇状、葡萄状的小分生孢子,顶端或侧枝产生厚壁孢子(图 12-16,图 12-17)。

(3) 生理学特性:可产生芽管及厚壁孢子。发酵、同化某些糖类,如葡萄糖、麦芽糖、半乳糖及海藻糖等。

2. 都柏林念珠菌(*Candida dubliniensis*)　都柏林念珠菌曾长期被误认为白念珠菌,由于其与白念珠菌

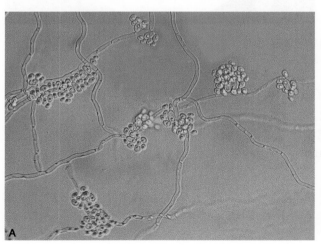
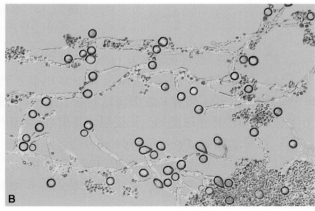

图 12-16　白念珠菌
A. 真菌丝、假菌丝及分生孢子;B. 厚壁孢子。

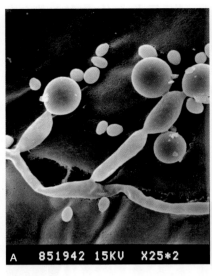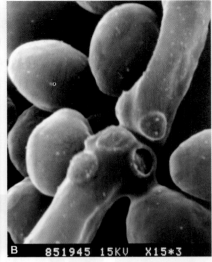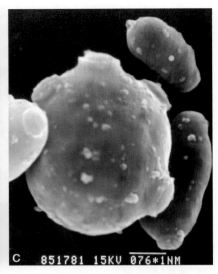

图 12-17　白念珠菌,电镜
A. 菌丝、孢子和厚壁孢子；B. 芽生孢子脱落后遗留痕迹；C. 芽生孢子。

的相似性,目前属于白念珠菌复合体。

（1）菌落特征：SDA 25℃培养,中等速度生长,奶油样,长时间培养后有皱褶。显色琼脂基上呈深绿色菌落,传代后失去产生深绿色的能力,易与白念珠菌混淆（图 12-18）。

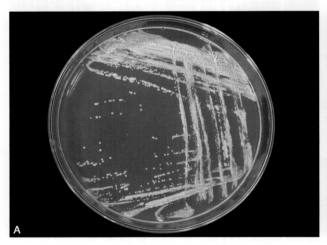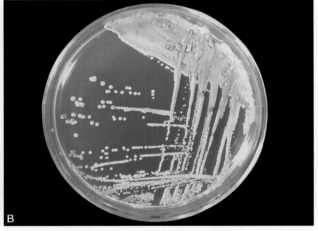

图 12-18　都柏林念珠菌,菌落
A. SDA；B. 显色琼脂。

（2）镜下特征：可见假菌丝和孢子（图 12-19）。在玉米粉吐温 80 琼脂上可见菌丝及厚壁孢子。

（3）生理学特性：与白念珠菌有很多相似之处,都能够产生芽管、厚壁孢子。白念珠菌能够在含6.5% NaCl 的 SDA 培养基或肉汤培养基上生长,而都柏林念珠菌生长受限。白念珠菌能够在 42℃的高温下生长,但都柏林念珠菌的生长受限。发酵、同化某些糖类,如葡萄糖、麦芽糖、半乳糖及海藻糖等。

3. 热带念珠菌（*Candida tropicalis*）

（1）菌落特征：SDA 25℃培养,中等速度生长,光滑、乳白色奶油样,长时间培养后表面有皱褶。SDA液态培养基 25℃培养 2 天后,液态培养基表面和侧壁有醭状物。显色琼脂基上呈暗蓝或蓝灰色菌落（图12-20）。

（2）镜下特征：玉米粉吐温 80 琼脂 25℃培养,可见大量假菌丝及假菌丝间的芽生分生孢子,孢子较圆（图 12-21）。

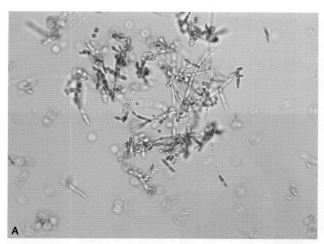
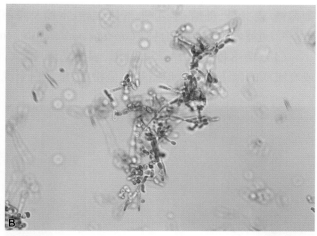

图 12-19　都柏林念珠菌
A.假菌丝和芽生孢子;B.假菌丝和芽生孢子。

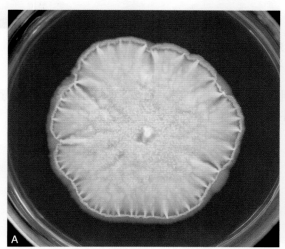
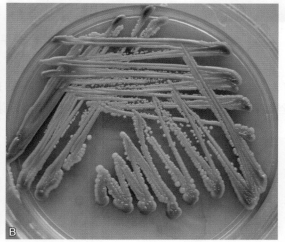

图 12-20　热带念珠菌,菌落
A. SDA;B. 显色琼脂。

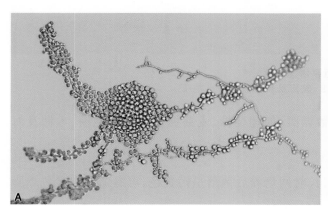
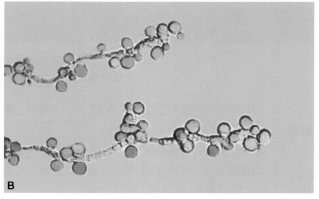

图 12-21　热带念珠菌
A.假菌丝及分生孢子;B.假菌丝及分生孢子。

（3）生理学特性：发酵部分糖类，如葡萄糖、麦芽糖、蔗糖、半乳糖及海藻糖。亦可同化部分糖类，如葡萄糖、麦芽糖、蔗糖、半乳糖、纤维二糖、木糖及海藻糖。可产生芽管。

4. 近平滑念珠菌复合体（*Candida parapsilosis* complex）

（1）菌落特征：SDA 25℃培养，表面光滑、柔软，长时间培养后呈奶油样、白色、闪光，有时黄色，平滑或有皱褶的菌落。显色琼脂基上呈粉色、象牙白至浅紫色菌落（图 12-22）。

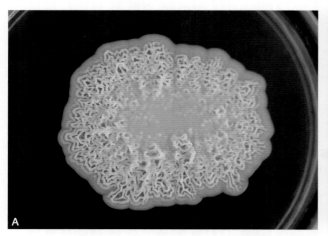 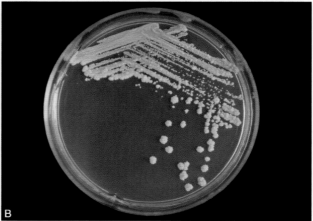

图 12-22　近平滑念珠菌，菌落
A. SDA；B. 显色琼脂。

（2）镜下特征：可见酵母细胞，卵圆形或长倒卵形。玉米粉吐温 80 琼脂 25℃培养可见细长、弯曲的假菌丝，带有大量分枝，隔膜处可见卵形和长倒卵形芽生孢子（图 12-23）。

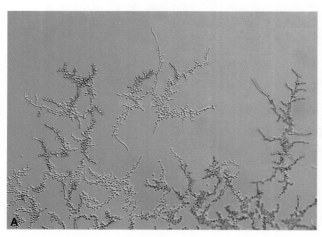 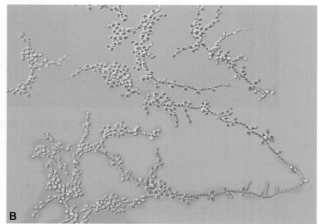

图 12-23　近平滑念珠菌
A. 分枝的假菌丝和大量孢子；B. 假菌丝和卵圆形芽生孢子。

（3）生理学特性：仅发酵葡萄糖。但可同化多数糖类，如葡萄糖、麦芽糖、蔗糖、半乳糖、木糖及海藻糖。

5. 克柔念珠菌（*Candida krusei*）

（1）菌落特征：SDA 25℃培养，扁平、柔软、光滑，长时间培养后菌落呈污黄色，可有皱褶。显色琼脂基上呈无光泽的灰粉色菌落（图 12-24）。

（2）镜下特征：可见多数酵母细胞，有的呈卵圆形，有的较长。玉米粉吐温 80 琼脂 25℃培养可生出极细长、少分枝的假菌丝，很少有芽生孢子（图 12-25）。

（3）生理学特性：仅可发酵、同化葡萄糖。

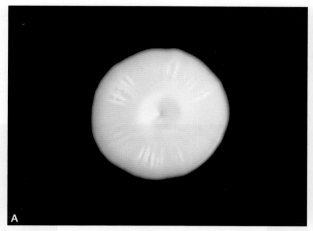

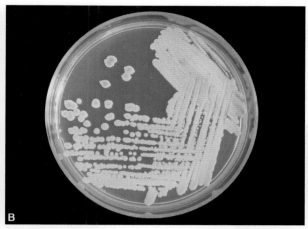

图 12-24　克柔念珠菌，菌落
A. SDA；B. 显色琼脂。

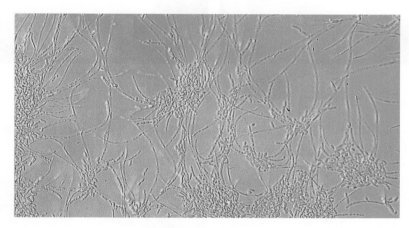

图 12-25　克柔念珠菌

6. 耳念珠菌（*Candida auris*）

（1）菌落特征：SDA25℃培养菌落光滑，白色或灰白色，边界清楚，奶酪样或黏液样（图 12-26）。

（2）镜下特征：酵母细胞卵圆形或椭圆形，无性期出芽繁殖，孢子成对或成簇聚在一起。无假菌丝（图 12-27）。

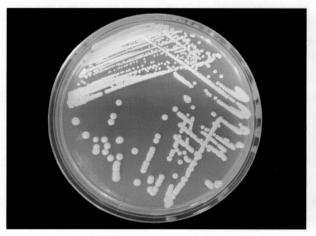

图 12-26　耳念珠菌，菌落，SDA

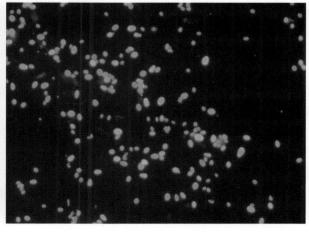

图 12-27　耳念珠菌
大小不等卵圆形至椭圆形的酵母细胞，有发芽。

（3）生理学特性：发酵葡萄糖，弱发酵蔗糖和海藻糖。同化部分糖类，如葡萄糖、蔗糖、麦芽糖、D-海藻糖、D-棉子糖等。

7.光滑念珠菌复合体（*Candida glabrata* complex）

（1）菌落特征：SDA 25℃培养，光滑、柔软、闪光、奶油样菌落。显色琼脂基上呈白色、粉紫色菌落（图12-28）。

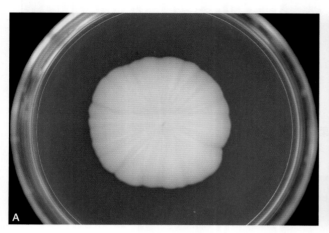
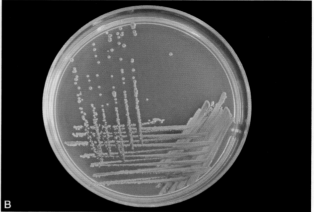

图 12-28　光滑念珠菌,菌落
A.SDA;B.显色琼脂。

（2）镜下特征：可见多数卵圆形酵母细胞，一般从细胞的尖端发芽。玉米粉吐温80琼脂25℃培养，无真菌丝及假菌丝，只有芽孢，有时可见酵母细胞联成串（图12-29）。

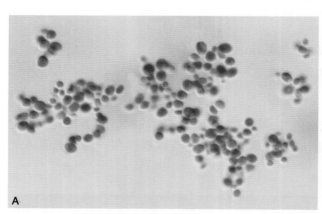
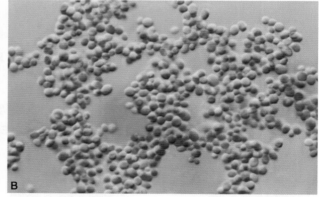

图 12-29　光滑念珠菌
A.酵母细胞和芽孢;B.卵圆形酵母细胞。

（3）生理学特性：发酵部分糖类，如葡萄糖及海藻糖。亦可同化部分糖类，如葡萄糖、麦芽糖及海藻糖。

8.季也蒙念珠菌（*Candida guilliermondii*）

（1）菌落特征：SDA 25℃培养，光滑、扁平、闪光、奶油样，长时间培养后变成黄色至粉色菌落。显色琼脂基上呈淡粉色、紫色菌落（图12-30）。

（2）镜下特征：可见多数卵形至倒卵形酵母细胞。玉米粉吐温80琼脂25℃培养可见多数假菌丝和分生孢子，孢子较长，有时呈链状，可分枝，或呈轮状（图12-31）。

（3）生理学特性：发酵部分糖类，如葡萄糖、蔗糖、半乳糖及海藻糖。但可同化除乳糖及肌糖外的大部分糖类。

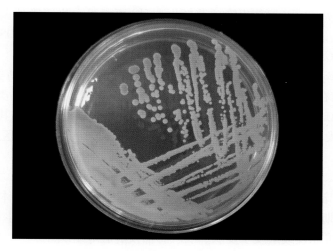

图 12-30　季也蒙念珠菌,菌落,显色琼脂

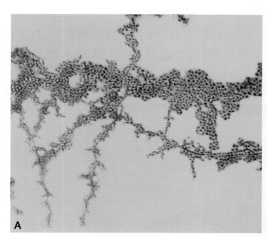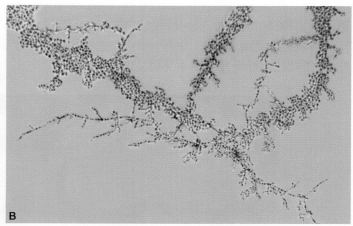

图 12-31　季也蒙念珠菌
A.分枝的假菌丝和芽生孢子;B.假菌丝和芽生孢子。

二、隐球菌

（一）分类与命名

隐球菌属(*Cryptococcus*)属于担子菌门(Basidiaomycota),伞菌亚门(Agaricomycotina),银耳纲(Tremellomycetes),银耳目(Tremellales),隐球酵母科(Cryptococcaceae)。既往在新生隐球菌和格特隐球菌中发现了 5 种血清型,分别为新生隐球菌原变种(血清型 D)、新生隐球菌格鲁比变种(血清型 A)、新生隐球菌新生变种和格鲁比变种的杂合体(血清型 A/D)、格特隐球菌(血清型 B 和 C)。新近系统学研究建议隐球菌按复合体命名,目前已发现 7 种隐球菌复合体。临床重要的隐球菌、既往的新生隐球菌和格特隐球菌已重新分组。现新生隐球菌为之前的新生隐球菌格鲁比变种,*C. deneoforman* 为新生隐球菌原变种。格特隐球菌复合体至少包括五种隐匿种(cryptic species),即格特隐球菌、*C. deuterogattii*、*C. tetragattii*、*C. decagattii* 及杆孢隐球菌。某些新加入菌种在患病率、致病性、抗真菌敏感性方面与属内原隐球菌菌种存在差异,基于分子的分析认为这些属于不同谱系。也有部分研究者认为这样的研究更多显示了遗传变异,据此将隐球菌属分为 7 个种的提议为时过早,建议采用新生隐球菌复合体和格特隐球菌复合体作为中间阶段命名。

（二）致病性

新生隐球菌感染全球分布,多发生在免疫受损宿主。新生隐球菌(原新生隐球菌格鲁比变种)是最常见的类型,但欧洲 *C. deneoformans*(原新生隐球菌新生变种)更常见。格特隐球菌复合体感染主要发生在流行区域的免疫正常宿主,但在博兹瓦纳和撒哈拉以南的非洲,大约 10% 的 AIDS 患者可发生此复合体感染,尤其是杆孢隐球菌及 *C. tetragattii*。

新生隐球菌及 *C. deneoformans* 在环境中广泛存在,更常见于鸽粪(或其他鸟类粪便)或被这些粪便污染的土壤中。新生隐球菌在鸟类新鲜粪便中不常见,在窗台、空置建筑及其他鸟类栖息地留存了较长时间的鸟粪中最常见。格特隐球菌复合体的环境栖息地最初被认为是赤桉,但许多其他植物也是格特隐球菌的来源。在欧洲、亚洲、大洋洲、非洲、北美洲及中南美洲的亚热带及温带地区都报道过格特隐球菌复合体。

(三) 临床表现

隐球菌在自然界中广泛存在。当机体抵抗力降低时,病原菌易于侵入人体致病。隐球菌病多见于 AIDS、糖尿病、淋巴瘤、晚期肿瘤、系统性红斑狼疮、器官移植等患者,少数可发生在免疫正常人群,常侵犯中枢神经系统和肺脏,亦可原发或继发于皮肤、黏膜、骨骼及肝脏等组织。

1. 肺隐球菌病(pulmonary cryptococcosis)　为吸入隐球菌菌体引起的急性、亚急性或慢性肺部感染。可以发生在免疫力正常的个体,但最常见于免疫功能低下的宿主。70% 的患者可出现症状,几乎所有的 AIDS 患者都有临床症状,包括咳嗽、咳痰、胸痛、体重减轻和发热,偶尔出现胸膜痛和咯血。大多数患者发生播散性感染,60%~70% 可同时侵犯脑膜。肺部最常见的 CT 特征是肺结节,结节数量 2~10 个,且大多结节和肿块边缘光滑;有或无空洞肿块,免疫功能低下患者易出现空洞;可有实变、晕轮征,有外周分布的偏好,中下叶比上叶受侵犯更多见(图 12-32)。

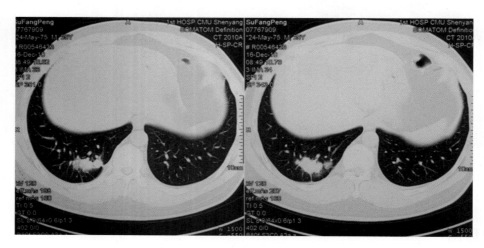

图 12-32　肺隐球菌病,CT

2. 中枢神经系统隐球菌病(central nervous system cryptococcosis)　约占隐球菌感染的 80%。起病常隐匿,表现为慢性或亚急性过程,起病前可有上呼吸道感染史。少数患者急性起病,多数为免疫抑制或缺陷患者,常导致死亡。有 12.5% 的患者有颅外感染,AIDS 患者高达 50%。97% 的患者出现头痛,通常是最早或唯一的症状。90% 的患者有发热,热型不规则。其他症状有恶心、呕吐,与头痛同时出现或在头痛出现 1~2 周后发生,可为喷射性或非喷射性。中后期约 25% 的患者可出现视物模糊、畏光、复视、视力下降,甚至完全失明。眼底检查可见明显视盘水肿、视网膜渗出、出血。10% 的患者在后期可出现听力下降、偏瘫、共济失调、腱反射亢进或减弱,以及局灶性神经系统的定位体征等。后期还可出现性格、行为异常等。患者可出现颈项强直,神经系统病理征可阳性,一般在病程晚期出现。其影像学表现也多种多样。

3. 皮肤隐球菌病(cutaneous cryptococcosis)　可分为原发和继发感染,原发感染少见,多数为继发感染。播散性隐球菌病患者 10%~15% 可发生皮肤黏膜损害,皮损常局限于头部,但也可累及躯干或四肢。皮损呈非特异性和多形性,包括丘疹、结节、斑块、水疱、紫癜、溃疡、瘘管、疣状或乳头瘤样增殖,或似蜂窝织炎、树胶肿、雅司病、Kaposi 水痘样疹、Kaposi 肉瘤、坏疽性脓皮病及红皮病等表现。AIDS 患者发生皮肤隐球菌病比较常见,多发生传染性软疣样皮损,以面部多见,较大,不能挤出软疣小体,中央易坏死形成溃疡。黏膜损害仅为皮损的1/3,可从邻近感染灶扩散而致或单独存在,好发于鼻咽部和口腔黏膜(图12-33)。

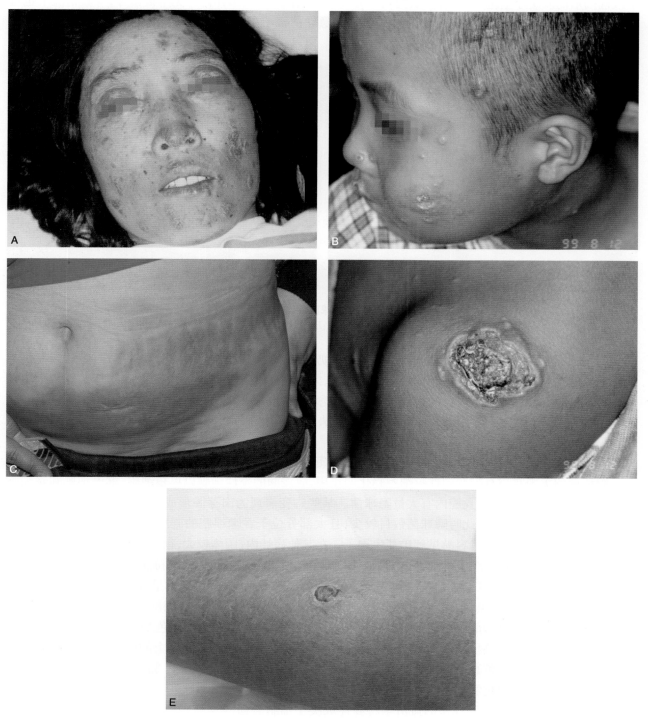

图 12-33 皮肤隐球菌病
A. 丘疹和斑块;B. 传染性软疣样丘疹;C. 脂膜炎;D. 斑块伴中间坏死;E. 斑块结痂。

4. 播散性隐球菌病(disseminated cryptococcosis) 患者骨髓炎的发生率为5%~10%,大多数患者出现单一的局限性损害,全身骨骼皆可受累,病变多发生在骨的突出部,以颅骨、脊椎骨多见,关节损害少见。患者常主诉受累处局部疼痛及软组织压痛,有时有瘘管,排出脓液。影像学检查可显示明显的溶骨性损害。

（四）实验室诊断

1. 真菌学检查

（1）直接镜检：取可疑标本置于载玻片上，加一滴墨汁混匀后加盖玻片镜检。一般新生隐球菌呈圆形或椭圆形的双层厚壁孢子，外有一层宽阔的荚膜，边缘清楚完整，菌体内可见单极出芽，少数情况下也可见多极出芽。荧光染色菌体更加清晰（图12-34）。隐球菌孢子可以很大，与培养温度相关。区别于其他酵母的特征性表现是多糖荚膜的存在。

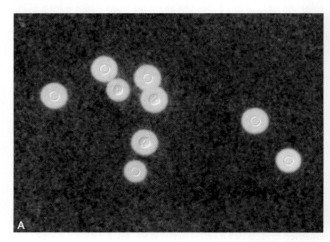
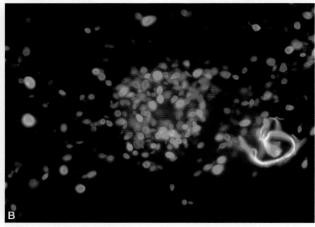

图 12-34　隐球菌病，直接镜检
A.墨汁涂片；B.荧光染色。

（2）真菌培养：在SDA培养基上菌落呈乳白或奶油色、蜡样光泽，湿润黏稠，黏液样，与隐球菌存在荚膜相关。随培养时间延长，荚膜变窄，菌落变得干燥、无光泽，颜色转淡黄色或棕黄色。隐球菌能产生尿素酶，可分解尿素使培养基显色，可与大部分酵母菌如念珠菌鉴别。

（3）生理学特性：是鉴定隐球菌的一个重要方法。多采用商品化鉴定系统，如API20CAux、ID32C和VITEK2系列。

2. 组织病理学　主要由繁殖的隐球菌及其所引起的炎症浸润构成，具体表现与患者免疫状态密切相关。隐球菌的荚膜物质有抑制中性粒细胞趋化的作用，故浸润的炎性细胞以单核细胞、淋巴细胞和浆细胞多见。损害显示胶样液化，囊腔内有大量隐球菌。某些病变表现为肉芽肿形成，主要由单核细胞、上皮样细胞和多核巨细胞等构成，此时隐球菌数目较少，且大部分位于吞噬细胞的胞质内。在较新鲜的病灶内，菌体大小不等，小的居多，且容易见到单芽生孢子。在其他病灶内，菌体较大，很少见芽生状态。

特殊染色有助于在组织中发现真菌细胞。HE染色荚膜无色或呈隐约的淡粉红色，大小不一，椭圆形，轮廓不明显，中间为空白区，周围有透亮的晕。PAS染色细胞壁呈紫红色，胞质呈浅红色。GMS染色隐球菌呈黑褐色，菌壁四周深黑，中间为空白区染色。阿尔辛蓝染色荚膜呈蓝色，细胞核呈红色。亚甲蓝染色呈蓝色，菌壁四周浅蓝色，部分菌体中央形成空泡区。改良Hale胶体铁组合染色细胞壁呈深蓝色，圆形或卵圆形，轮廓清晰，细胞核呈红褐色。Fontana-Masson黑素染色可以发现细胞壁上的黑色素前体，可区分新生隐球菌与其他的非暗色真菌。甲苯胺蓝染色菌壁蓝色，荚膜紫红色，有折光。黏蛋白卡红染色隐球菌菌体呈鲜红色。免疫组织化学染色菌体呈棕褐色（图12-35）。

3. 血清学诊断　新生隐球菌的血清学特异性取决于细胞表面的荚膜多糖结构。传统分类的新生隐球菌和格特隐球菌按血清型分类可分为A、B、C、D及AD型。A型为新生隐球菌的格鲁比变种（相当于新分类体系的新生隐球菌），D型为新生隐球菌新生变种（相当于新分类体系的 C. deneoforman），AD型为新生隐球菌格鲁比变种和新生变种的一种中间型，B和C型为格特隐球菌。

乳胶凝集试验、酶联免疫吸附法及侧流免疫层析法等均可检测隐球菌荚膜抗原，其中胶体金免疫层析法因其简单、快速已成为目前国内临床诊断隐球菌感染最常用的方法之一，脑脊液或血清阳性可作为隐球

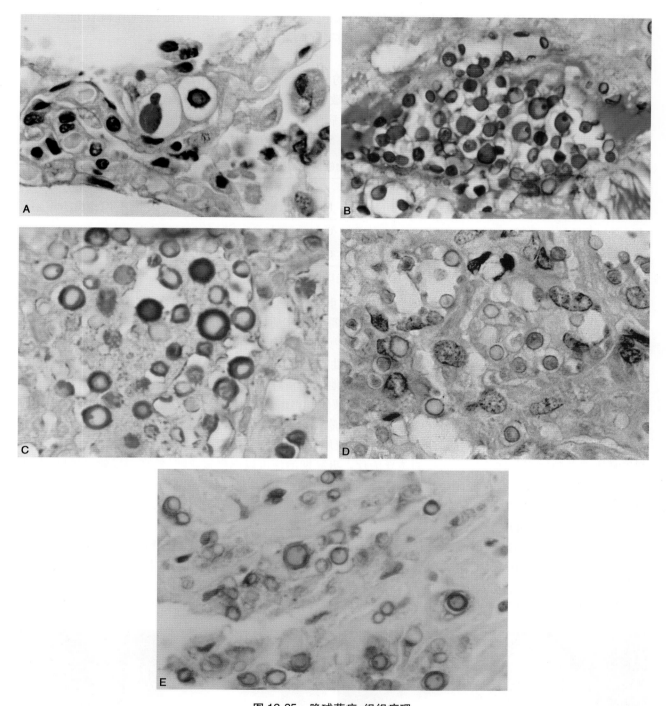

图 12-35　隐球菌病,组织病理
A. PAS 染色(×1 000);B. PAS 染色(×1 000);C. 阿尔辛蓝染色(×1 000);D. 黏蛋白卡红染色(×1 000);E. 免疫组织化学染色(×1 000)。

菌病诊断的确诊证据。检测脑脊液或血清中抗隐球菌抗体有助于诊断和判断病情变化。在非 HIV 感染的患者,初次治疗后抗体滴度下降,在生物学清除后,抗体滴度可持续存在,因此不能据此判断治疗成功与否。治疗成功的有效指标包括:脑脊液中的葡萄糖、氯化物和白细胞计数恢复至正常及脑脊液中的隐球菌培养阴性(mycological sterility)。

4. 分子鉴定　分子鉴定方法根据检测分子的不同,分为不依赖于 DNA 检测的质谱分析法(MALDI-TOF MS)以及依赖于 DNA 的检测方法。MALDI-TOF MS 可以鉴别 7 种不同的隐球菌。依赖 DNA 的鉴定方法包括针对 rDNA 基因 *ITS*、*IGS* 区、管家基因的 PCR、巢式 PCR、多重 PCR、real-time PCR 检测;对

CAP59、*GPD1*、*LAC1*、*PLB1*、*SOD1*、*URA5* 和 *IGS* 的多位点序列分型(MLST);限制性片段长度多态性(RFLP);随机扩增 DNA 多态性以及微卫星序列分型等。

(五)抗真菌治疗

1. **体外药敏试验** 可采用 CLSI M27-A 标准化的液基稀释法,也可采用成熟的商品化试剂盒如 M44-A 酵母菌纸片扩散法、ATB FUNGUS3 酵母样真菌药敏试剂盒、ROSCO 抗真菌药敏纸片法、E-test、Sensititre YeastOne 等。目前未确定隐球菌的临床折点和流行病学折点。体外药敏试验显示隐球菌对于两性霉素 B、伊曲康唑、伏立康唑的 MIC 值均较低,对氟康唑和 5-氟胞嘧啶的 MIC 值中等(表 12-4)。

表 12-4 隐球菌属菌种的体外药物敏感性检测(MIC 范围及 MIC_{90} 值)

菌种	AmB MIC 范围(MIC_{90})	FLZ MIC 范围(MIC_{90})	ITR MIC 范围(MIC_{90})	VOR MIC 范围(MIC_{90})	5-FC MIC 范围(MIC_{90})
新生隐球菌复合体	0.13~0.50(0.50)	1.0~16.0(8.0)	0.03~1.00(0.25)	0.13~0.50(0.50)	4.0~16.0(16.0)
格特隐球菌复合体	0.06~0.50(0.13)	2.0~16.0(8.0)	0.13~0.25(0.25)	0.25~0.50(0.50)	4.0~16.0(16.0)

注:MIC.最低抑菌浓度(μg/ml);AmB.两性霉素 B;FLZ.氟康唑;ITR.伊曲康唑;VOR.伏立康唑;5-FC.氟胞嘧啶。

2. **临床治疗原则** 对于包括脑膜脑炎在内的严重隐球菌感染来说,传统两性霉素 B 是治疗的主要药物,推荐的标准诱导剂量为每天 0.7~1mg/kg。两性霉素 B 脂质体(每天 3~6mg/kg)与两性霉素 B 有相似的疗效且肾毒性更低,是两性霉素 B 的优选替代药物,推荐用于存在肾功能不全风险患者的初次诱导治疗。5-氟胞嘧啶(每天 100mg/kg,分 4 次口服)与两性霉素 B 联合应用是隐球菌性脑膜炎和严重的肺部隐球菌病的一线治疗方案。在没有 5-氟胞嘧啶时,其他联合治疗方法中最有效的是两性霉素 B 加氟康唑(每天 800mg),用两性霉素 B 治疗的同时注意补充液体和电解质,能提高早期存活率,也可以考虑短期应用两性霉素 B 联合其他药物。对于非 AIDS 患者的隐球菌性脑膜炎,可以选择低剂量两性霉素 B(每天 0.5~0.7mg/kg),但需与 5-氟胞嘧啶或氟康唑联合应用,可降低两性霉素 B 的不良反应的发生。不推荐低剂量氟康唑单独用于隐球菌性脑膜炎的诱导治疗。巩固期治疗可以选择氟康唑,较高剂量效果较好(每天 600~800mg),但需要结合患者肾功能选择合适剂量(肾功能不良者建议每天 400mg)。伊曲康唑和伏立康唑对于隐球菌病也有效,可作为替代治疗选择。

(六)隐球菌属的鉴定

1. **新生隐球菌复合体(*Cryptococcus neoformans* complex)** 有性期:新生线状黑粉菌。

(1)菌落特征:SDA 25℃培养,奶油色酵母菌落,有时黄色或带粉色。培养时间较长时菌落呈黏液状,流向试管底部或试管旁边。咖啡酸琼脂使得新生隐球菌形成棕黑色菌落(图 12-36)。

(2)镜下特征:可见球形或椭圆形酵母细胞,第一代培养物有时可见小的荚膜,继代培养不见荚膜。

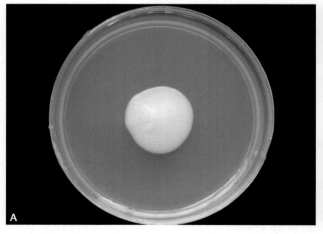
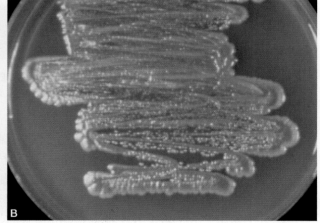

图 12-36 新生隐球菌,菌落
A. SDA;B. 咖啡酸琼脂。

某些菌株偶见菌丝,极少数可见锁状联合(图 12-37,图 12-38)。

2. 格特隐球菌复合体(*Cryptococcus gatii* complex) 有性期:新生线状黑粉菌盖替变种。

(1) 菌落特征:SDA 25℃培养,奶油色酵母菌落(图 12-39)。刀豆氨酸-甘氨酸-溴百里酚培养基为格特隐球菌的特异性培养基,菌落呈蓝色。

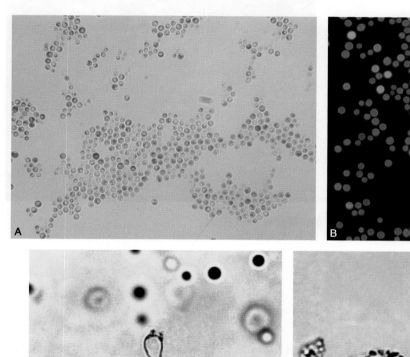

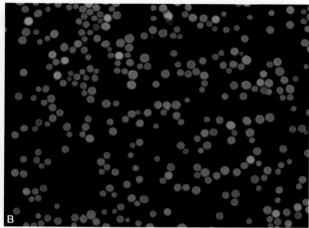

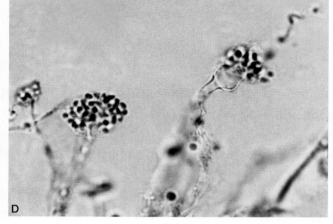

图 12-37 新生隐球菌

A. 乳酸酚棉蓝染色;B. 荧光染色;C. 锁状联合;D. 锁状联合。

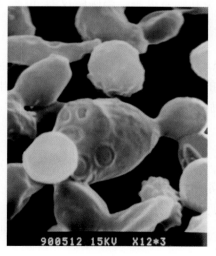

图 12-38 新生隐球菌,电镜

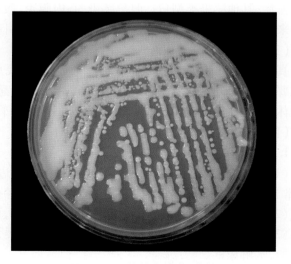

图 12-39 格特隐球菌,菌落

（2）镜下特征:可见圆形或卵圆形酵母细胞。培养后菌体荚膜变小,部分消失(图12-40)。菌体可有出芽,但无菌丝。

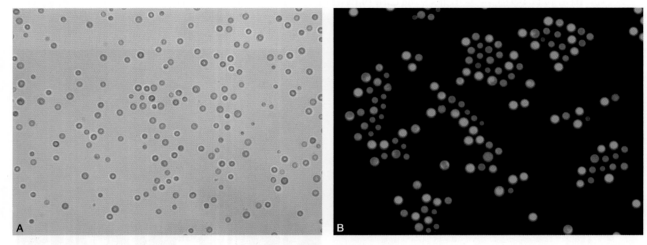

图12-40　格特隐球菌
A.乳酸酚棉蓝染色;B.荧光染色。

三、红酵母

（一）分类与命名

红酵母属(*Rhodotorula*)属于担子菌门,微球黑粉菌纲(Microbotryomycetes),锁掷酵母目(Sporidiobolales),锁掷酵母科(Sporidiobolaceae),是一种有色真菌。红酵母属有60余种,与临床相关的红酵母主要包括 *R. mucilaginosa*、*R. minuta*、*R. glutinis*、*R. slooffiae*、*R. rubra* 及 *R. dairenensis*。按照分子生物学分类进展 *R. minuta* 及 *R. slooffiae* 已被归入 *Cystobasidium* 属。临床重要的菌种为黏红酵母和深红酵母。

（二）致病性

红酵母属真菌是潮湿皮肤上的正常定植菌,同时广泛分布于环境中,可从食物、饮料、土壤、潮湿环境中如浴帘、洗漱用具、游泳池等分离到。红酵母属于机会性致病菌,红酵母病(Rhodotorulosis)是红酵母属导致的人类感染,最常见的致病菌种是深红酵母。

红酵母病并不常见,主要危险因素包括免疫抑制、恶性肿瘤和中心静脉置管等。最常见的临床表现是真菌血症,其他感染类型包括眼部感染、心内膜炎、腹膜炎、脑膜炎和脑室炎等。当医院仪器、设备及用具如用来清洗支气管镜的刷子被污染时,可能在院内引起小的暴发流行。

（三）临床表现

真菌血症(fungemia)是最常见的感染类型,主要见于肿瘤患者、细菌性心内膜炎或其他消耗性疾病,最主要的感染来源包括污染导管或静脉高营养等。感染后常见的临床症状是发热,但有些患者可出现中毒性休克,治疗的关键在于去除感染源(如滞留的导管),可加速症状消失和血培养转阴。

（四）实验室诊断

1. 真菌学检查

（1）直接镜检:镜下表现为圆形或椭圆形的多边出芽酵母,可有荚膜。由于红酵母在环境中大量存在,常为污染菌,偶见少数芽孢;除非有大量酵母菌芽孢,结合培养,才能确定是否致病。

（2）真菌培养:在SDA培养基上生长速度中等,可产生类胡萝卜素,菌落呈橙红色或橙粉色。

（3）生理学特性:不能发酵,但可同化某些糖类,如葡萄糖、麦芽糖、蔗糖、木糖和棉子糖等。可产生尿素酶,水解尿素。

2. 组织病理学　可见圆形或卵圆形酵母细胞,壁薄,出芽,直径4.5~6.0μm。

3. 血清学诊断　无特异性血清学诊断方法。侵袭性感染时可检测 G 试验。

4. 分子诊断　为数不多的文献报道提示红酵母属与其他酵母菌的分子鉴定相似,多采用 rDNA 的 ITS 区为靶基因进行鉴定。

（五）抗真菌治疗

1. 体外药敏试验　可采用 CLSI M27-A 标准化的液基稀释法,目前未确定其临床折点和流行病学折点。两性霉素 B 对红酵母的 MIC 值较低,其次是伊曲康唑和伏立康唑,氟康唑和棘白菌素类对红酵母的 MIC 值较高。

2. 临床治疗原则　真菌血症患者最常用的抗真菌药物为两性霉素 B,大多数眼部感染患者局部使用两性霉素 B。

（六）红酵母属的鉴定

1. 深红酵母（*Rhodotorula rubra*）

（1）菌落特征:在 SDA 上中等速度生长,菌落呈红色或粉红色,表面亮而光滑（图 12-41）。

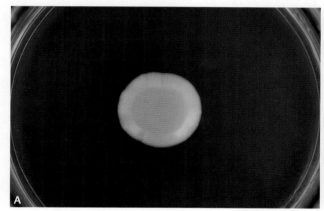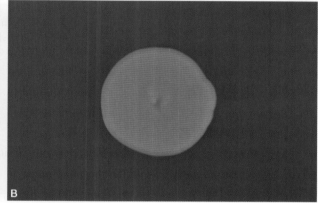

图 12-41　深红酵母,菌落
A. SDA；B. PDA。

（2）镜下特征:酵母细胞呈短卵形或柱形,在玉米粉吐温 80 琼脂上可形成不同长度的原始的假菌丝,不形成子囊孢子。

2. 黏红酵母（*Rhodotorula glutinis*）

（1）菌落特征:在 SDA 上中等速度生长,呈珊瑚红到粉红色或橙红色,表面亮而光滑,但有时表面呈网状,多皱褶或呈波状,质地软,类似黏蛋白（图 12-42）。

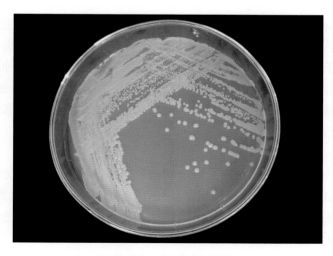

图 12-42　黏红酵母,菌落

（2）镜下特征:酵母细胞呈圆形或卵形（图 12-43）。

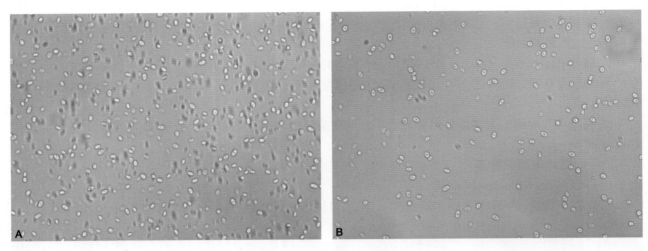

图 12-43　黏红酵母,光镜
A. 酵母细胞;B. 酵母细胞。

四、毛孢子菌

（一）分类与命名

毛孢子菌属（Trichosporon）属于担子菌门（Basidiaomycota）,银耳纲（Tremellomycetes）,毛孢子菌目（Trichosporonales）,毛孢子菌科（Trichosporonaceae）。毛孢子菌属是自然界中广泛存在的一类条件致病性真菌。毛孢子菌属有 30 余种,与临床相关的毛孢子菌包括阿萨希毛孢子菌（T. asahii）、星型毛孢子菌（T. asteroids）、皮毛孢子菌（T. cutaneum）、真皮毛孢子菌（T. dermatis）、皮瘤毛孢子菌（T. inkin）、黏液毛孢子菌（T. mucoides）、T. jirovecii、T. loubieri、卵圆毛孢子菌（T. ovoides）和 T. mycotoxinivorans。2017 年日本学者按照分子系统发生将原来的毛孢子菌属分为了 5 个新的属,阿萨希毛孢子菌、星型毛孢子菌和卵圆毛孢子菌被保留在毛孢子菌属;皮毛孢子菌、真皮毛孢子菌、黏液毛孢子菌和 T. jirovecii 已被归入新的 Cutaneotrichosporon 属。本章节还按照原有毛孢子菌属分类撰写。

（二）致病性

毛孢子菌广泛分布于世界各地,在自然界广泛存在,也是人体正常菌群之一,可在胃肠道、口腔、呼吸道和皮肤分离到。

毛孢子菌病（trichosporosis）是毛孢子菌感染人体发生的疾病。毛孢子菌病主要包括过敏性肺炎、浅表感染和侵袭性感染。毛孢子菌在体内可以形成生物膜,产生多种蛋白酶、脂肪酶、磷脂酶、酯酶及 DNA 酶造成组织损伤,同时毛孢子菌在体内可同化多种碳源及氮源,存在菌丝、孢子多种表型,并能有效逃避机体免疫系统的杀伤。这些毒力因素均有利于毛孢子菌在患者体内的存活、增殖,导致侵袭性感染的发生。阿萨希毛孢子菌是毛孢子菌病最常见、最重要的致病菌,常引起免疫低下人群的感染,如因血液病或化疗而出现中性粒细胞减少的患者。

（三）临床表现

浅表感染（superficial infections）:包括皮肤感染和毛发感染。皮肤感染好发于面部、前臂、股部、肛周等部位,皮疹表现为红斑、丘疹、结节及紫癜样损害,可出现坏死、溃疡、结痂。毛发感染也称为白毛结节病（white piedra）,以附着于毛干上约 0.5mm 的结节为特征,颜色可为白色或浅棕色,多发生于头发、腋毛、阴毛等处,主要由皮瘤毛孢子菌、皮毛孢子菌、卵圆毛孢子菌和 T. loubieri 引起。

侵袭性感染（invasive infections）:急性感染患者,发病急骤,进展迅速,主要表现为真菌血症及多脏器的播散性感染。慢性感染患者,病程可长达数月至数年,出现间断或持续性发热、肝脾肿大、肝功能异常或进行性器官衰竭等表现。感染肾脏表现为腰痛、蛋白尿、血尿、红细胞管型、急性肾功能衰竭和肾小球肾炎。肺部浸润时出现肺实变、支气管肺炎或网结节样改变。皮肤损害见于约 30% 的患者,表现为累及躯干、四肢的红色斑丘疹,可进展为大的结节,伴中心坏死,还可形成紫癜和出血性损害(图 12-44)。消化道受累可出现腹痛、腹胀、腹膜透析液混浊。中枢神经系统和心内膜也可受累。侵袭性感染主要由阿萨希毛孢子菌、皮瘤毛孢子菌、真皮毛孢子菌和黏液毛孢子菌引起。感染的主要危险因素为血液系统疾病尤其是中性粒细胞减少、器官移植、自身免疫疾病、非血液系统恶性肿瘤、多发创伤、中心静脉置管、糖皮质激素的使用以及手术。慢性播散性感染可发生于天然免疫缺陷患者。

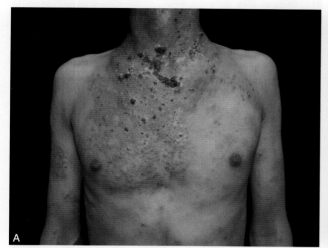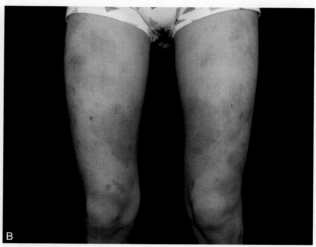

图 12-44　播散性毛孢子菌病
A. 躯干皮疹;B. 下肢皮疹。

过敏性肺炎(allergic pneumonia):主要指夏季型过敏性肺炎(summer-type hypersensitivity pneumonitis, SHP),95% SHP 患者的血清中含有抗毛孢子菌抗体,研究显示皮毛孢子菌是引起 SHP 的主要过敏原。

（四）实验室诊断

1. 真菌学检查

（1）直接镜检:可见分隔菌丝、关节孢子、假菌丝、芽生孢子(图 12-45)。

（2）真菌培养:SDA 27℃培养,菌落呈奶油色,湿润或干燥,光滑或有褶皱,有时呈脑回状,有时高起,表面附有粉末状物,边缘有菌丝生长。

（3）生理学特性:糖发酵试验阴性,重氮蓝 B 试验阳性,水解尿素试验阳性。

2. 组织病理学　毛孢子菌在组织中表现为长方形关节孢子、分隔菌丝、假菌丝和芽生孢子,甚至形成小的群落,PAS 或 GMS 染色阳性。酵母细胞圆形或卵圆形,大小为 $2\sim4\mu m\times4\sim7\mu m$,菌丝宽度为 $1.5\sim2.5\mu m$。当切片中关节孢子较少时,毛孢子菌组织相可类似白念珠菌感染,但它常比白念珠菌产生更多的真菌丝,且假菌丝很少(图 12-46)。

3. 血清学诊断　毛孢子菌表达一种与新生隐球菌荚膜抗原有交叉反应的细胞壁抗原,可用乳胶凝集试验和酶联免疫法检测,播散性毛孢子菌感染患者的血清往往隐球菌抗原乳胶凝集试验阳性。

4. 分子鉴定　目前常用 PCR、巢式 PCR、实时荧光定量 PCR 法检测 rDNA 基因的 *ITS*、*LSU D1/D2* 区或 *IGS1* 区基因序列。IGS1 区比 LSU D1/D2 区更高变,而 LSU D1/D2 区比 ITS1 区更高变。此外,还可使用基质辅助激光解吸电离飞行时间质谱(MALDI-TOF MS)进行毛孢子菌的鉴定。

（五）抗真菌治疗

1. 体外药敏试验　体外药敏试验可采用 CLSI-27A 液基稀释法或 EUCAST 方案,目前尚未确定临床折

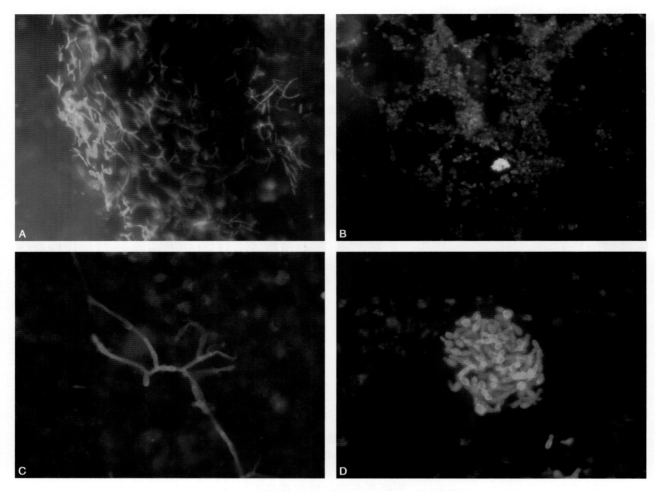

图 12-45 播散性毛孢子菌病,皮损涂片,荧光染色
A. 分隔菌丝;B. 芽生孢子;C. 分隔菌丝;D. 关节孢子和芽生孢子。

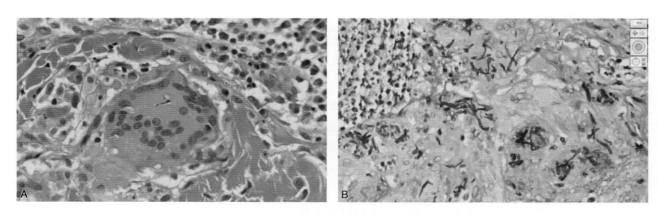

图 12-46 播散性毛孢子菌病,皮损组织病理
A. HE 染色(×400);B. PAS 染色(×400)。

点,仅有阿萨希毛孢子菌对部分抗真菌药物的流行病学折点(ECV>97.5%),两性霉素 B 为 1μg/ml,氟康唑为 8μg/ml,泊沙康唑为 0.5μg/ml,伏立康唑为 0.06μg/ml。毛孢子菌属对伏立康唑、泊沙康唑和伊曲康唑的 MIC 值较低;对棘白菌素类药物、氟康唑、氟胞嘧啶的 MIC 值较高;大部分毛孢子菌对两性霉素 B 的 MIC 值较低,但在不同种存在差异(表 12-5)。

表 12-5 毛孢子菌的体外药物敏感性检测 (MIC 值)

单位:µg/ml

菌种	AmB MIC 范围 (MIC_{90})	5-FC MIC 范围	FLU MIC 范围 (MIC_{90})	POS MIC 范围 (MIC_{90})	VOR MIC 范围 (MIC_{90})	ITR MIC 范围 (MIC_{90})
阿萨希毛孢子菌	0.25~4 (1)	2~128	0.125~32 (4)	0.03~1 (0.25)	0.03~2 (0.06)	0.25~≥16 (0.5)
皮瘤毛孢子菌	0.03~1 (1)	4~128	0.125~4 (4)	0.03~0.25 (0.25)	0.03~0.06 (0.03)	0.25~0.5
星型毛孢子菌	0.25~1 (1)	–	0.125~1 (1)	0.125~0.25 (0.25)	0.03~0.125 (0.125)	–
T. faecale	0.06~8 (8)	8~32	0.125~1 (0.5)	0.03~0.06 (0.03)	0.03~0.125 (0.125)	–
T. coremiiforme	0.03~1 (1)	4~128	0.125~4 (4)	0.03~0.06 (0.06)	0.03 (0.03)	–

注:MIC.最低抑菌浓度;AmB.两性霉素 B;5-FC.5-氟胞嘧啶;FLU.氟康唑;VOR.伏立康唑;POS.泊沙康唑;ITR.伊曲康唑。

2. 临床治疗原则　浅表毛孢子菌病局部抗真菌药治疗经常有效,但停药后可能复发,有研究推荐局部或口服抗真菌药物联合剪除毛发来进行治疗。侵袭性毛孢子菌病的治疗在临床上仍然是一个挑战,主要以抗真菌药物、免疫因子等为主,最好采用联合治疗。在抗真菌药物选择上,新型三唑类药物尤其是伏立康唑疗效较好,也可选用伊曲康唑、泊沙康唑、氟康唑,两性霉素 B 的疗效不如三唑类药物,棘白菌素类药物对毛孢子菌感染几乎无效。单药治疗疗效不佳时,也可采用抗真菌药物的联合疗法,如伏立康唑与两性霉素 B 的联合治疗。

（六）毛孢子菌属的鉴定

1. 阿萨希毛孢子菌(*Trichosporon asahii*)

（1）菌落形态:SDA 或 PDA 28℃培养 5 天,中等速度扩展生长,干燥,有时脓液样,表面呈粉状,边缘有宽而深的裂隙(图 12-47)。

（2）镜下特征:出芽细胞,无侧生分生孢子,关节孢子呈桶状。无附着孢(图 12-48,图 12-49)。

2. 星型毛孢子菌(*Trichosporon asteroids*)

（1）菌落特征:SDA 或 PDA 28℃培养 5 天,菌落限制性生长,奶油色酵母样菌落(图 12-50)。

（2）镜下特征:真假菌丝、关节孢子、芽生孢子和厚壁孢子(图 12-51)。

3. 卵圆毛孢子菌(*Trichosporon ovoides*)异名:白吉利毛孢子菌(*T. beigelii*)。

（1）菌落特征:菌落限制性生长,白色,有粉状物,中央有皱褶,边缘平坦。

（2）镜下特征:芽生孢子,无侧生分生孢子,玻片培养可见附着孢。

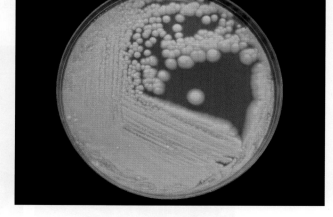

图 12-47　阿萨希毛孢子菌,菌落

4. 皮毛孢子菌(*Trichosporon cutaneum*)

（1）菌落特征:SDA 或 PDA 28℃培养 5 天,中等速度扩展生长,奶酪样,圆形,脑回状,闪光,表面无粉状物。老后边缘有裂隙(图 12-52)。

（2）镜下特征:芽生孢子很多,反复接种菌丝增多。关节孢子柱状至椭圆形(图 12-53)。

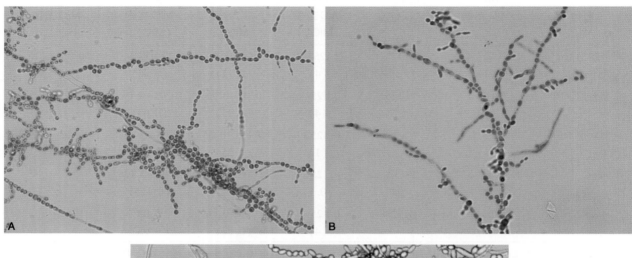

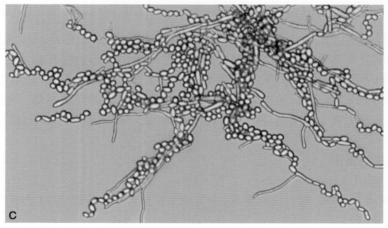

图 12-48　阿萨希毛孢子菌
A. 关节孢子；B. 关节孢子和芽生孢子；C. 菌丝和关节孢子。

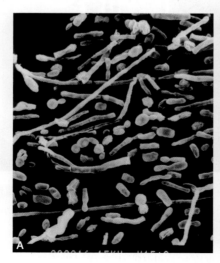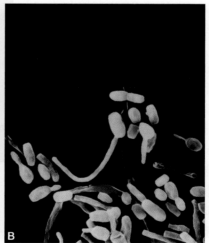

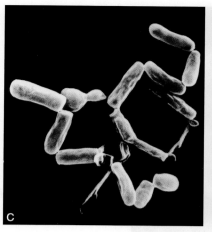
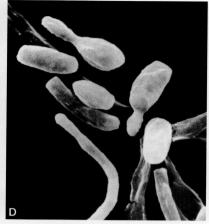

图 12-49　阿萨希毛孢子菌,电镜
A. 真菌丝、关节孢子和芽生孢子;B. 菌丝和孢子;C. 关节孢子和芽生孢子;
D. 芽生孢子。

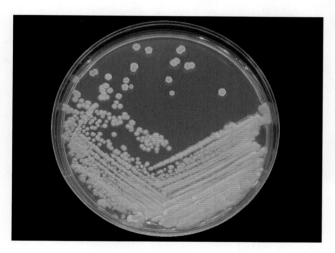

图 12-50　星型毛孢子菌,菌落

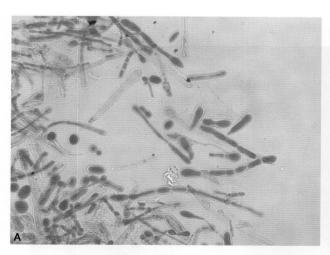
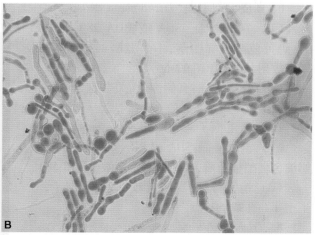

图 12-51　星型毛孢子菌
A. 菌丝粗细不等;B. 真假菌丝,关节孢子,厚壁孢子。

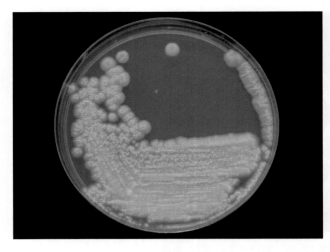

图 12-52　皮毛孢子菌,菌落

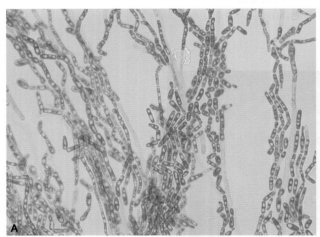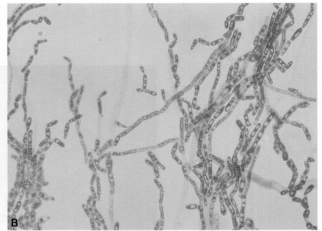

图 12-53　皮毛孢子菌
A. 大量关节孢子和芽生孢子;B. 关节孢子柱状或椭圆形。

5. 皮瘤毛孢子菌(*Trichosporon inkin*)

(1) 菌落特征:SDA 或 PDA 28℃培养 5 天,菌落奶白色,圆形,脑回状较小(图 12-54)。

(2) 镜下特征:芽孢、关节孢子及真假菌丝(图 12-55)。

6. 真皮毛孢子菌(*Trichosporon dermatis*)

(1) 菌落特征:SDA 或 PDA 28℃ 培养 5 天,奶黄色酵母样菌落,中央宽脑回样皱褶,外周细放射状皱褶(图 12-56)。

(2) 镜下特征:真假菌丝、关节孢子和芽生孢子(图 12-57)。

7. 黏液毛孢子菌(*Trichosporon mucoides*)

(1) 菌落特征:SDA 或 PDA 28℃培养 5 天,奶油色乳酪样菌落,表面脑回状褶皱(图 12-58)。

(2) 镜下特征:真菌丝较细,关节孢子,芽生孢子(图 12-59)。

8. *Trichosporon montevideense*

(1) 菌落特征:SDA 或 PDA 28℃培养 5 天,奶油色酵母样菌落(图 12-60)。

(2) 镜下特征:真菌丝、关节孢子和芽生孢

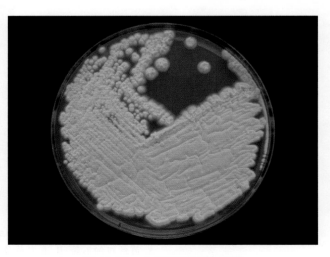

图 12-54　皮瘤毛孢子菌,菌落

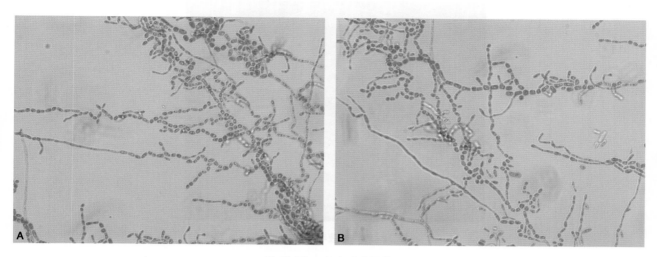

图 12-55　皮瘤毛孢子菌
A.真菌丝和关节孢子;B.芽孢和关节孢子。

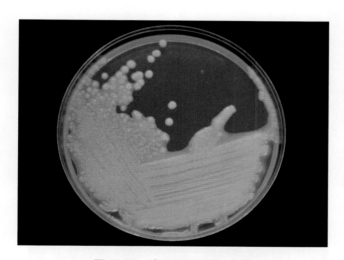

图 12-56　真皮毛孢子菌,菌落

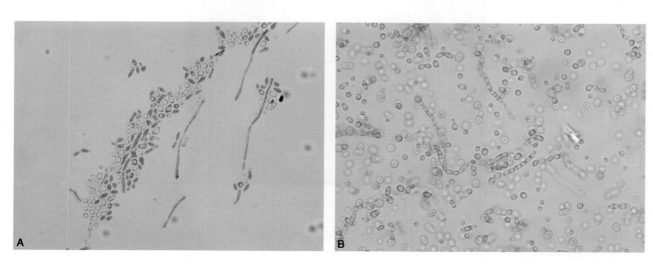

图 12-57　真皮毛孢子菌
A.真菌丝和圆形孢子、芽孢;B.假菌丝及孢子。

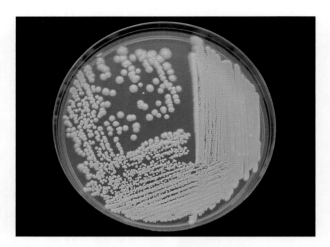

图 12-58　黏液毛孢子菌,菌落

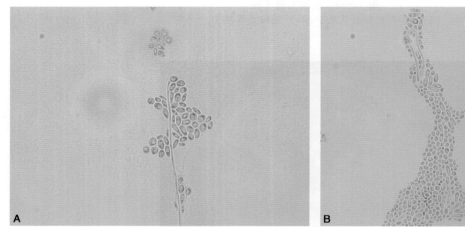
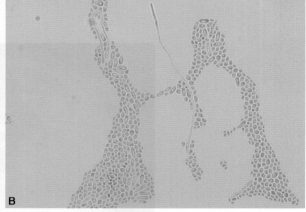

图 12-59　黏液毛孢子菌
A. 纤细真菌丝;B. 真菌丝和大量孢子,孢子大小不一。

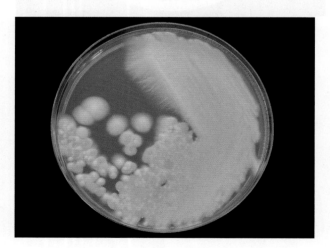

图 12-60　*Trichosporon montevideense*,菌落

子(图 12-61)。

9. *Trichosporon domesticum*

(1) 菌落特征:SDA 或 PDA 28℃培养 5 天,菌落乳白色,乳酪样,中央宽脑回状褶皱(图 12-62)。

(2) 镜下特征:真菌丝、关节孢子和芽生孢子(图 12-63)。

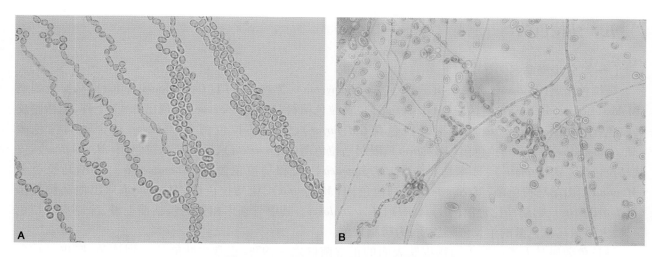

图 12-61　*Trichosporon montevideense*
A.关节孢子;B.真菌丝、关节孢子和芽生孢子。

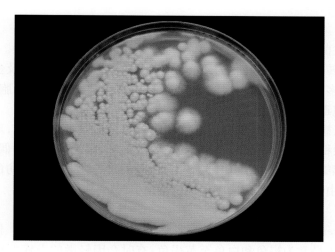

图 12-62　*Trichosporon domesticum*,菌落

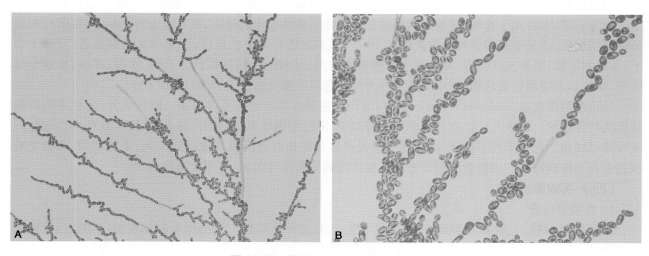

图 12-63　*Trichosporon domesticum*
A.真菌丝和关节孢子;B.关节孢子和芽生孢子。

五、马拉色菌

（一）分类与命名

马拉色菌属（*Malassezia*）属于担子菌门（Basidiomycota），黑粉菌亚门（Ustilaginomycotina），马拉色菌纲（Malasseziomycetes），马拉色菌目（Malasseziales），马拉色菌科（Malasseziaceae）。现已知 17 个种，包括厚皮马拉色菌（*M. pachydermatis*）、糠秕马拉色菌（*M. furfur*）、球形马拉色菌（*M. globosa*）、合轴马拉色菌（*M. sympodialis*）、钝形马拉色菌（*M. obtusa*）、限制马拉色菌（*M. restricta*）、斯洛菲马拉色菌（*M. slooffiae*）、皮肤马拉色菌（*M. dermatis*）、日本马拉色菌（*M. japonica*）、大和马拉色菌（*M. yamatoensis*）、娜纳马拉色菌（*M. nana*）、山羊马拉色菌（*M. caprae*）、马马拉色菌（*M. equina*）、兔马拉色菌（*M. cuniculi*）、巴西马拉色菌（*M. brasiliensis*）、鹦鹉马拉色菌（*M. psittaci*）、*M. arunalokei*。其中与临床相关的包括前七种，除厚皮马拉色菌外，大多数马拉色菌的生长依赖脂质，为嗜脂真菌。

马拉色菌属是人类或温血动物皮肤表面的正常菌群之一，97% 正常皮肤能培养到该菌，厚皮马拉色菌、糠秕马拉色菌、球形马拉色菌、合轴马拉色菌、钝形马拉色菌、限制马拉色菌、斯洛菲马拉色菌在人和动物皮肤表面常见。不同菌种的分布与地理差异相关。球形马拉色菌和限制马拉色菌在人类皮肤上几乎均有分布。

（二）致病性

马拉色菌是人类常驻菌群，同时也是机会性致病菌，可引起皮肤或系统感染。马拉色菌导致疾病的能力即毒力因素包括：表型转换由酵母型转化为致病性菌丝型；产生多种脂肪酶及蛋白酶，分解皮脂中的三酰甘油、使游离脂肪酸增多，破坏皮肤角质层的屏障功能，并刺激生成炎症性细胞因子；产生二羧酸，抑制酪氨酸和黑素细胞的细胞毒作用，引起皮肤色素变化等。

马拉色菌导致的皮肤感染性疾病包括花斑糠疹和马拉色菌毛囊炎，据报道，球形马拉色菌、合轴马拉色菌、斯洛菲马拉色菌、糠秕马拉色菌是花斑糠疹的主要致病菌，限制马拉色菌偶尔致病。马拉色菌在罕见的情况下可引起系统感染，通常发生在 ICU 的新生儿、肠外营养尤其输注脂肪的患者、严重免疫抑制患者，几乎所有系统感染都由糠秕马拉色菌或厚皮马拉色菌引起。

（三）临床表现

花斑糠疹（pityriasis versicolor）：患者常表现为多发的，有少量鳞屑的椭圆形、圆形或不规则形的斑疹，常融合，可以很广泛。皮损最常为褐色和白色至黄褐色；有时会因轻微的炎症而呈粉红色（图 12-64）。一般无自觉症状，好发于脂溢部位，特别是躯干和肩部。容易复发，夏季加重，冬季减轻。

马拉色菌毛囊炎（malassezia folliculitis）：是一种以瘙痒性、毛囊性丘疹和脓疱为特征的慢性病。临床上可分为三型：①常见于青年，背及上胸部散在瘙痒性毛囊性丘疹或脓疱，常发生于日晒后、用抗菌药物或免疫抑制剂后；②见于某些脂溢性皮炎患者，胸、背部多发性小毛囊性丘疹；③见于艾滋病患者，分布于躯干、面部和下肢，呈多发性脓疱，常合并严重脂溢性皮炎，且对治疗高度抵抗。炎热、潮湿、多汗、皮脂分泌旺盛、糖尿病及应用抗菌药物、糖皮质激素等为马拉色菌毛囊炎的诱发因素（图 12-65）。

马拉色菌菌血症（malassezia septicemia）：为马拉色菌入血导致的系统感染。除发热外，无可作为诊断依据的特殊症状。新生儿往往有严重的血小板减少、淋巴细胞增多及间质性肺炎，活检可在肺小动脉壁内发现酵母样菌。死亡率尚难估计，由于这些患者往往合并相应诱因或严重基础疾病，去除诱因、改善免疫状态有利于疾病好转。因插管引起的败血症在拔除插管后即可缓解，无须抗真菌治疗。

（四）实验室诊断

1. 真菌学检查

（1）直接镜检：一般采用 KOH 或派克墨水制片，目前荧光染色广泛应用于临床检验。马拉色菌的酵母细胞呈球形、长圆形或瓶状，可见频繁单极出芽、环痕产孢遗留下来的环痕领。花斑糠疹镜检可见皮屑中成群、厚壁、圆形或芽生孢子和弯曲似"S"形的非分枝短菌丝，被称为"香蕉和葡萄"或"意面与肉丸"（图 12-66）。马拉色菌毛囊炎患者的标本中可见大量的孢子，芽生孢子（图 12-67）。

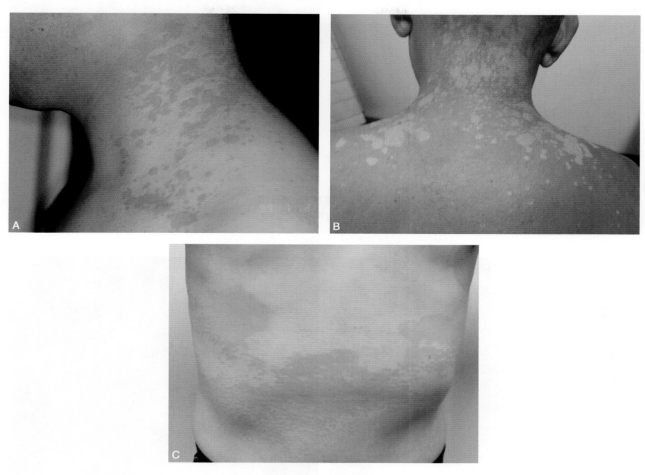

图 12-64　花斑糠疹

A.颈部红褐色斑疹;B.背部白色斑疹;C.腹部淡红褐色斑片。

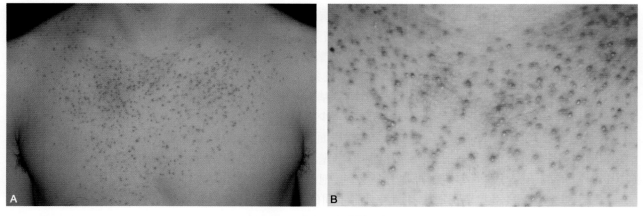

图 12-65　马拉色菌毛囊炎

A.前胸毛囊性丘疹;B.前胸毛囊性丘疹。

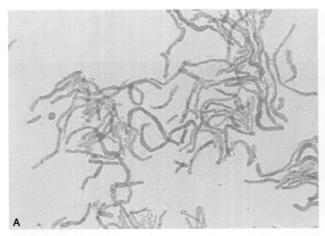
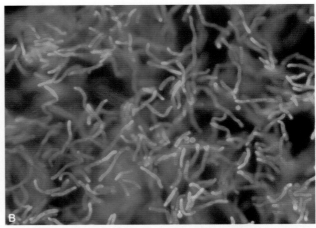

图 12-66　花斑糠疹,直接镜检
A.棉兰染色;B.荧光染色。

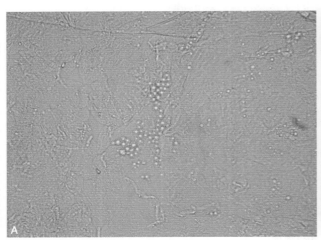
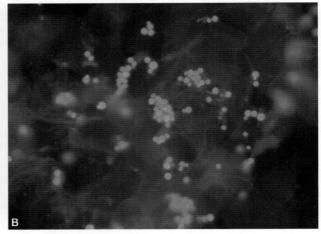

图 12-67　马拉色菌毛囊炎,直接镜检
A. KOH;B.荧光染色。

（2）真菌培养:大多数马拉色菌的生长需要脂质,常用于马拉色菌研究的培养基含脂质,包括 Leeming 和 Notman 培养基、Dixon 琼脂培养基、Ushiji-ma 培养基 A、改良 CHROMagar 念珠菌培养基,改良 CHRO-MO 琼脂培养基等。由于这些培养基未商品化,配制繁琐,临床一般采用 SDA 培养基加入几滴无菌橄榄油或菜籽油进行培养,但这种方法常不能分离少数生长条件苛刻的菌种。厚皮马拉色菌作为唯一非脂质依赖的马拉色菌,可在不含脂质的培养基如 SDA 培养基上生长,但加入脂质可促进其生长。马拉色菌为需氧菌,最佳培养条件为一定湿度条件下 32~35℃,至少需要培养 2 周。

菌落直径平均为 3~5mm,乳白色或淡黄色,表面光滑或粗糙,边缘有隆起的皱褶,质地柔软或松脆（图 12-68）。油镜下可见卵圆形、球形或圆柱形厚壁孢子,可见单极出芽及合轴出芽生长,芽颈领圈样（图 12-69）。孢子为球形者鉴定为球形马拉色菌,孢子为筒形者鉴定为钝形马拉色菌。

（3）生理学特性:马拉色菌属中各菌种具有不同的生理生化特性,如过氧化氢酶反应、吐温培养基上生长的能力、β-葡萄糖苷酶活性、消耗色氨酸的能力、产生色素和荧光染色的特性等,为马拉色菌属鉴定提供了重要依据。

SDA 培养:用于鉴定厚皮马拉色菌,它是唯一非嗜脂的,可以在 SDA 培养基上生长。

过氧化氢酶试验:用无菌棉签挑一块菌落置于无菌载玻片上,滴加 3% 过氧化氢溶液,产生气泡为阳性,否则为阴性。此试验用于鉴定限制性马拉色菌,它是唯一过氧化氢酶试验阴性的。

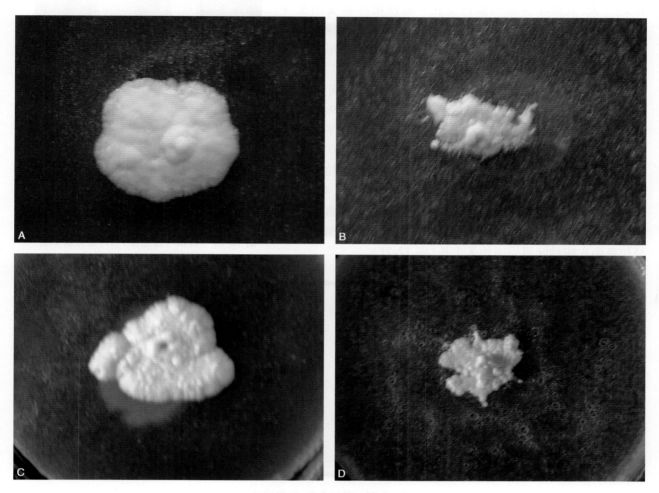

图 12-68　马拉色菌属,菌落
A. 钝形马拉色菌;B. 斯洛菲马拉色菌;C. 厚皮马拉色菌;D. 限制马拉色菌。

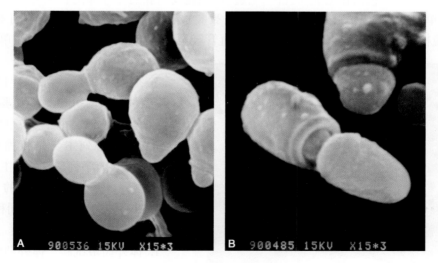

图 12-69　糠秕马拉色菌,电镜
A. 单极出芽;B. 领圈样芽领。

七叶苷分解实验:取一环菌接种于七叶苷琼脂上,32℃培养2~3天,观察培养基的颜色变化。能使培养基变黑至少1/3的为合轴马拉色菌和钝形马拉色菌(图12-70);糠秕马拉色菌只能使培养基的顶端变黑或为阴性;斯洛菲、球形和限制马拉色菌为阴性。

吐温实验:将高压灭菌后的SDA培养基冷却到45℃左右,取2ml菌液和20ml培养基混合均匀,在直径为9cm的培养皿内冷却制成平板,用直径3mm的无菌打孔器在平板四周打4个孔,分别加入100%吐温20、吐温40、吐温60和吐温80。32℃培养7天,观察菌落生长的情况。合轴马拉色菌在吐温20周围无生长,糠秕马拉色菌在吐温20、吐温40、吐温60和吐温80周围有同样的生长环,斯洛菲马拉色菌在吐温20周围明显大于其他吐温周围。球形、钝形马拉色菌和限制马拉色菌在四种吐温周围均无生长(图12-71)。

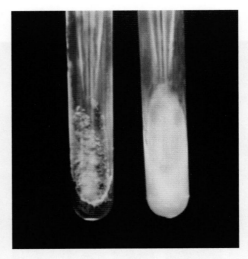

图 12-70　合轴马拉色菌,七叶苷分解试验

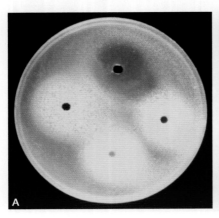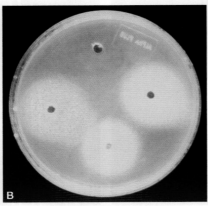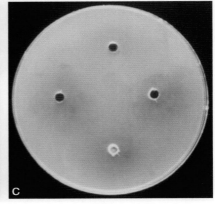

图 12-71　马拉色菌,吐温试验
A.糠秕马拉色菌;B.合轴马拉色菌;C.钝形马拉色菌。

2. 组织病理学　马拉色菌在毛囊角栓内、毛囊口、毛囊皮脂腺漏斗等部位表现为PAS染色阳性、呈深玫瑰红色、厚壁、单极出芽的孢子,几乎均为圆球形,聚集成群(图12-72)。在角质层可有孢子和粗短菌丝,与花斑糠疹镜检结果类似(图12-73);真皮毛细血管轻至中度扩张和少数淋巴细胞、单核细胞、中性粒细胞浸润。

3. 血清学诊断　无特异性血清学诊断方法,侵袭性感染时可检测G试验。

4. 分子鉴定　目前马拉色菌分子鉴定方法涉及的DNA序列主要是核糖体DNA的ITS、LSU、chs-2、IGS序列等,方法主要是PCR扩增后直接测序。基于蛋白分析的MALDI-TOF MS也可以对马拉色菌属中的不同种进行鉴定。

（五）抗真菌治疗

1. 体外药敏试验　体外药敏试验多采用改良的CLSI M27-A微量稀释法或改良E-test方法进行测试,由于马拉色菌的嗜脂性,常在标准化的液体或固体培养基配制过程中添加吐温-20、

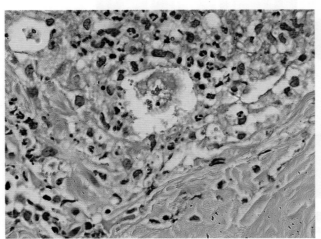

图 12-72　马拉色菌毛囊炎,PAS染色

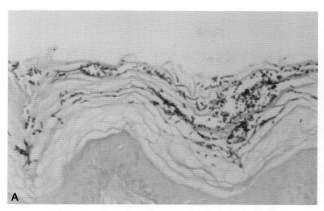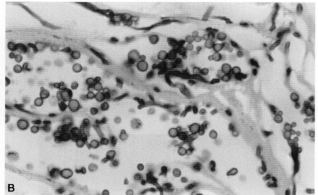

图 12-73　花斑糠疹,PAS 染色
A. 角质层中孢子和短菌丝;B. 孢子和短菌丝。

游离脂肪酸,以利于马拉色菌的生长。马拉色菌的流行病学折点(ECV)数据较少。ECV 为>95% 的受试菌株值见表 12-6 所示。马拉色菌体外药物敏感性提示对两性霉素 B 及三唑类药物的 MIC 值较低,对丙烯胺类药物的 MIC 值中等,对 5-氟胞嘧啶的 MIC 值较高(表 12-7)。

表 12-6　马拉色菌的流行病学折点(ECV)

单位:µg/ml

菌种	氟康唑	伊曲康唑	伏立康唑	泊沙康唑
糠秕马拉色菌	>512	1	8	1
厚皮马拉色菌	32	0.032	0.25	0.064

表 12-7　常见马拉色菌的体外药物敏感性

单位:µg/ml

菌种	两性霉素 B MIC 范围 (MIC$_{90}$)	5-氟胞嘧啶 MIC 范围 (MIC$_{90}$)	氟康唑 MIC 范围 (MIC$_{90}$)	伊曲康唑 MIC 范围 (MIC$_{90}$)	伏立康唑 MIC 范围 (MIC$_{90}$)	泊沙康唑 MIC 范围 (MIC$_{90}$)	特比萘芬 MIC 范围 (MIC$_{90}$)	酮康唑 MIC 范围 (MIC$_{90}$)
糠秕马拉色菌	0.12~16 (2)	>64 (>16)	2~32 (16)	0.03~25 (0.06)	0.03~16 (0.25)	0.03~32	0.03~50	≤0.03~1 (0.06)
球形马拉色菌	0.1~4 (1)	ND	12.5~50 (2)	0.016~6.3 (0.06)	0.03~0.12 (0.125)	0.03~0.06	0.06~16	0.015~8 (0.03)
合轴马拉色菌	0.06~0.5 (2)	>64	0.25~16 (2)	0.016~0.2 (0.06)	0.03~0.125 (0.06)	0.03~0.06	0.03~6.3	0.015~4 (0.03)
钝形马拉色菌	0.03~0.06	ND	2 (4)	0.016~1.6 (0.06)	0.03~0.06 (1)	0.03	0.03~64	
斯洛菲马拉色菌	0.5~8	>64	1~4	0.016~0.8	0.03~0.25	0.03	0.03~25	
厚皮马拉色菌	0.12 (0.5)	>64	4~16 (64)	0.016~6.3 (0.125)	0.03~0.25 (0.5)	0.12	0.03~50	
限制马拉色菌	4.0~8	ND	0.5~1	0.016~6.3	0.03	0.03	0.06~4	

注:ND. 未检测到。

2. 临床治疗原则　马拉色菌感染治疗需去除诱因,以抗真菌治疗为主,炎症明显者可辅以抗炎治疗。皮损面积较小者可单纯使用外用抗真菌药物如咪唑类、三唑类及丙烯胺类,对皮损面积大、症状严重或单独局部治疗效果不满意者可选择口服三唑类抗真菌药物联合外用抗真菌治疗,治疗终点为真菌镜检阴性、症状消失。

（六）马拉色菌属的鉴定

1. 糠秕马拉色菌（*Malassezia furfur*）

（1）菌落特征：在 Dixon 32℃培养 7 天，菌落直径平均约 5mm，菌落表面光滑，边缘有隆起的皱褶，质地柔软或松脆（图 12-74）。

（2）镜下特征：油镜下为较大的卵圆形、圆柱形及球形孢子，出芽的基底较宽，芽颈呈领圈样结构（图 12-75，图 12-76）。

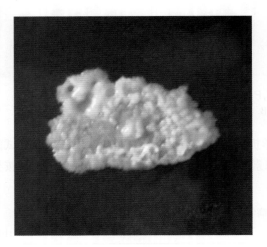

图 12-74　糠秕马拉色菌，菌落

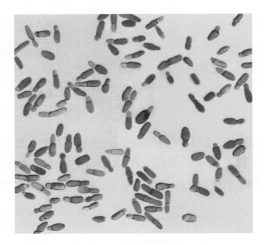

图 12-75　糠秕马拉色菌

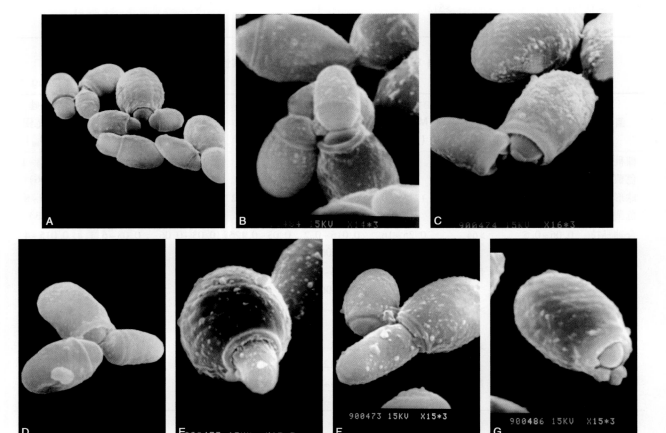

图 12-76　糠秕马拉色菌，电镜

A.孢子出芽及领圈样芽领；B.孢子出芽及领圈样芽领；C.孢子出芽及领圈样芽领；D.孢子出芽及领圈样芽领；E.孢子出芽及领圈样芽领；F.孢子出芽及领圈样芽领；G.孢子出芽及领圈样芽领。

（3）生理学特性：过氧化氢酶试验阳性；尿素酶和DBB（二氮苯蓝B）反应阳性；吐温20、吐温40、吐温60、吐温80的利用均为阳性；最佳生长温度为37℃，最高可耐受40～41℃，冷藏后仍可存活；在培养基上的β-葡萄糖苷酶活性为阴性或弱阳性，能利用培养基中的色氨酸，多数能在PEG-35蓖麻油培养基上生长。

2. 球形马拉色菌（*Malassezia globosa*）

（1）菌落特征：在Dixon 32℃培养7天，菌落直径平均约4mm，凸起，表面粗糙有皱褶，质地粗糙、易碎（图12-77）。

（2）镜下特征：油镜下可见球形孢子，芽颈较窄，没有突出的芽痕。有时芽孢会延伸，此时芽孢基底比芽孢窄，这是比较特征性的表现（图12-78）。

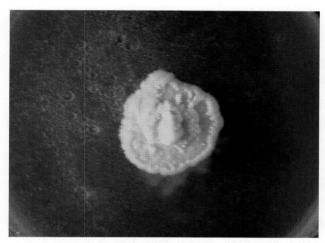

图12-77　球形马拉色菌，菌落

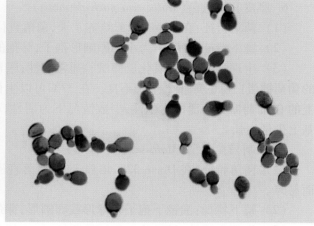

图12-78　球形马拉色菌

（3）生理学特性：过氧化氢酶试验阳性；尿素酶和DBB反应阳性；在以0.1%～10%各种吐温为唯一脂源的葡萄糖蛋白胨的琼脂上无法生长。在37℃时没有生长或很微弱，不能耐受冷藏；在培养基上的β-葡萄糖苷酶活性为阴性，不能利用培养基中的色氨酸，不能在PEG-35蓖麻油培养基上生长。

3. 合轴马拉色菌（*Malassezia sympodialis*）

（1）菌落特征：在Dixon 32℃培养7天，菌落直径平均约5mm，菌落光滑如纽扣，表面平坦或中心有轻度隆起，质地柔软。

（2）镜下特征：油镜下可见卵形及球形孢子，芽孢的基底宽度比母细胞小，但是和芽孢的宽度相同，有时会见到合轴出芽（图12-79）。

（3）生理学特性：过氧化氢酶试验阳性；尿素酶和DBB反应阳性；在以10%吐温-20为脂源的葡萄糖蛋白胨的琼脂上无法生长。在37℃时可以生长，最高可耐受40～41℃，冷藏后仍可存活；在培养基上的β-葡萄糖苷酶活性为阳性，不能利用培养基中的色氨酸，不能在PEG-35蓖麻油培养基上生长或少量生长。

4. 钝形马拉色菌（*Malassezia obtuse*）

（1）菌落特征：在Dixon 32℃培养7天，菌落直径平均约4mm，光滑平坦，质地较黏。

（2）镜下特征：油镜下可见较大的圆柱形孢子，母细胞和芽孢的长度之和有时可以达到10μm，芽颈较宽。

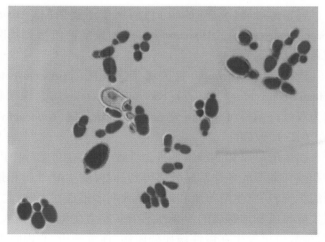

图12-79　合轴马拉色菌

（3）生理学特性：过氧化氢酶试验阳性；尿素酶和 DBB 反应阳性；在以 0.1%～10% 各种吐温为唯一脂源的葡萄糖蛋白胨的琼脂上无法生长。在 37℃ 时生长良好，最高可耐受 38℃，可耐受间歇冷藏；在培养基上的 β-葡萄糖苷酶活性为阳性，不能利用培养基中的色氨酸，不能在 PEG-35 蓖麻油培养基上生长。

5. 斯洛菲马拉色菌（*Malassezia sloofiae*）

（1）菌落特征：在 Dixon 32℃ 培养 7 天，菌落直径平均约 3mm，表面粗糙，有细小的沟纹，质地粗糙。

（2）镜下特征：油镜下可见圆柱形孢子，芽孢基底较宽。

（3）生理学特性：过氧化氢酶试验阳性；尿素酶和 DBB 反应阳性；0.1% 和 10% 的吐温 40 或吐温 60 的利用试验为阳性，在含有 20% 的吐温 20 的葡萄糖蛋白胨琼脂上几乎不生长。在 37℃ 以下生长良好，最高可耐受 40℃，可耐受冷藏；在培养基上的 β-葡萄糖苷酶活性为阴性，不能利用培养基中的色氨酸，不能在 PEG-35 蓖麻油培养基上生长。

6. 厚皮马拉色菌（*Malassezia pachydermatis*）

（1）菌落特征：在 Dixon 32℃ 培养 7 天，菌落直径约 5mm，光滑突起，呈米黄色，质地柔软或松脆。

（2）镜下特征：油镜下为小的卵圆形孢子，芽孢的基底非常宽，并有一个很突出的芽痕。

（3）生理学特性：过氧化氢酶试验通常阳性；尿素酶和 DBB 试验阳性；在含有以 10% 吐温 20 为脂源的葡萄糖蛋白胨的琼脂上生长不良。在 37℃ 可以生长，最高可耐受 40～41℃，冷藏后仍可存活；在培养基上的 β-葡萄糖苷酶活性为阳性，少数情况下为阴性，不能利用培养基中的色氨酸，在 PEG-35 蓖麻油培养基上少量生长。

7. 限制马拉色菌（*Malassezia restricta*）

（1）菌落特征：在 Dixon 32℃ 培养 7 天，菌落直径平均约 3mm，色泽暗淡，表面光滑，边缘粗糙，质地硬而易碎。

（2）镜下特征：油镜下孢子呈球形或卵圆形，芽颈较窄。

（3）生理学特性：过氧化氢酶试验阴性；尿素酶和 DBB 反应阳性；在以 0.1%～10% 各种吐温为唯一脂源的葡萄糖蛋白胨的琼脂上无法生长。在 37℃ 以下有生长，最高可耐受 38～39℃，短时间冷藏可耐受；在培养基上的 β-葡萄糖苷酶活性为阴性，不能利用培养基中的色氨酸，不能在 PEG-35 蓖麻油培养基上生长。

六、腐生酵母与地霉

（一）分类与命名

腐生酵母属和地霉属为类酵母真菌，它们可以产生真菌丝，培养菌落为酵母样，二者致病性类似，既往都归于地霉属，但近期分类学研究将地霉属中的部分菌种转为腐生酵母属。

腐生酵母属（*Saprochaete*）目前属于子囊菌门（Ascomycota），酵母菌亚门（Saccharomycotina），酵母目（Saccharomycetales），Dipodascaceae 科，致病菌包括头状腐生酵母（曾用名头状地霉）和棒状腐生酵母（曾用名棒状地霉）。

地霉属（*Geotrichum*）目前属于子囊菌门（Ascomycota），酵母菌亚门（Saccharomycotina），半子囊菌纲（Hemiascomycetes），酵母目（Saccharomycetales），念珠菌科（Candidaceae），致病菌包括白地霉。其有性型归为双歧杆菌科（Dipodascaceae），半乳糖菌属（*Galactomyces*）。

（二）致病性

腐生酵母属和地霉属是机会性致病菌，在自然界中广泛分布，如土壤、沙子及木纤维，在炎热干燥的夏季和温和潮湿的冬季常易分离得到；同时腐生酵母属和地霉属也是人体皮肤及胃肠道的正常菌群。据流行病学资料，腐生酵母属和地霉属致病多报道在南欧，尤其北纬 44° 以下地区，如意大利、西班牙和法国等。腐生酵母属和地霉属的侵袭性感染多发生在免疫受损人群，最常见于中性粒细胞减少的血液系统肿瘤患者，少数也可发生在慢性病如糖尿病、连续透析、心内膜炎、椎间盘炎和骨髓炎患者；除深部感染外，腐生酵母属和地霉属也是甲真菌病病原菌。致病菌种中头状腐生酵母最为常见，其次为棒状腐生酵母，念珠状地霉引发感染相对少见。

（三）临床表现

腐生酵母属和地霉属的侵袭性感染中以真菌血症最为常见，无特异性症状，多出现发热及多器官受累症状。绝大多数患者伴有中性粒细胞减少，血培养可分离出致病菌，部分患者出现坏死性皮疹。中性粒细胞减少患者侵袭性感染的死亡率很高，为 65% 以上，中性粒细胞计数的恢复和及时恰当的抗真菌治疗可改善预后。

（四）实验室诊断

1. 真菌学检查

（1）直接镜检：标本取自口腔黏膜、痰、粪便、皮肤鳞屑、脓液及活检组织等，KOH 溶液湿片可见长方形关节孢子或圆形孢子，两关节孢子之间无间隙。革兰氏染色阳性。

（2）真菌培养：PDA 28℃培养，生长速度中等到快速，膜样菌落，灰白色或奶油色。

2. 组织病理学　呈化脓性、坏死性、肉芽肿样损害，浸润细胞中有分隔的菌丝，菌丝断裂形成关节孢子，关节孢子呈长方形、椭圆形或球形。

3. 血清学诊断　无特异性血清学诊断方法。侵袭性感染时 G 试验可阳性。

4. 分子鉴定　ITS 区测序可用于此类真菌的鉴定。MALDI-TOF MS 也可对其进行准确的区分。

（五）抗真菌治疗

1. 体外药敏试验　采用 CLSI M27-A 微量液基稀释法或 EUCAST 方案，目前无流行病学折点（ECV）或临床折点。体外药物敏感性提示对伏立康唑、伊曲康唑、两性霉素 B 的 MIC 值较低，其次为泊沙康唑、艾沙康唑和 5-氟胞嘧啶。对氟康唑和棘白菌素类药物的 MIC 值较高（表 12-8）。

表 12-8　腐生酵母属和地霉属的体外药物敏感性检测（MIC 值）

单位：μg/ml

	AmB MIC 范围 （MIC_{90}）	5-FC MIC 范围 （MIC_{90}）	FLU MIC 范围 （MIC_{90}）	POS MIC 范围 （MIC_{90}）	VOR MIC 范围 （MIC_{90}）	ITR MIC 范围 （MIC_{90}）	ISA MIC 范围 （MIC_{90}）
头状腐生酵母	0.06~1 （0.5）	0.25~32 （16）	1~32 （16）	0.03~2 （1）	0.03~0.5 （0.25）	0.03~0.5 （0.25）	0.03~4 （0.25）
棒状腐生酵母	0.06~1 （1）	0.25~0.5 （0.25）	1~32 （32）	0.25~2 （2）	0.03~0.5 （0.5）	0.06~1 （0.5）	0.25~4 （4）
白地霉	0.25~0.5	0.25~0.5	4~32	0.12~0.25	0.06~0.12	0.12~0.25	0.12~0.25

注：MIC. 最低抑菌浓度（μg/mL）；AmB. 两性霉素 B；5-FC. 5-氟胞嘧啶；FLU. 氟康唑；VOR. 伏立康唑；POS. 泊沙康唑；ITR. 伊曲康唑；ISA. 艾沙康唑。

2. 临床治疗原则　根据有限病例报道，最常使用的抗真菌药物为脂质体两性霉素 B、伏立康唑。有预防应用泊沙康唑和棘白菌素类药物出现突破感染的情况。同时应治疗潜在疾病，提高中性粒细胞水平。

（六）腐生酵母属和地霉属的鉴定

1. *Magnusiomyces capitatum* 原名头状地霉（*Geotricum capitatum*）　有性期为头状腐生酵母（*Saprochaete capitate*）

（1）菌落特征：PDA 上中等速度生长，菌落无毛，边缘呈放射状，白色至乳白色，有光泽（图 12-80）。

（2）镜下特征：有真菌丝和假菌丝，菌丝锐角分枝，顶端或间生产孢细胞，环痕产生的关节孢子（图 12-81）。分生孢子柱状、棒状，顶端圆，基底平，单细胞，透明。偶见内孢子，常见长方形关节孢子。

（3）生理学特性：非发酵酵母。同化葡萄糖及半乳糖；45℃时可在 SDA 上生长；尿素酶试验阴性。

2. 白地霉（*Geotrichum candidum*）

（1）菌落特征：SDA 上室温生长快，菌落为膜状，湿润，稍干燥，灰白色，有黏性（图 12-82）。在 37℃亦能生长。

（2）镜下特征：菌丝分裂成关节孢子，有时关节孢子的一角有芽管生出（图 12-83，图 12-84）。

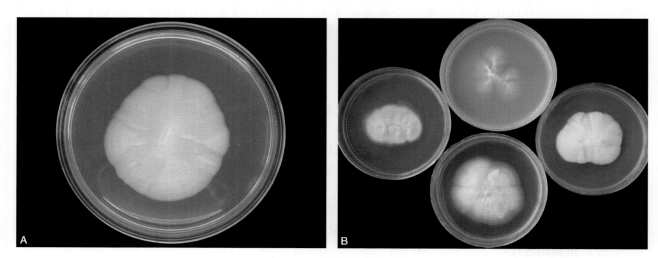

图 12-80　头状腐生酵母,菌落
A. PDA;B. PDA(左),BHIA(中上),SDA(中下),玉米粉吐温 80 琼脂(右)。

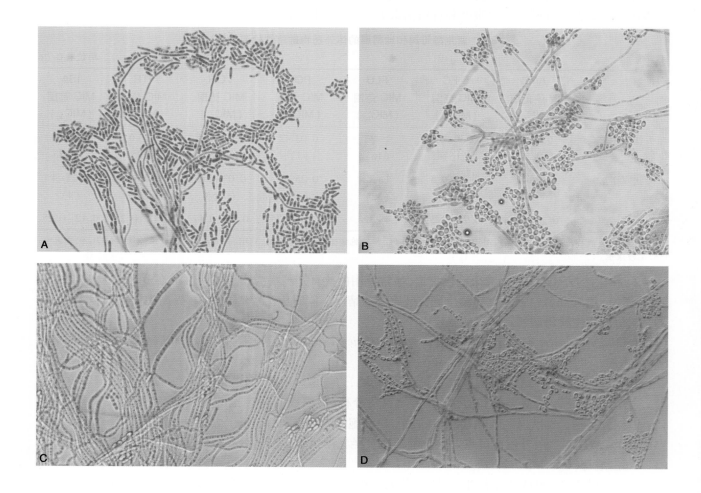

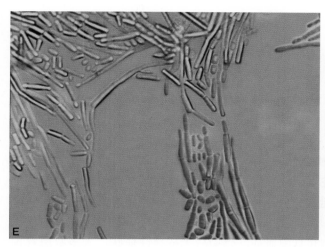
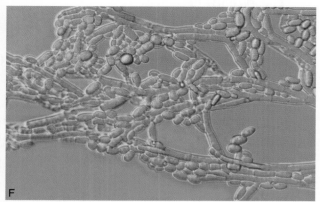

图 12-81　头状腐生酵母

A.真菌丝和分生孢子;B.假菌丝,锐角分枝,间生或顶端产孢细胞;C.真菌丝;D.真菌丝和关节孢子(1);E.真菌丝和关节孢子(2);F.真菌丝和关节孢子(3)。

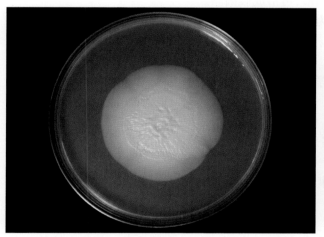

图 12-82　白地霉,菌落

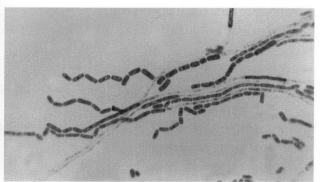

图 12-83　白地霉,关节菌丝

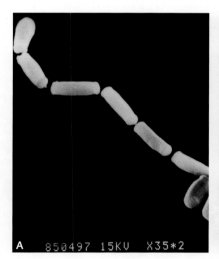
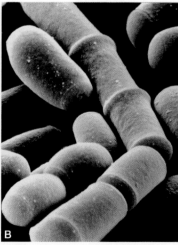
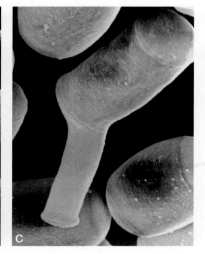

图 12-84　白地霉,电镜

A.关节孢子;B.关节孢子;C.关节孢子产生芽管。

七、酿酒酵母

（一）分类与命名

酿酒酵母属于子囊菌门（Ascomycota），酵母亚门（Saccharomycotina），酵母目（Saccharomycetales），酵母科（Saccharomycetaceae）。

（二）致病性

历史上曾认为酿酒酵母不具有致病性，现证实为机会性致病菌。广泛分布于环境中，也是人体胃肠道的正常菌群。人与人之间的接触、暴露于保健食品、益生菌或烘焙中的商业菌株使酿酒酵母可以定植甚至感染患者。侵袭性感染多发生在免疫受损人群、重症监护、全胃肠外营养和中央静脉导管置管的患者中。

（三）临床表现

酿酒酵母可引起口腔酵母菌病、外阴阴道炎、脓胸和真菌血症。感染后无特异性症状。大多数患者预后良好。

（四）实验室诊断

1. 真菌学检查

（1）直接镜检：可见芽生的酵母细胞，圆形至椭圆形，可形成假菌丝。

（2）培养检查：在麦芽琼脂基上生长较快，菌落为乳白色，有色泽，平坦，边缘整齐。

（3）生理学特性：发酵能力强，可以发酵葡萄糖、麦芽糖、蔗糖、半乳糖、海藻糖等，而不发酵乳糖、尿素酶、苯酚氧化酶；也不能利用 KNO_3。

2. 组织病理学　浅表感染一般无须组织病理学检查。组织病理检查可见酵母细胞，与直接镜检相似。

3. 血清学诊断　无特异性血清学诊断方法。

4. 分子鉴定　与其他酵母菌的分子鉴定相似，多采用 rDNA 的 ITS 区为靶基因进行鉴定。

（五）抗真菌治疗

对常用抗真菌药物如伏立康唑、特比萘芬、伊曲康唑、5-氟胞嘧啶、两性霉素 B 等敏感性均较高。

（六）酿酒酵母的鉴定

酿酒酵母（*Saccharomyces cerevisiae*）

（1）菌落特征：在麦芽琼脂基上生长较快，菌落为乳白色，有色泽，平坦，边缘整齐。一般在液体培养时无菌璞。

（2）镜下特征：多边出芽的酵母细胞为圆形至椭圆形，可形成短而幼稚的（偶尔发育良好）的假菌丝，有性期可见子囊，子囊内含 1~4 个圆形或椭圆形光滑的子囊孢子（图 12-85）。

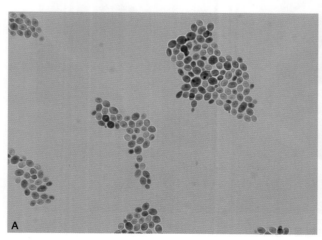
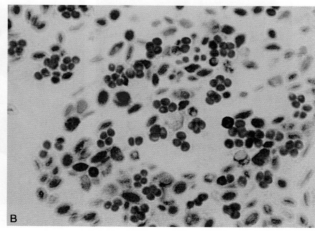

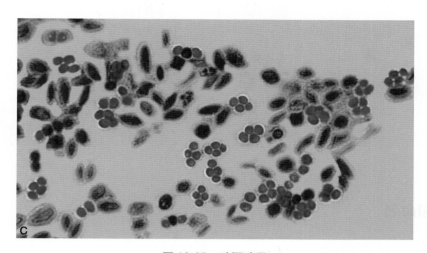

图 12-85 酿酒酵母
A. 酵母细胞;B. 子囊内含 1~4 个圆形或椭圆形光滑的子囊孢子;C. 子囊及子囊孢子。

（3）生理学特性:值得注意的是,酿酒酵母可以吸收棉子糖,而其他酵母菌则很少利用这种碳源。

（李厚敏 余进）

主要参考文献

［1］ DE HOOG G S,GUARRO J,GENE J,et al. Atlas of clinical fungi［M/OL］. 4th ed. Utrecht:Westerdijk Institute,2019.

［2］ 中国成人念珠菌病诊断与治疗专家共识组 . 中国成人念珠菌病诊断与治疗专家共识［J］. 中国医学前沿杂志（电子版）,2020,12（1）:35-50.

［3］ CARROLL K C,PFALLER M A,LANDRY M L,et al. Manual of clinical microbiology［M］. 12th ed. Washington DC:ASM Press,2019.

第十三章 曲　霉

一、分类和命名

曲霉属(*Apergillus*)属于子囊菌门(Ascomycota),盘菌亚门(Pezizomycotina),散囊菌纲(Eurotiomycetes),散囊菌目(Eurotiales),曲霉科(Aspergillaceae)。基于分子生物学技术的分类,目前曲霉属有超过350个种。只有表型鉴定而没有分子鉴定时建议菌种使用烟曲霉组(Section)、黄曲霉组和土曲霉组的名称(表13-1)。曲霉属64%的种尚未发现有性型。

表 13-1　曲霉属分类

目(Order)	科(Family)	属(Genus)	组(Section)	种(Species)
散囊菌目 Eurotiales	曲霉科 Aspergillaceae	曲霉属 *Aspergillus*	烟曲霉组 *Fumigati*	烟曲霉(*Aspergillus fumigatus*) *Aspergillus lentulus* *Aspergillus felis*
			黄曲霉组 *Flavi*	黄曲霉(*Aspergillus flavus*) 米曲霉(*Aspergillus oryzae*) 寄生曲霉(*Aspergillus parasiticus*)
			黑曲霉组 *Nigri*	黑曲霉(*Aspergillus niger*) 塔宾曲霉(*Aspergillus tubingensis*) *Aspergillus welwitschiae*
			土曲霉组 *Terrei*	土曲霉(*Aspergillus terreus*)
			构巢曲霉组 *Nidulantes*	构巢曲霉(*Aspergillus nidulans*) 聚多曲霉(*Aspergillus sydowii*) 刺胞裸胞壳霉(*Emericella echinulata*) 爪甲曲霉(*Aspergillus unguis*) 杂色曲霉(*Aspergillus versicolor*)
			Circumdati	赭曲霉(*Aspergillus ochraceus*)
			限制曲霉组 *Restricti*	限制曲霉(*Aspergillus restrictus*)
			棒曲霉组 *Clavati*	棒曲霉(*Aspergillus clavatus*)
			焦曲霉组 *Usti*	焦曲霉(*Aspergillus ustus*)
			灰绿曲霉组 *Aspergillus*	灰绿曲霉(*Aspergillus glaucus*)

二、致病性

曲霉是一种广泛存在于自然界的腐生菌,多见于土壤、水、食物、空气、植物及腐烂的有机物上。大多数患者由于吸入空气中的曲霉孢子而感染,肺和鼻旁窦最先受累。还可见于外伤性植入,如角膜感染;或者接种,如心内膜炎。若医院发生曲霉污染空气,如正在施工的建筑工程导致邻近病房内空气污染,或者医院的通风设备吸入了邻近工地或其他受污染的空气,可能导致医院内曲霉感染的暴发流行。肺曲霉球患者通常具有肺部基础疾病,危险因素包括空洞性肺结核(最常见)、结节病所致肺纤维空洞、肺癌性空洞、韦格纳肉芽肿病、支气管囊肿、肺大疱,偶见于慢性胸膜间隙。长期和严重的中性粒细胞减少症是侵袭性曲霉病的高危因素,包括急性髓细胞性白血病、异基因造血干细胞移植(allo-HSCT)、实体器官(心、肝、肺)移植;中危因素包括急(慢)性淋巴细胞白血病、淋巴瘤、COPD、AIDS、骨髓再生障碍综合征;低危因素包括自体造血干细胞移植、霍奇金淋巴瘤、慢性髓细胞性白血病、实体癌、多发性骨髓瘤、肾移植、慢性免疫性疾病、系统性红斑狼疮等。曲霉病(aspergillosis)是由曲霉属致病性种所致的真菌感染,是仅次于念珠菌病的条件性真菌病。

曲霉属大多为非致病菌,少数为机会性致病菌。临床感染中最常分离的致病菌是烟曲霉(50%~67%),常引起侵袭性感染;其次为黄曲霉(8%~14%),最常引起鼻窦、皮肤和其他侵袭性感染;黑曲霉(5%~9%)由于分生孢子较大不常引起侵袭性感染,常以定植形式引起浅表感染,如外耳道炎;土曲霉(3%~5%)可引起免疫抑制患者的侵袭性感染。

三、临床表现

曲霉孢子进入人体后依据宿主的免疫状态不同可产生多种不同的临床类型:过敏型(allergic)主要包括变应性支气管肺曲霉病;腐生型(saprophytic)包括曲霉球、耳真菌病和甲真菌病;半侵袭型(semi-invasive)包括慢性坏死性肺曲霉病和角膜炎;侵袭型(invasive)包括鼻窦炎、侵袭性支气管曲霉病、侵袭性肺曲霉病等。

(一) 肺曲霉病

肺曲霉病(pulmonary aspergillosis)占全部曲霉病的90%。

1. 变应性支气管肺曲霉病(allergic bronchopulmonary aspergillosis,ABPA)　是机体对寄生于支气管内曲霉(主要是烟曲霉)及其他真菌产生的非感染性、引发免疫反应为主要特点的支气管和肺的炎症,好发于哮喘和囊性纤维化患者。主要症状为发作性喘息,伴发热、咳嗽、咳痰和呼吸困难。痰中常含有棕褐色痰块和痰栓等;胸片显示肺浸润、中央性支气管扩张;烟曲霉变应原速发型皮肤实验阳性;外周血嗜酸粒细胞增多、血清总 IgE 升高(>1 000IU/ml);血清烟曲霉特异性 IgE 和 IgG 抗体升高等。

2. 慢性肺曲霉病(chronic pulmonary aspergillosis,CPA)

(1) 单发曲霉球(simple aspergilloma,SA):多发生于非免疫缺陷宿主,原有慢性空洞内一团球影,可随体位变化而移动,且至少 3 个月内稳定无进展;球形影上部及周围可有环形或新月形透光区,即空气新月征(图 13-1)。

(2) 慢性空洞性肺曲霉病(chronic cavitary pulmonary aspergillosis,CCPA):为 CPA 最常见类型,多发生在非免疫缺陷或轻度免疫缺陷宿主,单发或多发薄壁或厚壁空洞,伴或不伴曲霉球,空洞周围可有浸润影或肺纤维化表现。

(3) 慢性纤维化性肺曲霉病(chronic fibrosing pulmonary aspergillosis,CFPA):部分 CCPA,特别是未经治疗的 CCPA,瘢痕、机化及纤维化随病情和时间进展,最后可形成纤维化,若肺纤维化累及 2 个肺叶以上可称为 CFPA。

(4) 亚急性侵袭性/慢性坏死性/半侵袭性肺曲霉病(subacute invasive/chronic necrotising/semi-invasive pulmonary aspergillosis,SAIA/CNPA/SIPA):常见于中度免疫功能低下或慢性消耗性疾病患者。表现

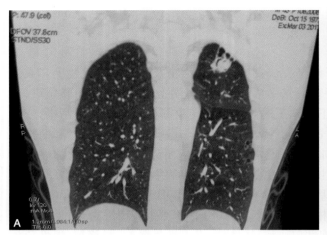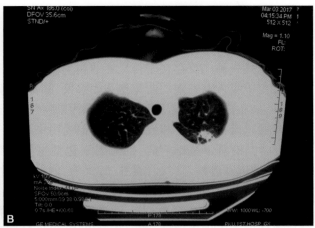

图 13-1　肺曲霉球,CT
A. CT 表现(1);B. CT 表现(2)。

为单侧或双侧肺段实变及结节影,伴或不伴空洞。

（5）曲霉结节:单个或多个结节,一般不形成空洞。

3. 侵袭性肺曲霉病（invasive pulmonary aspergillosis,IPA）　IPA 早期缺乏特异性临床表现且起病隐匿,加之患者免疫状态不同,导致 IPA 的多样性,和其他类型的肺曲霉病也可相互转化。

（1）急性 IPA:可分为血管侵袭性和气道侵袭性,后者占 IPA 的 13%～34%。最多见的临床表现是持续性发热,广谱抗菌药物治疗无效。胸膜炎、胸痛和咳嗽常见,但咯血不常见。在中性粒细胞缺乏患者中,其局限性曲霉感染最具特征的影像可见晕轮征、新月形气影和空洞。

（2）急性播散性肺曲霉病:胸部 CT 显示肺的播散性曲霉感染较局灶性感染缺少特征性。

（3）慢性坏死性肺曲霉病（chronic necrotizing pulmonary aspergillosis,CNPA）:临床表现类似于且常合并肺曲霉球。胸片最早的改变是慢性上肺叶的浸润并伴胸膜增厚,常有空洞,约 50% 的患者在坏死的肺空洞中有单个或多个曲霉球形成。

（4）坏死性曲霉性支气管炎（necrotizing aspergilosis bronchitis）:即所谓的半侵袭性肺曲霉病。

4. 气管支气管曲霉病（tracheobronchial aspergillosis,TBA）　又称气道曲霉病（airway aspergillosis）。

（1）TBA 腐生型

1）阻塞性支气管曲霉病:表现为厚的黏液栓合并轻微的或无气道炎症。临床症状有咳嗽、发热、喘鸣、呼吸困难、胸痛、咯血、咳出管型痰。大的黏液栓可导致肺段或肺叶不张,胸片显示双侧肺下叶广泛浸润。

2）支气管内曲霉病:好发于肺切除术后吻合部位缝合材料处等,表现为支气管内损伤,或黏液栓在支气管残端或缝合材料周围。

3）黏液嵌塞:是浓缩的黏液充满了支气管,无症状或咳出黏液栓。常和气道炎症情况（如支气管扩张和 ABPA）、良性和恶性疾病导致大气道堵塞情况有关。胸片显示指套征,支气管管状不透明向周围延伸。

（2）支气管中心肉芽肿病（bronchocentric granulomatosis）:是 ABPA 的一种类型,支气管镜可见气道内腔由黏液和细胞碎片嵌塞。组织病理学特征呈坏死性肉芽肿改变,堵塞气道,破坏细支气管,但曲霉没有组织侵袭。

（3）TBA 侵袭型:少见,起源于气道,曲霉侵犯气管或支气管黏膜,但可能侵犯更深处如软骨。溃疡型是在支气管壁上散在性溃疡或斑片状的损害。伪膜型为大量的膜覆盖在气管或支气管黏膜表面上,有些患者死于气管和支气管阻塞,而其他病例可发展为播散性曲霉感染。支气管镜检查可发现溃疡损害或坏死性伪膜。

（二）鼻旁窦曲霉病（aspergillosis of paranasal sinuses）

1. 变应性鼻窦炎（allergic sinusitis）　患者常有过敏性体质，表现为间断性单侧或双侧鼻塞，伴头痛、面部疼痛和不适，可有鼻息肉。

2. 鼻旁窦曲霉球（aspergilloma of paranasal sinuses）　患者一般免疫力正常，往往有长期慢性鼻窦炎病史，窦腔引流不畅，黏液分泌增多。一般侵及单侧，有疼痛、鼻塞及头痛等。CT 扫描可见致密的圆形浑浊区，有时内含钙化灶。外科窦道引流术可见到似奶酪样褐色或绿色团块，易碎。

3. 侵袭性窦炎（invasive sinusitis）

（1）急性侵袭性窦炎（acute invasive sinusitis）：表现类似于鼻脑毛霉病，有发热、鼻涕、头痛及面部疼痛。硬腭和鼻甲可有坏死性损害，并可出现面部组织的毁形性破坏，感染可侵及眶和脑部，引起血栓形成和梗死。

（2）慢性坏死性窦炎（chronic necrotizing sinusitis）：表现为长期鼻塞和慢性窦炎，有时可有面痛和眼球突出。CT 扫描可发现窦周围骨组织侵蚀，部分窦浑浊化。

4. 鼻侧曲霉性肉芽肿（paranasal aspergillus granuloma）　患者有顽固的鼻塞、单侧面部不适或不甚明显的眼球突出。如果不治疗，将侵及鼻旁窦、眼眶及脑部。多见于热带地区。

（三）脑曲霉病（cerebral aspergillosis）

脑曲霉病（cerebral aspergillosis）对于肺部感染血行播散而导致脑曲霉病的发生要比鼻旁窦直接侵入更多见，播散性曲霉病中有 10%~20% 脑部受累。骨髓移植患者脑部脓肿的常见原因为曲霉感染。脑曲霉病起病缓慢，若中性粒细胞减少患者出现精神症状，如迟钝或嗜睡等应怀疑本病。由于脑动脉血栓形成导致多发性脑梗死损害，常引起灶性神经病学症状和体征。脑曲霉肉芽肿损害可出现在脑室或脑实质内，位于脑实质内者，其症状与脑瘤相似。一般病程发展缓慢，CT 扫描表现脑占位性病变。

（四）眼曲霉病（ocular aspergillosis）

1. 角膜炎（corneal infection）　由外伤引起，表现为角膜深溃疡或表浅结节。有局部疼痛、畏光、流泪等角膜刺激症状，60% 有前房积脓。也可由鼻腔或鼻旁窦曲霉感染侵袭眼眶所致，如不及时治疗，可致失明。

2. 眼内炎（endophthalmitis）　可继发于眼外伤或血行播散。症状有眼痛和视力受损，大多数患者有虹膜睫状体炎或玻璃体炎，可见视网膜出血或脓肿，也可有前房积脓。

3. 眼眶曲霉病（orbital aspergillosis）　可由鼻旁窦感染扩散而致，症状有眼眶痛、眼球突出或视力丧失。约 25% 的患者感染可侵入脑部并导致死亡。

（五）心内膜炎和心肌炎

曲霉性心内膜炎更多见于接受开放性心脏手术的患者，也是静脉吸毒者的一个并发症。感染最好发部位是主动脉瓣和二尖瓣，常形成大且脆的赘生物和大的栓子，具有诊断价值。临床表现类似于细菌性心内膜炎，起病可突然或隐袭，常有发热、消瘦、疲劳和食欲不振。50%~90% 的患者可有心脏杂音，30% 有脾肿大，约 80% 的患者出现栓子栓塞主要动脉，特别是脑动脉。伴有脓肿形成或心腔壁赘生物形成的心肌感染可由血行播散而来，可导致非特异性的心电图异常或充血性心力衰竭。

（六）骨髓炎

骨髓炎（osteomyelitis）对于儿童慢性肉芽肿病患者易感。多由邻近的肺部损害侵袭而来，肋骨、脊柱是最多见的受累部位。在免疫受损成人患者，脊柱也很易受累，更多见于病原菌的血行播散，也可由外科手术中病原菌接种所致。椎骨的曲霉感染其临床和影像学特征类似于结核病，大多数患者有发热、疼痛和受累部位触痛。也可侵及周围软组织，伴胸膜感染和脊柱旁脓肿，关节受累少见。

（七）皮肤曲霉病

原发性皮肤曲霉病（cutaneous aspergillosis）是指曲霉在皮肤受损部位的直接定植后，在一定条件下造成的局部皮肤感染。其感染不经血行播散和深部感染蔓延。感染好发在烧伤、手术伤口、静脉穿刺及导管处胶带敷料使用后局部皮肤破损浸渍部位。皮损无特异性，初为红色至紫色、硬结性斑块，随后进展为覆盖有黑色焦痂的坏死性溃疡。新生儿可表现为红斑和丘疹，逐渐进展为溃疡，表面结痂；紫癜多见于极低体重儿。移植物接受者可表现为水肿性红斑伴周围脓疱;骨髓移植受者表现为浸润性丘疹、紫色结节、红色斑块、血性大疱,最后形成坏死溃疡,中央结痂。烧伤患者主要表现为皮肤坏死和剥脱痂。也可发生于天然免疫缺陷患者。约5%的IPA患者,感染可通过血行播散至皮肤引起损害,皮损呈单发或多发的境界清楚的斑丘疹,后变为脓疱,以后进展为表面覆盖有黑色焦痂境界清楚的溃疡,皮损可增大并融合成片(图13-2)。

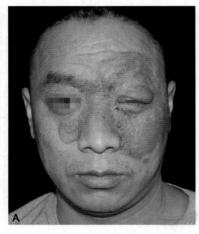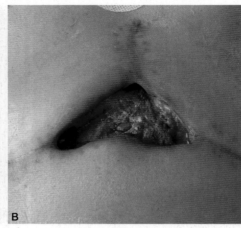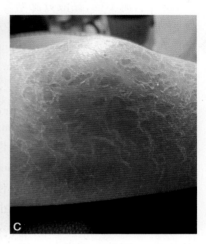

图13-2　皮肤曲霉病

A.原发性皮肤曲霉病(烟曲霉所致);B、C.皮肤脓肿(黄曲霉所致)。

（八）耳真菌病

耳真菌病(otomycosis)发病过程中,耳道堵塞可引起听力部分丧失、耳鸣及眩晕,如同时伴细菌感染可出现明显的疼痛及化脓。耳镜检查显示耳道水肿及红斑,并覆以结痂。在中性粒细胞减少的患者,可引起坏死性的外耳道炎。

（九）播散性曲霉病

播散性曲霉病(disseminated aspergillosis)患者中有40%~50%的死亡病例检出有胃肠道感染,食管最常受累,肠道溃疡亦有发生并常导致出血或穿孔。30%感染肝和/或脾,症状包括肝触痛、腹痛和黄疸,但多数患者可无症状。CT扫描可发现多数小的透光性损害散布于肝内。30%有肾损害,症状较少且罕见肾功能受损。

四、实验室诊断

（一）真菌学检查

1. 直接镜检　可疑标本涂片镜检,可见到透明、分枝、分隔菌丝,45°锐角分枝是其特征性结构(图13-3)。有时可见数个圆形顶囊、产孢细胞及分生孢子,多见于与空气沟通氧气供应充足的脓疡或空腔内(图13-4)。

2. 真菌培养　曲霉在各种培养基上很容易生长,且生长快速。由于空气中常有曲霉存在,故对单纯的培养阳性结果的解释要慎重,如果在一个平板上分离出多个相同菌落或不止一次培养出同一种真菌,则此时培养结果才更可信。从支气管肺泡灌洗液(bronchoalveolar lavage fluid,BALF)中分离出曲霉常提示有感染。很少能从血液、尿液或脑脊液(CSF)标本中分离出曲霉。从窦的冲洗液、鼻或腭部坏死性损害的活检材料中常可分离出曲霉。

鉴定曲霉应强调培养条件的标准化,常用的培养基为马铃薯葡萄糖琼脂(potato dextrose agar,PDA)、察氏琼脂(Czapek-Dox agar,CZA)或察氏酵母浸膏琼脂(Czapek yeast exatract agar,CYA)、麦芽浸汁琼脂(malt extract agar,MEA)。适高渗透压的菌种可用含20%或40%蔗糖的培养基,培养温度为25℃,适高温的菌种为37℃或45℃;培养时间7~14天,部分可延长;用平皿点植,1个点或3个点。肉眼及低倍镜观察

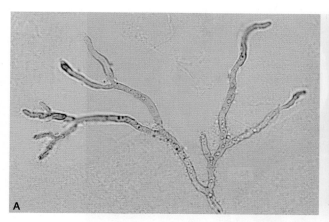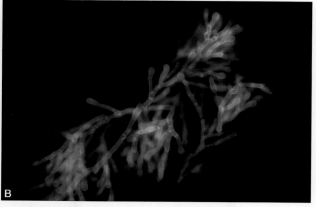

图 13-3　曲霉病,直接镜检,菌丝
A. KOH+black E 染色;B. 荧光染色。

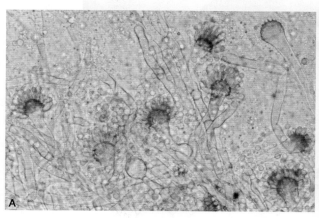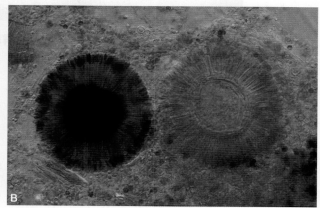

图 13-4　曲霉病,直接镜检,曲霉分生孢子头
A. KOH 曲霉头;B. 棉兰染色曲霉头。

菌落,详细记录各项的形状、大小、颜色和纹饰等。菌种鉴定包括表型、温度耐受实验及分子鉴定。

（1）菌落特征:曲霉属的菌落为绒毛或棉絮样或粉状,表面可为墨绿、黄、黑、翠绿等颜色(图 13-5)。需要记录:其生长速度,即在一定条件下(如基物、温度和培养时间)菌落的直径;气生部分和基内菌丝体(菌落反面)以及培养基的颜色,颜色的描述要借助于色谱;表面质地为分生孢子梗自基物或紧贴基物的菌丝层生出者为丝绒状菌落,生自气生菌丝者为絮状菌落;有无渗出液、气味、环纹及其他特征。

（2）镜下特征:菌丝体透明、无色、淡色或有鲜明色彩。部分特化形成厚壁而膨大的足细胞,在其垂直方向生出直立的分生孢子梗,顶端膨大形成顶囊,顶囊表面生出产孢细胞,由产孢细胞形成分生孢子(图13-6)。部分曲霉可以产生有性型。

1）分生孢子梗（conidiophore）:指自足细胞至产孢细胞的全部结构,顶囊以下部分称为分生孢子梗颈。

2）顶囊（vesicle）:是分生孢子梗颈顶端膨大的部分。呈球形、烧瓶形、椭圆形、半球形、长棒形等;其表面全部或部分范围内产生产孢细胞。

3）产孢结构（aspergillum）:分单层和双层。单层是自顶囊表面同时生出一层安瓿形的细胞,称瓶梗（phialide）,在其上形成分生孢子。双层是顶囊表面先生出一层上大下小的柱形细胞,称为梗基（metula）,自梗基上产生瓶梗,然后形成分生孢子。

4）分生孢子（conidium）:瓶梗成熟后在其顶端形成分生孢子并逐个外推,最后形成不分枝的一串,即分生孢子链。分生孢子为单孢且具不同形状、大小、纹饰、颜色,表面光滑或粗糙。

5）分生孢子头（conidial head）:是曲霉属具有特征性的结构之一,由顶囊、产孢细胞和分生孢子链构成,

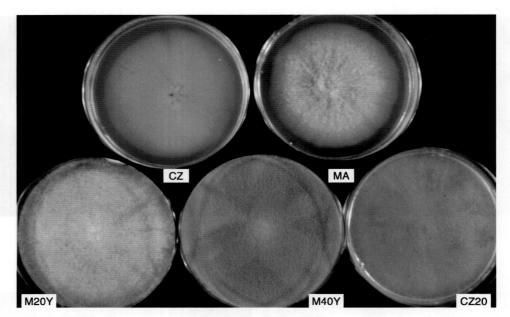

图 13-5 曲霉属,菌落,PDA

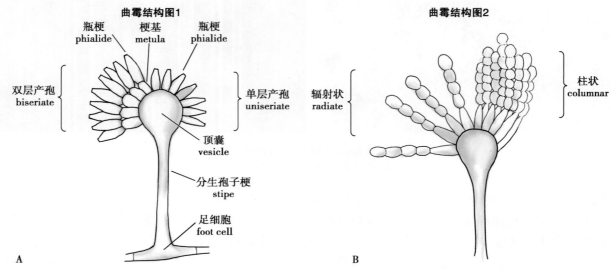

图 13-6 曲霉属,足细胞、分生孢子梗、顶囊(示意图)
A. 足细胞,分生孢子梗;B. 顶囊。

其形状与顶囊和产孢细胞的着生方式有关,可球形、辐射形、圆柱形或棒形等不同形状,并具有不同颜色。

6)壳细胞(hulle cell):是一种具厚壁的端生或间生的囊状细胞;有球形、长形、弯曲或其他不规则形状,有的种则伴随闭囊壳产生(图 13-7)。

7)菌核(sclerotium):是由厚壁的拟薄壁组织细胞构成的硬块,具有不同的形状、大小和颜色,但同一种内不同菌株未必都能产生。黄曲霉、米曲霉、赭曲霉、亮白曲霉及黑曲霉可以产生深色的球形或椭圆形菌核。

8)有性型:①闭囊壳(cleistothecium),是曲霉的有性生殖器官,闭囊壳薄壁,由一层或数层多角形细胞构成,具或不具疏松的不育性菌丝所形成的包被,为球形或近球形,具不同颜色(图 13-8);②子囊(ascus),在闭囊壳内形成,子囊壁易于消解,内部一般含有 8 个子囊孢子(图 13-9);③子囊孢子(ascospore),大多为双凸镜形,两瓣之间可有不同深浅的沟或脊以及鸡冠状突起。外壁光滑或具不同纹饰,无色透明或具其他颜色。子囊孢子大小、颜色及表面的纹饰可作为具有有性阶段种鉴定的依据(图 13-10,图 13-11)。

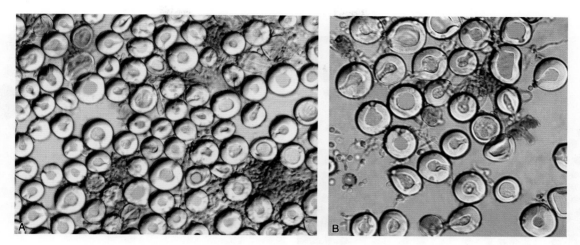

图 13-7 曲霉属,壳细胞
A. 显微镜下表现;B. 显微镜下表现。

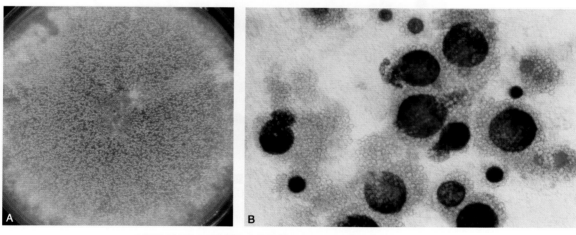

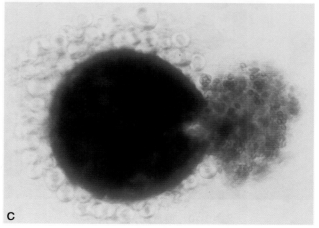

图 13-8 曲霉属,闭囊壳
A. 培养菌落表现;B. 显微镜下表现;C. 显微镜下表现。

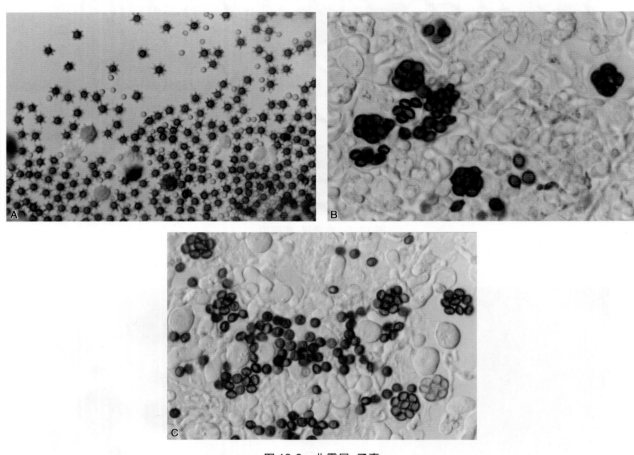

图13-9 曲霉属,子囊
A.显微镜下表现;B.显微镜下表现;C.显微镜下表现。

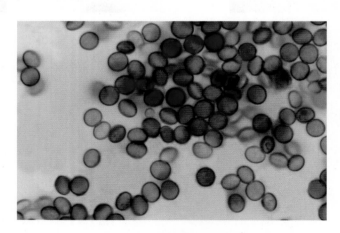

图13-10 曲霉属,子囊孢子

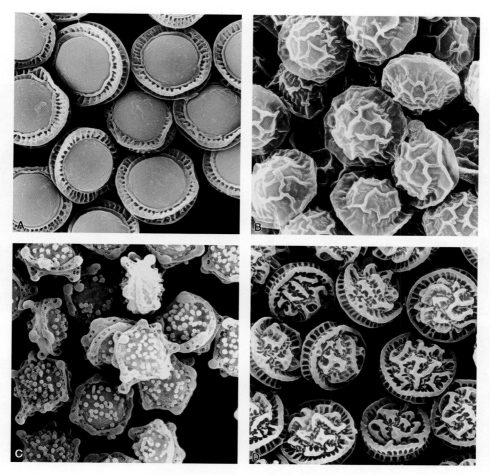

图 13-11　曲霉属,子囊孢子,电镜
A. 电镜表现;B. 电镜表现;C. 电镜表现;D. 电镜表现。

（3）生理学特性:温度耐受实验。

（二）组织病理学

曲霉病组织病理改变包括非特异性炎症改变、肉芽肿改变、坏死性改变和化脓性改变。侵袭性曲霉感染的重要病理特征之一是侵袭血管。曲霉侵袭血管主要有两种方式:一种是从血管外向血管内侵袭,在原发性肺部感染时,曲霉从血管外的细胞侵袭入血管内的内皮细胞,部分侵入血管内的曲霉菌丝脱落进入血液循环系统导致播散;另一种方式是血液中的菌丝黏附到血管腔内皮表面,侵袭生长穿透血管感染周围组织,从而引起血管壁和周围组织的破坏。

HE、PAS、GMS 染色可见菌丝细长,叉状分枝、分隔,直径 7～10μm。菌丝排列成放射状多见于脓疡或曲霉球(图 13-12,图 13-13)。很少分枝,直的平行排列的菌丝见于早期肉芽肿病变。不规则菌丝和"孢子样"结构多见于晚期纤维化比较多的病变。在与空气相通氧气供应充足的脓疡或空腔内可见曲霉的分生孢子头结构。曲霉菌丝在组织中增生可侵犯血管,产生出血、梗塞、坏死。

（三）血清学诊断

曲霉抗原抗体联合检测可实现对不同曲霉病检测的广泛覆盖。

1. GM 实验　曲霉细胞壁的组成成分——半乳甘露聚糖(galactomannan,GM)抗原是 IPA 早期诊断的血清学标志,常可在患者出现临床表现前 5～8 天获得阳性结果。在骨髓移植患者和血液系统恶性病患者中的敏感度和特异度较高,适于应用,而在实体器官移植患者或 ICU 患者中的敏感度较低。曲霉的 GM 抗原与其他真菌的抗原成分有时会有交叉,造成 GM 实验的假阳性。可能出现交叉反应的真菌包括组织胞浆菌、皮炎芽生菌、马尔尼菲篮状菌、镰刀菌等,某些隐球菌患者也可能出现较低滴度的阳性。肺内真菌载

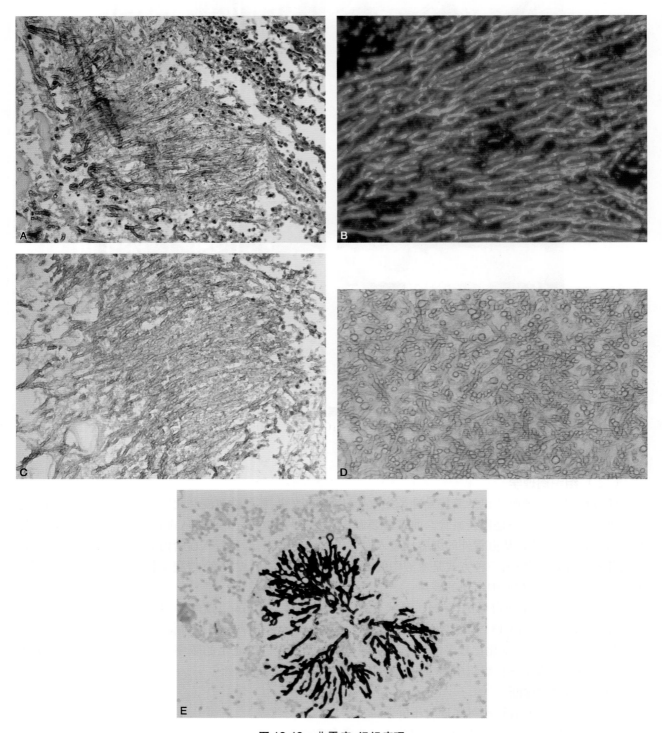

图 13-12 曲霉病,组织病理
A. HE 染色(×400);B. 荧光染色(×400);C. 免疫组化染色(×400);D. PAS 染色(×400);E. GMS 染色(×400)。

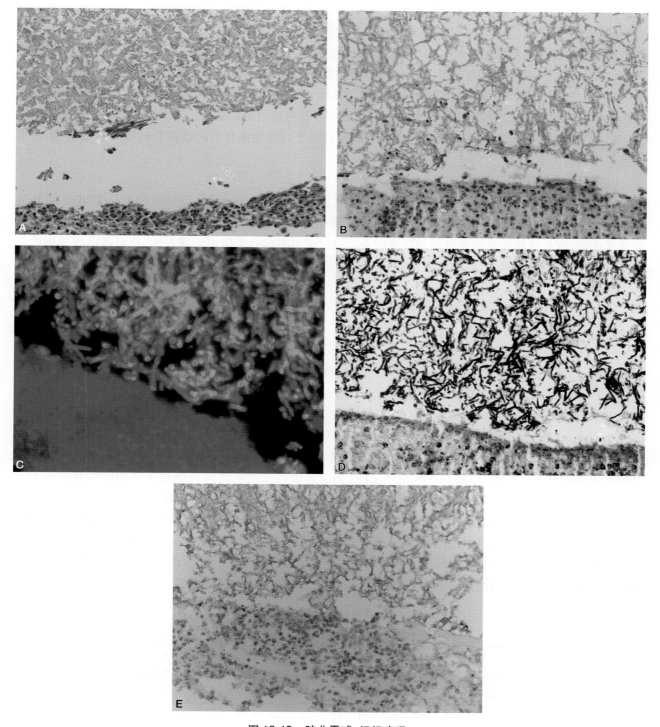

图 13-13　肺曲霉球,组织病理
A. HE 染色;B. PAS 染色(×200);C. 荧光染色染色(×400);D. GMS(×200);E. 免疫组化染色(×200)。

量低,血管侵犯轻,释放入血液中的 GM 抗原会减少,患者免疫状态好,血液中的抗原清除会加快,这些不足以导致血清 GM 实验会出现假阴性。2016 美国 IDSA 曲霉病诊疗指南推荐血清和 BALF GM 实验用于恶性血液病和造血干细胞移植患者侵袭性曲霉病(IA)的检测,连续血清 GM 检测可用于评价疾病发展情况和治疗效果。

2. G 实验　除毛霉和隐球菌以外的大多数致病真菌的细胞壁成分 β-(1,3)-D-葡聚糖在真菌出现侵袭性感染时可以释放入血,随后逐渐被机体清除,但免疫受损人群清除较慢,临床检测取材时机十分重要,必要时要多次取材。G 实验可以用来诊断真菌感染,但是不能区分感染真菌的种类。动态监测 G 实验的变化可以降低假阳性的发生,G 实验的测定值在连续监测中出现快速较大幅度的变化提示假阳性,尤其是针对还未开始抗真菌治疗的患者。与 GM 实验联合应用,可提高对 IPA 的总体预测价值。

3. 抗体检测　检测烟曲霉 IgM/IgG 抗体对烟曲霉感染的诊断确认及疗效评价有重要意义。烟曲霉 IgG 抗体检测可用于慢性肺曲霉病和 ABPA 的辅助诊断,对于慢性空洞型肺曲霉病的诊断,曲霉 IgG 抗体检测是最敏感的微生物学检测方法。对于曲霉过敏综合征可检测烟曲霉 IgE 抗体和总 IgE 抗体。

4. 曲霉菌素皮肤试验　用曲霉抗原做皮肤试验有助于过敏性曲霉病的诊断。过敏性曲霉病、肺曲霉球患者皮试常为阳性。

(四) 分子鉴定

鉴定曲霉的 DNA 检测方法所用的靶序列有 ITS、actin、calmodulin 基因,设计引物进行 PCR 扩增并进行测序,然后将序列在曲霉数据库中进行比对而获得菌种的鉴定。MALDI-TOF MS 方法对于曲霉的鉴定准确度很高,商业数据库对常见曲霉的数据较全。建议曲霉鉴定时采用甲酸提取法,获得蛋白质图谱质量更高,如果采用直接转移法,鉴定效率会降低。

五、抗真菌治疗

(一) 体外药敏试验

体外药敏试验采用 CLSI-38A 或 EUCAST 方案的微量液基稀释法,常用抗真菌药物对于常见病原性曲霉的体外最低抑菌浓度(MIC)如表 13-2 所列。目前,病原性曲霉药敏试验主要依据美国临床和实验室标准研究所(Clinical and Laboratory Standards Institute, CLSI)或欧洲抗菌药物敏感性试验委员会(European Commission on Antimicrobial Susceptibility Testing, EUCAST)制定的针对丝状真菌的药敏试验方法测定。CLSI 没有规定曲霉耐药的判定标准,采用流行病学界值(epidemiological cutoff values, ECVs)来区分野生型(敏感)和非野生型(耐药)。表 13-3 列出了 CLSI 测定药敏时常用抗真菌药物对常见病原性真菌的 ECV ($\mu g/ml$)。EUCAST 确立了烟曲霉、黄曲霉、土曲霉和构巢曲霉对伊曲康唑的判读折点:MIC $\leqslant 1\mu g/ml$、MIC $= 2\mu g/ml$ 和 MIC $\geqslant 4\mu g/ml$,分别代表敏感、中介和耐药。烟曲霉对伏立康唑的判读折点:MIC $\leqslant 1\mu g/ml$、MIC $= 2\mu g/ml$ 和 MIC $\geqslant 4\mu g/ml$,分别代表敏感、中介和耐药。烟曲霉和土曲霉对泊沙康唑的判读折点:MIC $\leqslant 0.125\mu g/ml$、MIC $= 0.25\mu g/ml$ 和 MIC $\geqslant 0.5\mu g/ml$,分别代表敏感、中介和耐药。目前在全球多个国家和地区均发现了三唑类耐药的曲霉菌株,偶尔可分离到对两性霉素 B 耐药的曲霉。

表 13-2　曲霉的体外药物敏感性检测

单位:$\mu g/ml$

菌种	AMB MIC 范围 (MIC$_{90}$)	FLC MIC 范围 (MIC$_{90}$)	ITR MIC 范围 (MIC$_{90}$)	VOR MIC 范围 (MIC$_{90}$)	POS MIC 范围 (MIC$_{90}$)	ISA MIC 范围 (MIC$_{90}$)	CAS MEC 范围 (MEC$_{90}$)	MFG MEC 范围 (MEC$_{90}$)	TRB MIC 范围 (MIC$_{90}$)
烟曲霉	$\leqslant 0.03 \sim 8$ (1)	$8 \sim >256$	$0.03 \sim 16$ (1)	$0.03 \sim 16$ (1)	$\leqslant 0.01 \sim 4$ (0.25)	$0.06 \sim \geqslant 8$ (1)	$0.016 \sim 32$ (0.5)	$<0.007 \sim 256$	$0.06 \sim 16$ (8)
黄曲霉	$\leqslant 0.03 \sim 8$ (2)	$8 \sim >64$	$0.03 \sim 16$ (0.5)	$0.06 \sim 16$ (1)	$0.03 \sim 16$ (0.25)	$0.125 \sim 4$ (1)	$0.016 \sim \geqslant 32$ (0.25)	$0.008 \sim 256$	$0.03 \sim 4$ (1)
土曲霉	$0.125 \sim 16$ (4)	$4 \sim >64$	$0.03 \sim 1$ (1)	$0.03 \sim 32$ (1)	$0.03 \sim 2$ (0.5)	$0.06 \sim 2$ (0.5)	$0.016 \sim 2$ (0.25)	$0.002 \sim 0.004$	$0.03 \sim 0.25$ (0.25)
构巢曲霉	$0.06 \sim 8$ (2)	>200	$0.03 \sim 8$ (1)	$0.03 \sim 8$ (1)	$0.03 \sim 8$ (1)	$0.06 \sim 1$ (1)	$0.032 \sim 16$ (2)	$0.002 \sim 0.03$	$0.12 \sim 2$ (1)

续表

菌种	AMB MIC 范围 (MIC$_{90}$)	FLC MIC 范围 (MIC$_{90}$)	ITR MIC 范围 (MIC$_{90}$)	VOR MIC 范围 (MIC$_{90}$)	POS MIC 范围 (MIC$_{90}$)	ISA MIC 范围 (MIC$_{90}$)	CAS MEC 范围 (MEC$_{90}$)	MFG MEC 范围 (MEC$_{90}$)	TRB MIC 范围 (MIC$_{90}$)
A. ustus	0.125~4		0.5~16	0.25~8	4.0~16	0.25~2	0.5~32	0.015~0.25	0.06~0.5
A. unguis	0.125~4		0.12	0.12	0.06		≤0.008	≤0.008	
Emericella echinulata	0.125~4		0.25	0.25				0.06	
杂色曲霉	0.125~8 (2)	≥64	0.03~16 (2)	0.03~32 (2)	0.03~32 (4)	0.03~≥8 (0.5)	0.032~2 (0.25)	0.015	0.03~1
黑曲霉复合体（黑曲霉+塔宾曲霉）	0.125~4 (1)	≥64	0.03~16 (2)	0.03~32 (2)	0.03~2 (0.5)	0.06~≥8 (2)	0.016~2 (0.25)	0.03~0.25	0.06~2 (1)
聚多曲霉	1~16 (8)		0.125~2 (0.5)	1~4 (4)	0.125~2 (2)	0.25~1 (1)	0.03 (0.03)	0.03 (0.03)	0.03~0.125 (0.125)
棒曲霉	0.125~4	>256	1	1	0.5	0.25	0.5	0.125	
A. oryzae	0.125~4 (2)		0.25~1 (1)	0.25~0.5 (0.5)	0.03~0.06	0.5	0.06~0.125 (0.125)	0.015~0.03 (0.03)	0.03 (0.03)
A. parasiticus	0.125~4		0.25~0.5	0.5	0.5~1		0.06	0.015	0.03
A. ochraceus	0.125~4		0.39~1.56	0.1~0.4	0.5				0.12~0.5
A. awamori	0.125~4 (0.5)		0.25~2.0 (1)	0.25~0.5 (1)	0.06~0.5 (0.5)		0.03~0.25 (0.25)	0.015	0.025~0.25

注：MIC. 最低抑菌浓度；MEC. 最低有效浓度；AMB. 两性霉素 B；FLC. 氟康唑；ITR. 伊曲康唑；VOR. 伏立康唑；POS. 泊沙康唑；ISA. 艾沙康唑；CAS. 卡泊芬净；MFG. 米卡芬净；TRB. 特比萘芬。

表 13-3　CLSI 测定药敏时常用抗真菌药物对常见病原性真菌的 ECV

单位：μg/ml

菌种	ITR	VOR	POS	AMB	CAS
烟曲霉	1	1	0.5	2	0.5
黄曲霉	1	1	0.25	2	0.25
土曲霉	1	1	0.5		0.25
构巢曲霉	1	2	1		4
黑曲霉	2	2	0.5	2	0.25
杂色曲霉	2	2	1	2	4

注：ITR. 伊曲康唑；VOR. 伏立康唑；POS. 泊沙康唑；AMB. 两性霉素 B；CAS. 卡泊芬净。

（二）临床治疗原则

参照 2016 美国 IDSA 曲霉病诊疗指南，依据 IA 患者的诊断级别、可能的病原菌及病情的严重程度进行分层治疗，分为预防性治疗、经验性治疗、抢先治疗和确诊治疗。对于粒细胞缺乏等易感人群，预防性治疗依然是重要的防治手段。预防性治疗的人群主要为高强度免疫抑制治疗的骨髓移植患者、急性淋巴细胞白血病诱导阶段粒细胞缺乏的同时接受大剂量糖皮质激素的患者、粒细胞及淋巴细胞双重减少的患者、重症再生障碍性贫血患者、肺移植患者等。对于 IA 患者预防性治疗首选泊沙康唑，其次为伏立康唑、伊曲康唑口服溶液、米卡芬净、卡泊芬净。中性粒细胞减少症患者若出现广谱抗菌药物治疗无效的持续发热，可给予经验性治疗。在高危患者中如果连续监测血 GM 实验、PCR 呈阳性和/或动态变化,则应在诊断评价的同时及早进行抗真菌治疗,即抢先治疗。经验性和抢先性治疗药物包括 AmB 脂质体、卡泊芬净、米卡芬净及伏立康唑。

六、曲霉属的鉴定

1. 烟曲霉(*Aspergillus fumigatus*)

（1）菌落特征:快速生长;质地呈绒毛状或絮状;表面呈深绿色、烟绿色或灰绿松石样色,背面苍白色或淡黄色（图 13-14）。在 50℃ 生长良好,可有特征性的蓝绿色菌落。

（2）镜下特征:分生孢子头短柱状;分生孢子梗壁光滑,常无色或带淡绿色,长可达300μm,宽 5~8μm;顶囊呈烧瓶状,直径 20~30μm;小梗单层,分布在顶囊的上半部分;分生孢子球形,绿色,有小刺（图 13-15）。在 PDA 和玉米粉吐温 80 琼脂 37℃ 培养可刺激分生孢子产生。

（3）生理学特性:最高生长温度 50~52℃。

2. *Aspergillus lentulus*　是烟曲霉复合群中的隐匿种。

（1）菌落特征:质地呈绒毛状到羊毛状,常白色缀以灰绿色菌落,背面黄色,无弥散性色素。孢子形成缓慢。

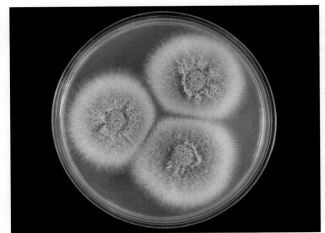

图 13-14　烟曲霉,PDA 菌落

（2）镜下特征:分生孢子头短柱状;分生孢子柄长 250~300μm,宽 2~7μm,光滑、弯曲,常在颈部紧缩,无色;顶囊小,略似棒形或球形,宽约 8~10μm;小梗单层,分布在顶囊的上半部分;少许短烧瓶形的瓶梗;分生孢子球形至椭圆形,直径 2.5~3.0μm,呈 6~7 个的链状,蓝色到橄榄绿色,粗糙、有纹饰。

（3）生理学特性:在 50℃ 不能生长。

3. *Aspergillus felis*　是 *A. viridinutans* 复合体中的隐匿种。

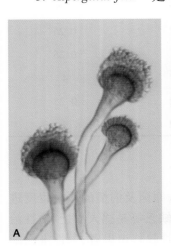
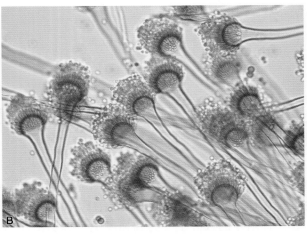
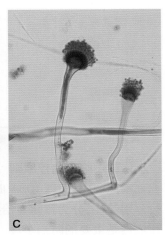

图 13-15　烟曲霉,曲霉头
A.分生孢子头;B.分生孢子头及分生孢子梗;C.分生孢子梗及足细胞。

（1）菌落特征：质地羊毛状,常白色,产孢差。

（2）镜下特征：分生孢子近球形至球形,光滑或具有小刺,直径 2.0~3.5μm;其余与狭义烟曲霉相似。

（3）生理学特性：在 50℃不能生长,借此与狭义烟曲霉以鉴别。

4. 黄曲霉(*Aspergillus flavus*)

（1）菌落特征：快速生长;质地羊毛状或棉毛状,有放射状沟纹;表面呈黄绿色到棕绿色,背面无色或淡黄色(图 13-16)。添加酵母浸膏可影响菌落颜色。

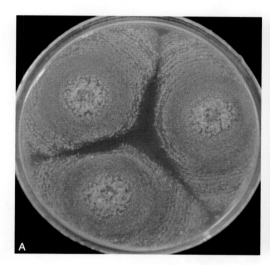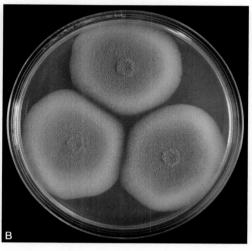

图 13-16 黄曲霉,菌落
A. PDA;B. PDA。

（2）镜下特征：分生孢子头开始呈放射状,逐渐成为疏松的柱状。分生孢子梗长 400~850μm,宽20μm,壁厚粗糙,无色;顶囊呈球形或近球形,直径 25~45μm;小梗可单层,也可双层,或单双层同时存在,小梗布满顶囊表面,排列呈放射状;分生孢子球形或椭圆形,直径 3~6μm;表面粗糙有刺(图 13-17)。在一些分离菌产生褐色闭囊壳。

（3）生理学特性：37℃生长快速。

5. 黑曲霉(*Aspergillus niger*)

（1）菌落特征：快速生长;质地羊毛状或绒毛状;菌落黑色,边缘白色,表面为黄色菌丝,背面无色或淡黄色(图 13-18)。

（2）镜下特征：分生孢子头呈放射状,逐渐呈并列柱状;分生孢子梗长 400~3 000μm,宽 15~20μm,壁光滑,无色至顶端为褐色,壁较厚;顶囊球形或近球形,直径 30~75μm;小梗双层,密生于顶囊全部表面;分生孢子呈球形,厚壁,直径 4~5μm,有褐色色素沉积在内壁和外壁之间,整个孢子粗糙有刺(图 13-19)。

6. 塔宾曲霉(*Aspergillus tubingensis*)

（1）菌落特征：在 CZA 上 25℃培养 10 天,菌落直径 4~5cm,呈天鹅绒样、些许环层带状样,由轻度紧凑的白色基底菌丝体组成,分生孢子上携带有孢子头,轻度灰暗棕色,反面白色。

（2）镜下特征：分生孢子头球形至放射状,大多数 200~300μm,分生孢子长、光滑或粗糙,直径 3.0~3.5μm;常常为淡棕色,壁薄;顶囊球形,直径常为 40~60μm;有透明的棘,最终从明显有色物质的条逐渐变暗、变粗糙,表现为长条纹;成熟孢子成水平扁平的,直径 3.0~3.5μm。某些菌株可形成菌核,球形、半球形,起初为奶酪色然后呈粉红色皮革样,有时变暗几乎成黑色,直径常为 500~800μm。

可以利用 benA 或 CaM 基因测序对黑曲霉和塔宾曲霉进行鉴别。

7. 土曲霉(*Aspergillus terreus*)

（1）菌落特征：快速生长;质地绒毛状,表面有浅放射状沟纹;表面肉桂色或黄褐色,培养基呈污褐色,背面呈淡黄色到棕色(图 13-20)。

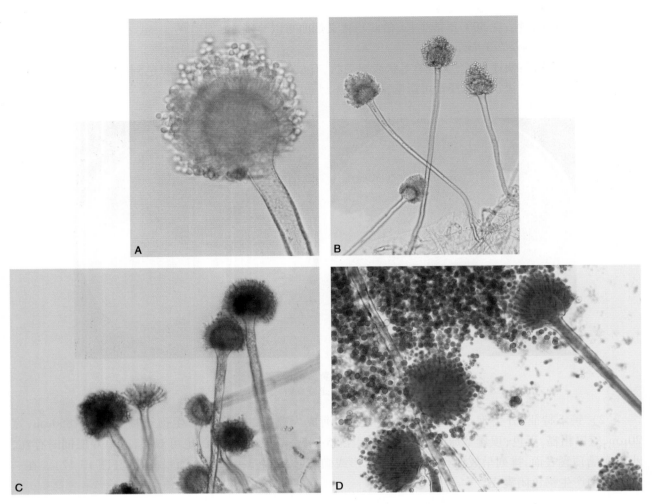

图 13-17　黄曲霉,曲霉头

A.分生孢子头;B.分生孢子头及分生孢子梗;C.分生孢子头及分生孢子梗;D.分生孢子。

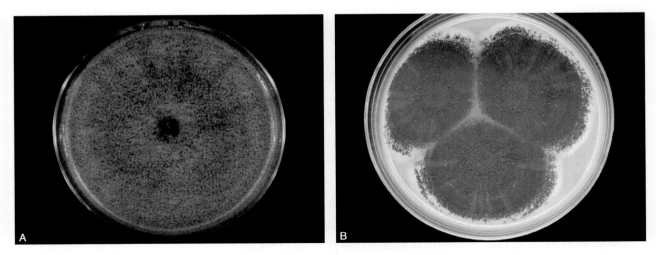

图 13-18　黑曲霉,菌落

A.CZA;B.PDA。

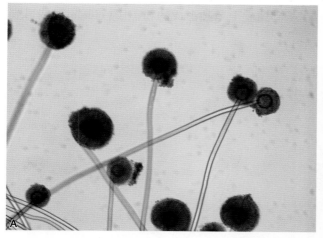
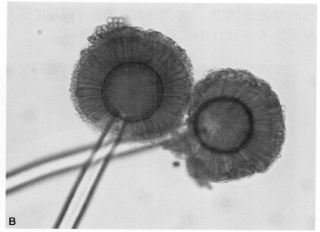
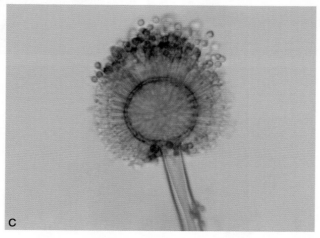

图13-19 黑曲霉,曲霉头
A.分生孢子头及分生孢子梗;B.分生孢子头;C.分生孢子头及分生孢子。

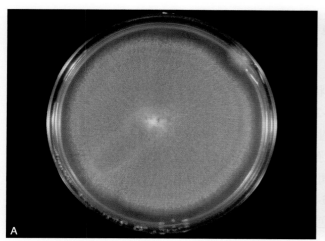
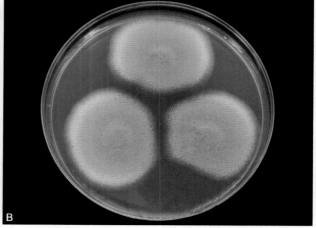

图13-20 土曲霉,菌落
A. CZA;B. PDA。

（2）镜下特征:分生孢子头致密圆柱状;分生孢子梗长100~150μm,宽4.5~6.0μm,壁光滑,无色;顶囊呈半球状或烧瓶状,直径10~16μm,其上1/2或2/3处有双层小梗;分生孢子呈球形或近球形,直径2μm,壁光滑,棕色,为单细胞游离于菌丝的分生孢子。在基础菌丝上单独形成的粉孢子(oidium),圆形到卵圆形,有平截的基底,呈苍白色(图13-21)。

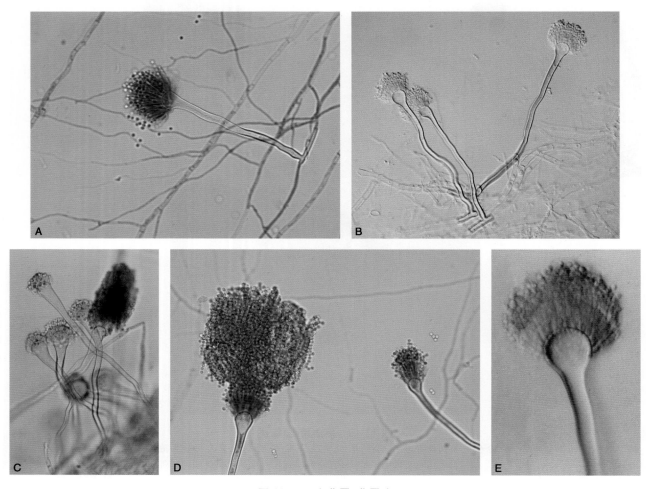

图13-21　土曲霉,曲霉头
A. 分生孢子头及分生孢子梗;B. 分生孢子头及分生孢子梗;C. 分生孢子头;D. 分生孢子头;E. 分生孢子头。

8. 构巢曲霉(*Aspergillus nidulans*)

（1）菌落特征:中等速度生长;质地绒毛状到粉状;如果主要为分生孢子时表面绿色,如果主要为闭囊壳时为米色至黄褐色;背面为深红色到紫色(图13-22)。

（2）镜下特征:分生孢子头呈致密短圆柱形;分生孢子梗短,长度70~150μm,弯曲、光滑、褐色;顶囊半球形或烧瓶形,直径8~12μm;双层小梗,位于分生孢子头上半部分;分生孢子球形,粗糙,直径3~4μm,有小刺或小皱褶;壳细胞较多,球形,膜厚较大;常有闭囊壳,呈灰白色紫红色,直径100~250μm;子囊孢子紫红色,呈双凸透镜形,有两条赤道脊饰,长5μm(图13-23)。分生孢子头、子囊果、壳细胞与构巢裸胞壳中所见相似;子囊孢子亦相似。最重要的特点是,红褐色闭囊壳、大量壳细胞和带有2个脊的红紫色子囊孢子、短分生孢子和短梗基。

9. 杂色曲霉(*Aspergillus versicolor*)

（1）菌落特征:中等速度生长;质地绒毛状或絮状;颜色变化较大,表面可呈带有粉红或黄色片的深绿、灰绿或棕褐色,背面呈苍白色或淡黄色,有时橙色到紫色,常深红(图13-24)。

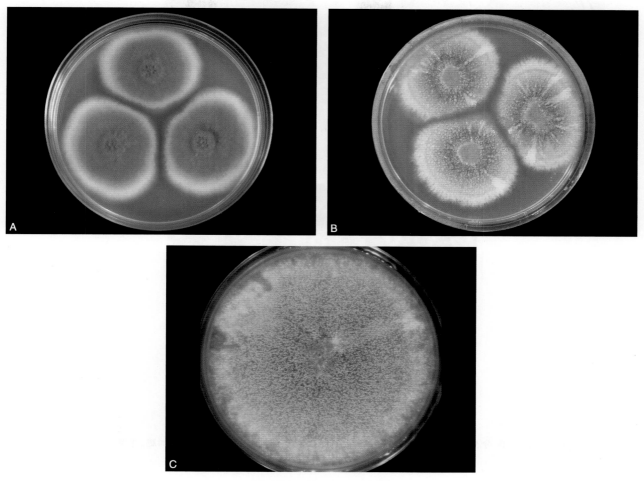

图 13-22　构巢曲霉,菌落
A. PDA;B. PDA;C. CZA。

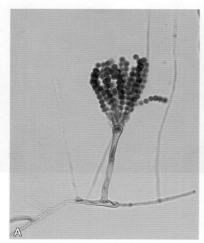
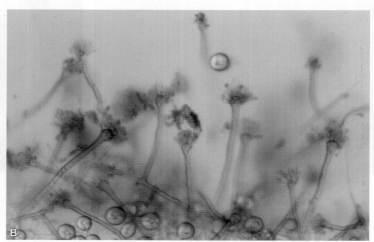

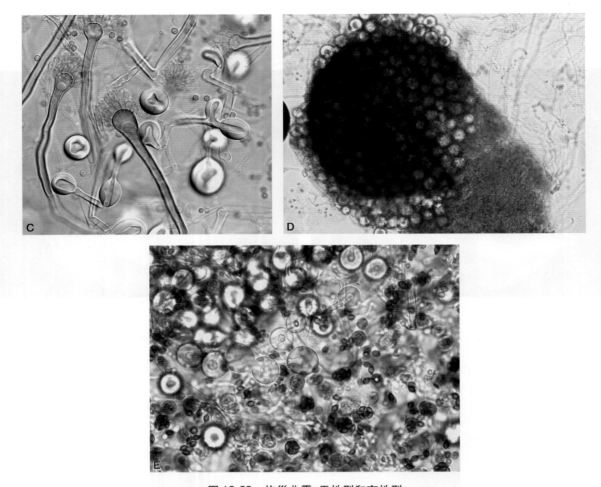

图 13-23 构巢曲霉,无性型和有性型
A.分生孢子头;B.分生孢子头和壳细胞;C.分生孢子头和壳细胞;D.闭囊壳;E.壳细胞、子囊、子囊孢子。

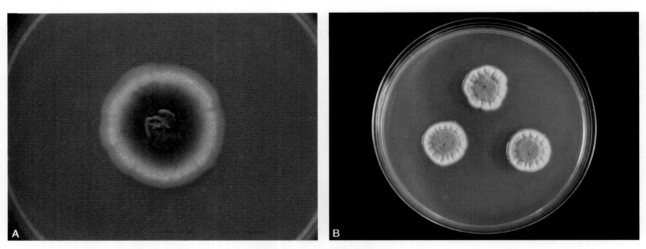

图 13-24 杂色曲霉,菌落
A. CZA;B. PDA。

（2）镜下特征:分生孢子头放射状至疏松柱状;顶囊卵圆至半球形,直径 9~16μm;分生孢子梗壁光滑、无色、长度超过 300μm;小梗双层,分布于顶囊 4/5 处;分生孢子球形,粗糙有刺,直径 2.5~3.0μm(图 13-25,图 13-26);壳细胞球形。

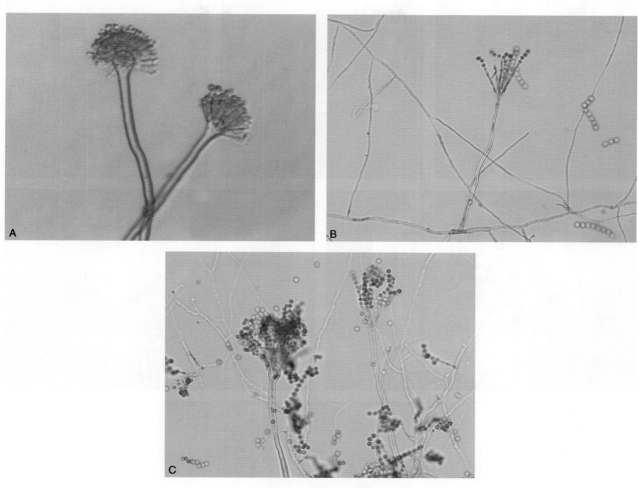

图 13-25　杂色曲霉,曲霉头
A.分生孢子头;B.分生孢子头及分生孢子梗;C.分生孢子头及分生孢子。

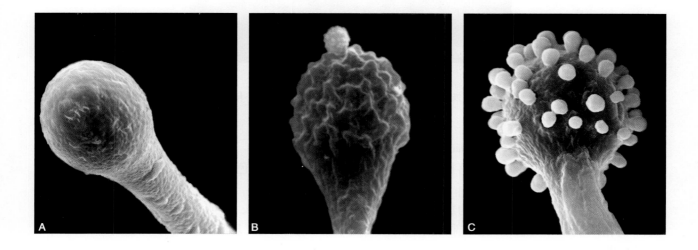

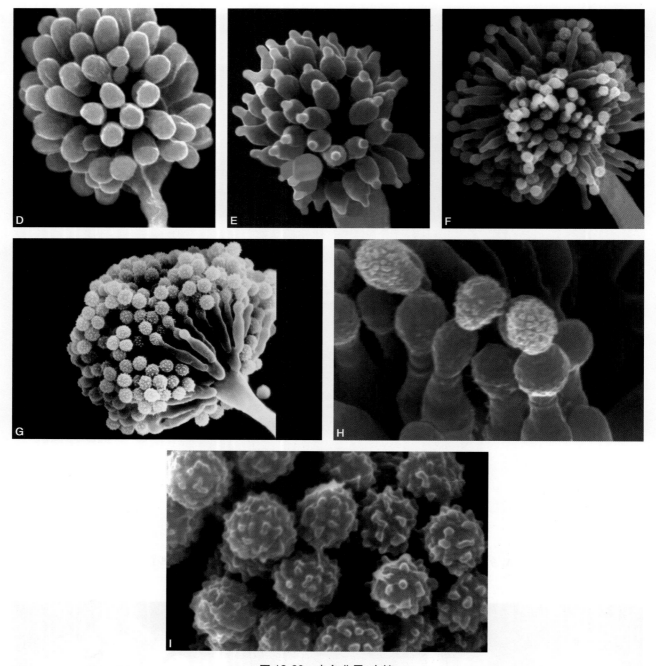

图 13-26　杂色曲霉,电镜

A.顶囊;B.顶囊及单个小梗;C.顶囊及小梗;D.单层小梗;E.小梗烧瓶样;F.小梗上产生分生孢子;G.双层小梗及分生孢子;H.分生孢子;I.分生孢子。

10. 聚多曲霉(*Aspergillus sydowii*)

(1) 菌落特征:在 CZA 上菌落扩展的呈蓝绿色,有稻草色至红棕色影,常有大量的分泌物,反面常常为红色(图 13-27)。

(2) 镜下特征:分生孢子头为放射状,分生孢子柄可达 500μm 长,透明、壁光滑。顶囊为球形或半球形,占据几乎全部的表面;孢子形成细胞双层;孢子呈棘状,绿色,球形至半球形,直径 2.5~4.0μm(图 13-28)。

11. 棒曲霉(*Aspergillus clavatus*)

(1) 菌落特征:在 PDA 上生长快速,灰绿色,紧密毛毡样,实际由密集的分生孢子构成(图 13-29)。

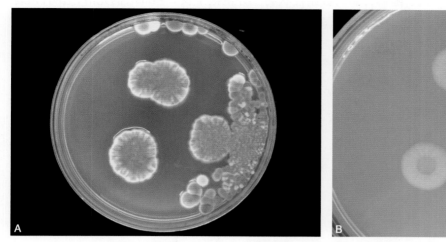
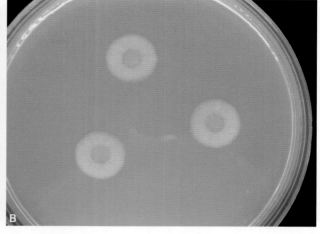

图 13-27　聚多曲霉,菌落 PDA

A. PDA;B. CZA。

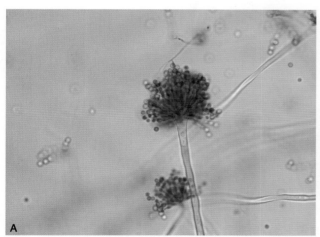
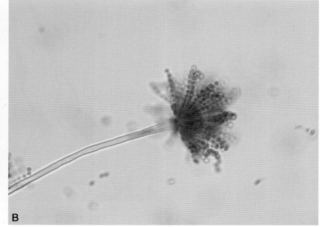

图 13-28　聚多曲霉,曲霉头

A. 分生孢子头及分生孢子梗;B. 分生孢子头及分生孢子梗。

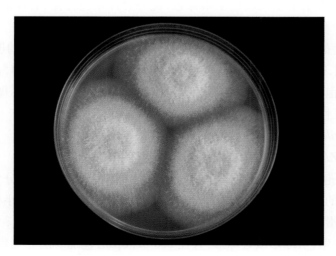

图 13-29　棒曲霉,菌落,PDA

（2）镜下特征：分生孢子头放射状，随后分裂为数条柱状物。分生孢子长 2～4mm，柄光滑，透明；顶囊棒状，直径 40～60μm；小梗单层；孢子壁光滑，淡绿色，椭圆形，大小为 7～8μm×2～3μm（图 13-30）。

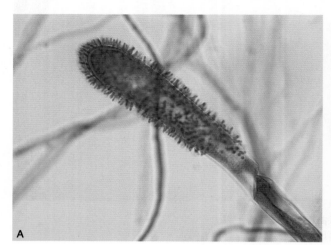
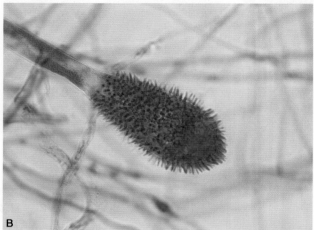
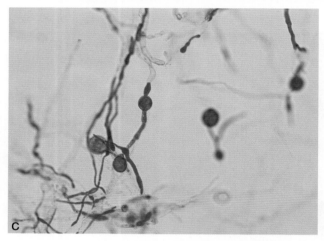

图 13-30　棒曲霉，曲霉头及厚壁孢子
A.顶囊棒状；B.顶囊棒状及单层小梗；C.厚壁孢子。

12. 焦曲霉（*Aspergillus ustus*）

（1）菌落特征：在 CZA 上呈土橄榄色至暗棕色，优势有深紫色分泌物，反面黄色、暗红色或紫色（图 13-31）。

（2）镜下特征：分生孢子头放射状至松散的柱状，常分裂成更多或更少的明显的柱状；分生孢子梗 75～400μm 长，4～7μm 宽，壁光滑，有棕色影；顶囊呈半球形至近球形，直径 7～15μm；小梗双层；梗基覆盖上半至上 3/4 顶囊；分生孢子壁粗糙，球形，直径 3.0～4.5μm，暗黄棕色；常见不规则的壳细胞。壳细胞和棕色分生孢子梗具有特征性（图 13-32）。

13. 爪甲曲霉（*Aspergillus unguis*）

（1）菌落特征：在 CZA 上菌落受限，黄绿色至暗绿色（图 13-33）。

（2）镜下特征：分生孢子头放射状至松散的柱状（依培养基的不同而异）；分生孢子柄的壁光滑，暗棕色；常可见自足细胞升起的厚、粗糙壁的分隔菌丝；顶囊呈匙形，直径 9～12μm；小梗为双层，梗基覆盖了顶囊上半部；分生孢子壁光滑或有些粗糙，暗绿色、球形直径 2.5～3.5μm。

有性型特征子囊果呈紫色，球形或近球形，直径 200～250μm，包绕一层壳细胞；含有 8 个孢子的子囊，近球形，直径为 9.5～10.5μm；子囊孢子呈紫红色，带有两个赤道顶和凸状壁，4.5～5.5μm×3.2～2.5μm。

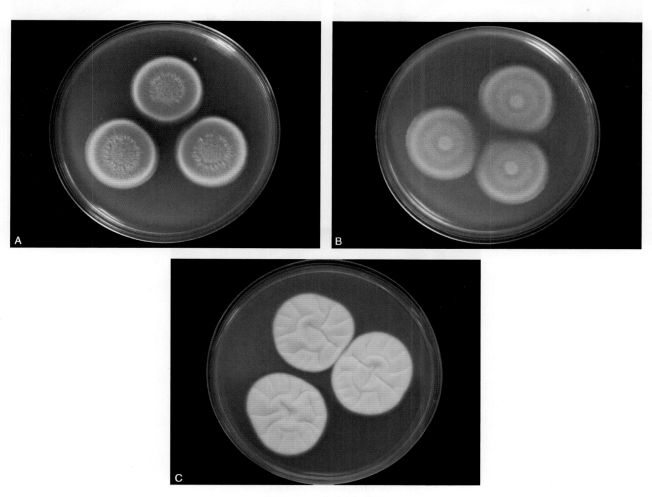

图 13-31　焦曲霉,菌落
A. PDA;B. MEA;C. CZA。

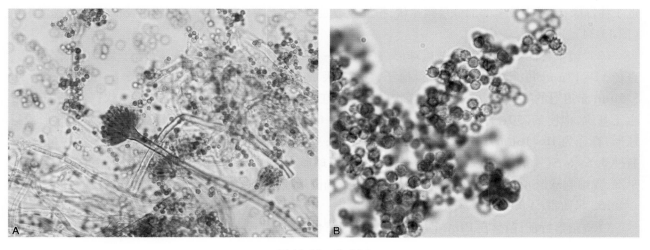

图 13-32　焦曲霉
A. 分生孢子头及分生孢子梗;B. 分生孢子。

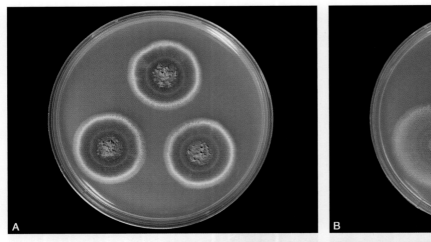
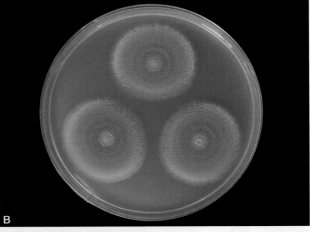
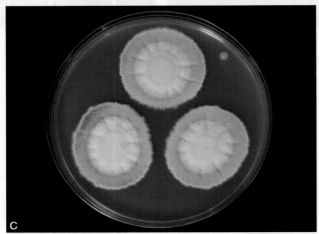

图 13-33　爪甲曲霉,菌落
A. PDA;B. MEA;C. CZA。

14. 刺胞裸胞壳霉(*Emericella echinulata*)

(1) 菌落特征:在 CZA 上近于平坦或有少量放射状短纹;分生孢子结构较多的部分丝绒状,黄绿色,近于林肯绿;闭囊壳较多的部分呈颗粒状,粉红色或黄褐色;无渗出液;无气味;菌落反面浅紫红或紫褐色(图 13-34)。

(2) 镜下特征:闭囊壳球形或近球形,直径 200~300μm,围绕着大量的壳细胞;子囊球形或近球形,直径 11~13μm,每个内含 8 个子囊孢子,约 30 天成熟;子囊孢子呈双凸镜状,5.6~6.5μm×3.2~3.5μm,赤道冠约 0.8μm 宽,凸面呈刺状,粗糙,橘红色。分生孢子头呈较疏松的短柱状;分生孢子梗发生于基质,孢梗茎(50~)80~120(~150)μm×4.5~6.0(~6.5)μm,直,壁平滑,褐色;顶囊半球形或近球形,直径为 10~16μm,1/2~2/3 的上部表面可育;小梗双层:梗基 5.5~7.0(~8.0)μm×3.0~3.5μm,瓶梗 5.5~6.5(~8.0)μm×2.0~2.5μm;分生孢子呈球形或近球形,直径 2.8~3.2(~3.5)μm,平滑或近于平滑,壳细胞球形或近球形,16~28μm,也有少数近椭圆形或梨形者(图 13-35)。

15. 米曲霉(*Aspergillus oryzae*)

(1) 菌落特征:菌落在 PDA 上生长迅速,亮绿黄色、橄榄黄或者不同的绿色影,典型者带有暗棕色影(图 13-36)。

(2) 镜下特征:分生孢子头放射状至松散的柱状,直径 150~300μm;分生孢子柄透明,长 4~5mm;顶囊近球形,直径达 75μm;小梗单层或双层,梗基或瓶梗覆盖了全部或上 3/4 的顶囊;孢子球形、近球形或卵形,大小为 4.5~10.0μm×4.5~7.0μm,壁光滑至粗糙,绿色至棕色。

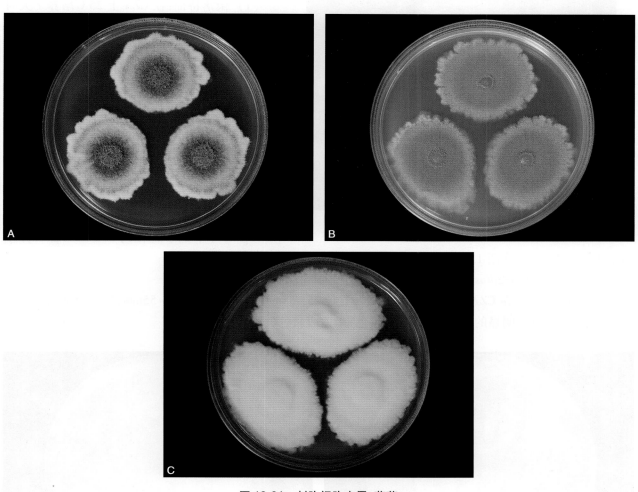

图 13-34 刺胞裸胞壳霉,菌落
A. PDA;B. MEA;C. CZA。

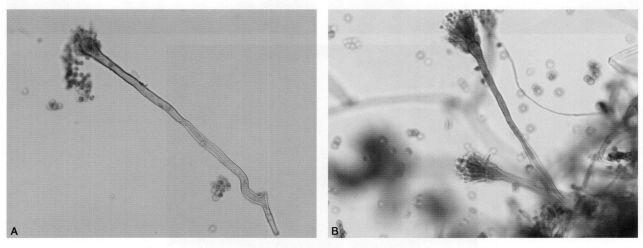

图 13-35 刺胞裸胞壳霉
A. 分生孢子头及分生孢子梗;B. 分生孢子头及分生孢子梗。

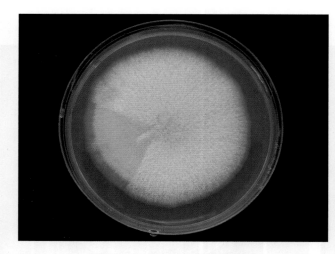

图13-36　米曲霉,菌落,PDA

16. 寄生曲霉(*Aspergillus parasiticus*)

（1）菌落特征:在 CZA 上 25℃培养 7 天时直径 35mm,10~14 天时 50~60mm;质地丝绒状,偶有絮状菌丝,边缘白色;分生孢子结构多,深绿色,老后变暗,有辐射状沟纹;无渗液;反面呈淡褐色(图 13-37)。

（2）镜下特征:分生孢子梗直立,顶部为一膨大的顶囊,顶囊上着生一行瓶状小梗,每个小梗上着生一串分生孢子;或在小梗上枝,产生二次小梗,在每个二次小梗上着生一串分生孢子;分生孢子外壁粗糙,具小刺;顶囊、小梗和分生孢子一起组成分生孢子头;分生孢子梗长度小于 500μm,分生孢子直径为 3.5~5.5μm,分生孢子头为常青藤绿色(图 13-38)。

17. 赭曲霉(*Aspergillus ochraceus*)

（1）菌落特征:在 CZA 上 25℃培养 7 天时直径 25~35mm,10~14 天时 35~55mm;质地丝绒状或稍呈絮状,平坦或具有不明显的辐射状沟纹,橘黄色、米色或赭色(图 13-39)。

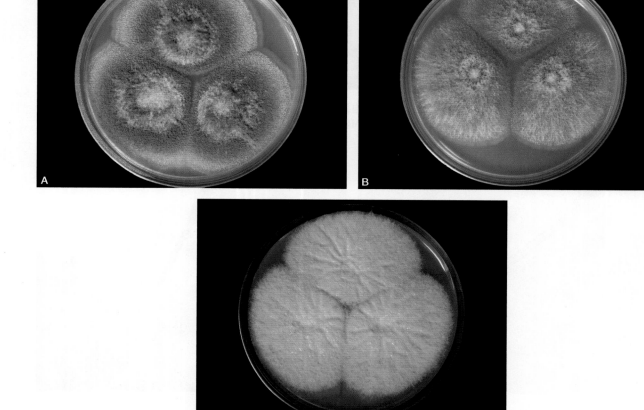

图13-37　寄生曲霉,菌落
A. PDA;B. MEA;C. CZA。

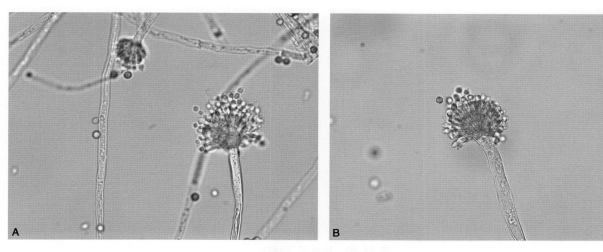

图 13-38　寄生曲霉
A. 分生孢子头及分生孢子梗；B. 分生孢子头及分生孢子梗。

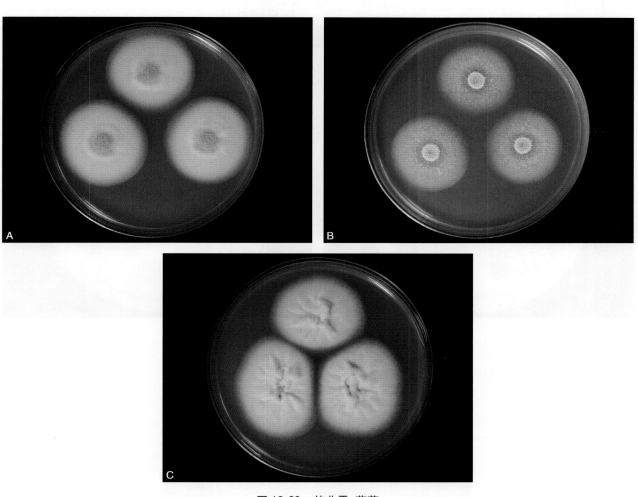

图 13-39　赭曲霉，菌落
A. PDA；B. MEA；C. CZA。

（2）镜下特征：分生孢子头呈放射状，分裂为数个柱；分生孢子柄为棕色，壁粗糙，一般长 1.0～1.5mm；顶囊呈球形，薄壁，透明，直径 35～50μm；小梗双层；梗基覆盖整个顶囊；分生孢子呈球形至近球形，直径 2.5～3.5μm，壁光滑甚至粗糙；菌核粉红色至葡萄酒紫色，形状不规则，直径可达 1mm（图 13-40）。

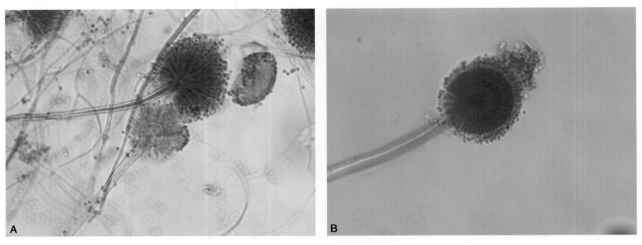

图 13-40 赭曲霉,曲霉头
A.分生孢子头及分生孢子梗;B.分生孢子头及分生孢子梗。

18. *Aspergillus welwitschiae*(原名:泡盛曲霉 *Aspergillus awamori*)

（1）菌落特征:在 CZA 上生长迅速,25℃培养 7 天时直径为 65~70mm,平坦或具辐射状沟纹;质地丝绒状或兼有絮状,黑色,由分生孢子形成的致密的毛毡构成;具或不具黄色或褐色渗出液;反面呈黄色或黄褐色(图 13-41)。

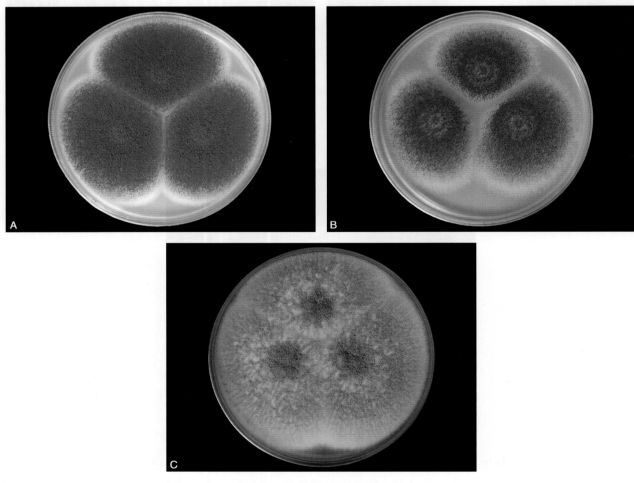

图 13-41 *A. welwitschiae*,菌落
A. PDA;B. MEA;C. CZA。

（2）镜下特征:分生孢子头放射状;分生孢子柄的壁光滑,透明或有色素;顶囊近球形,直径 50~100μm;孢子形成细胞双层;梗基长度是瓶梗的两倍;孢子棕色,有疣状或脊状装饰,近球形,直径 3.5~5.0μm(图 13-42)。

19. 限制曲霉(*Aspergillus restrictus*)

（1）菌落特征:在 CZA 上暗橄榄绿到棕绿色,生长非常缓慢借以与烟曲霉鉴别,37℃不能生长。

（2）镜下特征:分生孢子头上瓶梗占上 1/3,柱状;分生孢子梗长 80~200μm,4~8μm 宽,光滑或粗糙,无色;顶囊近球形,直径 8~20μm;分生孢子柱状至椭圆形,粗糙,长 4~7μm,宽 3~4μm;小梗单层。

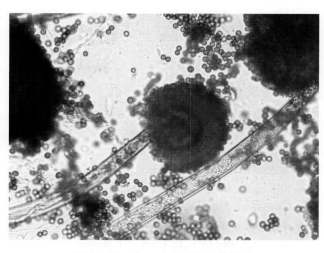

图 13-42　*A. welwitschiae*,曲霉头

20. 灰绿曲霉(*Aspergillus glaucus*)

（1）菌落特征:在 CZA 上深绿色混合有亮黄色,背面淡黄或无色;37℃生长差(图 13-43)。

（2）镜下特征:分生孢子头呈大的放射状;分生孢子梗长 200~300μm,7~12μm 宽,光滑,无色或淡棕色;顶囊球形,直径 15~30μm;分生孢子近球形,有棘突,直径 5μm;小梗单层;闭囊壳薄壁,黄色,球形,直

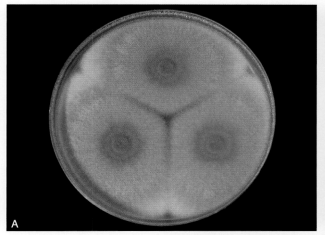
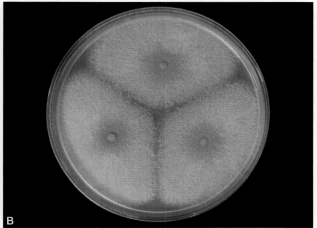
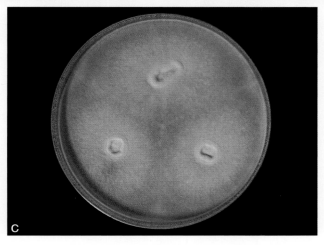

图 13-43　*Aspergillus glaucus*,菌落
A. PDA;B. MEA;C. CZA。

径75~150μm;子囊孢子光滑或粗糙,带有车辙样圆形或饰边的脊。

鉴定主要依据子囊孢子形态而不是分生孢子头的形态特征,成员包括 *E. umbrosus*、*E. ruber*、*E. repens*。

（刘伟　王爱平　余进）

主要参考文献

［1］DE HOOG G S,GUARRO J,GENE J,et al. Atlas of clinical fungi［M/OL］. 4th ed. Utrecht:Westerdijk Institute,2019.

［2］CARROLL K C,PFALLER M A,LANDRY M L,et al. Manual of Clinical Microbiology［M］. 12th ed. USA:American Society for Microbiology(ASM),2019.

［3］PATTERSON T F,THOMPSON G R,DENNING D W,et al. Practice guidelines for the diagnosis and management of aspergillosis:2016 update by the infectious diseases society of America［J］. Clinical Infectious Diseases,2016,63(4):e1-e60.

［4］CLSI. Reference method for broth dilution antifungal susceptibility testing of filamentous fungi［M］. 3rd ed. PA:Clinical and Laboratory Standard Institute,2017.

［5］BENNETT J E,DOLIN R,BLASER M J. Mandell,Douglas,and Bennett's principles and practice of infectious diseases［M］. 8th ed. Canada:Elsevier Inc,2015:2895-2908.

第十四章 毛霉与虫霉

一、毛霉目真菌

（一）分类与命名

毛霉目真菌和虫霉目真菌曾经都属于接合菌门。但由于接合菌门内真菌的差异大,目前废弃了"接合菌门(*Zygomycota*)"概念。原有的接合菌门分为毛霉亚门和虫霉门。

毛霉目真菌属于真菌界(Kingdom Fungi)、毛霉亚门(Mucoromycotina)、毛霉纲(Mucoromycetes)。毛霉纲中除了毛霉目(Mucorales),还有被孢霉目(Mortierellales)和内囊霉目(Endogonales),其中具有致病性的真菌主要属于毛霉目。毛霉目包括毛霉科(Mucoraceae)、根霉科(Rhizopodaceae)、横梗霉科(Lichtheimiaceae)、小克银汉霉科(Cunninghamellaceae)、共头霉科(Syncephalastraceae)、壶霉科(Saksenaeaceae)等。毛霉科包括毛霉属(*Mucor*)、科克霉属(*Cokeromyces*)和放射毛霉属(*Actinomucor*);横梗霉科包括横梗霉属(*Lichtheimia*)和根毛霉属(*Rhizomucor*);根霉科包括根霉属(*Rhizopus*);小克银汉霉科包括小克银汉霉属(*Cunninghamella*);共头霉科包括共头霉属(*Syncephalastrum*);壶霉科包括壶霉属(*Saksenaea*)和鳞质霉(囊托霉属)(*Apophysomyces*)。毛霉目真菌可引起毛霉病,是重要的医学真菌。

（二）致病性

毛霉目真菌为环境真菌,存在于空气、食物和土壤中,可通过吸入、食入或外伤接种孢子感染宿主,引起毛霉病。根霉是最常见的毛霉目致病真菌,其次为横梗霉、囊托霉、根毛霉、毛霉、小克银汉霉。共头霉、壶霉、科克霉、放射毛霉致病较为罕见。我国侵袭性毛霉病中,根霉和横梗霉多见,皮肤毛霉病中不规则毛霉感染的病例较多。

毛霉病(mucormycosis)通常发生于患有严重基础疾病的患者,如糖尿病酮症酸中毒、骨髓(干细胞)移植和化疗导致的粒细胞缺乏、糖皮质激素治疗、重度营养不良、静脉应用毒品、烧伤或其他的外伤、器官移植等。感染一般呈急性快速发展,少数为亚急性或慢性过程。感染部位不同,临床表现也存在差异。常见感染类型有鼻脑毛霉病、肺毛霉病、皮肤毛霉病、胃肠毛霉病、肾毛霉病以及播散性毛霉病等。

（三）临床表现

鼻眶脑毛霉病(rhino-orbit-cerebral mucormycosis) 指始于鼻旁窦,然后波及眼眶、面部、腭和/或大脑的感染,是一种急性、进展快速而凶险的感染,常继发于严重的糖尿病酮症酸中毒。感染常形成黑色坏死性损害(图 14-1),此为具重要诊断价值的体征。

肺毛霉病(pulmonary mucormycosis) 死亡率达 50%~70%。肺部感染表现缺乏特异性,胸部影像学表现包括肺结节、肿块、实变、空洞、反晕轮征,缺乏特异性,与其他的侵袭性肺部真菌感染很难鉴别,尤其是肺曲霉病。多发性结节(≥10个)和胸腔积液在肺毛霉病中更常见。若在 CT 上发现反晕轮征,提示可能存在毛霉病,可及早开始治疗。

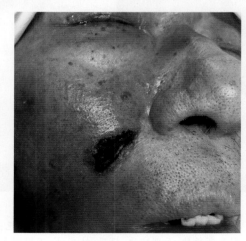

图 14-1 鼻脑毛霉病,血液病患者,面部黑色坏死性损害

皮肤毛霉病（cutaneous mucormycosis） 分为两种类型。一种为急性坏死性（图 14-2A～C），表现为红斑、丘疹、斑块、脓疱、溃疡、焦痂和干性坏死。常发生于烧伤患者、糖尿病患者胰岛素注射处或免疫抑制患者的导管插管，以及使用过污染的外科敷料或夹板的患者。另一种为亚急性或慢性皮肤毛霉病（图 14-2D～F），患者无明显免疫缺陷，和外伤或虫咬有关，发生于面部、四肢或躯干，表现为皮肤斑块、肿胀，逐渐出现破溃，可累及鼻窦，严重者可出现毁容性损害（图 14-2H），积极治疗预后较好。

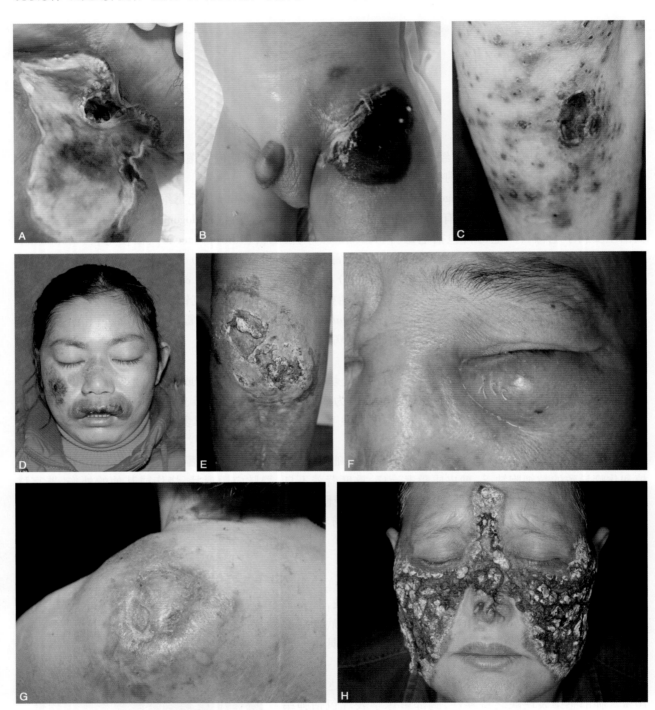

图 14-2 皮肤毛霉病

A. 糖皮质激素应用患者，斑块、溃疡、干性坏死；B. 血液病患者大腿坏死；C. 糖尿病患者小腿胫前丘疹、坏死；D. 不规则毛霉所致，面部斑块、坏死、结痂；E. 不规则毛霉导致上肢斑块、破溃结痂；F. 面部外伤后多分枝横梗霉感染，眶周红肿，斑块；G. 背部少根根霉感染，背部肿物、破溃；H. 面部不规则毛霉感染，毁形性改变。

胃肠毛霉病(gastrointestinal mucormycosis)是由食入污染了真菌孢子的食物所致,原发以婴幼儿、儿童多见,营养不良、早产、脐炎、鼻胃管喂养、使用污染的面罩、分娩过程中误吸污染的羊水等是可能的致病因素。我国主要发生于慢性消化道溃疡患者合并胃肠毛霉病。常见症状有上腹疼痛,可伴恶心、呕吐、便血等。胃镜检查可帮助诊断。

肾毛霉病(renal mucormycosis)　主要发生于我国和印度,为单发肾脏毛霉感染,常发生在无明显基础疾病的患者。临床表现为发热、腰疼、血尿或无尿,偶尔可间断从尿中排出菌栓(图14-3)。CT和超声检查可以帮助早期诊断。

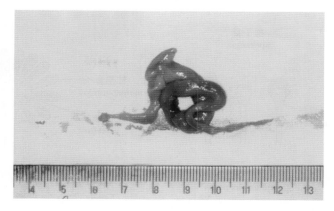

图14-3　肾毛霉病,SLE男性患者应用糖皮质激素,间断尿道排出菌栓

播散性毛霉病(disseminated mucormycosis)　常见于器官移植或血液系统恶性病伴有中性粒细胞减少的患者,肺部是最常见的受累部位,其次是中枢神经系统、鼻窦、肝和肾。

(四)实验室诊断

1. 真菌学检查

(1) 直接镜检:KOH溶液湿片中可见到宽大(7~15μm)、无分隔或少分隔的菌丝,菌丝壁薄,易折叠,可以见到大于45°角的分枝。荧光染色后菌丝成分更为清晰(图14-4)。因感染部位不同,送检标本常包括皮肤坏死组织、穿刺组织、鼻窦抽吸物、痰液、支气管肺泡灌洗液(BALF)等。体液标本应先离心,用沉渣涂片镜检。镜检阳性有诊断意义,但镜检阴性仍不能排除诊断。

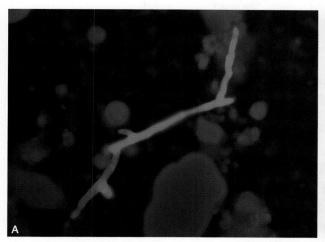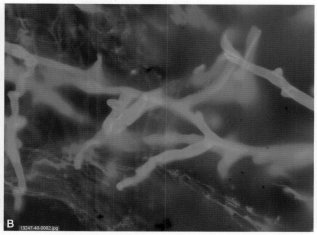

图14-4　坏死组织压片,荧光染色
A. 皮肤组织(×400);B. 肺穿刺组织(×400)。

(2) 培养检查:毛霉目中的致病菌在大部分常用真菌培养基上均能快速生长。临床分离菌株建议采用沙氏葡萄糖琼脂(SDA)和马铃薯葡萄糖琼脂(PDA),培养温度为25~30℃。放线菌酮对其有抑制作用,故培养基内不用此药,可加抗生素抑制细菌生长。组织标本不要研磨以免损坏菌丝妨碍生长。

在25~30℃培养时,毛霉目真菌生长很快,24小时后可以见到菌落。菌落一般为长绒毛状,不同种属颜色有所不同,表现为灰白、灰黄或灰黑色。显微镜下观察可见到孢子囊(sporangium)、假根(rhizoid)、匍匐菌丝(stolon)等特征性结构(图14-5)。孢子囊进一步分为大型孢子囊、柱孢囊(merosporangium)和单孢囊(sporangiola)。大型孢子囊是孢囊梗(sporangiophore)顶端特化的产孢结构,由囊托(apophysis)、囊轴(columella)及囊领(collar)组成,孢子囊内包含大量孢囊孢子(sporangiospore)。还可以见到粉孢子(oidi-

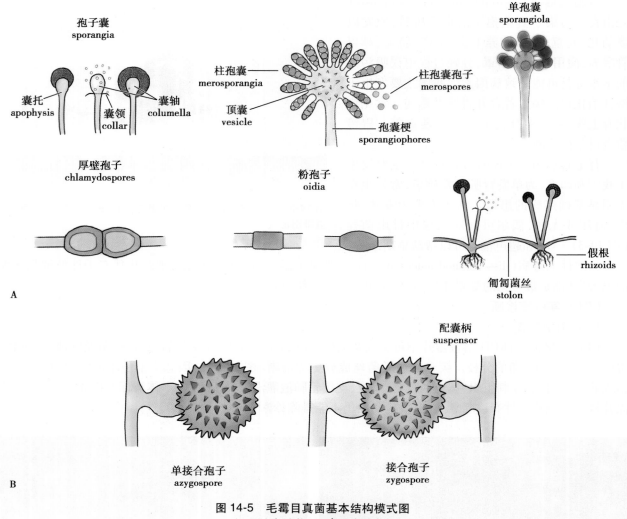

图 14-5 毛霉目真菌基本结构模式图

A. 无性期结构;B. 有性期结构。

um)和厚壁孢子(chlamydospore)。假根较常见,假根之间由匍匐菌丝相连。同宗或异宗配合。有性期可以产生接合孢子(zygospore)。

2. 组织病理学 感染组织 HE 染色可见毛霉目真菌,PAS、GMS 和荧光染色效果更好。组织中可见粗大菌丝,无分隔,或偶见分隔,菌丝一般宽 7~15μm,分枝不规则,呈直角或钝角,壁较薄,易折叠,菌丝断面颇似孢子。也可见到窄的菌丝,约 3~4μm 宽,但无曲霉锐角分枝(图 14-6)。组织内菌丝常侵犯大小动脉血管壁,引起血栓形成和组织坏死(图 14-7)。急性坏死型可见大量中性粒细胞浸润,但在粒细胞缺乏患者则无此浸润或粒细胞少见。在亚急性和慢性感染时,呈肉芽肿改变,有多核巨细胞、淋巴细胞和组织细胞浸润。

3. 血清学诊断 因为毛霉目真菌细胞壁具有独特的组成成分,其感染不会出现 G 实验和 GM 实验阳性。有研究显示可以从 BALF、血液或组织标本中获取此类真菌的 DNA 进行分子诊断。

4. 分子鉴定 对于形态难以鉴定的菌种,可以采用 DNA 测序的方法进行分子鉴定,一般常用序列为 ITS 区。部分菌种如小克银汉霉 ITS 区种内差异较大,可以辅助 EF-1 基因测序。MALDI-TOF MS 对毛霉目真菌的总体鉴定正确率可达到 80% 以上,稳定可靠。MALDI-TOF MS 鉴定正确率与数据库完善程度有关,如果仅采用目前商业数据库,鉴定正确率较低,需要自行补充完整的数据信息。

(五)抗真菌治疗

1. 体外药敏试验 体外药敏试验采用 CLSI-38A 或 EUCAST 方案的微量液基稀释法,商品化方法目前不适用。通过体外药敏试验可以检测毛霉目真菌的最低抑菌浓度(MIC),但目前并未确定临床折点。全

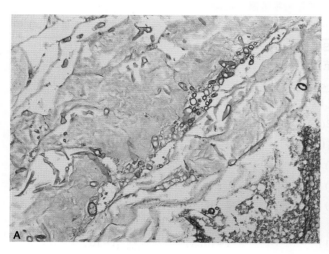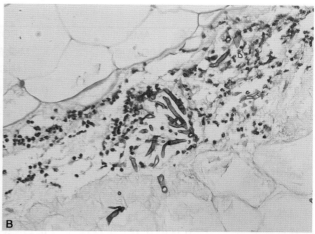

图 14-6　组织病理,粗大不规则菌丝
A.组织中可见菌丝断面和短菌丝,HE 染色(×400);B.脂肪间隔可见不规则菌丝,PAS 染色(×200)。

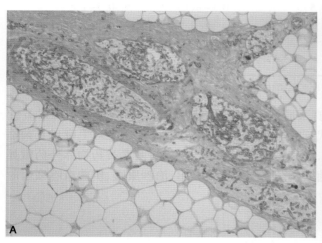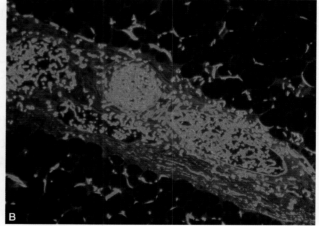

图 14-7　组织病理,血管内菌栓
A.静脉血管中菌丝聚集成团,PAS 染色(×100);B.血管内外均可见菌丝聚集,血管内形成菌栓,荧光染色(×100)。

球 14 个真菌参考实验室推荐了毛霉目真菌的流行病学折点(ECV),ECV 包括>95% 和>97.5% 的受试菌株的两个值(表 14-1)。根霉、毛霉、横梗霉、根毛霉和共头霉对两性霉素 B、泊沙康唑和艾沙康唑相对敏感,个别菌株的 MIC 值较高。小克银汉霉对两性霉素 B 的敏感性较差。毛霉目真菌对伊曲康唑的 MIC 值范围变化较大,对伏立康唑的 MIC 值较高,对棘白菌素类药物的 MEC 值较高(表 14-2)。由于菌株间变异较大,如果有条件,对分离菌株进行体外药敏试验可以更有效地帮助临床选择药物。

表 14-1　毛霉目真菌的流行病学折点(ECV)

单位:μg/ml

菌种	AMB		POS		ITR	
	>95%	>97.5%	>95%	>97.5%	>95%	>97.5%
伞枝横梗霉	1	2	1	2		
卷曲毛霉	1	2	4	4		
少根根霉	2	4	1	2	2	2
小孢根霉	2	2	1	2		

注:AMB.两性霉素 B;POS.泊沙康唑;ITR.伊曲康唑。

表 14-2　毛霉目真菌的体外药物敏感性检测

单位：μg/ml

菌种	AMB MIC 范围 （MIC_{90}）	POS MIC 范围 （MIC_{90}）	ISA MIC 范围 （MIC_{90}）	ITR MIC 范围 （MIC_{90}）
根霉属	0.03~0.5（0.5）	0.06~32（1）	0.25~32（8）	0.12~32（4）
小孢根霉	0.03~0.5（0.25）	0.125~32（1）	0.5~32（4）	1~32（2）
少根根霉	0.06~0.5（0.25）	0.125~1（0.5）	0.25~4（2）	0.125~2（1）
毛霉属	0.125~4（0.5）	0.5~4（2）	0.5~32（32）	1~32（32）
不规则毛霉	0.25~2（0.5）	1.0~4（4）		1~>16（>16）
卷曲毛霉	0.06~0.5（0.25）	0.5~4（4）	2~32（16）	2~32
总状毛霉	0.125~0.5（0.5）			1~8（8）
横梗霉属	0.006~0.125（0.125）	0.25~2（1）	1~16（8）	1~16
伞枝横梗霉	0.25~0.5（0.25）	0.03~0.25（0.25）		0.03~0.25（0.25）
根毛霉属	0.125~0.25	0.06~1		0.125~1
微小根毛霉	0.125~0.25	0.25~1（0.5）	0.5~8（8）	0.5~1
小克银汉霉属	0.125~2（0.25）	0.03~1（1）		0.125~2（0.5）
灰色小克银汉霉	0.25~0.5	0.5		1~4
总状共头霉	0.03	0.25~4	0.5~32（≥16）	1~4

注：MIC. 最低抑菌浓度；AMB. 两性霉素 B；POS. 泊沙康唑；ISA. 艾沙康唑；ITR. 伊曲康唑。

2. 临床治疗原则　两性霉素 B 脂质体对毛霉目真菌最有效，目前为首选药物。传统的两性霉素 B 疗效肯定，但由于肾毒性较大，临床应用需慎重。新一代三唑类药物中，泊沙康唑、艾沙康唑对毛霉目真菌临床疗效较好，副作用相对小。伊曲康唑也有一定疗效，尤其是对皮肤毛霉病。棘白菌素类药物体外药敏显示对毛霉目真菌的抗菌能力差。但有研究证实棘白菌素类药物与两性霉素 B、泊沙康唑、伊曲康唑联合时有潜在的临床应用价值。

（六）实验室鉴定流程（图 14-8）

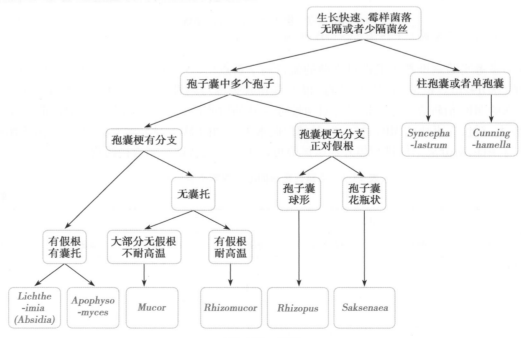

图 14-8　毛霉目真菌鉴定流程

（七）毛霉目真菌的鉴定

1. 根霉属　根霉属(*Rhizopus*)的菌落生长快速,灰色长绒毛状,表面有黑色颗粒。显微镜下全部是大型孢子囊,菌体粗大,有色,假根明显,孢囊梗与假根相对,有囊轴和囊托,孢囊孢子常有线状条纹和棱角。有性期配囊柄对生无附属物,接合孢子囊表面粗糙。发达的假根以及孢囊梗不分枝是根霉属具有鉴别意义的特征表现。

根霉属最常见的致病菌种为少根根霉和小孢根霉,其他有致病报告的菌种包括匍枝根霉、单接合孢根霉、同宗根霉、史氏根霉,相对罕见。

（1）小孢根霉(*Rhizopus microsporus*)

1）菌落特征:PDA 或 MEA 上 28℃ 培养,菌落呈扩散性生长,生长快速,5 天内可以充满平皿。菌落表现为深灰色绒毛状,达到 10mm 高,背面黄棕色(图 14-9)。

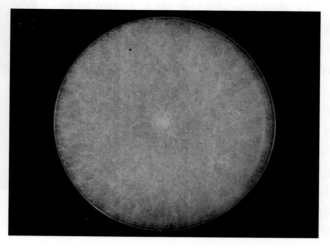

图 14-9　小孢根霉,菌落,PDA 28℃培养 7 天

2）镜下特征:可见孢囊梗成对存在,棕色,达 400μm 长,8~10μm 宽。孢子囊球形,为大型孢子囊,直径可达 100μm,灰色到黑色,囊托不明显。80% 孢子囊具有囊轴,半球形或圆锥形。孢囊孢子透明,呈亚球形或椭圆形,约 6~9μm 长。有匍匐菌丝,与孢囊梗相对的发达假根。有时可见厚壁孢子(图 14-10)。

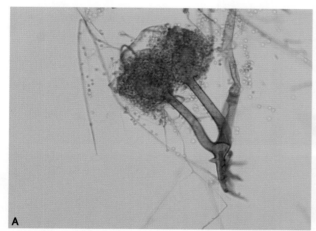

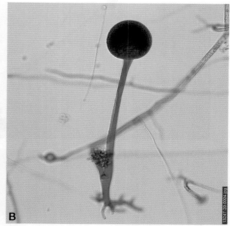

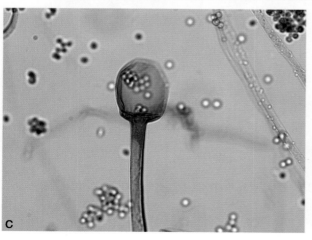

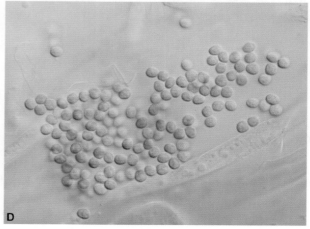

图 14-10　小孢根霉

A. 成对孢囊梗,无分枝,其下为假根;B. 孢子囊球形;C. 孢子囊具有半球形囊轴,囊托较小;D. 孢囊孢子球形,表面略粗糙。

3）生理学特性：最高生长温度 50~52℃。

（2）少根根霉（*Rhizopus arrhizus*）

1）菌落特征：PDA 或 MEA 上 28℃ 培养，菌落呈扩散性生长，生长快速，5 天内可以充满平皿。菌落表现为深灰色至棕色绒毛状，达到 1cm 高（图 14-11）。

2）镜下特征：可见孢囊梗单个或成簇存在，棕色，大多不分枝，有时可见棕色肿胀膨大。孢子囊球形，为大型孢子囊，灰色到黑色，囊托不明显。50%~70% 孢子囊具有囊轴，球形，囊托短。孢囊孢子灰绿色，呈角形、亚球形或椭圆形，纵行条纹状纹饰。有匍匐菌丝，与孢囊梗相对的假根，假根很少分枝，棕色。厚壁孢子单个或者呈链状（图 14-12）。

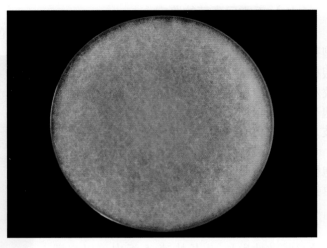

图 14-11　少根根霉，菌落，PDA 28℃培养 7 天

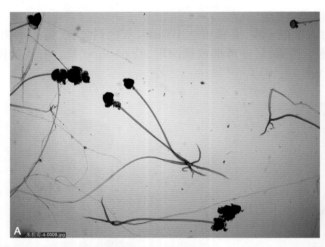

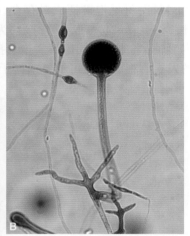

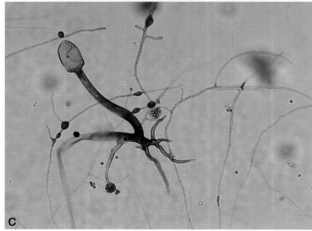

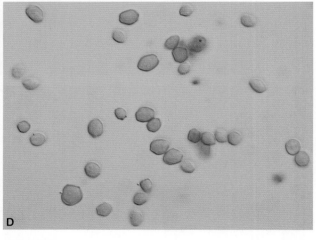

图 14-12　少根根霉

A. 孢囊梗成簇或单个，无分枝；B. 孢子囊球形，假根发达；C. 有囊轴，囊托短；D. 孢囊孢子亚球形、椭圆形，纵行纹饰。

3）生理学特性：最高生长温度 42~44℃。

（3）匍枝根霉（*Rhizopus stolonifer*）

1）菌落特征：PDA 或 MEA 上 28℃ 培养，菌落呈扩散性生长，菌落表现为灰色发白（图 14-13）。

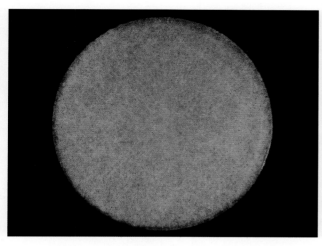

图 14-13 匐枝根霉,菌落,PDA 28℃培养 7 天

2）镜下特征:可见孢囊梗 1~3 个聚集存在,棕色。孢子囊球形,为大型孢子囊,黑色,囊托不明显。囊轴圆锥形。孢囊孢子呈角形、球形或椭圆形,纵行条纹状纹饰。有匐匍菌丝,与孢囊梗相对的发达假根,分枝多。无厚壁孢子（图 14-14）。

3）生理学特性:最高生长温度 30~32℃。

（4）单接合孢根霉（*Rhizopus azygosporus*）

1）菌落特征:PDA 或 MEA 上 28℃培养,菌落呈扩散性生长,绒毛样,灰棕色（图 14-15）,时间越长颜色越深。

2）镜下特征:孢囊梗单个或少量聚集存在,呈棕色。孢子囊呈球形,为大型孢子囊,灰黑色。囊轴呈球形或圆锥形,孢囊孢子透明,呈球形或卵圆形,纵行纹饰较不明显。有厚壁孢子。同宗配合,单接合孢子丰富,呈球形,深棕色,星形突起（图 14-16）。

3）生理学特性:最高生长温度 45~50℃。

2. 毛霉属　毛霉属（*Mucor*）生长迅速,菌落颜色由白色变黄色,最终可发灰色。最高生长温度 32~

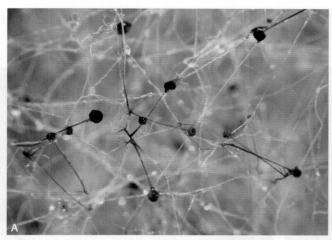

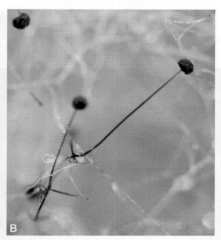

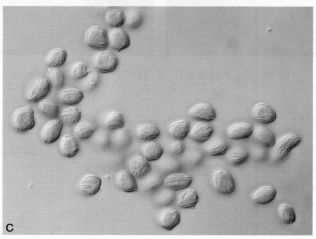

图 14-14 匐枝根霉
A.体视镜下表现（×10）;B.体视镜下表现（×10）;C.显微镜下孢囊孢子。

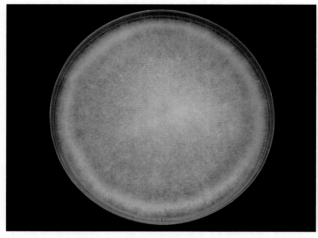

图 14-15　单接合孢根霉,菌落,PDA 28℃培养 7 天

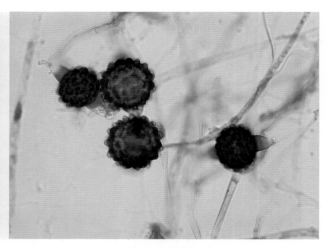

图 14-16　单接合孢根霉,接合孢子

42℃。孢囊梗发自气生菌丝,有分枝,一般无假根,不规则毛霉有不发达的假根。孢子囊呈球形,黄色至棕色。囊轴呈圆形,扁平或椭圆形,无囊托。孢囊孢子呈扁球形稍长,壁光滑。

我国最常见的致病性毛霉是不规则毛霉,曾用名多变根毛霉。其他可从患者分离到的毛霉包括卷曲毛霉、总状毛霉、多分枝毛霉、印度毛霉和冻土毛霉。

（1）不规则毛霉（*Mucor irregularis*）

1）菌落特征:PDA 或 MEA 上 28℃培养,菌落呈扩散性生长。菌落表现为羊毛或绒毛状,发白至棕色,背面暗黄色(图 14-17)。

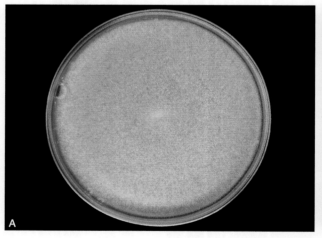

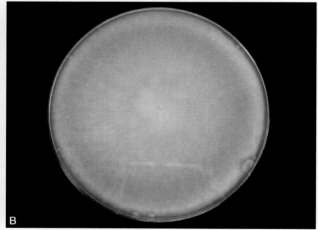

图 14-17　不规则毛霉,菌落,PDA 28℃培养 10 天
A. 正面;B. 背面。

2）镜下特征:孢囊梗位于菌丝或者匍匐菌丝上,假根丰富。孢囊梗透明,可有分枝。孢子囊呈球形或梨形,为大型孢子囊,囊轴球形或者椭圆形,有时有分叶。一般无囊托,孢囊孢子透明,壁光滑,形态多变,大多呈球形或椭圆形。粉孢子和厚壁孢子丰富(图 14-18,图 14-19)。

3）生理学特性:最高生长温度 38℃。

（2）卷曲毛霉（*Mucor circinelloides*）

1）菌落特征:PDA 或 MEA 上 28℃培养,菌落呈扩散性生长。菌落表现为絮状,浅灰棕色(图 14-20)。

2）镜下特征:孢囊梗透明,反复分枝,短的孢囊梗有弯曲,长的孢囊梗弯曲不明显。孢子囊球形,为大型孢子囊,囊轴球形或者椭圆形。无囊托,孢囊孢子透明,壁光滑,椭圆形。厚壁孢子很少或者无(图 14-21)。

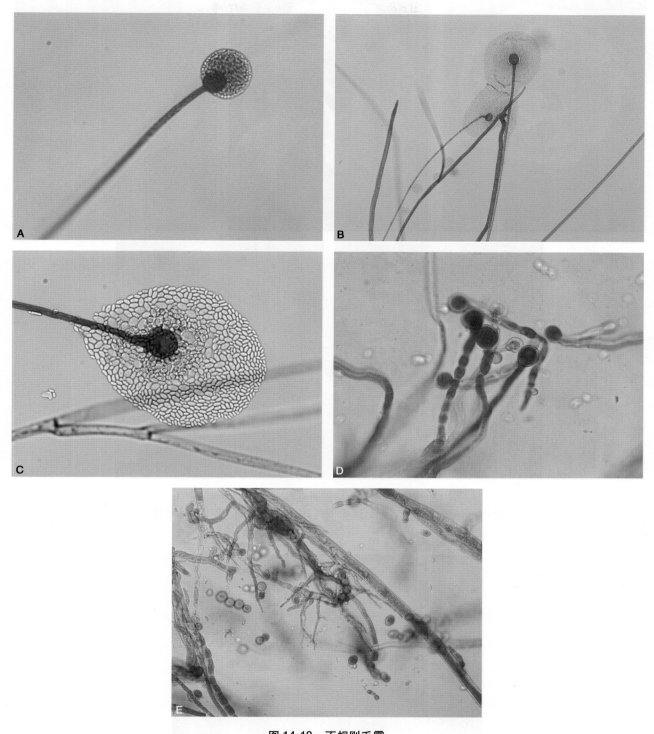

图 14-18 不规则毛霉

A.孢子囊球形,无囊托;B.孢囊梗直立,可有分枝;C.孢囊孢子透明、光滑形态多变,大小不一;D.厚壁孢子;E.假根。

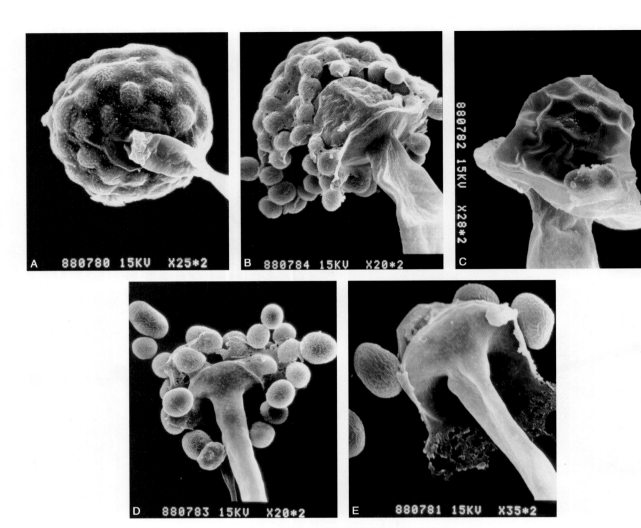

图 14-19　不规则毛霉,电镜
A. 孢子囊;B. 孢子囊破裂;C. 囊轴;D. 囊领与孢囊孢子(1);E. 囊领与孢囊孢子(2)。

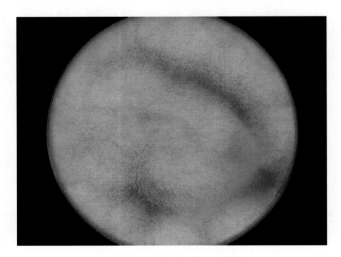

图 14-20　卷曲毛霉,菌落,PDA 28℃培养 10 天

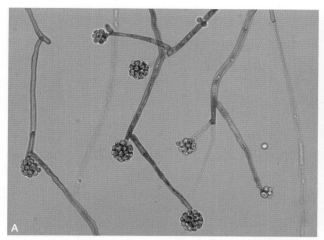
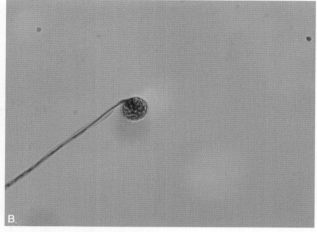
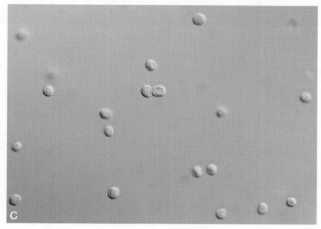

图 14-21　卷曲毛霉

A.孢囊梗反复分枝;B.孢囊梗近孢子囊处弯曲;C.孢囊孢子椭圆形,壁光滑。

3）生理学特性:最高生长温度 37℃。

（3）总状毛霉（*Mucor racemosus*）

1）菌落特征:PDA 或 MEA 上 28℃培养,菌落呈扩散性生长,灰棕色（图 14-22）。

2）镜下特征:孢囊梗透明,有分枝。孢子囊呈棕色,球形,为大型孢子囊,囊轴球形或者梨形,基底有切记,淡棕色,有囊领。无囊托,孢囊孢子壁光滑,呈球形或椭圆形。有厚壁孢子（图 14-23）。

3）生理学特性:最高生长温度 32℃。

（4）印度毛霉（*Mucor indicus*）

1）菌落特征:PDA 或 MEA 上 28℃培养,菌落扩展性生长,深黄色（图 14-24）。

2）镜下特征:孢囊梗透明或呈黄色,合轴样反复分枝,分枝较长。孢子囊黄色到棕色,球形,为大型孢子囊,囊轴亚球形或扁平。无囊托,孢囊孢子壁光滑,球形或椭圆形。厚壁孢子丰富（图 14-25）。

3）生理学特性:最高生长温度 42℃。

3. 横梗霉属（*Lichtheimia*）　横梗霉属的菌落生长快速,呈灰白色,羊毛样。孢囊梗单个或成簇,易弯曲可分枝。大型孢子囊,孢子囊球形或梨形,

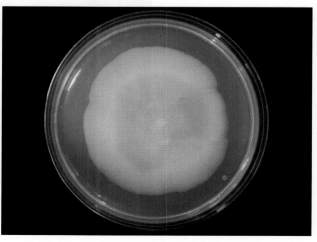

图 14-22　总状毛霉,菌落,PDA 28℃培养 10 天

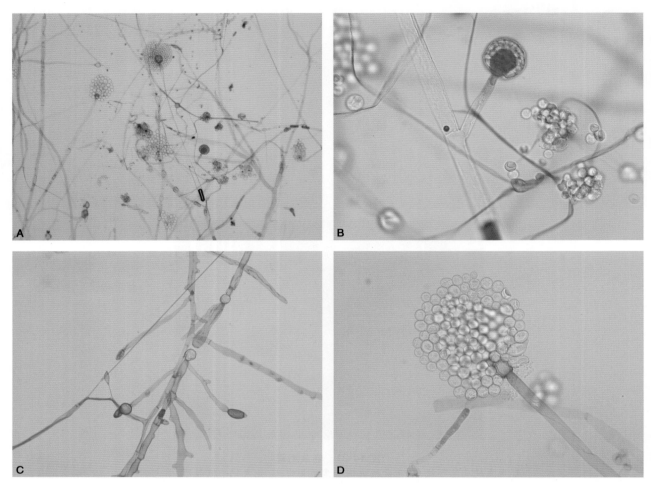

图 14-23　总状毛霉

A.孢囊梗透明,有分枝;B.孢子囊棕色、球形;C.丰富的厚壁孢子;D.孢囊孢子。

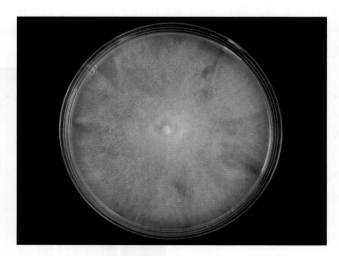

图 14-24　印度毛霉,菌落,PDA 28℃培养 10 天

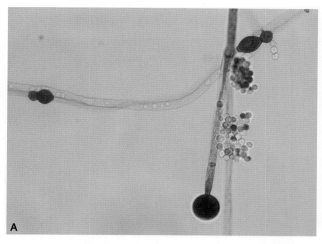
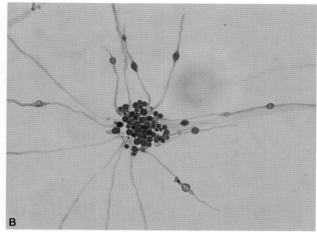

图14-25　印度毛霉
A.孢囊梗透明,孢子囊亚球形;B.丰富的厚壁孢子。

囊托明显,囊轴可有突起。孢囊孢子半球形或椭圆形,壁光滑或有小棘,透明或棕色。有假根。

横梗霉以前称为犁头霉。既往教科书或者文献中提到的致病性犁头霉目前认为是横梗霉,二者为不同属。横梗霉具有致病性,37℃可以生长,孢囊梗下分隔少见,接合孢子无明显附属丝。犁头霉一般为环境真菌,不致病,37℃不能生长,孢囊梗下分隔可见,有性期的接合孢子有附属丝。

常见致病菌种有多分枝横梗霉,*Lichtheimia ornata*和伞枝横梗霉。

（1）多分枝横梗霉（*Lichtheimia ramosa*）

1）菌落特征:PDA或MEA上28℃培养,菌落呈扩散性生长,生长快速,灰白色羊毛状（图14-26）。43℃生长良好,72小时直径大于27mm。

2）镜下特征:孢囊梗单个或者成簇存在,透明或半透明,孢子囊球形或梨形,为大型孢子囊,囊托明显呈棕色圆锥形,囊轴半球形或椭圆形,囊轴可见1个或多个突起。孢囊孢子壁光滑,呈球形或椭圆形。有假根。菌丝间可见巨细胞（giant cells）。异宗配合,可产生接合孢子（图14-27）。

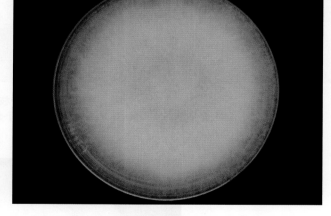

图14-26　多分枝横梗霉,菌落,PDA 28℃培养7天

3）生理学特性:最高生长温度52℃。

（2）伞枝横梗霉（*Lichtheimia corymbifera*）

1）菌落特征:PDA或MEA上28℃培养,菌落呈扩散性生长,生长快速。菌落表现为灰白色绒毛状（图14-28）。43℃可以生长,72小时直径小于27mm。

2）镜下特征:孢囊梗单个或者成簇存在,透明或半透明,孢子囊呈球形或梨形,为大型孢子囊,囊托明显呈棕色圆锥形,囊轴半球形,顶端可有突起,孢囊孢子壁光滑,呈球形或椭圆形。有不与孢囊梗相对的假根。巨细胞少见（图14-29）。

3）生理学特性:最高生长温度为48~50℃。

4.小克银汉霉属（*Cunninghamella*）　小克银汉霉属生长快速,绒毛状,灰白色或灰黑色。孢囊梗直立,顶端膨大形成顶囊（vesicle）,顶囊上可见多个单个孢子囊,每个孢子囊内含有1个孢囊孢子。

灰色小克银汉霉是最常见的致病菌种类,也有刺孢小克银汉霉和布拉氏小克银汉霉致病的报告。

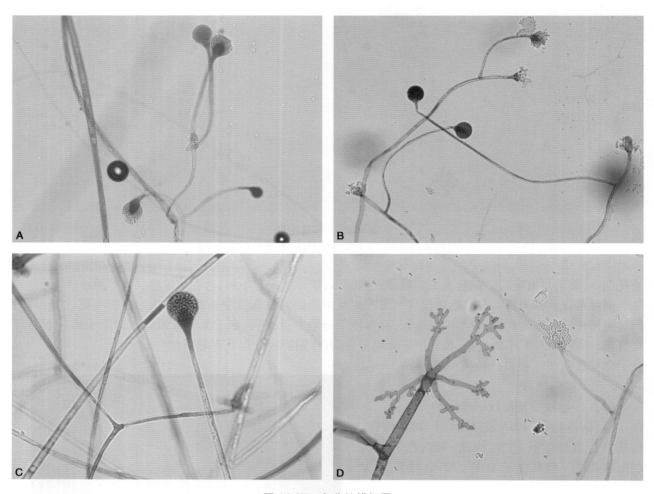

图 14-27　多分枝横梗霉
A.孢囊梗单个或成簇;B.孢囊梗分枝;C.孢子囊半球形,囊托明显呈锥形;D.假根。

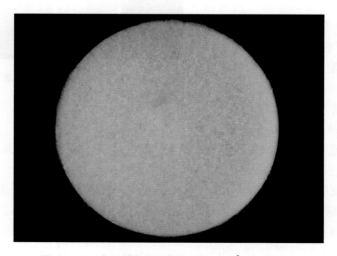

图 14-28　伞枝横梗霉,菌落,PDA 28℃培养 7 天

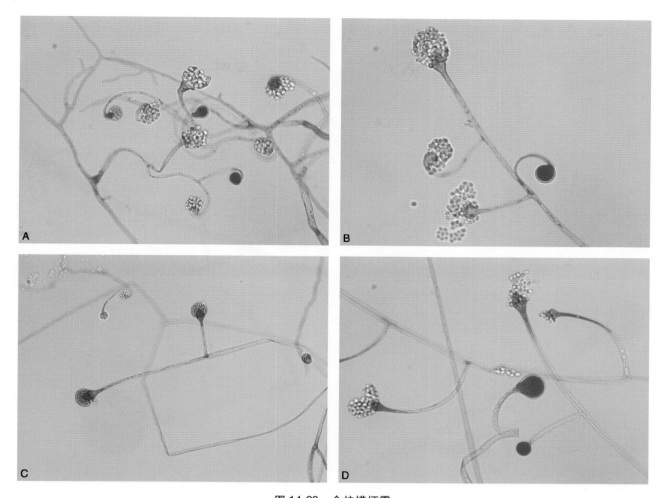

图 14-29　伞枝横梗霉

A.孢囊梗分枝;B.孢囊梗分枝,孢子囊半球形;C.孢囊梗分枝;D.囊托圆锥形,囊轴半球形,顶端突起。

（1）灰色小克银汉霉（*Cunninghamella bertholletiae*）

1）菌落特征:PDA 和 MEA 上 28℃培养,生长迅速,开始为白色棉絮状菌落,后变灰黑色(图 14-30)。

2）镜下特征:孢囊梗直立,顶端可有分枝,呈现轮状,孢囊梗的顶端膨大,形成顶囊,其表面布满齿状突起为单孢子囊,每个单孢子囊中有一个孢囊孢子。可见到厚壁孢子和假根(图 14-31)。

3）生理学特性:最高生长温度 44~46℃。

（2）刺孢小克银汉霉（*Cunninghamella echinulata*）

1）菌落特征:PDA 和 MEA 上 28℃培养,生长迅速,菌落灰黑色,棉絮状外观,有时可见细小灰白颗粒(图 14-32)。

2）镜下特征:孢囊梗直立或弯曲,顶端有 2~5 个轮状分枝,分枝顶端膨大,形成顶囊,其表面布满尖细突起为单孢子囊。假根丰富(图 14-33)。

3）生理学特性:最高生长温度 39~42℃。

（3）布拉氏小克银汉霉（*Cunninghamella blakesleeana*）

1）菌落特征:PDA 或 MEA 上 28℃培养,生长迅速,菌落扩展,灰白色,絮状菌落(图 14-34)。

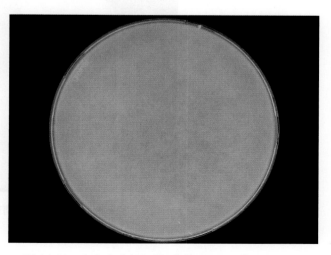

图 14-30　灰色小克银汉霉,菌落,PDA 28℃培养 7 天

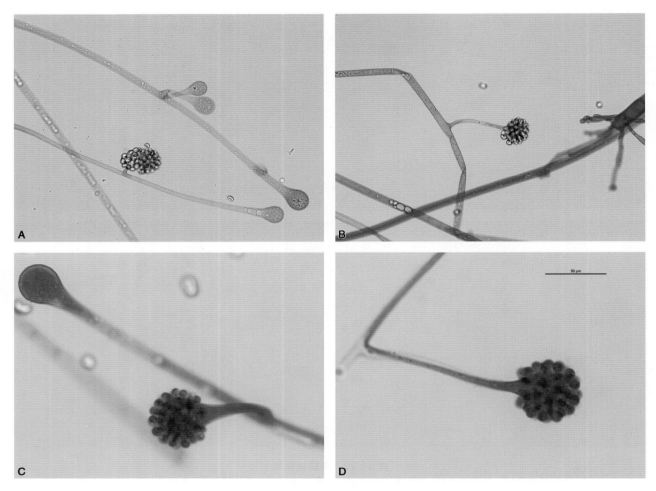

图 14-31 灰色小克银汉霉
A. 孢囊梗直立,顶端膨大;B. 顶囊表面可见单孢囊,有假根;C. 顶囊表面单孢囊;D. 顶囊表面单孢囊。

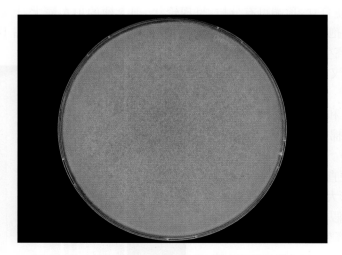

图 14-32 刺状小克银汉霉,菌落,PDA 28℃培养 7 天

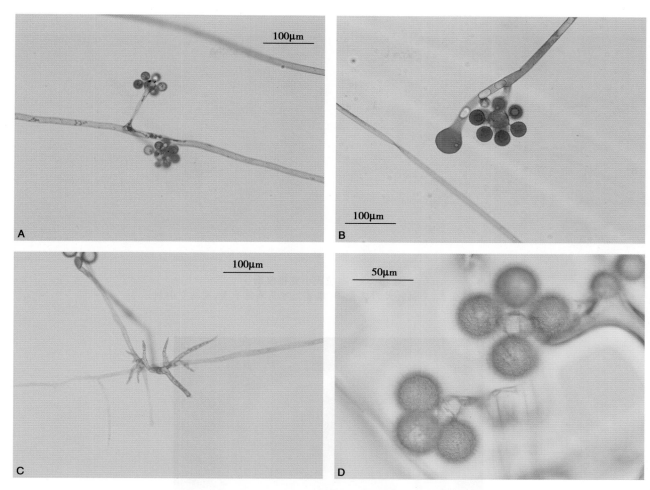

图 14-33　刺状小克银汉霉
A. 孢囊梗直立,2 个轮状分枝;B. 顶囊球形,表面单孢囊;C. 假根丰富;D. 单孢子囊表面有尖细突起。

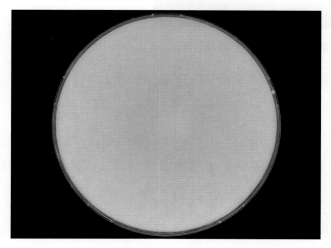

图 14-34　布拉氏小克银汉霉,菌落,PDA 28℃培养 7 天

2）镜下特征:菌丝不分隔。假根丰富,孢囊梗直立,顶端轮样 3~5 个短分枝,分枝末端为肿大的顶囊,顶囊上可见单孢子囊。孢囊孢子球形或卵圆形,表面有小刺。异宗配合,接合孢子红棕色,表面有突起(图 14-35)。

3）生理学特性:最高生长温度 37~38℃。

5. 根毛霉属(*Rhizomucor*)　根毛霉属菌落扩展,呈灰色至橄榄色。孢子囊全部是大型孢子囊,一般无囊托,有匍匐菌丝及假根,但在多数种内不是很发达,假根一般不与孢囊梗相对,有性型的孢囊柄对生无附属物,接合孢子囊表面粗糙。微小根毛霉为常见致病菌种。

（1）微小根毛霉(*Rhizomucor pusillus*)

1）菌落特征:PDA 或 MEA 上 28℃培养,菌落呈扩散性生长,菌落为棕色(图 14-36)。

2）镜下特征:孢囊梗位于菌丝或者匍匐菌丝上,假根壁薄有分枝。孢囊梗棕色,顶端分枝产生孢子

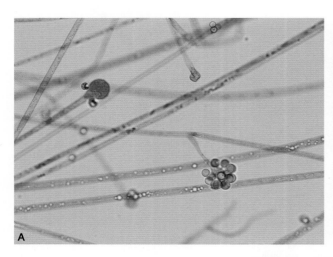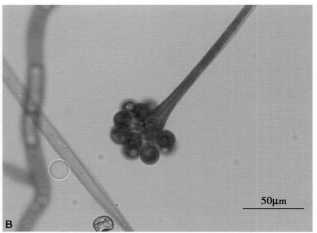

50μm

图 14-35 布拉氏小克银汉霉

A.孢囊梗直立,末端肿大为顶囊;B.顶囊上可见单孢子囊,表面有小刺。

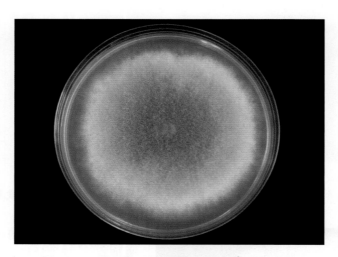

图 14-36 微小根毛霉,菌落,PDA 28℃培养 7 天

囊。孢子囊球形,为大型孢子囊,直径达 100μm,囊轴球形或者梨形,40μm 宽。一般无囊托,孢囊孢子透明,壁光滑,呈球形,直径为 3~4μm(图 14-37)。

3)生理学特性:最高生长温度 55℃。

6. 共头霉属(*Syncephalastrum*) 共头霉属生长迅速,绒毛状,灰白色。孢囊梗有分枝,不规则,顶端膨大成为顶囊,顶囊上可见柱状孢子囊,每个柱孢囊中孢囊孢子规则紧密排列。总状共头霉有致病报告。

总状共头霉(*Syncephalastrum racemosum*):

1)菌落特征:PDA 或 MEA 上 28℃培养,生长迅速,菌落扩展,绒毛样,初为白色,后变灰色(图 14-38)。

2)镜下特征:菌丝透明,分枝多,无分隔。孢囊梗分枝、分隔,顶端膨大为顶囊,球形至倒卵状,顶囊表面生长放射状、指状柱孢囊,内有孢子,每个柱孢囊中只有数个孢子呈一列紧密排列。有假根。孢囊孢子壁光滑,暗棕色,球形至卵圆形(图 14-39)。

3)生理学特性:最高生长温度 40℃。

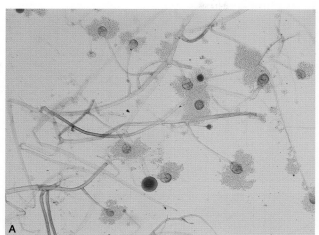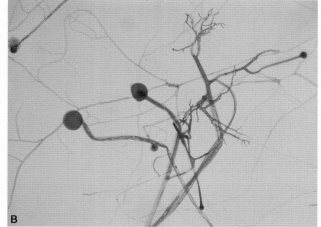

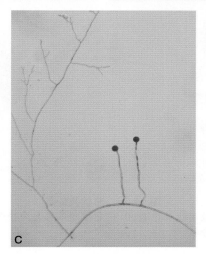

图 14-37 微小根毛霉,镜下特征
A.孢囊梗可分枝,孢子囊球形,囊轴球形;B.有假根;C.菌丝上直立的孢囊梗。

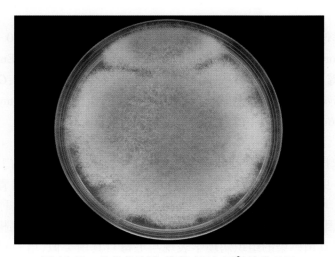

图 14-38 总状共头霉,菌落,PDA 28℃培养 7 天

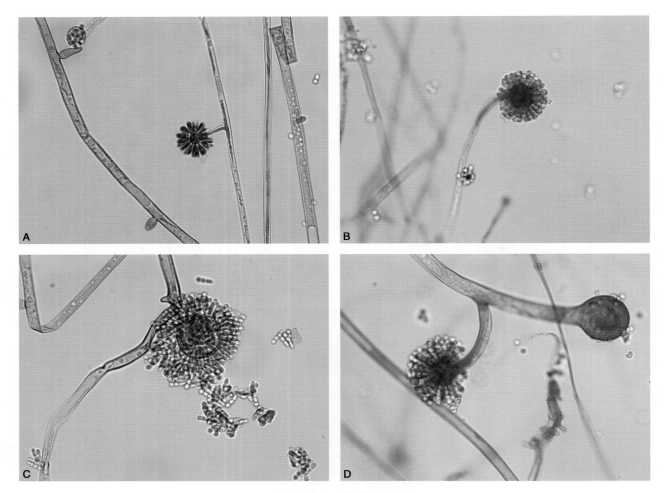

图 14-39 总状共头霉

A.孢囊梗顶端膨大为顶囊,顶囊表面放射状柱孢囊;B.孢囊梗顶端膨大为顶囊,顶囊表面放射状柱孢囊;C.孢囊孢子暗棕色,球形,壁光滑;D.孢囊梗可分枝。

二、虫霉门真菌

（一）分类与命名

虫霉目真菌近期分类改变,成为一个新的门即虫霉门。虫霉门包括超过 250 个种,但人类致病菌种很少。虫霉门（Entomophthormycota）、虫霉纲（Entomophthormycetes）、虫霉目（Entomophthorales）、虫霉科（Entomophthoraceae）、耳霉属（*Conidiobolus*）中的冠耳霉（*Conidiobolus coronatus*）、*Conidiobolus lamprauges* 和异孢耳霉（*Conidiobolus incongruus*）有致病报告。虫霉门、蛙粪霉纲（Basidiobolusmycetes）、蛙粪霉科（Basidiobolusaceae）、蛙粪霉属（*Basidiobolus*）中的蛙生蛙粪霉有致病报告。

（二）致病性

虫霉门真菌一般引起昆虫或无脊椎动物感染,偶尔可以感染人类。虫霉门导致的疾病称为虫霉病（entomophthoromycosis）。虫霉门真菌在自然界分布广泛。蛙粪霉属常可分离自青蛙、蜥蜴、蟾蜍等小爬行或两栖类动物的胃肠道。耳霉属则存在于腐败植物和土壤之中,也是昆虫的一种病原体。虫霉门真菌在热带及亚热带分布较广,因而该病在非洲、中南美、印度、东南亚等地的发病率也相对较高。蛙粪霉属和耳霉属有致病报告。这两类真菌感染的组织病理学表现与毛霉目真菌类似,培养时菌落以产生可以主动喷射的孢子即掷孢子为重要特征。推测虫霉病的传播途径可能是通过微小外伤和昆虫叮咬。蛙粪霉病（basidiobolomycosis）主要好发于儿童和青春期,有报告半数以上的病例发生于 10 岁以下的儿童,成人病例少见。男性略多于女性(比例为 3：2 或 3：1)。耳霉病(conidiobolomycosis)主要见于成年男性,女性及儿童少见。

(三) 临床表现

1. 蛙粪霉病　蛙粪霉感染导致蛙粪霉病。典型的临床表现为单发、无痛性、境界清楚的坚硬性皮下肿块。好发于臀部和腹股沟部,也可发生于四肢,极少数发生在面颈部或躯干。损害一般向皮下组织扩展,可造成毁容,但损害表面的皮肤完整,深部肌肉骨骼和关节等组织很少受累。局部组织肿胀可造成淋巴回流障碍形成象皮肿。

2. 耳霉病　耳霉感染导致耳霉病。损害开始发生于鼻黏膜下鼻甲部位,可能与患者用沾有泥土的手挖鼻或吸入孢子有关,损害缓慢向周围组织扩展,可出现鼻窦炎等鼻部受累症状。最常见的症状为鼻塞、常为单侧性,鼻部溢液多见,感染缓慢持续发展,皮肤组织红肿、坚硬(图 14-40),与下方组织粘连紧密,可累及前额、鼻、颊部和上唇,患者常因面部毁容而就诊。但少有局部压痛和全身不适。深部骨骼亦很少受累,损害界限清楚,皮肤表面结构完整。

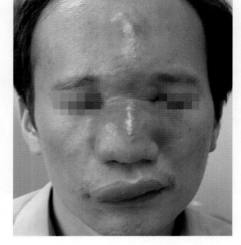

图 14-40　耳霉病,冠耳霉所致,鼻部及鼻周肿胀、斑块

(四) 实验室诊断

1. 真菌学检查

(1) 真菌镜检:分泌物 KOH 溶液湿片检查可见宽大、不规则、薄壁真菌菌丝及片段,菌丝分隔相对较多(与毛霉病相比)。直接镜检阳性率不高,常为阴性。诊断需要依靠组织培养和组织病理学检查。

(2) 培养检查:取病变组织放入 SDA 或 PDA 上 25～28℃培养 1～3 周。组织样本不需要研磨,适当剪碎即可。

菌株生长迅速,一般为白色,后期可以出现棕色或褐色。初级菌落周边可以有次级菌落生长,平皿盖上可见掷孢子。耳霉属真菌菌落可呈现轻微粉末状,部分有放射状裂隙。蛙粪霉属菌落为光滑有蜡样光泽,呈现脑回样,可以有放射状裂隙。

显微镜下可以见到主动喷射的掷孢子,初级孢子在菌丝上直接产生;初级孢子可以发芽生成芽管或产生次级孢子。陈旧的孢子出现绒毛样结构。还可以见到毛细管样孢子(capilliconidia)(图 14-41)。接合孢子在菌丝间产生,形成鹰嘴样结构。

2. 组织病理学　特征性改变是皮下组织的肉芽肿性损害中存在着粗大的菌丝,菌丝类似毛霉目真菌

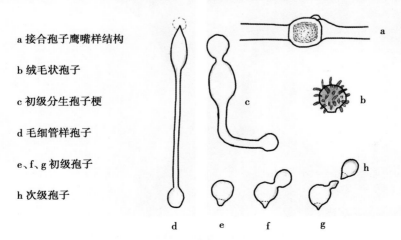

a 接合孢子鹰嘴样结构

b 绒毛状孢子

c 初级分生孢子梗

d 毛细管样孢子

e、f、g 初级孢子

h 次级孢子

图 14-41　虫霉门真菌基本结构示意图

菌丝,周围绕有透明的嗜酸性物质。有时切片中真菌成分较少,只有菌丝片段(图 14-42)。组织反应可呈嗜酸性肉芽肿,但陈旧损害嗜酸性粒细胞减少,组织细胞、淋巴细胞、浆细胞及多核巨细胞出现。无明显血管侵犯和组织坏死。

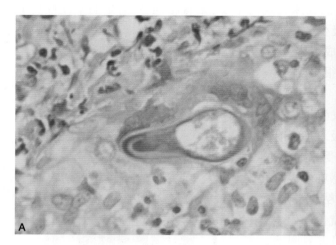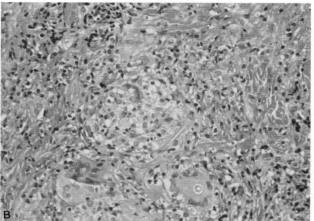

图 14-42 耳霉病,组织病理
A. PAS 染色(×400);B. HE 染色(×100)。

3. 血清学诊断 无特异性血清学检测方法。

4. 分子鉴定 可以选用 ITS 区序列。

(五)抗真菌治疗

1. 体外药敏试验 耳霉和蛙粪霉对两性霉素 B、三唑类药物和棘白菌素类药物的 MIC 值相对较高,对特比萘芬的 MIC 值均较低。蛙粪霉比耳霉对抗真菌药物更敏感。

2. 临床治疗原则 临床病例一般选择两性霉素 B 和伊曲康唑治疗,疗效较好。其他可选药物还有碘化钾。

(六)耳霉属和蛙粪霉属的鉴定

1. 耳霉属(*Conidiobolus*)

冠耳霉(*Conidiobolus coronatus*):

1)菌落特征:PDA 上 25℃ 或 37℃ 生长快速。弹射掷孢子形成卫星状菌落,质地蜡样到粉末状,表面由白色变成米黄色、棕色,背面呈苍白色(图 14-43)。

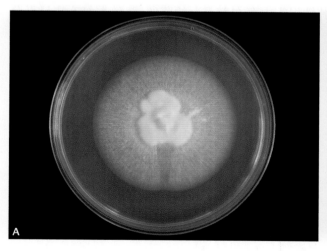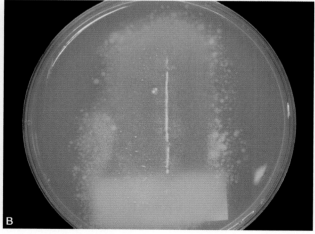

图 14-43 冠耳霉,菌落,PDA 28℃培养 7 天
A. 菌落粉末样;B. 菌落蜡样,周围可见掷孢子形成的卫星菌落。

2）镜下特征：菌丝宽，有或无分隔。孢囊梗仅仅从生殖菌丝分化而来，可以主动弹射出初级孢子，呈圆形或梨形，有一个明显的乳头，初级孢子表面光滑或绒毛状。一些初级孢子出芽产生许多次级孢子，类似花冠（图14-44）。

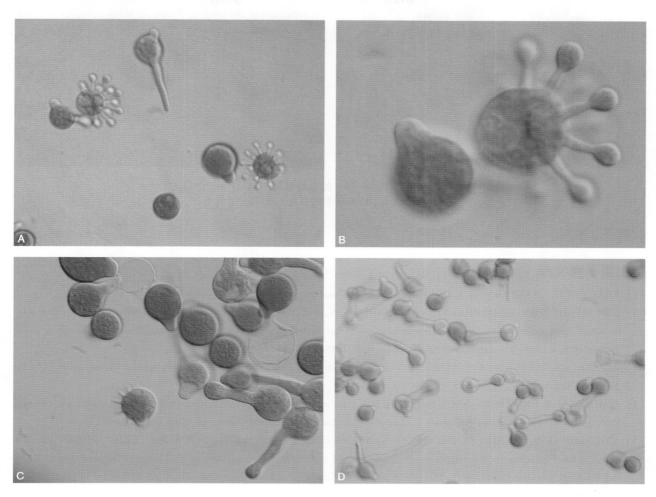

图 14-44　冠耳霉

A.初级孢子形成乳头；B.初级孢子表面多个次级孢子，花冠样；C.初级孢子，细长毛细管样突起；D.初级孢子产生细长毛细管样孢子。

2. 蛙粪霉属（*Basidiobolus*）

（1）蛙生蛙粪霉（*Basidiobolus ranarum*）

1）菌落特征：PDA 上 25℃ 或 37℃ 生长迅速。2~3 天即开始生长，初为白色或奶油色蜡样菌落，不久中央隆起，产生折叠和沟纹，颜色逐渐加深（图14-45）。

2）镜下特征：菌丝较宽，有隔膜。梗从菌丝上直立而出，呈棍棒状，顶端膨大，初级孢子可从此弹射而出。初级孢子呈球形，有乳头状突起，次级孢子呈梨形。毛细管孢子末端可有黏性结节。有性生殖阶段系由两个相邻的菌丝末端凸起，相互吻合后形成鹰嘴，通过质配、核配和减数分裂后而形成圆形厚壁的接合孢子（图14-46）。

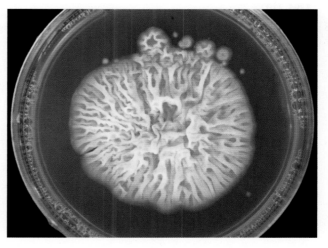

图 14-45　蛙生蛙粪霉，菌落，PDA 28℃培养 10 天

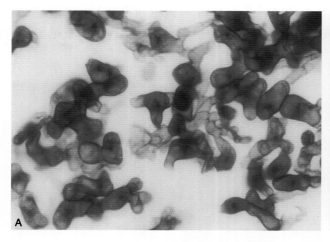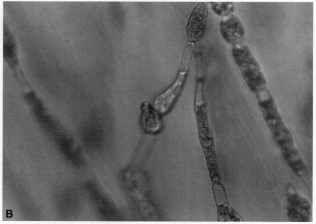

图 14-46　蛙生蛙粪霉
A. 初级孢子有突起；B. 菌丝末端凸起相互吻合呈鹰嘴样。

（余　进）

主要参考文献

［1］PRAKASH H, CHAKRABARTI A. Global epidemiology of mucormycosis［J］. J Fungi（Basel）,2019,5（1）:26.

［2］ESPINEL-INGROFF A, CHAKRABATI A, CHOWDHARY A, et al. Multicenter evaluation of MIC distributions for epidemiologic cut off value definition to detect amphotericin B, posaconazole, and itraconazole resistance among the most clinically relevant species of Mucorales［J］. Antimicrob Agents Chemother,2015,59（3）:1745-1750.

［3］ALASTRUEY-IZQUIERDO A, CASTELLI M V, Cusesta I, et al. In vitro activity of antifungals against Zygomycetes［J］. Clin Microbiol Infect,2009,15（Suppl 5）:71-76.

［4］PFALLER M A, RHOMBERG P R, WIEDERHOLD N P, et al. In Vitro Activity of Isavuconazole against Opportunistic Fungal Pathogens from Two Mycology Reference Laboratories［J］. Antimicrob Agents Chemother,2018,62（10）:e01230-18.

［5］CORNELY O A, ALASTRUEY-IZOUIERDO A, ARENZ D, et al. Mucormycosis ECMM MSG Global Guideline Writing Group. Global guideline for the diagnosis and management of mucormycosis:an initiative of the European Confederation of Medical Mycology in cooperation with the Mycoses Study Group Education and Research Consortium［J］. Lancet Infect Dis,2019,19（12）:e405-e421.

［6］EI-SHABRAWI M H, ARNAOUT H, MADKOUR L, et al. Entomophthoromycosis:a challenging emerging disease［J］. Mycoses,2014,57（Suppl 3）:132-137.

［7］ZHANG S, LI R, YU J. Drug combinations against Mucor irregularis in vitro［J］. Antimicrob Agents Chemother,2013,57（7）:3395-3397.

［8］DE HOOG G S, GUARRO J, GENE J, et al. Atlas of clinical fungi［M/OL］. 4th ed. Utrecht:Westerdijk Institute,2019.

第十五章 暗色真菌

一、分类与命名

致病性暗色真菌(pathogenic dematiaceous fungi)是指一组菌丝和/或孢子壁具有黑色素样颜色的真菌,菌落色调呈黑色或褐色,细胞多呈淡褐至深褐色。暗色真菌种类多样,形态多变,其分类鉴定应综合形态学特征,主要是分生孢子的发生方式,同时借助生理生化、血清学,特别是分子系统学的手段。近年来其分类命名不断发生变化。

致病性暗色真菌属于子囊菌门(Ascomycota)、散囊菌纲(Eurotiomycetes)和粪壳菌纲(Sordariomycetes),主要归属于刺盾炱目(Chaetothyriales)、座囊菌目(Dothideales)、粪壳菌目(Sordariales)和格孢腔菌目(Pleosporales)。刺盾炱目包含了大多数致病菌,包括枝孢瓶霉属(Cladophialophora)、外瓶霉属(Exophiala)、着色霉属(Fonsecaea)、赭霉属(Ochroconis)、瓶霉属(Phialophora)和喙枝孢霉属(Rhinocladiella)等;座囊菌目主要包括短梗霉属(Aureobasidium)和索状霉属(Hormonema);粪壳菌目主要包括暗色枝顶孢属(Phaeoacremonium)、毛壳菌属(Chaetomium)和马杜拉属(Madurella);格孢腔菌目主要包括链格孢属(Alternaria)、离蠕孢属(Bipolaris)、弯孢霉属(Curvularia)和突脐孢属(Exserohilum)。常见的致病性暗色真菌分类见表15-1。

表 15-1　致病性暗色真菌分类

目(Order)	科(Family)	属(Genus)	种(Species)
刺盾炱目 (Chaetothyriales)	Herpotrichiellaceae	外瓶霉属(Exophiala)	皮炎外瓶霉(E. dermatitidis)
			棘状外瓶霉(E. spinifera)
			亚洲外瓶霉(E. asiatica)
			甄氏外瓶霉复合体(E. jeanselmei complex)
			丛梗孢外瓶霉(E. moniliae)
			嗜鱼外瓶霉(E. pisciphia)
			鲑鱼外瓶霉(E. salmonis)
		瓶霉属(Phialophora)	疣状瓶霉复合体(P. verrucosa complex)
			美洲瓶霉(P. americana)
			扩展瓶霉(P. expanda)
		枝孢瓶霉属(Cladophialophora)	卡氏枝孢瓶霉(C. carrionii)
			班替枝孢瓶霉(C. bantiana)
			C. emmonsii
			C. boppii
		喙枝孢属(Rhinocladiella)	播水喙枝孢霉(R. aquaspersa)
			深绿色喙枝孢(R. atrovirens)
			R. basitona
			R. mackenziei

续表

目（Order）	科（Family）	属（Genus）	种（Species）
Capnodiales	Cladosporiaceae	着色霉属（*Fonsecaea*）	裴氏着色霉（*F. pedrosoi*） 单梗着色霉（*F. monophora*）
		枝孢霉属（*Cladosporium*）	草本枝孢（*C. herbarum*） 枝孢样枝孢（*C. cladosporioides*）
		维朗那霉属（*Veronaea*）	葡萄孢维朗那霉（*Veronaea botryosa*）
	Capnodiaceae	何德霉属（*Hortaea*）	威尼克何德霉（*H. werneckii*），曾用名威尼克外瓶霉（*E. werneckii*）
格孢腔菌目（Pleosporales）	格孢腔菌科（Pleosporaceae）	链格孢属（*Alternaria*）	交链格孢（*A. alternata*） 侵染链格孢（*A. infectoria*）
		离蠕孢属（*Bipolaris*）	夏威夷离蠕孢（*B. hawallensis*） 长穗离蠕孢（*B. spicifera*）
		弯孢霉属（*Curvularia*）	新月弯孢霉（*C. lunata*） 膝状弯孢霉（*C. geniculate*） 中介弯孢霉（*C. intermedia*）
		德氏霉属（*Drechslera*）	双隔德氏霉（*D. biseptata*）
		突脐孢属（*Exserohilum*）	喙状突脐孢（*E. rostratum*） 长喙突脐孢（*E. longirostratum*） 麦吉尼斯突脐孢（*E. mcginnisii*）
		棒孢霉属（*Corynespora*）	多主棒孢霉（*C. cassiicola*）
	Didymellaceae	茎点霉属（*Phoma*）	正核茎点霉（*P. eupyrena*）
座囊菌目（Dothideales）	小穴壳科（Dothioraceae）	短梗霉属（*Aureobasidium*）	出芽短梗霉（*A. pullulans*）
		新柱顶孢属（*Neoscytalidium*）	*Neoscytalidium dimidiatum*（曾用名 *Hendersonula toruloidea Nattrass*，*Scytalidium dimidiatum*）
	Piedraiaceae	毛结节菌属（*Piedraia*）	何德毛结节菌（*P. hortae*）
Venturiales	Sympoventuriaceae	赭霉属（*Ochroconis*）	马萨埃赭霉（*O. musae*） *O. tshawytschae*
		Verruconis	*V. galopava*，曾用名奔马赭霉（*Ochroconis gallopava*）
粪壳菌目（Sordariales）	毛孢壳科（Coniochaetaceae）	暗色枝顶孢属（*Phaeoacremonium*）	寄生暗色枝顶孢（*P. parasitica*），曾用名寄生瓶霉（*P. parasitica*）
	Chaetomiaceae	毛壳菌属（*Chaetomium*）	球毛壳菌（*C. globosum*） 绳状毛壳菌（*C. funicolum*） 墙毛壳菌（*C. murorum*） *C. atrobrunneum*
		马杜拉属（*Madurella*）	足菌肿马杜拉（*Madurella mycetomatis*）
Calosphaeriales	Pleurostomataceae	*Pleurostoma*	*Pleurostoma richardsiae*，曾用名烂木瓶霉（*P. richardsiae*） *Pleurostoma repens*，曾用名匍根瓶霉（*P. repens*）

二、致病性

暗色真菌在世界范围内广泛分布于环境,如土壤、朽木和腐败植物中。其致病性与患者的免疫功能状态密切相关,可以引起浅表、皮肤、皮下组织、系统或播散性感染。临床相对常见的是皮肤和皮下组织及肌肉骨骼受累的着色芽生菌病和足菌肿,在免疫受损患者则可引起危及生命的系统性暗色丝孢霉病。着色芽生菌病(chromoblastomycosis)的致病真菌主要为卡氏枝孢瓶霉、裴氏着色霉和单梗着色霉及疣状瓶霉。暗色丝孢霉病(phaeohyphomycosis)的主要致病菌有皮炎外瓶霉、棘状外瓶霉、疣状瓶霉、长穗离蠕孢、喙状突脐孢霉和弯孢霉属(Curvularia)等。马杜拉属(Madurella)是真菌性足菌肿(eumycetoma)中最常见的病原菌,其他可以导致足菌肿的暗色真菌主要有枝孢瓶霉属(Cladophialophora)、小球腔菌属(Leptosphaeria)、弯孢霉属(Curvularia)及甄氏外瓶霉复合体等。不同地域病原菌分布有差异。

着色芽生菌病和足菌肿常见于热带和亚热带地区,特别是一些经济欠发达地区,如南美洲等地,我国病例散发,在山东、广东等地相对集中。农民、矿工等户外工作者患病风险较高,其感染多与皮肤外伤后直接接种有关,病原菌在组织内增殖引起慢性化脓性肉芽肿性炎症,最终可导致瘢痕形成,淋巴淤滞而致残。世界卫生组织已将这两个疾病归于"被忽视的热带病",呼吁大家重视其防治。而暗色丝孢霉病属于重要的新现真菌感染,尤其在免疫功能低下的患者中致病性更强,包括长期使用糖皮质激素、化疗药物、罹患糖尿病、白血病、器官移植及中性粒细胞缺乏者等。皮肤外感染的危险因素还有静脉药物滥用及慢性鼻窦炎等,也有注射药剂污染后出现暗色真菌感染暴发,引发中枢神经系统及骨骼关节感染的报道。本实验室近年来证实免疫遗传缺陷与顽固性暗色真菌感染相关,伴有胱天蛋白酶募集域蛋白9(caspase recruitment domain-containing protein 9,CARD9)缺陷的慢性侵袭性暗色丝孢霉病患者的Th17和Th22相关免疫反应受损,导致对治疗抵抗,严重者可发生血行播散、侵犯中枢神经系统,导致死亡。

三、临床表现

(一)着色芽生菌病

好发于四肢远端暴露部位。初发皮损为单发丘疹或结节,逐渐进展形成疣状增生性斑块,表面可出现黑色点状结痂,为暗色真菌经过表皮排出所在。也可表现为环形损害,中央部分消退形成瘢痕。也可形成多发的皮下结节,表面破溃溢脓。自觉症状轻微,若不治疗,病程持久,迁延不愈。由于瘢痕挛缩、淋巴淤滞可致残而使患者的劳动力丧失。在瘢痕基础上可以发生鳞状细胞癌(图 15-1)。

(二)暗色丝孢霉病

包含浅表、皮肤和皮下组织及侵袭性感染等几种临床类型。

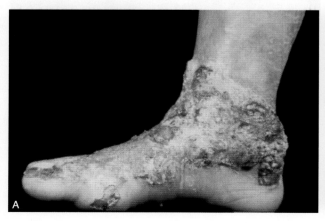
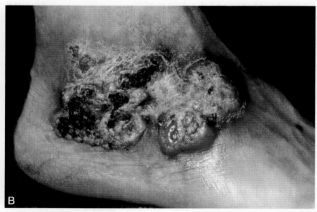

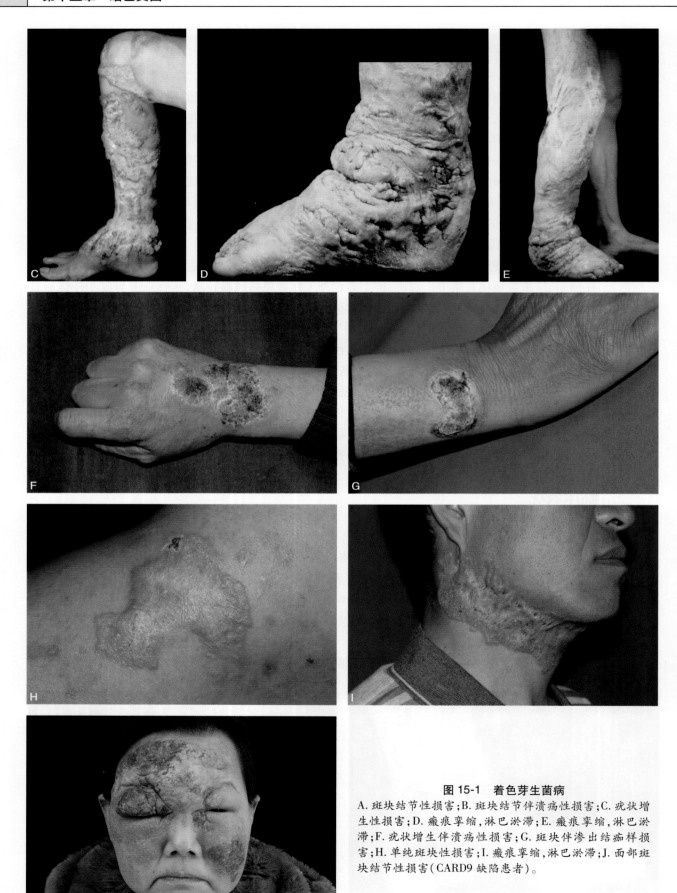

图 15-1　着色芽生菌病

A. 斑块结节性损害；B. 斑块结节伴溃疡性损害；C. 疣状增生性损害；D. 瘢痕挛缩，淋巴淤滞；E. 瘢痕挛缩，淋巴淤滞；F. 疣状增生伴溃疡性损害；G. 斑块伴渗出结痂样损害；H. 单纯斑块性损害；I. 瘢痕挛缩，淋巴淤滞；J. 面部斑块结节性损害（CARD9 缺陷患者）。

1. 浅表性感染

（1）掌黑癣（tinea nigra）：是由威尼克何德霉所致的一种少见的慢性皮肤角质层感染。可在掌跖部位形成棕色、棕黑色或黑色境界清楚之斑疹，表面光滑无鳞屑，无自觉症状。

（2）黑色毛结节菌病（black piedra）：由何德毛结节菌引起。最常见于头发和面部毛发，沿发干分布的棕黑色结节，呈卵圆形或长形，质硬，似沙粒，用梳子梳头时可发出金属声音。

（3）角膜炎：发病前多有角膜外伤史，早期表现主要有角膜刺激症状，继而出现角膜溃疡，甚至出现角膜穿孔导致失明。

（4）甲真菌病：表现为甲板粗糙不平，呈暗褐色或棕黑色，并可有残缺。

2. 皮肤和皮下组织感染　是临床上最常见的类型，常发生于外伤后，最常见感染部位为四肢、面颈部及臀部。临床表现为浸润性斑块、疣状斑块、皮下脓肿、脓性溃疡性疣状损害等（图 15-2）。

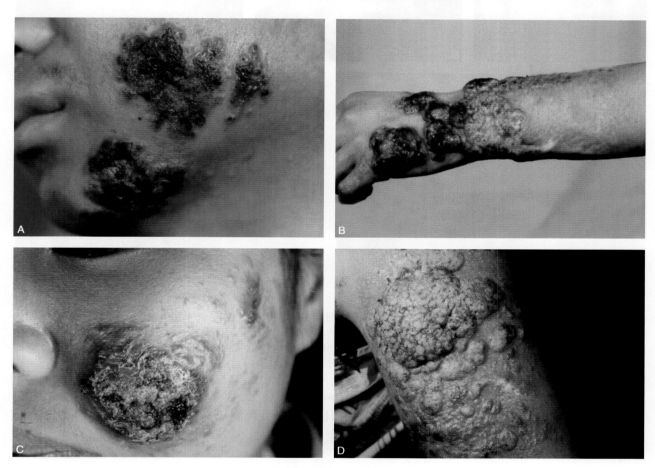

图 15-2　暗色丝孢霉病
A. 斑块结节性损害；B. 斑块结节伴溃疡性损害；C. 斑块结节性损害；D. 斑块结节性损害。

3. 侵袭性感染　可发生在全身各个器官而出现相应的症状。好发部位有鼻腔、咽部、鼻旁窦、肺部、骨骼及中枢神经系统，严重时可发生真菌败血症导致患者死亡。暗色真菌性鼻窦炎和中枢神经系统的暗色丝孢霉病是比较常见的临床类型。中枢神经系统感染是相对常见，主要由鼻窦损害蔓延而来或经血行播散发生，也有个别经皮肤或肺播散产生。严重时可发生败血症导致患者死亡（图 15-3）。

（1）鼻窦炎（sinusitis）：是一种进展缓慢的破坏性疾病，可局限于鼻窦，或者播散至眼眶与脑部。患者有鼻阻塞和面部疼痛，鼻窦中充满稠厚、黑色的黏液。最常见筛窦受累，其次上颌窦、蝶窦一般只在疾病的晚期才受累。CT 检查可确定感染的范围。手术中可见鼻窦腔中充满暗色黏稠状物，称之为"橡胶水泥"样结构。

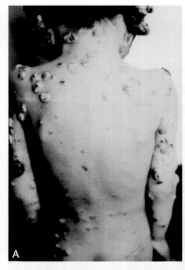
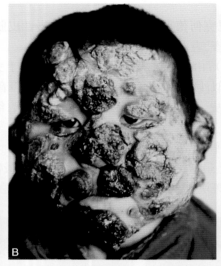
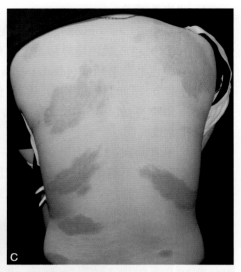
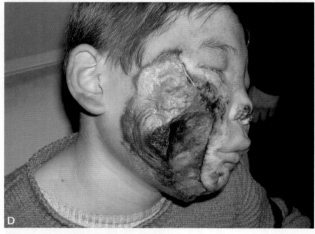
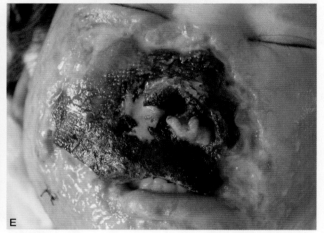

图 15-3 侵袭性暗色丝孢霉病

A. 侵袭性暗色丝孢霉病,血行播散性皮肤损害,全身多发斑块,结节;B. 侵袭性暗色丝孢霉病,血行播散性皮肤损害,全身多发斑块,结节,溃疡;C. 侵袭性暗色丝孢霉病(CARD9 缺陷患者);D. 侵袭性暗色丝孢霉病,面部斑块伴坏死性结痂;E. 侵袭性暗色丝孢霉病,面部斑块伴溃疡及坏死性结痂(CARD9 缺陷患者)。

（2）脑部暗色丝孢霉病(cereral phaeohyphomycosis)：该型少见,但常可致命。可继发于肺部感染的血行播散,亦可由鼻旁窦感染灶直接波及。最常见的体征是神经系统局灶定位体征,如轻度偏瘫、脑神经损害、癫痫及颅内压增高伴随的视盘水肿。由嗜睡到惊厥,最终可发展为昏迷。班替枝孢瓶霉是其常见病原菌。

（三）足菌肿

多见于四肢暴露部位,尤其是足部。外伤后出现皮肤或皮下组织慢性进行性肿胀变形,主要有三个典型特征性表现：局限性皮肤肿胀、脓肿窦道形成及颗粒排出。不同致病菌排出颗粒颜色不同,暗色真菌感染为黑色颗粒。可累及深部骨骼、肌肉或关节,病变趋于局限性,进展慢,破坏性小,全身症状轻微,随着病情发展,可造成组织变形损毁,某些病例有淋巴播散。

四、实验室诊断

（一）真菌学检查

1. 直接镜检

（1）着色芽生菌病：取痂屑、渗出物、脓液或活检标本进行 KOH 湿片镜检可以发现单个或成对成簇的暗色、厚壁、分隔的细胞——Muriform cells，或称硬壳小体、"钱币状小体"等，直径约4~12μm。有时可看到硬壳小体发芽产生的褐色菌丝（图15-4）。在皮肤损害表面的黑点处取材可提高阳性率。硬壳小体是着色芽生菌病的诊断性特征。

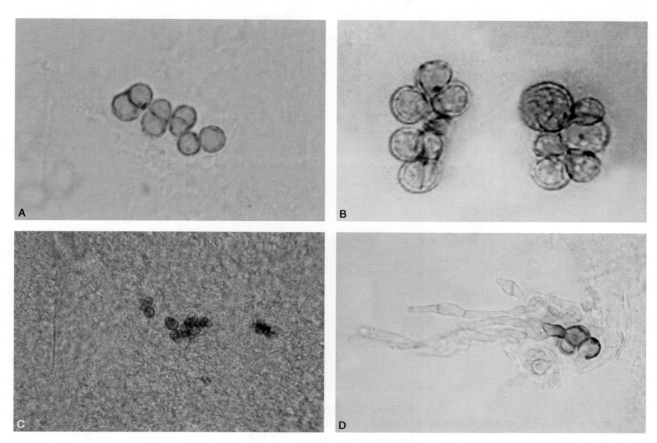

图15-4 着色芽生菌病，直接镜检

A.硬壳小体，成簇的暗色、厚壁、分隔的细胞；B.硬壳小体，厚壁的分隔细胞；C.硬壳小体，成簇的暗色、厚壁、分隔的细胞；D.硬壳小体，厚壁细胞及发芽产生的菌丝。

（2）暗色丝孢霉病：在损害的分泌物或脓液及活检标本中可见暗色发芽或不发芽的酵母样细胞、串珠状菌丝或菌丝样结构（图15-5），凡在组织中形成三者中任何一种形式，均可诊断此病。

（3）足菌肿：对于足菌肿的诊断最重要的是找到颗粒（grain），并对颗粒的特点进行鉴定。将标本放在平皿中肉眼检查颗粒，注意颗粒的颜色、大小、质地和性质（表15-2）。肉眼观察颗粒的特点可提供病原菌方面的线索，黑色颗粒提示暗色真菌感染。经过KOH处理并压碎的颗粒中含有棕色的短菌丝，直径2~4μm，其末端和颗粒的周边可有许多肿胀细胞，有时尚可见厚壁孢子。

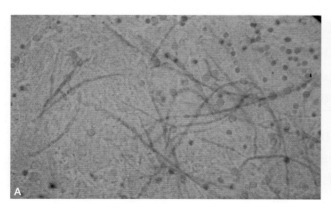
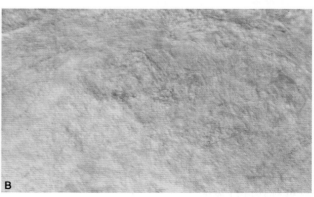

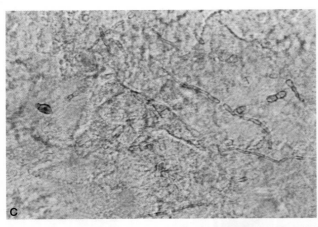
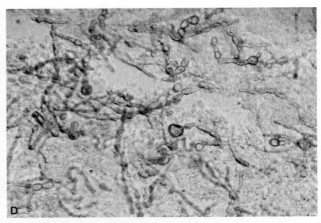
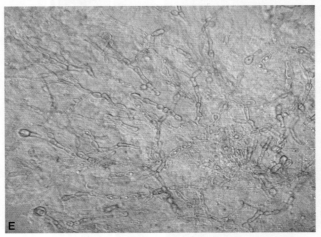

图 15-5　暗色丝孢霉病,直接镜检

A. 脓液中可见暗色发芽或不发芽的酵母样细胞或菌丝;B. 脓液中可见暗色发芽或不发芽的酵母样细胞或菌丝;
C. 脓液中可见暗色发芽或不发芽的酵母样细胞或菌丝;D. 脓液中可见暗色发芽或不发芽的酵母样细胞、串珠状菌丝
或菌丝;E. 脑组织涂片。

表 15-2　真菌性足菌肿常见病原菌的颗粒特性

病原菌	颜色	质地	形状	大小/mm
枝顶孢霉属	白色	柔软	不规则	0.2~0.5
曲霉属	白色	柔软	卵形、叶状	1.0~2.0
镰刀菌属	白色	柔软	卵形	0.2~0.5
赛多孢霉属	白色	柔软	卵形、叶状	0.5~2.0
帚霉属	白色	—	圆形、不规则	—
弯孢霉属	黑色,周边有基质	硬	卵形	0.5~1.0
甄氏外瓶霉	黑色	柔软	不规则	0.2~0.3
马杜拉属	黑色,有基质	软或硬	卵形、叶状	<0.1
小球腔菌属	黑色,周边有基质	柔软	不规则	0.5~2.0

　　2. 真菌培养　将标本接种于沙氏葡萄糖琼脂(SDA)斜面上 25~30℃ 条件下培养 4 周以上,大多数致病菌在 1~2 周内均可形成可见菌落。菌落呈绒毛样或酵母样,可呈灰色、暗绿色、暗棕色或黑色。在马铃薯葡萄糖琼脂(PDA)或玉米粉吐温 80 琼脂(CMA)上生长良好,产孢丰富(图 15-6)。根据其产孢结构特点可对其进行鉴定。

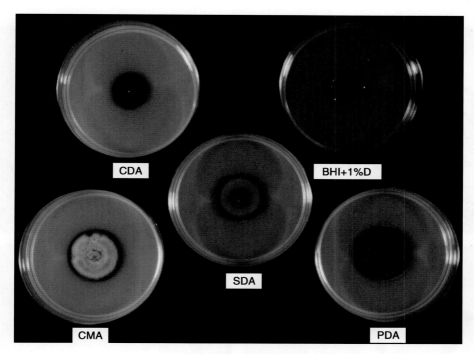

图 15-6 真菌培养,暗色菌落

（二）组织病理学

1. 着色芽生菌病 假上皮瘤样增生伴有表皮内脓肿,真皮内化脓性和肉芽肿性炎症,在微脓肿及巨细胞内外可见硬壳小体,直径为 $4\sim12\mu m$(图 15-7)。

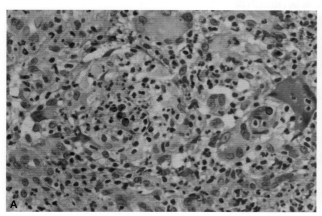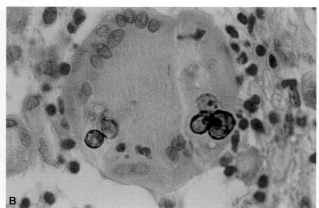

图 15-7 着色芽生菌病,组织病理
A. 组织中的硬壳小体(×400);B. 多核巨细胞中可见硬壳小体(×1 000)

2. 暗色丝孢霉病 在角质层和真皮/皮下组织、鼻窦组织或脑组织等标本中可见棕色分隔菌丝、串珠状菌丝、发芽或不发芽的酵母样细胞单个或成簇排列。在皮下组织暗色丝孢霉病中,可见到囊肿样脓肿,可有纤维囊壁包绕。脑感染的组织病理中表现为混合型化脓性肉芽肿性反应伴脓肿单发或多发,直径可达 5cm。棕色菌丝多见于脓液内,也可见于巨细胞中(图 15-8)。

3. 足菌肿 组织病理学常见假上皮瘤样增生,伴真皮化脓性肉芽肿性炎症和皮下组织纤维化,特征性表现可见由病原体和机体的坏死组织共同形成的颗粒。如足菌肿马杜拉的颗粒在 HE 染色中,颗粒大,直径为 0.5~3.0mm,呈圆形、椭圆形或三叶状,黑色,略带绿色或偶尔棕色。在细胞学涂片中可鉴别出两种类型的颗粒,最常见的固体颗粒型和囊泡型。固体颗粒型由嵌入在坚硬的棕色胶结物基质中的菌丝缠绕而成,棕色分隔、分枝的菌丝,边缘稍微肿胀。囊泡型由类似囊泡样肿胀的真菌细胞构成。

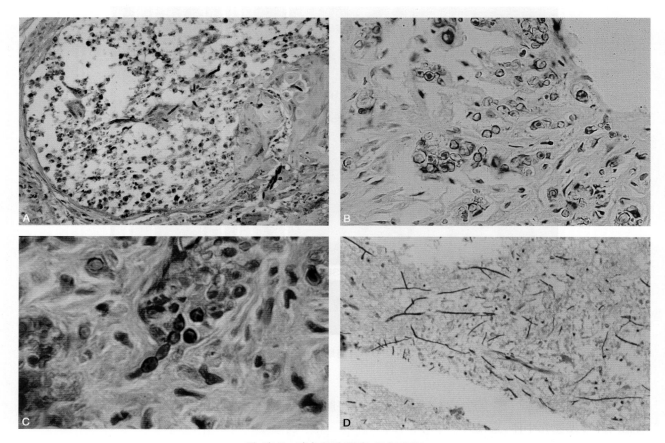

图 15-8　暗色丝孢霉病，组织病理

A. 真皮微脓肿中可见菌丝(×200)；B. 组织中可见酵母样细胞(×400)；C.组织中可见串珠样酵母细胞(×400)；D. 组织中可见大量菌丝(×200)。

（三）血清学诊断

系统性暗色丝孢霉病患者 G 实验可以呈现阳性反应。

（四）分子鉴定

由于暗色真菌形态的多样性，导致其形态学鉴定存在困难，DNA 测序手段常用于暗色真菌的分类鉴定。常用序列包括 ITS 和/或 LSU D1/D2 等，已普遍应用于外瓶霉、着色霉、瓶霉及枝孢瓶霉。对于不同菌种，所推荐的基因也有所差异。

五、抗真菌治疗

（一）体外药敏试验

暗色真菌体外药敏试验采用 CLSI-38A 或 EUCAST 方案的微量液基稀释法。通过体外药敏试验可以检测暗色真菌的最低抑菌浓度（MIC），对暗色真菌尚无临床折点或流行病学折点的判定标准。总体而言，唑类药物抗暗色真菌药物敏感性数据较一致，暗色真菌对伊曲康唑的 MIC 值较低，对泊沙康唑、伏立康唑的 MIC 值也同样较低，链格孢属、外瓶霉属对泊沙康唑的 MIC 值低于伏立康唑。

外瓶霉属、链格孢属对两性霉素 B 的 MIC 值较低，个别弯孢霉属、外瓶霉属、喙枝孢属对两性霉素 B 的 MIC 值较高。链格孢属、弯孢霉属、离蠕孢属对特比萘芬的 MIC 值均较低。暗色真菌对棘白菌素类药物的 MIC 值可变，有一定的菌种特异性。不同菌种对于临床常见抗真菌药物敏感性见表 15-3。

表 15-3　暗色真菌不同菌种对临床常见抗真菌药物的体外敏感性

单位：μg/ml

菌种	AMB MIC 范围 (MIC$_{90}$)	ITR MIC 范围 (MIC$_{90}$)	VOR MIC 范围 (MIC$_{90}$)	RAV/FLU MIC 范围 (MIC$_{90}$)	POS MIC 范围 (MIC$_{90}$)	TBF/5-FC/ISA MIC 范围 (MIC$_{90}$)	CAS MIC 范围 (MIC$_{90}$)	MFG MIC 范围 (MIC$_{90}$)	ANF MIC 范围 (MIC$_{90}$)
交链格孢 (n=19)	0.03~32 (1)	0.125~16 (16)	0.5~16 (16)	RAV:0.25~16 (16)	0.03~16 (16)	TBF:0.125~32 (32)	0.03~32 (32)	0.03~32 (32)	0.03~32 (8)
侵染链格孢 (n=16)	0.015~32 (0.75)	0.06~16 (16)	0.5~16 (16)	RAV:0.5~16 (16)	0.03~16 (16)	TBF:0.03~32 (32)	0.03~32 (32)	0.03~32 (32)	0.03~32 (32)
出芽短梗霉 (n=104)	≤0.016~16 (1)	≤0.016~16 (0.5)	≤0.016~16 (2)	FLU:4~≥64 (≥64)	≤0.016~4 (0.5)	ISA:0.016~16 (4)	0.063~8 (4)	≤0.008~8 (2)	—
夏威夷离孺孢 (n=14)	0.125~0.25 (0.25)	<0.03~0.5 (0.5)	0.25~2 (1)	FLU:2~32 (16)	<0.03~0.5 (0.25)	5-FC:>64 (>64)	0.5~1 (0.90)	<0.015~0.06 (0.06)	<0.015~>8 (0.125)
长喙状离孺孢 (n=52)	<0.03~2 (1)	<0.03~4 (1)	0.25~4 (2)	FLU:4~>64 (>64)	<0.03~1 (0.5)	5-FC:>64 (>64)	0.25~2 (1)	<0.015~0.125 (0.125)	<0.015~>8 (0.25)
卡氏枝孢瓶霉 (n=81)	0.5~8 (8)	0.008~0.125 (0.063)	0.016~1 (0.25)	FLU:4~64 (64)	0.016~0.063 (0.063)	ISA:0.016~1 (0.25) TBF:0.008~1 (0.125)	0.25~4 (2)	0.016~8 (4)	—
班替枝孢瓶霉 (n=37)	0.125~2 (0.7)	<0.016~0.25 (0.125)	0.125~4 (2)	FLU:16~64 (64)	<0.016~0.25 (0.125)	ISA:0.008~1 (0.5)	1~8 (4)	—	0.016~4 (2)
新月弯孢霉 (n=10)	0.125~>16 (0.5)	0.125~>16 (0.25)	0.25~1 (1)	FLU:2~64 (8)	<0.03~0.5 (0.25)	5-FC:>64 (>64)	0.5~>8 (1)	0.015~>8 (0.06)	<0.015~>8 (>8)
膝状弯孢霉 (n=14)	0.06~0.5 (0.5)	0.06~1 (0.25)	0.125~4 (1)	FLU:2~16 (8)	<0.03~0.5 (0.25)	5-FC:64~>64 (>64)	0.5~2 (1)	<0.015~0.06 (0.06)	<0.015~>8 (0.125)
球毛壳菌 (n=11)	2~8 (8)	—	0.5 (0.5)	RAV:0.12~1 (0.5)	—	—	—	—	—
赭霉属 (n=11)	8~32 (32)	1~32 (32)	2~32 (32)	—	0.5~32 (32)	TBF:0.015~0.025 (0.02)	1~32 (4)	0.06~0.5 (0.25)	0.015~32 (4)
皮炎外瓶霉 (n=43)	0.12~2 (2)	0.015~1 (0.25)	0.015~1 (0.25)	—	—	5-FC:0.12~64 (4) TBF:0.015~0.25 (0.03)	—	—	—
E. oligosperma (n=40)	0.125~1 (0.5)	≤0.015~0.25 (0.25)	≤0.015~4 (2)	—	≤0.015~0.06 (0.03)	—	—	—	—

续表

菌种	AMB MIC 范围 （MIC$_{90}$）	ITR MIC 范围 （MIC$_{90}$）	VOR MIC 范围 （MIC$_{90}$）	RAV/FLU MIC 范围 （MIC$_{90}$）	POS MIC 范围 （MIC$_{90}$）	TBF/5-FC/ISA MIC 范围 （MIC$_{90}$）	CAS MIC 范围 （MIC$_{90}$）	MFG MIC 范围 （MIC$_{90}$）	ANF MIC 范围 （MIC$_{90}$）
甄氏外瓶霉 （n=39）	0.125~1 （0.5）	≤0.015~1 （0.125）	≤0.015~2 （1）	—	≤0.015~ 0.06 （0.03）	—	—	—	—
喙状突脐孢 （n=34）	<0.03~ 0.125 （0.03）	<0.03~ 0.125 （0.03）	<0.03~1 （0.25）	—	<0.03~ 0.125 （0.03）	TBF:<0.03~ 0.03 （0.03）	<0.03~>16 （0.125）	<0.03~>16 （0.05）	<0.03~1 （0.125）
裴氏着色霉 （n=21）	0.5~2 （2）	0.031~ 0.25 （0.125）	0.125~0.5 （0.5）	FLU:8~32 （32）	0.031~ 0.063 （0.063）	ISA:0.063~ 0.25 （0.25）	2~4 （4）	—	2~8 （8）
单梗着色霉 （n=25）	0.5~2 （2）	0.031~ 0.25 （0.125）	0.125~1 （0.125）	FLU:8~64 （32）	0.016~ 0.063 （0.063）	ISA:0.063~1 （0.25）	1~4 （2）	—	1~8 （8）
疣状瓶霉 （n=46）	2~4 （4）	0.25~4 （2）	0.063~4 （1）	FLU:8~256 （64）	0.031~1 （0.5）	5-FC:2~256 （64） TBF:0.002~1 （0.25）	2~16 （16）	0.5~32 （16）	—
突脐孢属 （n=24）	0.03~1 （1）	0.03~16 （16）	0.06~2 （2）	FLU:1~64 （64）	0.03~2 （1）	0.125~8 （4）	0.5~4 （4）	<0.008~8 （8）	—

注：MIC. 最低抑菌浓度；AMB. 两性霉素 B；POS. 泊沙康唑；ISA. 艾沙康唑；ITR. 伊曲康唑；VOR. 伏立康唑；RAV. 雷夫康唑；FLU. 氟康唑；CAS. 卡泊芬净；MFG. 米卡芬净；ANF. 阿尼芬净；TBF. 特比萘芬；5-FC. 氟胞嘧啶。

（二）临床治疗原则

着色芽生菌病治疗困难，两性霉素 B 与氟胞嘧啶联合、伊曲康唑、特比萘芬治疗都是有效的，疗程 6~12 个月。也有使用伏立康唑和泊沙康唑治疗成功的报道。对于较小的皮损可以手术切除联合系统性抗真菌药物治疗。辅助治疗亦包括温热疗法、光动力疗法、冷冻等。

暗色丝孢霉病的治疗更加困难，因为单纯口服抗真菌药物难以清除病灶。系统抗真菌药物包括伏立康唑、泊沙康唑、两性霉素 B 和 5-FC。对于某些局限性皮肤损害、鼻窦或脑损害，可考虑在用药基础上进行手术治疗。根据致病菌不耐高温的特点行局部加热疗法，其他物理疗法如冷冻、激光、X 线照射、电灼等方法均可应用于小面积的皮损。近年来光动力疗法也有应用暗色真菌感染患者的报道，单独或联合使用可以缩短整个疗程。

足菌肿需要尽早诊断，并在深部骨骼受累之前切除病灶（包括病灶边缘周围正常的组织）以获得最好的预后。病灶切除后，需进行系统抗真菌治疗。针对不同的病原菌，可使用伊曲康唑、氟康唑、伏立康唑、泊沙康唑、特比萘芬、两性霉素 B 等治疗，长疗程，至少 9~12 个月。

六、暗色真菌的鉴定

（一）链格孢属

链格孢属（Alternaria）在全球均有分布，广泛存在于自然界，主要存在土壤及腐烂的植物中，通常很少致病。常见报道的致病菌有交链格孢和侵染链格孢两个种，其中交链格孢最为常见。通常累及免疫受损的患者，尤其是器官移植患者，但偶尔也会累及免疫正常的人群。除皮肤感染外，链格孢尚可导致眼真菌病、鼻窦炎及甲真菌病，其中皮肤感染最为常见。链格孢引起皮肤感染患者多为室外工作者，多因外伤接触该菌而感染。链格孢属的显微镜下特征表现为砖格状分隔的棕色大分生孢子。ITS 区测序可以帮助菌种鉴定。

1. 交链格孢(*A. alternaria*)

（1）菌落特征:PDA 或 SDA 上 28℃培养生长速度快,扩展。表面呈粉状或毡状,灰色至橄榄色,背面黑色。

（2）镜下特征:分生孢子梗深褐色,一般不分枝,表面有单个或数个分生孢子痕,长度可达 50μm,宽 3～6μm。分生孢子为孔生,呈卵圆型或倒置棍棒状,深褐色,表面粗糙,大小为 20～63（平均 37）μm×9～18（平均 13）μm,顶部有一鸟嘴状突起的喙,短柱状,有水平、垂直或斜形分隔,以水平分隔多见,呈砖格状。孢子排列成向顶性的长链,多不分枝(图 15-9,图 15-10)。

2. 侵染链格孢(*A. infectoria*)

（1）菌落特征:PDA 或 SDA 上 28℃培养生长速度快,平展。表面呈粉末状或毛毡状,灰白色至青绿色,边缘整齐,背面淡褐色至黑色。

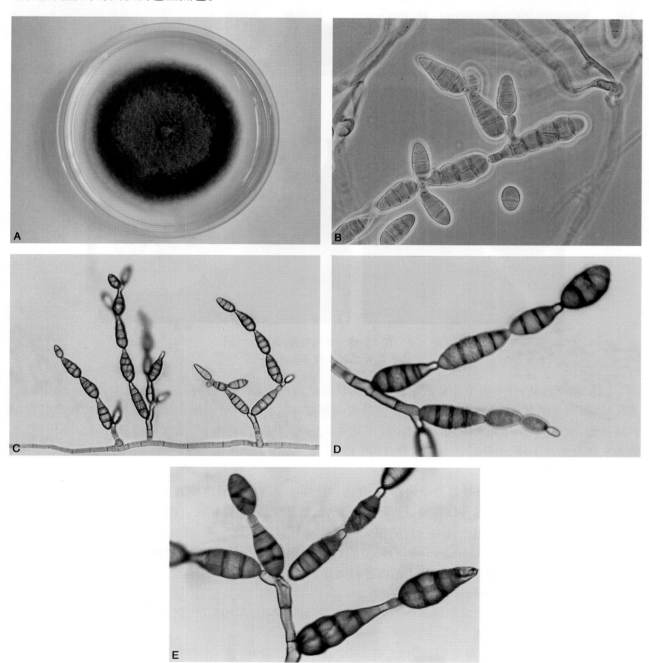

图 15-9　交链格孢

A. 菌落 PDA,28℃,10 天;B. 砖格状分生孢子及分生孢子链(×400);C. 砖格状分生孢子及分生孢子链(×400);D. 砖格状分生孢子及分生孢子链(×1 000);E. 砖格状分生孢子及分生孢子链(×1 000)。

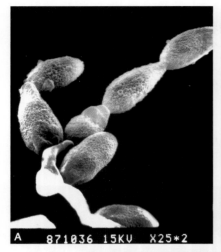
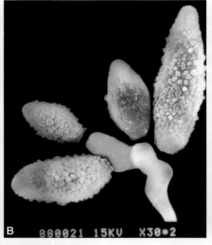
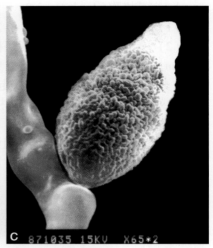
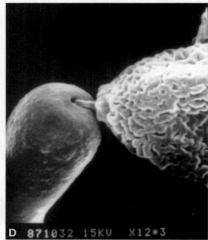
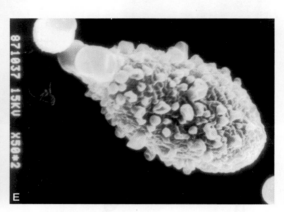

图 15-10 交链格孢,电镜
A~E.分生孢子链及孔生产孢。

（2）镜下特征:分生孢子梗分散、直立、上部呈膝状弯曲,淡褐色,分隔,不分枝或少分枝。分生孢子为孔生,排列呈链状,有分枝。分生孢子卵圆形或倒置棍棒状,黄褐色,表面光滑或略具疣突,较交链格孢色暗且短,大小为 29~55μm×7.0~11.5μm(平均 4.3μm×9.0μm),有水平、垂直或斜形分隔。喙很短,延伸为次级分生孢子梗,退化时迅速变为管状(图 15-11)。

（二）短梗霉属

短梗霉属(*Aureobasidium*)是潮湿的石头、食物和植物叶子上的常见定植真菌,也常在临床实验室里作为污染菌出现。感染常通过外伤接种,已报道的病例包括角膜感染、腹膜炎、皮肤感染、肺部感染和严重免疫抑制人群的系统感染。过去认为与致病相关的短梗霉只有出芽短梗霉,现在分子分类将一部分出芽短梗霉划分为 *Aureobasidium melanogenum*,所以目前致病相关的短梗霉包括这两个种。鉴定短梗霉可以根据ITS 区序列,进一步区分种需要对 *TEF1* 基因进行测序。

出芽短梗霉(*Aureobasidium pullulans*):

（1）菌落特征:MEA 上室温培养生长迅速;表面有黏性渗出,起初光滑,奶油色或粉色,以后变成棕色或黑色。

（2）镜下特征:营养菌丝宽窄差别大,宽 3~12μm,可见两种菌丝,透明菌丝较纤细,暗色菌丝壁厚较宽、菌丝中间可见间生厚壁孢子。产孢细胞不分化,多数位于透明菌丝中间。产孢细胞上形成齿状凸起,凸起上产生共生性分生孢子,聚集成簇,呈现假头状。分生孢子透明,圆形至椭圆形,形状和大小多变,(最小值 7.5~)9.0~11.0(~16.0 最大值)μm×(最小值 3.5~)4.0~5.5(~7.0 最大值)μm,可有不明显的脐。

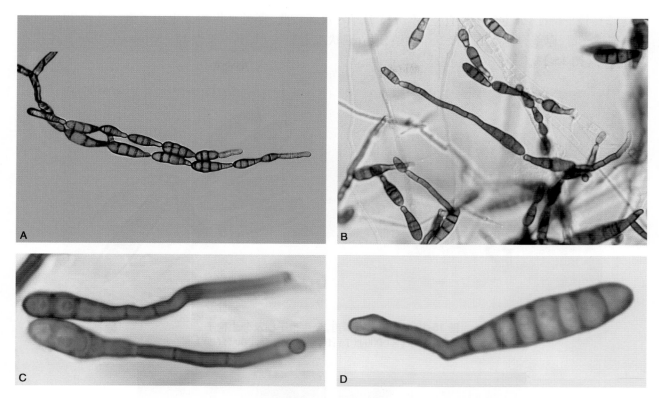

图 15-11　浸染链格孢
A、B. 分生孢子及分生孢子链(×400);C、D. 分生孢子及分生孢子链(×1 000)。

可见发芽。间生细胞内可见内分生孢子。

(三) 离蠕孢属

离蠕孢属(*Bipolaris*)是植物常见的致病菌,土壤常见的腐生菌。这些菌偶尔人类致病,主要引起过敏性鼻窦炎,在免疫受损患者中可以发生侵袭性感染,侵犯骨骼及中枢神经系统等。也可以引起眼、皮肤、腹膜、肺的暗色丝孢霉病。最为常见的病原菌是长穗离蠕孢和夏威夷离蠕孢。特征表现为生长快速的灰黑色絮状平坦菌落,显微镜下可见离壁分隔的大分生孢子,孢子两极发芽。ITS 区测序可以帮助菌种鉴定。

1. 夏威夷离蠕孢(*B. hawallensis*)

(1) 菌落特征:SDA 或 PDA 上 28℃培养生长快,菌落平坦扩展,呈粉状或毛状,黑色(图 15-12)。

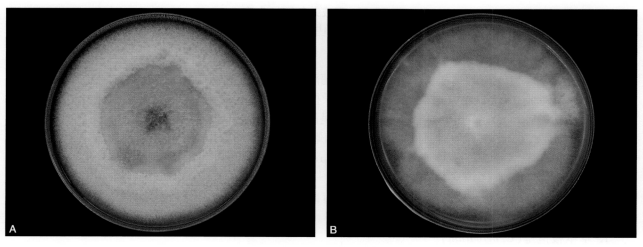

图 15-12　夏威夷离蠕孢
A. PDA 培养,28℃,3 周菌落;B. MEA 培养,28℃,3 周菌落。

（2）镜下特征：分生孢子梗直立、不分枝、分隔、顶部弯曲，可见平坦的分生孢子痕。可达 80μm 长。分生孢子光滑、厚壁，呈棕色，一般 5 个离壁分隔，柱状或雪茄状，大小一般为 18~35μm×6~9μm。往往在两极发芽（图 15-13，图 15-14）。

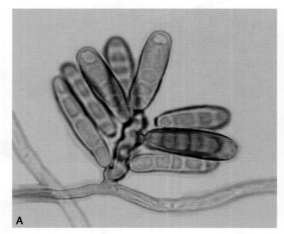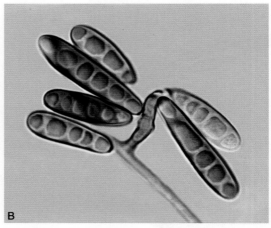

图 15-13　夏威夷离蠕孢，分生孢子梗及分生孢子
A. 分生孢子（×1 000）（1）；B. 分生孢子（×1 000）（2）。

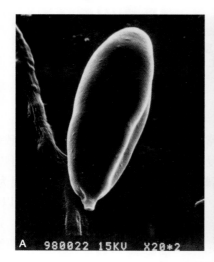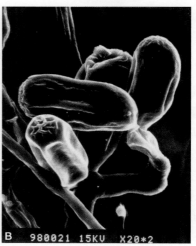

图 15-14　夏威夷离蠕孢，电镜
A. 分生孢子（1）；B. 分生孢子（2）。

2. 长穗状离蠕孢（*B. spicifera*）

（1）菌落特征：SDA 或 PDA 上 28℃培养生长快，菌落平坦扩展，呈粉状或毛状，灰黄至橄榄色（图 15-15）。

（2）镜下特征：菌丝棕色，分枝分隔。分生孢子梗在菌丝末端或侧面产生，直立，与菌丝垂直，不分枝，分隔，可达 250μm 长，4~8μm 宽。分生孢子梗呈膝状弯曲，顶部产孢，孢子脱落后留下暗棕色的痕。分生孢子呈棕色，以合轴式产生，短柱状或卵圆形，两端钝圆，底部与分生孢子梗相连部位有一痕。分生孢子一般为 3 个分隔，大小 30.0~35.0μm×11.0~13.5μm。孢子两极发芽（图 15-16）。

（四）枝孢霉属

枝孢霉属（*Cladosporium*）为腐生菌或植物病原菌，通常是污染菌，感染人类病例罕见。特征表现为分生孢子梗顶端产生向顶性分生孢子链，孢子有暗色脐。

1. 草本枝孢霉（*C. herbarum*）

（1）菌落特征：SDA 或 PDA 上 28℃培养 7 天，出现灰绿色至棕色菌落。2 周直径可达 2cm，菌落扁平，中央微隆起，表面有棕绿色短菌丝。正面灰绿色至棕色，背面黑色（图 15-17）。

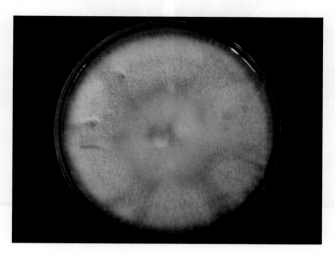

图 15-15　长穗状离孺孢，PDA 28℃培养 3 周

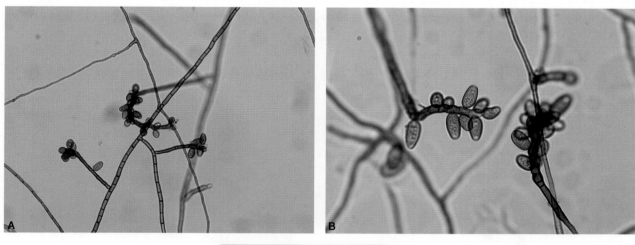

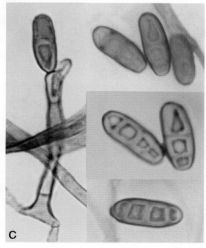

图 15-16　长穗状离孺孢，分生孢子梗和分生孢子
A. 分生孢子(×200)；B. 分生孢子(×400)；C. 分生孢子(×1 000)。

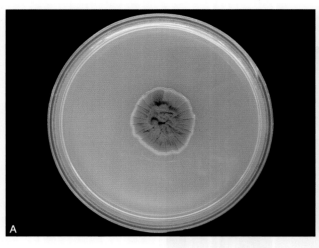
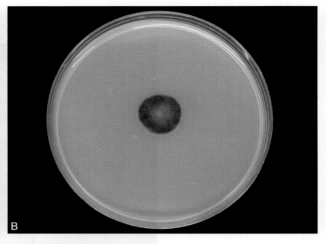

图 15-17　草本枝孢霉,菌落
A. PDA 30℃培养 2 周；B. MEA 30℃培养 2 周。

（2）镜下特征:菌丝呈淡棕色,分枝分隔。分生孢子梗直立或弯曲,淡棕色,光滑,长约 200μm,宽约 5μm。顶端产生分枝向顶性分生孢子链。分生孢子淡棕色,无分隔,表面光滑或稍粗糙,椭圆形,底部有一暗色脐状物。产孢细胞在分生孢子梗顶部,呈柠檬形,分生孢子从产孢细胞顶端几个点长出,呈向顶性分枝链状孢子。分生孢子易脱落,底部有脐(图 15-18)。

2. **枝孢样枝孢霉**(*C. cladosporioides*)

（1）菌落特征:MEA 上 28℃培养 7 天,菌落扩展,呈天鹅绒样或粉末状,深绿至绿棕色,背面黑色(图 15-19)。

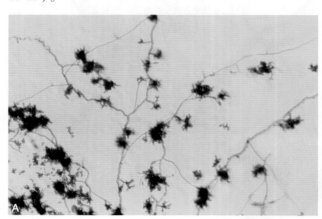
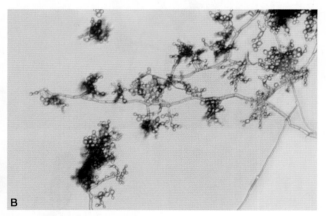
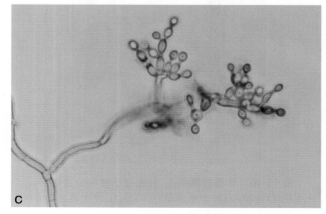

图 15-18　草本枝孢霉,分生孢子梗及分生孢子
A. 分生孢子梗和分生孢子(×100)；B. 分生孢子梗和分生孢子(×200)；C. 分生孢子梗和分生孢子(×400)。

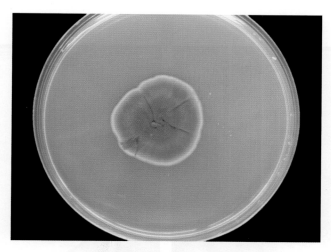

图 15-19　枝孢样枝孢霉,菌落,PDA 28℃培养 2 周

（2）镜下特征:分生孢子梗长短不等,长度可达 350μm,宽 2~6μm,分生孢子梗的末端和侧面产生分枝的分生孢子链。分生孢子链容易断裂。分生孢子呈椭圆形至柠檬状,壁光滑或轻微疣状,淡绿棕色,单细胞,底部有暗色脐（图 15-20）。

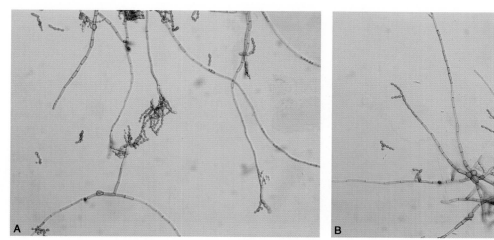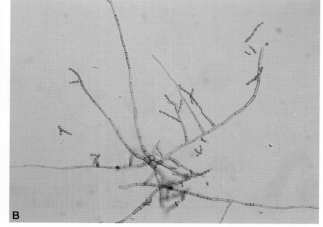

图 15-20　枝孢样枝孢霉,分生孢子梗及链状分生孢子
A. 分生孢子梗和分生孢子（×200）（1）；B. 分生孢子梗和分生孢子（×200）（2）。

（五）枝孢瓶霉属

枝孢瓶霉属（*Cladophialophora*）是分离自环境的暗色真菌,与枝孢霉不同,常引起人类致病。致病菌种 10 种以上,常见的有卡氏枝孢瓶霉、班替枝孢瓶霉、*C. boppii* 和 *C. emmonsii* 等,后两种在我国尚未见报道。卡氏枝孢瓶霉是我国北方着色芽生菌病最主要的致病真菌,班替枝孢瓶霉具有亲神经性,可致中枢神经系统暗色丝孢霉病。*C. boppii* 和 *C. emmonsii* 也可以引起着色芽生菌病样皮肤感染。特征表现为没有或者不明显的分生孢子梗,链状孢子,孢子脐非暗色或不明显。ITS 区序列测定可以鉴定菌种。

1. 卡氏枝孢瓶霉（*C. carrionii*）

（1）菌落特征:PDA 上 30℃培养轻度扩展,呈粉末状,深绿色,背面黑色,表面有灰黑色短而密的气中菌丝（图 15-21）。

（2）镜下特征:分生孢子梗不明显或无,繁殖菌丝延伸直立,深绿色,顶端分枝,可见长而分枝的分生孢子链。分生孢子单细胞性,褐色,表面光滑或轻度疣状,呈椭圆形或梭形,底部有一透明的脐,孢子大小 4.5~6.0μm×2.2~2.6μm,排列成向顶性的多枝孢子链（图 15-22,图 15-23）。在营养不良的培养基上,某些

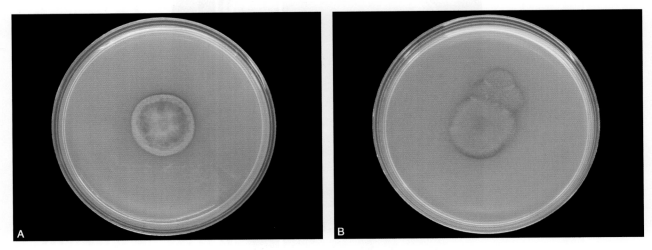

图 15-21　卡氏枝孢瓶霉,菌落
A. PDA 30℃培养 2 周;B. MEA 30℃培养 2 周。

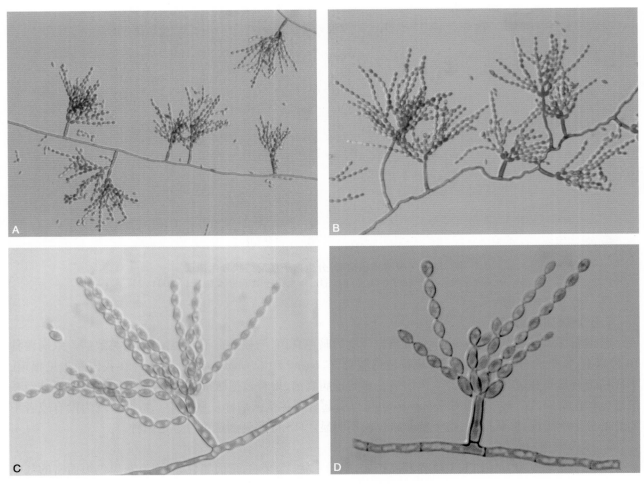

图 15-22　卡氏枝孢瓶霉,向顶性排列多枝孢子链
A、B. 向顶性排列多枝孢子链(×200,×400);C、D. 向顶性排列多枝孢子链(×1 000)。

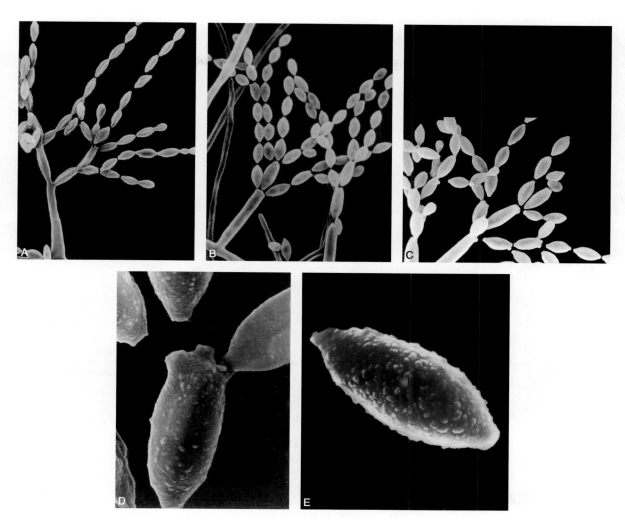

图 15-23 卡氏枝孢瓶霉,电镜
A~E.分生孢子链及分生孢子。

菌株可以产生球状的瓶梗,有清楚领状结构。可以产生微小透明的分生孢子。

2. 班替枝孢瓶霉(*C. bantiana*)

(1)菌落特征:PDA 上中速至快速生长,扩展,轻度发皱,呈天鹅绒至绒毛状,产孢丰富时呈粉末状,暗绿色至橄榄绿色,背面黑绿色。

(2)镜下特征:分生孢子在未分化的菌丝上产生,为单细胞性,光滑,产生分枝稀疏、较长、连续的、向顶性排列的链。分生孢子淡绿色,椭圆至梭形或类似圆柱状,底部缺少暗色的脐(图 15-24)。大多数分生孢子 6.0~11.0μm×2.5~5.0μm 大小,偶可见较大的厚壁孢子。

(3)生理学特性:本菌嗜热,在 42℃仍可生长,不液化明胶。

3. *Cladophialophora emmonsii*

(1)菌落特征:菌落生长较快,中等扩展,呈天鹅绒样,橄榄色或黑色。

(2)镜下特征:在菌丝侧缘或顶端产生分生孢子链,有分枝,黏性较强,孢子不易释放,分生孢子橄榄棕色,宽椭圆形,大小为 3~10μm×3~5μm。

4. *Cladophialophora boppii*

(1)菌落特征:菌落生长受限,平坦,中央粉末状,边缘光滑,橄榄绿灰至黑色。

(2)镜下特征:菌丝呈橄榄绿色,壁较厚,不规则弯曲,无明显产孢细胞,分生孢子在菌丝侧面产生,形成长的,多数不分枝的,向顶性链。分生孢子为圆形,直径 3~4μm,壁光滑,无明显脐,橄榄灰色。

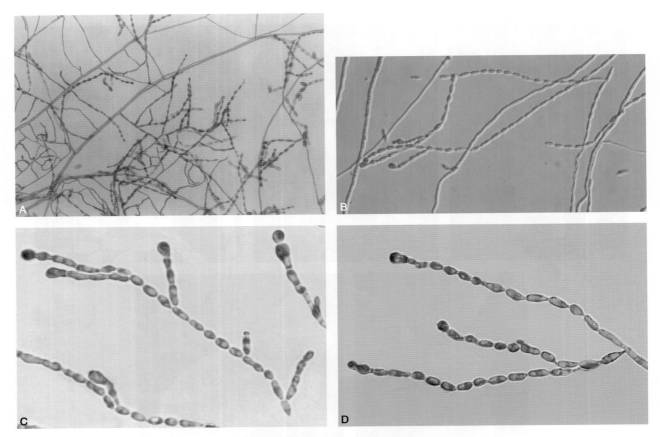

图 15-24　班替枝孢瓶霉,分生孢子链

A. 分生孢子链(×200);B. 分生孢子链(×400);C,D. 分生孢子链(×1 000)。

（六）弯孢霉属

弯孢霉属(*Curvularia*)为植物腐生菌,对人类为条件性致病。主要引起角膜和鼻窦感染,也可以引起足菌肿、甲真菌病、皮下组织暗色丝孢霉病。还可引起肺部感染、脑等侵袭性感染,但非常罕见。常见致病种类为新月弯孢霉和膝状弯孢霉。特征表现为显微镜下暗色、弯曲、卵圆形的大分生孢子,通壁分隔。ITS区序列可以鉴定菌种。

1. 新月弯孢霉(*C. lunata*)

（1）菌落特征:PDA 上菌落快速扩展,呈暗棕或黑色,羊毛或绒毛状。

（2）镜下特征:分生孢子梗单个或成群,少有分枝、分隔,呈直立或膝状弯曲状,表面有平坦、暗棕色的瘢痕。分生孢子合轴式排列,壁较光滑,呈暗棕色,倒卵形至宽棒状 3 个分隔,近末端的细胞肿胀,较其他细胞大且暗,分生孢子呈弯曲状,大小为 $20\sim30\mu m\times9\sim15\mu m$(图 15-25)。

2. 膝状弯孢霉(*C. geniculate*)

（1）菌落特征:PDA 上快速扩展,呈暗棕或黑色,羊毛或绒毛状。

（2）镜下特征:分生孢子梗直立,可长达 $600\mu m$。不分枝、分隔,顶部弯曲,有平坦、暗棕色的痕。分生孢子壁光滑,呈暗棕色,一般有 4 个分隔,中间细胞最大,分生孢子呈宽椭圆形,侧面平坦至膝状弯曲状,大小为 $18\sim37\mu m\times8\sim14\mu m$(图 15-26)。

3. 中介弯孢霉(*C. intermedia*)

（1）菌落特征:菌落快速扩展,暗棕色,绒毛状。

（2）镜下特征:分生孢子合轴式排列,有 3 个分隔,不对称,中间两个细胞较大,弯曲,一侧呈膝状(图 15-27)。分生孢子大小为 $27\sim40\mu m\times13\sim20\mu m$。

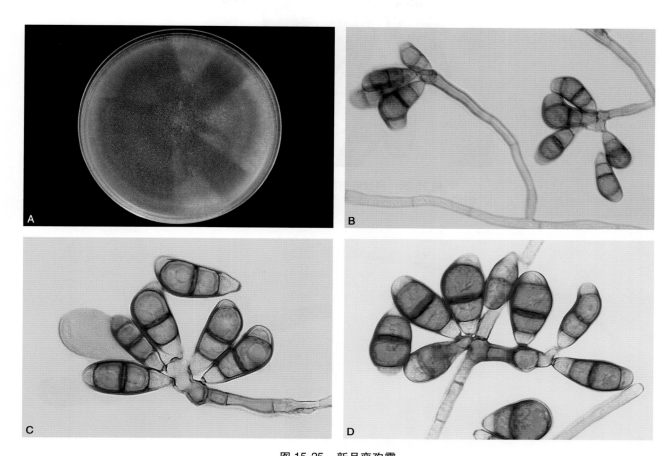

图 15-25　新月弯孢霉

A.菌落,PDA 28℃培养 10 天;B.分生孢子梗及弯曲的分生孢子(×400);C、D.分生孢子梗及弯曲的分生孢子(×1 000)。

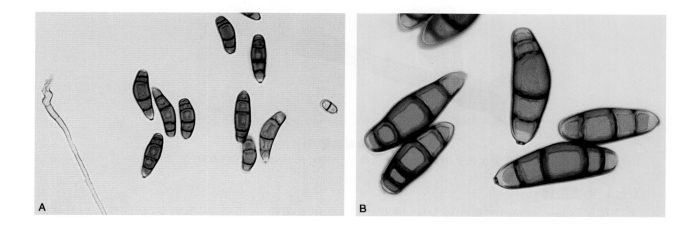

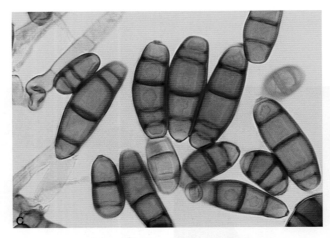

图 15-26　膝状弯孢霉,弯曲的分生孢子
A. 弯曲的分生孢子(×400);B、C. 弯曲的分生孢子(×1 000)。

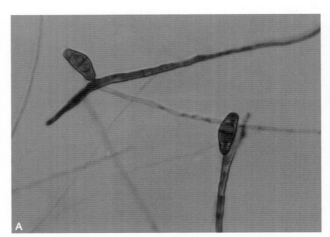

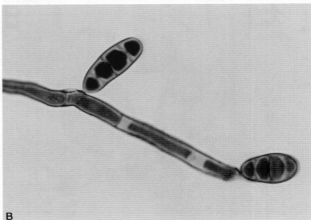

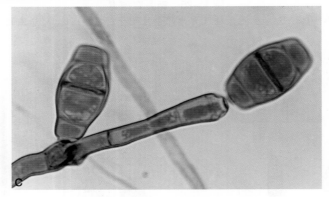

图 15-27　中介弯孢霉,分生孢子
A. 分生孢子(×200);B. 分生孢子(×400);C. 分生孢子(×1 000)。

（七）毛壳菌属

毛壳菌属(*Chaetomium*)感染比较少见,感染类型包括甲真菌病、皮肤感染、鼻窦炎、肺部感染以及播散性中枢神经系统感染。其中最多见的是中枢神经系统和肺部感染,深部脏器的感染多发生在免疫受损人群。致病毛壳菌包括球毛壳菌、墙毛壳菌和 *C. atrobrunneum*。毛壳菌表现以有附属丝的球状或卵圆形子囊果为特征。ITS 区序列可以鉴定菌种。

1. 球毛壳菌(*C. globosum*)

（1）菌落特征:马铃薯琼脂(PDA)上培养生长快速,气生菌丝呈苍白或深绿色,菌落表面常有黄色、灰绿色、绿色或红色渗出物(图 15-28)。

（2）镜下特征:无分生孢子。子囊果呈球形、卵圆形或倒卵圆形,直径为 175～280μm。子囊果外周有棕色附属丝。附属丝常不分枝,呈曲折、波纹状或卷曲状,分隔,棕色,长达 500μm。子囊棒状,含 8 个子囊孢子。子囊孢子呈柠檬状,棕色,顶端有芽孔,大小为 9～12μm× 8～10μm×6～8μm(图 15-29)。

2. 绳状毛壳菌(*C. funicolum*)

（1）菌落特征:PDA 上培养生长快,菌落呈淡灰绿色,背面黄色,有白色或苍白色气生菌丝(图 15-30)。

（2）镜下特征:子囊果呈球形或卵圆形,暗绿或灰色,直径为 120～200μm。表面有角形组

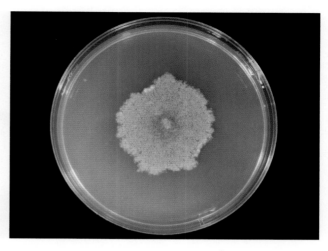

图 15-28　球毛壳,菌落,PDA 28℃培养 2 周

织包被。子囊果附属丝垂直,僵硬,部分反复双分枝,呈苍白或棕色,表面疣状。子囊含 8 个子囊孢子,棒状。子囊孢子棕色,卵形,6.0～7.5μm×4.0～5.5μm,一端或两端逐渐变细,最细的尖端可见清楚的芽孔,对侧尖端常可见淡色斑点,为次级芽孔(图 15-31)。

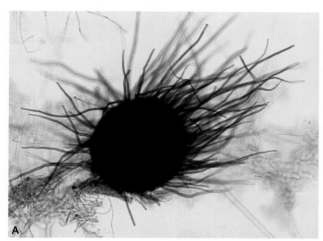

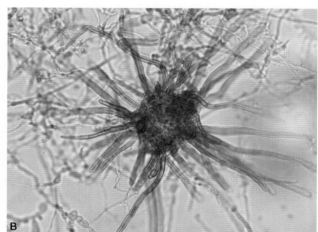

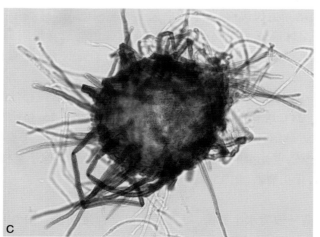

图 15-29　球毛壳,子囊果及附属菌丝
A.子囊果及附属菌丝(×200);B、C.子囊果及附属菌丝(×400)。

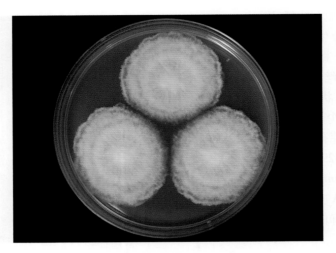

图 15-30　绳状毛壳,菌落,PDA 28℃培养 2 周

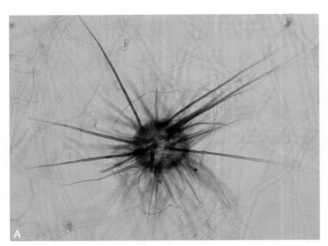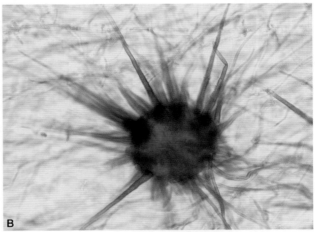

图 15-31　绳状毛壳,子囊果及附属菌丝
A. 子囊果及附属菌丝(×200);B. 子囊果及附属菌丝(×400)。

3. 墙毛壳菌(*C. murorum*)

(1) 菌落特征:PDA 上培养生长快,菌落呈灰白色至橄榄棕色。

(2) 镜下特征:子囊果呈球形或倒卵圆形,红棕色或紫蓝色。子囊果附属丝长,曲折或波纹状,在顶端反向弯曲或呈环状,壁光滑、疣状或带刺。子囊棒状,含 8 个子囊孢子。子囊孢子椭圆形至宽梭形,两端渐细,棕色,常有颜色稍深的纵行条带,大小 13~17μm×7~9μm。

4. *Chaetomium atrobrunneum*

(1) 菌落特征:PDA 上 28℃培养 1 周,生长快,菌落呈暗棕色(图 15-32)。

(2) 镜下特征:子囊果近球形,橄榄色或淡绿色,直径为 70~150μm。子囊果表面有角形组织包被,附属丝长,逐渐变细,多数不分枝,壁光滑。子囊棒状,含 8 个孢子。子囊孢子呈梭形或长梨形,灰色,大小为 9.0~11.0μm×4.5~6.0μm,芽孔清晰(图 15-33)。

(八) 赭霉属

赭霉属(*Ochroconis*)真菌一般为水生真菌,对人类为机会性致病菌。最常见的致病菌是奔马赭霉,但是目前奔马赭霉划分到 *Verruconis* 属,即 *Verruconis galopava*(仍将在本属介绍)。赭霉属中马萨埃赭霉和 *O. tshawytschae* 可以导致人类皮肤软组织感染,播散病例非常罕见。特征表现为齿状凸起上产生棒状分生孢子,分生孢子有 2~4 个细胞。ITS 区序列可以鉴定菌种,推荐基因为 *ITS* 和 *LSU*。

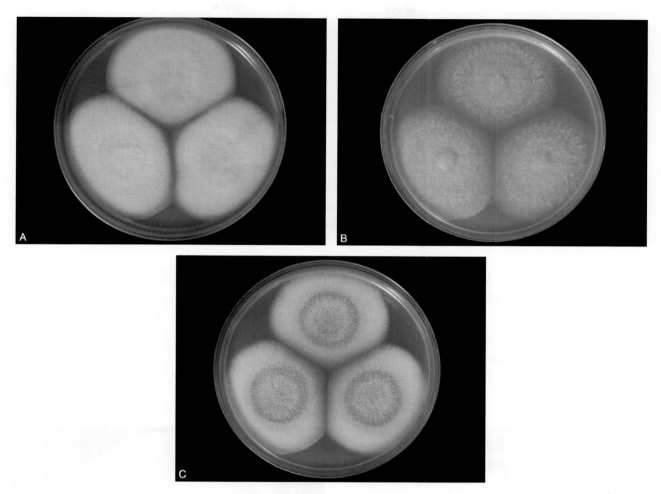

图 15-32　*Chaetomium atrobrunneum*,菌落
A. CYA 28℃培养 1 周;B. MEA 28℃培养 1 周;C. PDA 28℃培养 1 周。

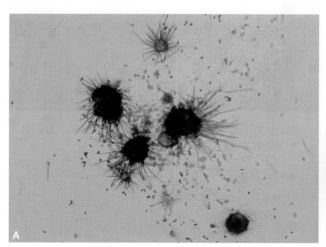

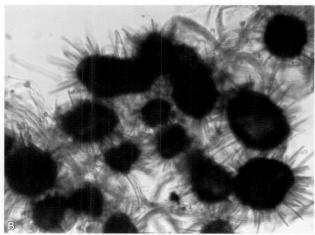

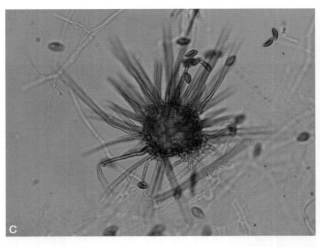
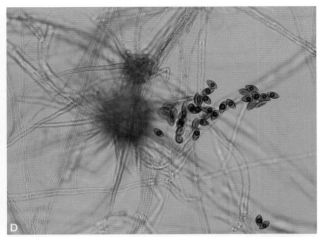

图 15-33 *Chaetomium atrobrunneum*,子囊果及附属菌丝

A. 子囊果及附属菌丝(×100);B. 子囊果及附属菌丝(×200);C、D. 子囊果及附属菌丝(×400)。

1. 马萨埃赭霉(*Ochroconis musae*)

(1)菌落特征:PDA 上培养生长缓慢,菌落平坦,呈天鹅绒样,棕色,背面铁锈棕色。

(2)镜下特征:菌丝淡棕色或近透明,壁光滑且硬。气生菌丝常明显弯曲。分生孢子梗在菌丝侧面产生,与菌丝无明显差异,一般无分隔或单分隔,呈卵形至圆柱形,顶端长齿状凸起处可产生 3~6 个分生孢子。分生孢子有 2 个细胞,疣状,淡棕色,宽椭圆形,在分隔处缩窄,末端圆形,大小 5.0~12.0μm×2.5~4.0μm(图 15-34)。

2. *Ochroconis tshawytschae*

(1)菌落特征:PDA 上培养生长缓慢,菌落略高起,呈天鹅绒样,橄榄棕色至橄榄色,背面橄榄黑色(图 15-35)。

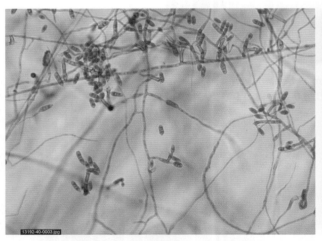

图 15-34 马萨埃赭霉,分生孢子及其排列

分生孢子及其排列(×400)。

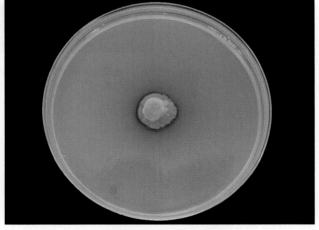

图 15-35 *Ochroconis tshawytschae*,菌落,PDA 28℃培养 2 周

(2)镜下特征:菌丝淡棕色近透明,壁光滑且厚。分生孢子梗直立,垂直,圆柱状,常略微膨大或弯曲,在顶部齿状凸起上产生分生孢子。分生孢子有 2~4 个细胞,呈疣状,淡棕色,柱形或略呈棒状,末端圆形,大小为 12.0~25.0μm×3.5~5.5μm(图 15-36)。

3. *Verruconis gallopava* 曾用名奔马赭霉(*Ochroconis gallopava*)。

(1)菌落特征:PDA 培养生长较快,菌落光滑至毡样,干燥,平坦,呈烟棕色至棕黑色,棕色色素可渗入培养基中(图 15-37)。

(2)镜下特征:菌丝棕色,厚壁。分生孢子梗易弯曲,多数呈柱形至针状,有时难以和菌丝区分,在产

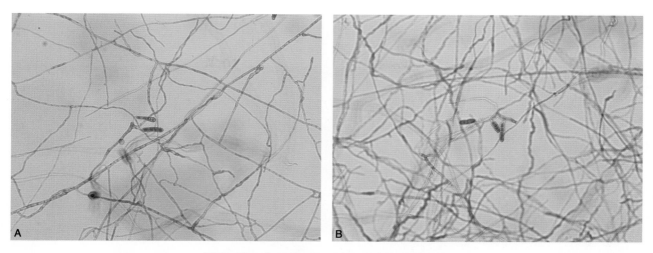

图 15-36　*Ochroconis tshawytschae*,分生孢子
A、B. 分生孢子(×400)。

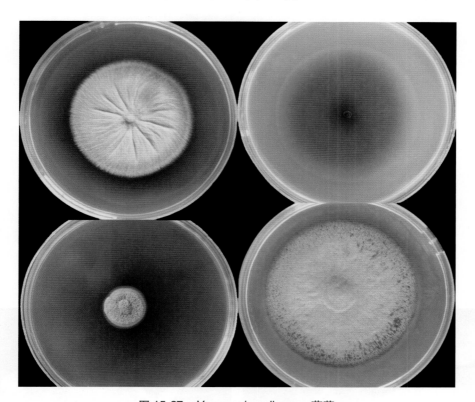

图 15-37　*Verruconis gallopava*,菌落

孢细胞顶端齿状突起上产生少数分生孢子,小齿状突起易损伤,在小齿状突起和分生孢子端遗留一些褶边。分生孢子淡棕色,双细胞,卵圆形或短棒状,壁光滑也可以呈疣状,在中心分隔处有缩窄,顶端细胞比基底部细胞宽,大小为 11.0~18.0μm×2.5~4.5μm(图 15-38,图 15-39)。

（九）德氏霉属

德氏霉属(*Drechslera*)为机会性致病菌,可从植物种子中分离到,曾有德氏霉导致鼻窦炎报告。

双隔德氏霉(*Drechslera biseptata*):

（1）菌落特征:PDA 上培养菌落扩展,呈灰色,天鹅绒样(图 15-40)。

（2）镜下特征:分生孢子梗呈深棕色,直立,僵硬,厚壁光滑,常从垫状底座上产生,单一直立或有分枝,顶端变细,混有细小易弯曲的分生孢子梗。分生孢子笔直,呈椭圆形,两端钝圆,淡至中度棕色,2~3 个

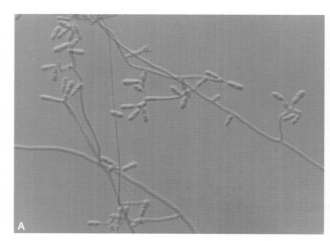

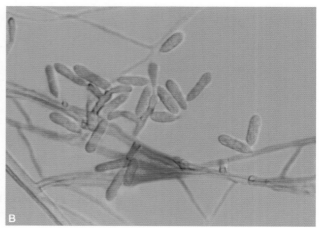

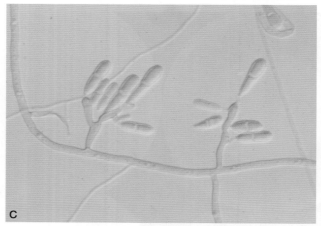

图 15-38　*Verruconis gallopava*,分生孢子及其排列

A.分生孢子及其排列(×400);B、C.分生孢子及其排列(×1 000)。

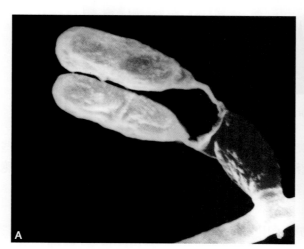

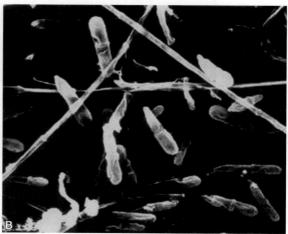

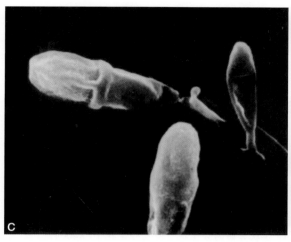
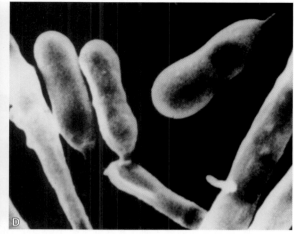

图 15-39 *Verruconis gallopava*,电镜
A. 分生孢子(1);B. 分生孢子(2);C. 分生孢子(3);D. 分生孢子(4)。

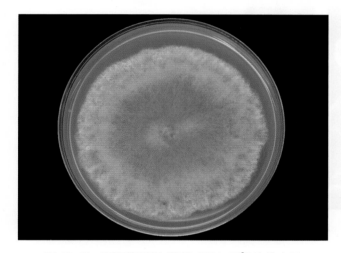

图 15-40 双隔德氏霉,菌落,MEA 28℃培养 1 周

分隔,壁光滑至略微粗糙,大小为 23～33μm×14～17μm(图 15-41,图 15-42)。

(十) 外瓶霉属

外瓶霉属(*Exophiala*)包括一组环痕产孢方式为主的暗色真菌。培养菌落表现为黑色酵母样,因而也属于"黑酵母"中重要的一属。外瓶霉可引起皮肤、皮下组织和系统性病变。常见的致病菌有皮炎外瓶霉,易引起中枢神经系统感染;甄氏外瓶霉常引起足菌肿和皮下脓肿;丛梗孢外瓶霉和棘状外瓶霉常引起皮下组织病变。近年来,采用分子生物学方法对外瓶霉进行系统发育研究,发现了一些新的致病菌种以及复合体。ITS 区可以鉴定不同种,是推荐的鉴定基因。

1. 亚洲外瓶霉(*E. asiatica*)

(1) 菌落特征:PDA 上培养呈限制性菌落,最初为光滑酵母样,变为隆起的天鹅绒样,灰橄榄色,背面橄榄黑色。

(2) 镜下特征:酵母细胞缺如。菌丝壁光滑,呈淡橄榄棕色,规则分隔。早期可形成椭圆形芽生酵母细胞,大小为 4.5～6.0μm×4.0～5.0μm。分生孢子梗分化差,分枝或不分枝,末端或间生。有时孤立的芽

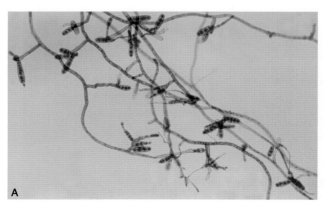
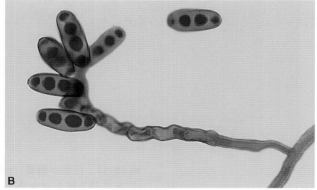

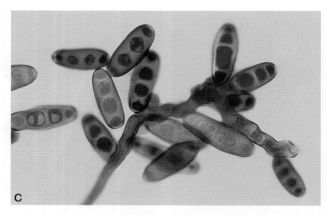

图 15-41　双隔德氏霉,膝状弯曲的分生孢子梗及分生孢子
A.膝状弯曲的分生孢子梗及分生孢子(×200);B、C.膝状弯曲的分生孢子梗及分生孢子(×400)。

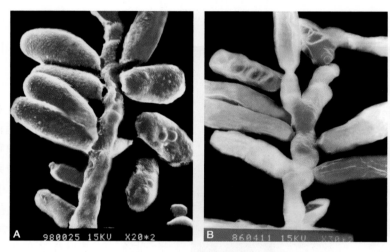

图 15-42　双隔德氏霉,电镜

生酵母细胞也可作为产孢细胞。产孢细胞顶端连续产孢并持续生长形成一个钉状延伸,其表面的环痕不明显,分生孢子不分隔,呈宽椭圆形,壁光滑,大小为 $3.0 \sim 4.5\mu m \times 1.0 \sim 2.0 \mu m$(图 15-43)。

2. 皮炎外瓶霉(*E. dermatitidis*)

(1) 菌落特征:初代产生黑色糊状酵母样菌落,继代培养可产生气中菌丝。另有一种颗粒型菌落。

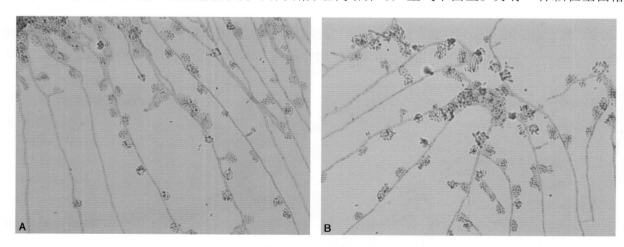

图 15-43　亚洲外瓶霉,分生孢子梗及分生孢子(×100)
A.分生孢子梗及分生孢子;B.分生孢子梗及分生孢子。

菌落生长受限,光滑,蜡样,常伴有棕色色素渗入培养基中(图15-44)。

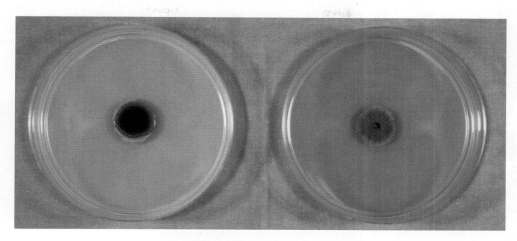

图15-44 皮炎外瓶霉,菌落,PDA 28℃培养2周

(2)镜下特征:酵母样菌落主要产生大量酵母样的芽生孢子。丝状菌落可见圆筒形或瓶形的分生孢子梗即环痕梗(annellophore),在菌丝末端或侧支产生。其尖端和菌丝侧壁均有小突起,并可见分生孢子聚集在其周围。颗粒型菌落可见暗色厚膜孢子样细胞团块或呈链状排列,有时胞内可见纵横分隔,类似硬壳小体。分生孢子圆形到卵圆形,大小2.5~4.0μm×2.0~3.0μm(图15-45,图15-46)。

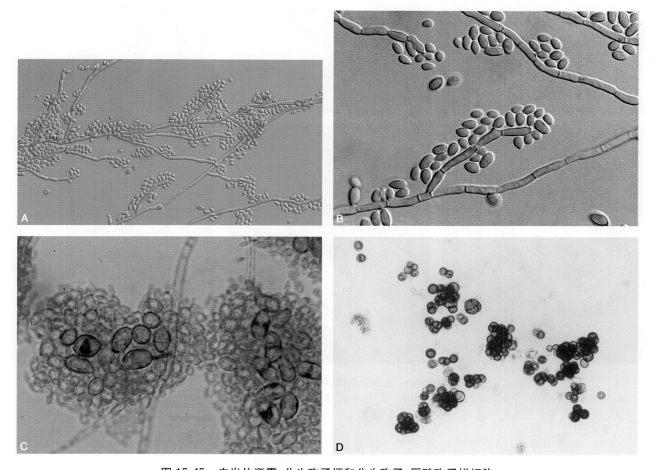

图15-45 皮炎外瓶霉,分生孢子梗和分生孢子,厚壁孢子样细胞

A.分生孢子梗和分生孢子(×400);B.分生孢子梗和分生孢子(×1 000);C.厚壁孢子样细胞(×1 000);D.厚壁孢子样细胞(×400)。

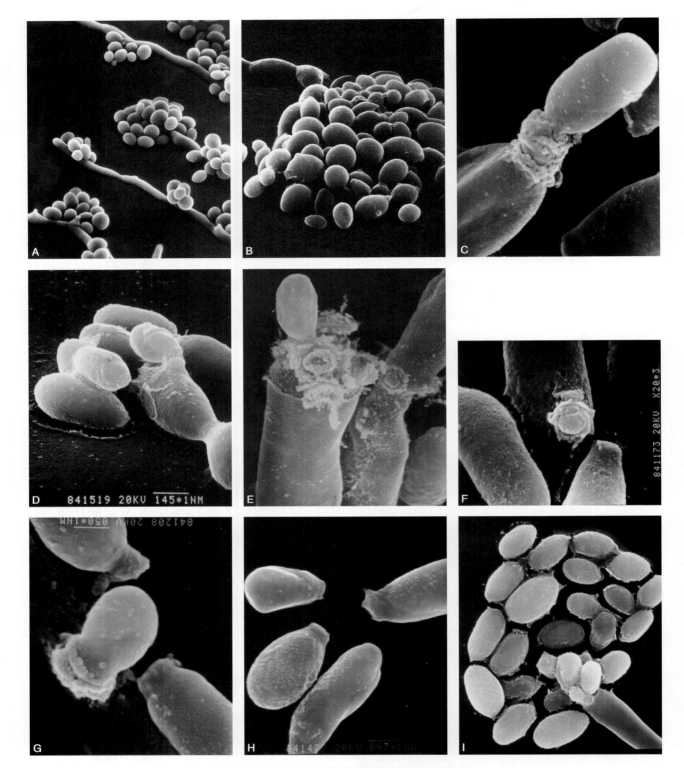

图 15-46 皮炎外瓶霉,电镜,环痕梗及分生孢子
A.分生孢子(1);B.分生孢子(2);C.环痕梗(1);D.分生孢子(3);E.环痕梗(2);F.环痕梗(3);G.环痕梗及分生孢子(1);H.脱落的分生孢子;I.环痕梗及分生孢子(2)。

（3）生理学特性:最高生长温度 42℃。不能利用硝酸钾,可借此与其他外瓶霉种相鉴别。

3. 甄氏外瓶霉复合体（*E.jeanselmei* complex） 该复合体包括 *E. oligosperma*、*E. xenobiotica*、*E. lecanii-corni* 和 *E. heteromorpha*。

（1）菌落特征:早期为湿润的酵母样型菌落,很快形成天鹅绒状,产生橄榄绿色气生菌丝（图 15-47）。

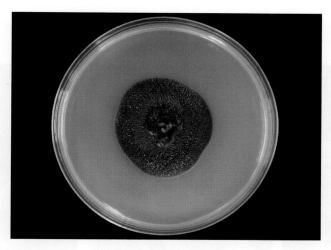

图 15-47　甄氏外瓶霉,菌落,PDA 28℃培养 2 周

（2）镜下特征:酵母样型菌落产生亚球形细胞,每个细胞带有环痕,末端产生分生孢子,形成长链,转变为菌丝。菌丝分隔,分枝,呈淡棕色,分生孢子梗(环痕梗)从菌丝末端或侧壁产生,呈火箭形,环痕区不明显,末端变细,产生单细胞的圆筒状或葫芦形分生孢子,大小为 2.6~5.9μm×1.2~2.5μm,聚集在环痕梗顶端(图 15-48,图 15-49)。

（3）生理学特性:镜下形态与皮炎外瓶霉十分相似,可借助最高生长温度(本菌为 37℃)和硝酸钾利用实验及分子生物学方法进行鉴别。

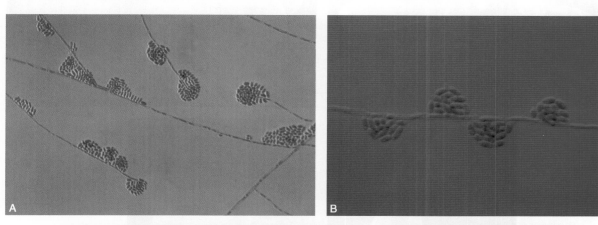
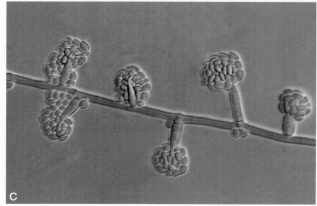
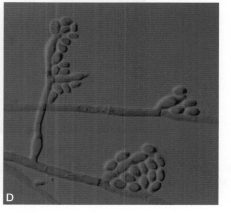

图 15-48　甄氏外瓶霉,环痕梗和环痕孢子
A. 环痕梗和环痕孢子(×200);B. 环痕梗和环痕孢子(×400);C,D. 环痕梗和环痕孢子(×1 000)。

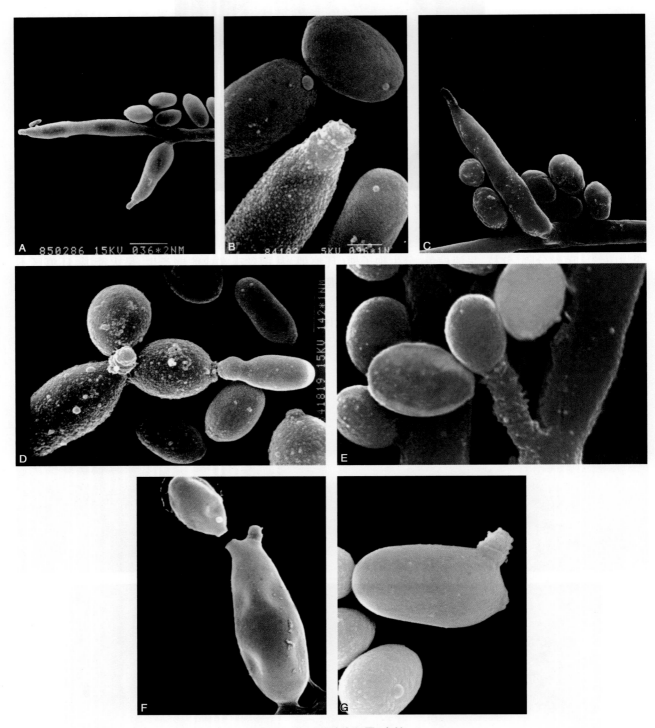

图15-49　甄氏外瓶霉,电镜

A.环痕梗和环痕孢子(1);B.环痕梗(1);C.环痕梗和环痕孢子(2);D.分生孢子;E.环痕梗和环痕孢子(3);F.环痕梗(2);G.环痕梗(3)。

4. 丛梗孢外瓶霉（*E. moniliae*）

（1）菌落特征：菌落生长受限，呈黑色、光滑、糊状、酵母样。陈旧菌落可产生菌丝，呈天鹅绒样（图 15-50）。

（2）镜下特征：产生大量酵母细胞。菌丝较皮炎外瓶霉和甄氏外瓶霉更细，呈淡褐色。含肿胀细胞，分隔处产生短小肿胀的小枝。产孢细胞（环痕梗）呈深褐色，基部膨胀，椭圆形，可呈链状，其顶端延长变细呈颈样，为环痕区，产孢部位在外瓶霉中是最细的，可见弯曲。分生孢子大小为 2.5～3.5μm×1.5～2μm，呈长椭圆形或香蕉形（图 15-51，图 15-52）。

（3）生理学特性：本菌 37℃ 发育稍受抑，有些菌株仍可发育，40℃ 不能发育。能利用硝酸盐，在察氏培养基上发育良好。

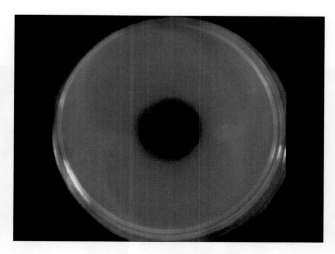

图 15-50　丛梗孢外瓶霉，菌落

5. 嗜鱼外瓶霉（*E. pisciphia*）　本菌仅在鱼类有致病报告。

（1）菌落特征：菌落生长缓慢，轻度扩展，干燥，丘状隆起，呈榄灰色至黑色，絮状、羊毛或绒毛状（图 15-53）。

（2）镜下特征：可见大量酵母细胞，产孢细胞为环痕梗，间生或侧生，葫芦或安瓿形，多数为松散的簇状，可分枝，环痕区不明显。分生孢子亚球形至卵圆形，无分隔，细胞壁较厚，光滑，透明，椭圆形，大小 2～3μm×3～5μm（图 15-54）。该菌在形态上与鲑鱼外瓶霉十分相似，但其分生孢子较小，无分隔，可与其区别。

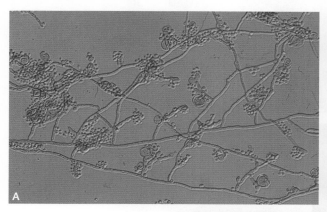

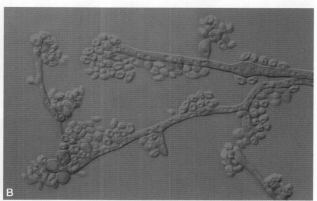

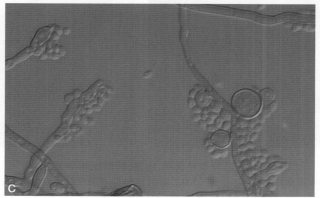

图 15-51　丛梗孢外瓶霉，环痕梗和环痕孢子
A. 环痕梗和环痕孢子（×400）；B、C. 环痕梗和环痕孢子（×1 000）。

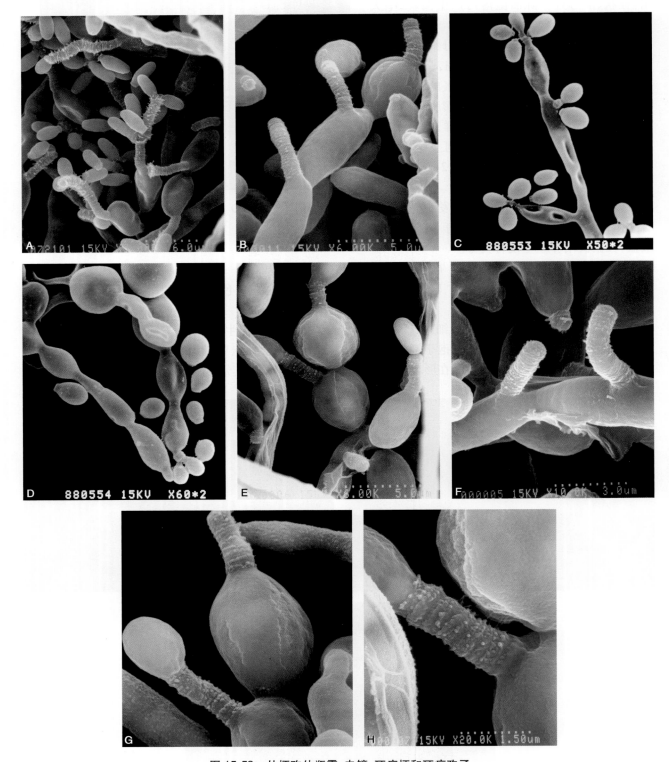

图 15-52　丛梗孢外瓶霉，电镜，环痕梗和环痕孢子
A. 环痕梗和环痕孢子(1)；B. 环痕梗和环痕孢子(2)；C. 环痕梗和环痕孢子(3)；D. 环痕孢子；E. 环痕梗和环痕孢子(4)；F. 环痕梗(1)；G. 环痕梗和环痕孢子(5)；H. 环痕梗(2)。

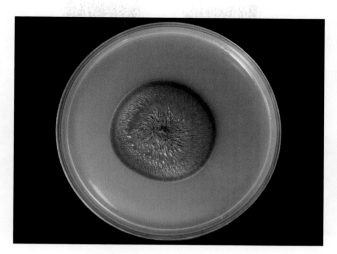

图 15-53　嗜鱼外瓶霉,菌落,MEA 28℃培养 2 周

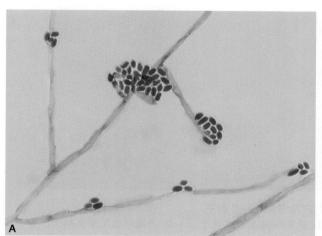

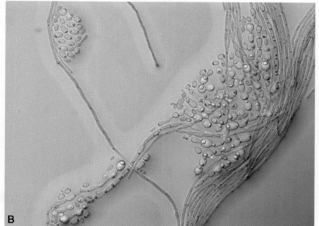

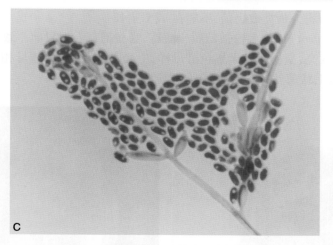

图 15-54　嗜鱼外瓶霉,环痕梗及环痕孢子

A.环痕梗和环痕孢子(1);B.环痕梗和环痕孢子(2);C.环痕梗和环痕孢子(3)。

6. **鲑鱼外瓶霉(E. salmonis)**　为外瓶霉属的模式株,可引起某些鲑鱼的脑部感染。

(1) 菌落特征:菌落轻度扩展,干燥,下陷,呈毛样,橄榄黑色。

(2) 镜下特征:酵母细胞几乎缺如。分生孢子梗与菌丝差别甚微,产孢细胞间生呈烧瓶样,可有短而肿胀的分枝。产孢方式为环痕产孢,环痕区不明显,产孢后延长。分生孢子光滑,透明、薄壁,呈宽椭圆形至纺锤形,在分生孢子中部经常有 0~3 个分隔,孢子基部有一明显痕,大小为 2.3~3.0μm×6.5~8.5μm(图 15-55)。基于以上特点可与嗜鱼外瓶霉相鉴别。

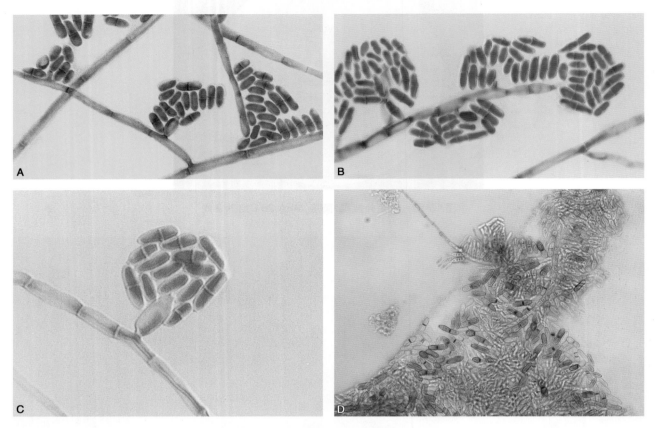

图 15-55 鲑鱼外瓶霉,产孢细胞及分生孢子
A. 产孢细胞及分生孢子(1);B. 产孢细胞及分生孢子(2);C. 产孢细胞及分生孢子(3);D. 产孢细胞及分生孢子(4)。

(3)生理学特性:两菌均为鱼类致病菌,不能在 37℃生长。

7. 棘状外瓶霉(*E. spinifera*) 该菌曾被归属于瓶霉、喙枝孢霉。但目前一致认为应归属于外瓶霉。

(1)菌落特征:潮湿发亮,呈橄榄色至黑色酵母样,中心黏稠,主要由酵母相芽生细胞组成,周围呈絮状边缘。逐渐产生短的绒毛状菌丝,变为橄榄灰色(图 15-56)。

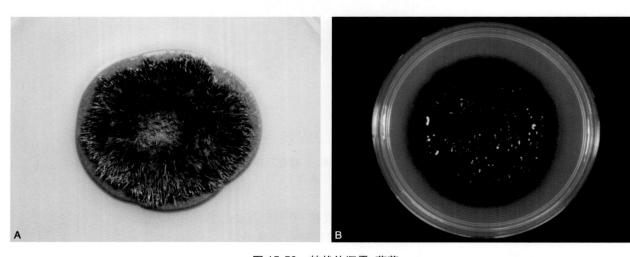

图 15-56 棘状外瓶霉,菌落
A、B. PDA 28℃培养 3 周。

（2）镜下特征:酵母细胞产生大量的荚膜样物质。菌丝分枝分隔,淡棕色。分生孢子梗从菌丝末端或侧面产生,直立,颜色较菌丝为深,呈棘状,一般与菌丝呈直角分枝。其尖端有一较长的圆柱形突起的环痕区(可长达数微米)以环痕方式产孢(图15-57A～C)。环痕数目在外瓶霉中最多,可多达30圈以上。分生孢子单细胞,透明或半透明,亚球形至椭圆形,光滑,1.8～2.8μm×2.0～4.0μm 大小。陈旧培养物中,本菌可以产生细小瓶梗并带有领状结构(图15-57D、E,图15-58)。

（3）生理学特性:本菌的最高生长温度在38～39℃,可以利用硝酸盐。

8. 威尼克何德霉(*Hortaea werneckii*)　曾用名威尼克外瓶霉(*E. werneckii*),此菌分布于热带和亚热带地区,一般只引起浅表感染掌黑癣。曾归属外瓶霉,目前转属至何德霉。依据 ITS 区序列鉴定菌种。

（1）菌落特征:生长缓慢,早期为酵母样菌落,呈灰白色至橄榄色,很快变为黑绿色至黑色,有时带有金属样光泽。有产孢贫乏菌株,菌落被絮状、暗灰色至绿灰色气生菌丝覆盖(图15-59)。

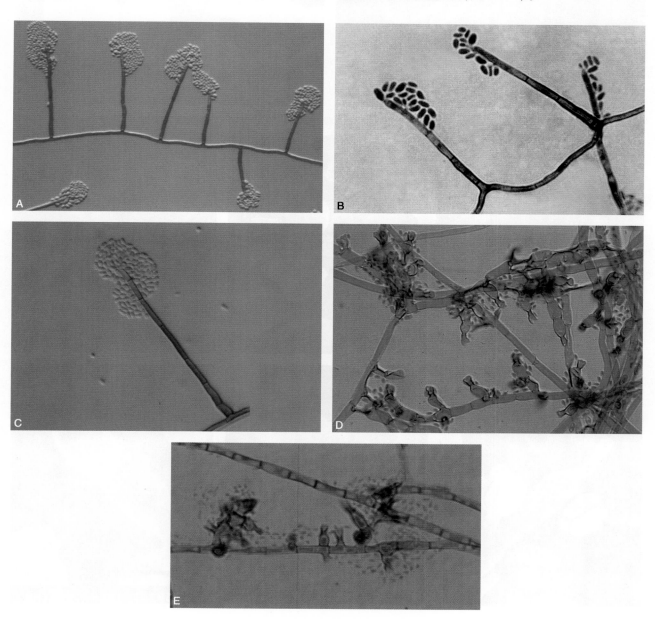

图 15-57　棘状外瓶霉,显微镜下结构,×1 000

A. 环痕梗及环痕孢子(1);B. 环痕梗及环痕孢子(2);C. 环痕梗及环痕孢子(3);D. 细小瓶梗及领状结构(1);E. 细小瓶梗及领状结构(2)。

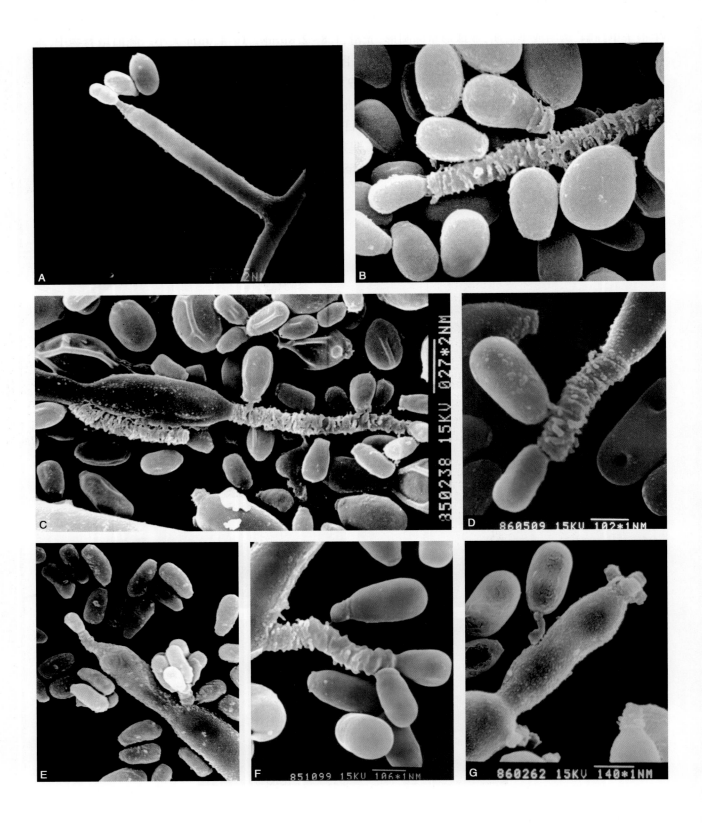

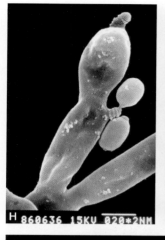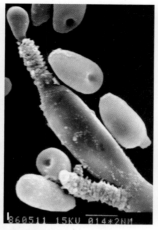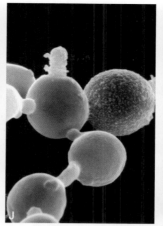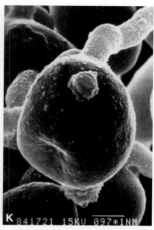

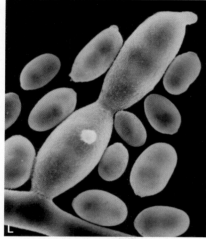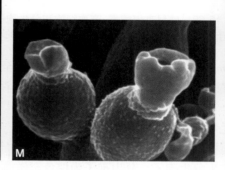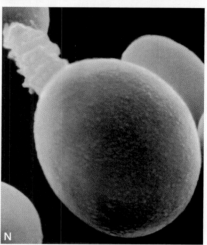

图 15-58 棘状外瓶霉,电镜,环痕梗、环痕孢子及瓶梗

A. 环痕梗及环痕孢子(1);B. 环痕梗及环痕孢子(2);C. 环痕梗及环痕孢子(3);D. 环痕梗及环痕孢子(4);E. 环痕梗及环痕孢子(5);F. 环痕梗及环痕孢子(6);G. 环痕梗及环痕孢子(7);H. 环痕梗及环痕孢子(8);I. 环痕梗及环痕孢子(9);J. 环痕梗及环痕孢子(10);K. 环痕梗及环痕孢子(11);L. 环痕梗及环痕孢子(12);M. 瓶梗及领状结构;N. 环痕梗。

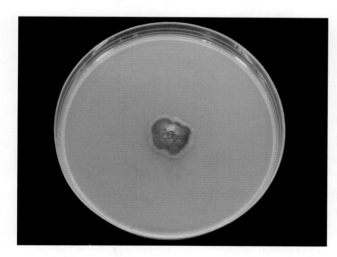

图 15-59 威尼克何德霉,菌落,PDA 28℃培养 3 周

（2）显微镜特征:菌丝可宽达 6μm,早期呈棕色,逐渐变暗,壁变厚,成熟后分隔较多。某些菌株长期培养可产生分生孢子座和分生孢子器。酵母样菌落产孢丰富。产孢细胞在菌丝上间生或侧生,与菌丝相近,环痕方式产孢,环痕带明显。分生孢子透明,变为淡棕色,宽椭圆形,大小为 7.0~9.5μm×3.5~4.5μm,可为单细胞,成熟后变为双细胞和成簇排列的厚壁孢子,在察氏培养基上产生均一的酵母细胞,可再作为母细胞产生环痕孢子(图 15-60)。

（十一）突脐孢属

突脐孢属（*Exserohilum*）是植物病原菌,常从草中分离到。可引起人类角膜、皮下组织、骨骼、鼻窦感染,以及鼻息肉和主动脉血栓等病变。偶尔可以导致致死性播散性感染,如曾发生喙状突脐孢污染糖皮质激素制剂导致的中枢神经系统及骨关节感染暴发。近十几年来,由该属所致的感染病例在上升,已从人暗色丝孢霉病例中分离到 3 个种:

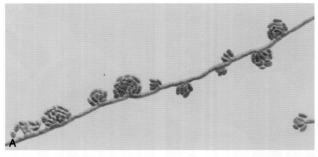
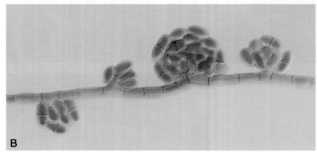
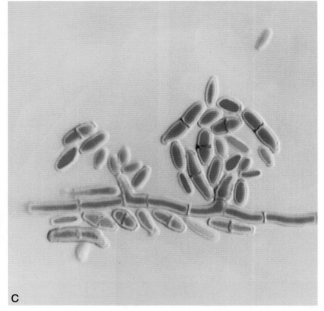

图 15-60 威尼克何德霉,产孢细胞和分生孢子
A.产孢细胞及分生孢子(1);B.产孢细胞及分生孢子(2);C.产孢细胞及分生孢子(3)。

E. rostratum、*E. longirostratum* 和 *E. meginnisii*。该属特征表现为绒毛状至棉絮状,淡棕色至黑色菌落,产生棕色梭形或柱状的大分生孢子,离壁分隔,基底部有凸起的脐。ITS 区序列可以鉴定菌种。

1. 喙状突脐孢(*E. rostratum*)

(1)菌落特征:菌落扩展,绒毛状至棉絮状,淡棕色至黑色。

(2)镜下特征:分生孢子梗可达 230μm 长,呈棕色,直立或弯曲,经常呈膝状弯曲,分隔、厚壁,单个或 2~5 个成组排列,顶端以合轴方式产生分生孢子。分生孢子为棕色至橄榄棕色,直立或轻度弯曲,呈椭圆形至纺锤形,壁光滑至微粗糙,有一喙状突起,有明显突起的脐。分生孢子一般有 7~9 个隔,较长的可有 10~14 个隔,大小为 30~128μm×9~23μm。在陈旧孢子,两端细胞的隔色更暗,壁较厚,是本菌一个特点(图 15-61)。

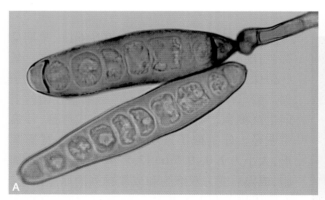
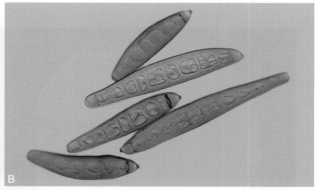

图 15-61 喙状突脐孢,喙状分生孢子,脐状突起及较暗的分隔
A、B.喙状分生孢子,脐状突起及较暗的分隔(×400)。

2. 长喙突脐孢(*E. longirostratum*)

(1)菌落特征:菌落扩展,呈绒毛状,棕色(图 15-62)。

(2)镜下特征:分生孢子梗可达 200μm 长,不分枝,弯曲,经常呈膝状。分生孢子直立或轻度弯曲,底部最宽,逐渐变窄,顶端呈喙状突起,末端细胞色淡,被一个暗色厚隔分开。分生孢子较长的可有 13~21 个隔,一般有 5~9 个隔(图 15-63)。镜下很难与 *E. rostratum* 鉴别。

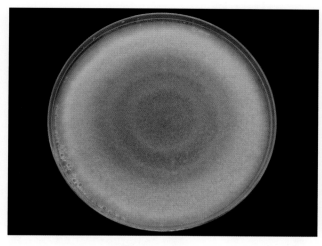

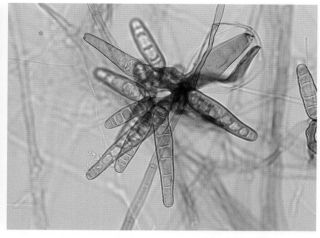

图 15-62 长喙突脐孢,菌落,PDA 28℃培养 3 周

图 15-63 长喙突脐孢,喙状分生孢子及较暗的分隔(×400)

3. 麦吉尼斯突脐孢(*E. mcginnisii*)

(1)菌落特征:菌落扩展,呈毛状或绒毛状,橄榄灰色。

(2)镜下特征:分生孢子梗可达 150μm 长,顶端弯曲。分生孢子壁光滑,呈棕色,直立,管状到轻度棒状,有喙状突起脐。

(十二)着色霉属

着色霉属(*Fonsecaea*)呈世界性分布,自然情况下可从朽木上分离,我国南方多见,可以引起着色芽生菌病。也有鼻旁窦炎、角膜炎和脑部感染的报告。该属产孢方式有三种:全轴式、外芽生向顶性孢子链及瓶梗,具有多形性。既往认为该属包含 2 个种:裴氏着色霉和紧密着色霉,在新的分子分类中紧密着色霉已经取消,除了裴氏着色霉外还有单梗着色霉(*Fonsecaea monophora*)、*F. nubica*、*F. multimorphosa* 和 *F. pugnacius*。裴氏着色霉、单梗着色霉和 *F. nubica* 可以导致人类疾病。这三个种在形态上无法区分,需要经过 DNA 序列分析明确菌种。ITS、BT2 和 ACT 序列可区分着色霉不同种。

1. 裴氏着色霉(*F. pedrosoi*)

(1)菌落特征:菌落生长速度较慢,呈暗棕色,橄榄色至黑色菌落。SDA 上 27℃培养 14 天,直径在 2.5cm 左右。表面呈羊毛样或天鹅绒样,可见灰色短而密集的气生菌丝,背面橄榄黑色。

(2)镜下特征:产孢细胞淡橄榄色,松散分枝状,圆柱形,末端生或间生,有明显齿状突起。主要可见枝孢型和喙枝孢型产孢,有时在陈旧培养物也或见到瓶梗产孢,可见暗棕色瓶梗带有漏斗样的领状结构。分生孢子呈淡橄榄色,半透明,光滑,薄壁,单细胞性,棒状,或长椭圆形,大小为 1.5~3μm×3~6μm。在某些特定条件下可以产生酵母细胞(图 15-64,图 15-65)。

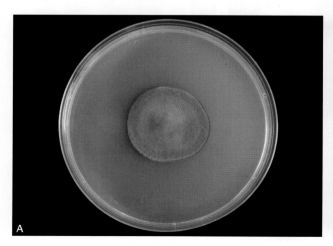

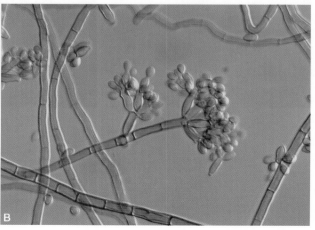

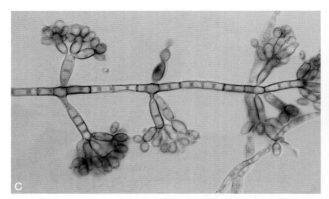
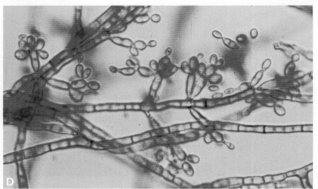
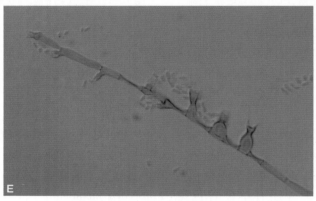

图 15-64　裴氏着色霉,菌落,产孢细胞和分生孢子

A.菌落;B.喙枝孢型(1);C.喙枝孢型和枝孢型;D.喙枝孢型(2);E.瓶梗型。

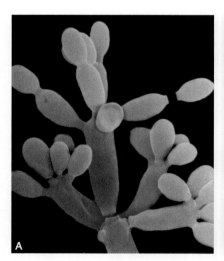
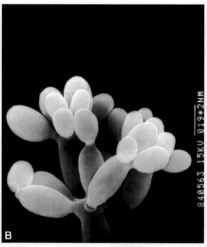
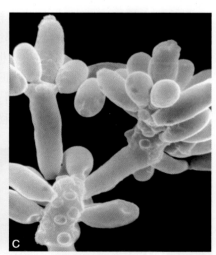

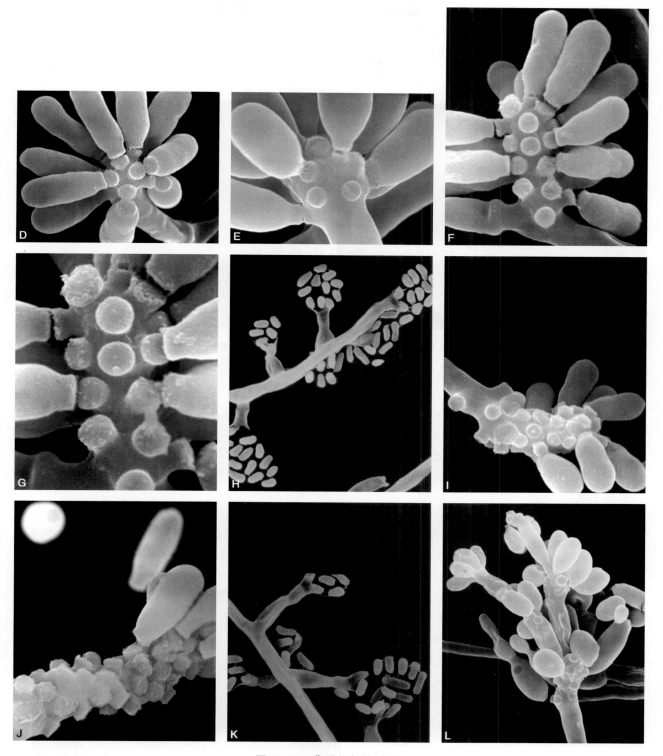

图 15-65 裴氏着色霉,电镜
A.喙枝孢型(1);B.喙枝孢型(2);C.喙枝孢型(3);D.喙枝孢型(4);E.孢子脱落遗留痕迹(1);F.孢子脱落遗留痕迹(2);G.孢子脱落遗留痕迹(3);H.瓶梗和分生孢子;I.孢子脱落遗留痕迹(4);J.孢子脱落遗留痕迹(5);K.产孢细胞;L.喙枝孢型。

2. 单梗着色霉(*F. monophora*)

(1)菌落特征:生长缓慢,菌落微隆起,呈粉末状至天鹅绒样或毛样,橄榄绿黑色,背面为橄榄黑色(图15-66)。

(2)镜下特征:分生孢子梗近直立,呈橄榄绿至棕色,顶端密集分枝。可见枝孢型和喙枝孢型的产孢,偶见瓶梗产孢。分生孢子呈桶形,壁光滑,棕色,大小为2.5~4.5μm×2.0~3.5μm(图15-67)。形态与裴氏着色霉难以区分。

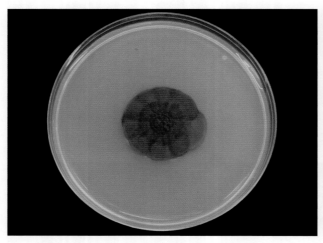

图15-66　单梗着色霉,菌落,PDA 28℃培养3周

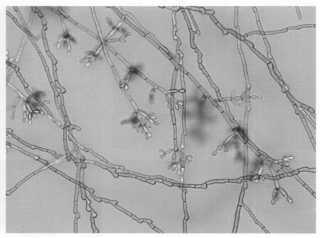

图15-67　单梗着色霉,分生孢子梗和分生孢子排列(×400)

(十三)马杜拉属

马杜拉属(*Madurella*)主要见于印度和东非如苏丹,是真菌性足菌肿的主要致病菌。足菌肿马杜拉(*Madurella mycetomatis*)是最常见(约占70%)的致病种。

(1)菌落特征:OA上菌落特征多变,中等速度生长,呈羊毛状、黄棕色,产生棕色色素。

(2)镜下特征:产孢不丰富,镜下可见密集黑色菌丝,偶见瓶梗,产生的微小孢子排列成短链状。常有菌核形成。

(十四)瓶霉属

瓶霉属(*Phialophora*)真菌主要存在于土壤、朽木、树叶、树皮上,可引起暗色丝孢霉病,也可引起着色芽生菌病和足菌肿。特征表现为暗色菌落,瓶梗产孢,瓶梗花瓶样,领口较明显。瓶霉种类较多,近年来分子分类进展使其种属发生较大变化。部分瓶霉,如寄生瓶霉和烂木瓶霉,已不再属于瓶霉属(仍将在本属中介绍)。而传统的疣状瓶霉也拆分出多个种,包括疣状瓶霉(*P. verrucosa*)、美洲瓶霉(*P. americana*)、中国瓶霉(*P. chinensis*)、扩展瓶霉(*P. expanda*)、*P. tarda*、*P. ellipsoidea* 和 *P. macrospora* 等。目前这些种都归于疣状瓶霉复合体(*P. verrucosa* complex)。与致病相关的包括疣状瓶霉、美洲瓶霉、扩展瓶霉、*P. macrospora* 和 *P. tarda*。ITS 区和 BT2 序列可以区分复合体中的不同种。

1. 疣状瓶霉(*P. verrucosa*)

(1)菌落特征:菌落生长较快,呈羊毛状或毛样,光滑平坦,中心高起,橄榄灰色,背面呈橄榄黑色(图15-68)。

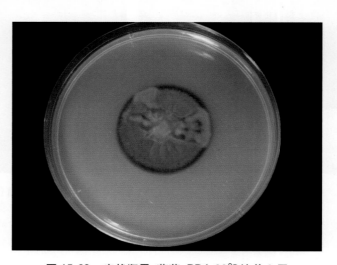

图15-68　疣状瓶霉,菌落,PDA 28℃培养2周

（2）镜下特征：产孢细胞呈单瓶颈，分散，侧生或在菌丝末端产生，安瓿状或葫芦形，漏斗状的领状结构清晰发暗。分生孢子半内生性，由黏液包裹集聚于瓶梗顶端，分生孢子光滑薄壁，单细胞，半球形，无色至褐色，大小为 1~2μm×3~4μm（图 15-69，图 15-70）。

2. 美洲瓶霉（*P. americana*）

（1）菌落特征：PDA 上 28℃培养 21 天，直径约 3.5cm。菌落呈橄榄棕色，表面密生较短的灰黑色气生菌丝，中心苍白（图 15-71）。

（2）镜下特征：产孢细胞即瓶梗呈烧瓶形，分生孢子透明，呈圆形或椭圆形，在领口开口处呈松散团块状或呈松散的串状排列（图 15-72）。

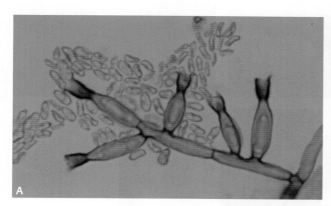
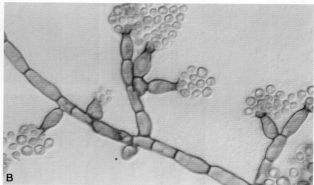
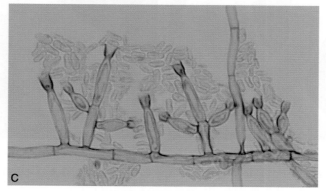

图 15-69　疣状瓶霉，瓶梗及分生孢子×1 000
A. 瓶梗及分生孢子（1）；B. 瓶梗及分生孢子（2）；C. 瓶梗及分生孢子（3）。

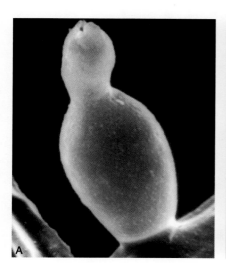
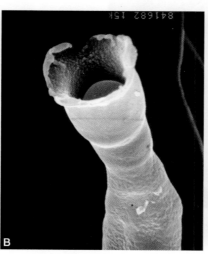
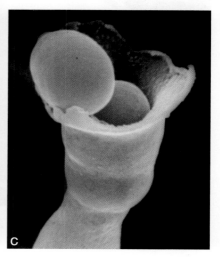

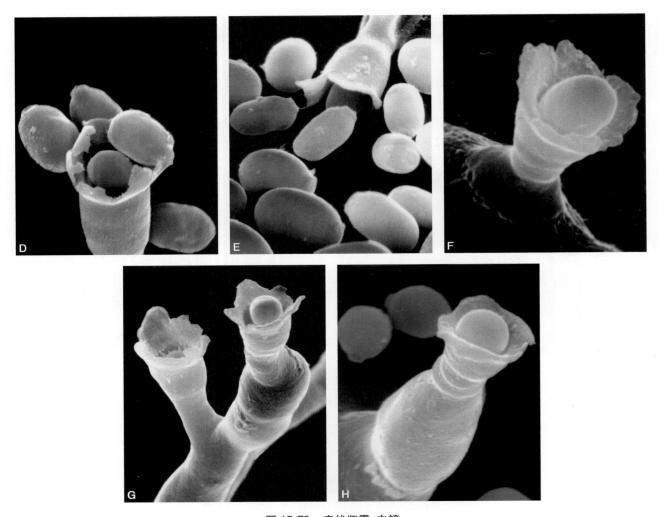

图 15-70 疣状瓶霉,电镜

A.瓶梗(早期);B.瓶梗及分生孢子(1);C.瓶梗及分生孢子(2);D.瓶梗及分生孢子(3);E.瓶梗及分生孢子(4);
F.瓶梗及分生孢子(5);G.瓶梗及分生孢子(6);H.瓶梗及分生孢子(7)。

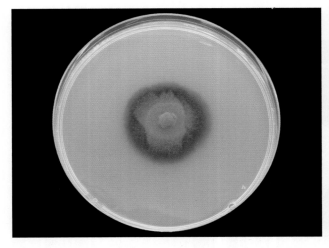

图 15-71 美洲瓶霉,菌落,PDA 28℃培养 2 周

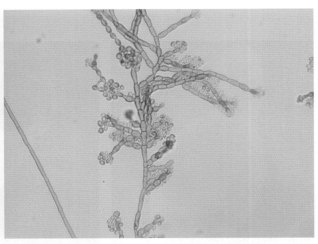

图 15-72 美洲瓶霉,分生孢子梗及分生孢子(×400)

3. 扩展瓶霉(*P. expanda*)

(1) 菌落特征:PDA 上 28℃培养 21 天,可见直径约 3cm,橄榄黑色带棕色绒毛状菌落,中心附近呈羊毛状(图 15-73)。

(2) 镜下特征:瓶形产孢,可见具领状结构的瓶梗,瓶口可见成簇排列的分生孢子(图 15-74)。

4. 寄生暗色枝顶孢(*Phaeoacremonium parasitica*) 曾用名寄生瓶霉(*P. parasitica*),是植物致病菌,能导致皮下组织感染、关节炎、足菌肿、心内膜炎、肺炎和滑膜炎等,也有致命性播散性感染的报告。曾归于瓶霉属,目前转属。ITS 区可鉴定菌种。

(1) 菌落特征:菌落生长较快,呈羊毛状,平坦,中心高起,淡灰色至灰绿色。

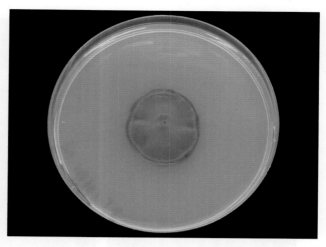

图 15-73　扩展瓶霉,菌落,PDA 28℃培养 2 周

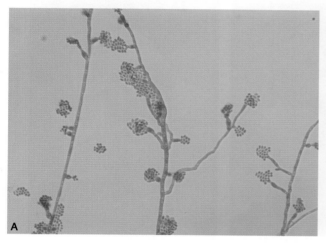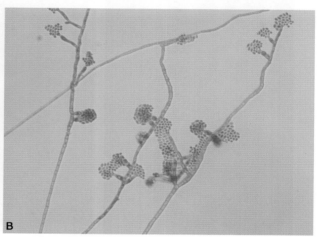

图 15-74　扩展瓶霉,分生孢子梗及分生孢子(×400)
A. 分生孢子梗及分生孢子(1);B. 分生孢子梗及分生孢子(2)。

(2) 镜下特征:产孢细胞呈单瓶颈,侧生或在菌丝末端产生,圆桶形或线状,稍长,领状结构不清,呈浅杯状(基部稍稍变细)无色。分生孢子半内生性,由黏液包裹集聚于瓶梗顶端,分生孢子单细胞,呈圆桶形至香肠形,无色至褐色(图 15-75,图 15-76)。

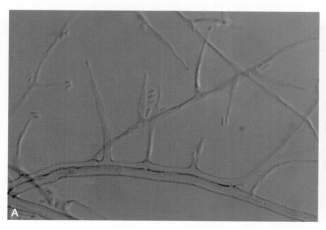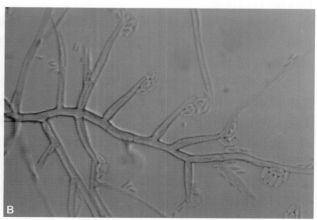

图 15-75　寄生暗色枝顶孢,瓶梗及分生孢子(×1 000)
A. 瓶梗及分生孢子(1);B. 瓶梗及分生孢子(2)。

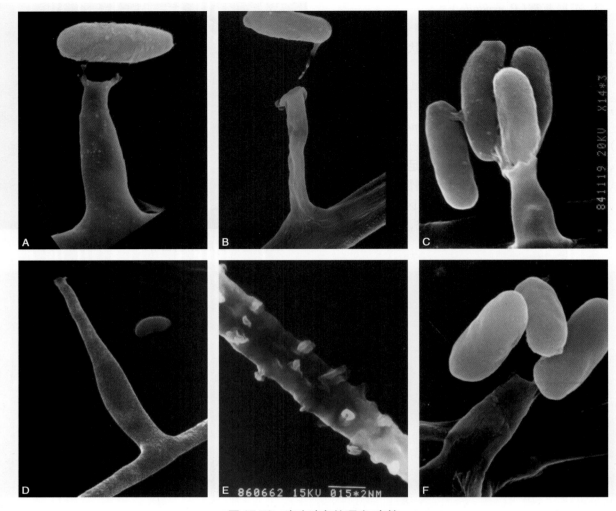

图 15-76　寄生暗色枝顶孢, 电镜
A. 瓶梗及分生孢子(1); B. 瓶梗及分生孢子(2); C. 瓶梗及分生孢子(3); D. 瓶梗; E. 菌丝壁粗糙; F. 瓶梗及分生孢子(4)。

5. *Pleurostoma richardsiae*　曾用名烂木瓶霉(*P. richardsiae*)。在自然界该菌多生长在朽木上。人类致病不常见,一般引起皮肤软组织的暗色丝孢霉病或着色芽生菌病,有 AIDS 患者骨髓感染的病例。曾归属到瓶霉,目前转属。

(1) 菌落特征:菌落生长快速,呈粉末状,陈旧培养物呈羊毛状,平坦,中心高起,灰棕色,背面灰棕色到棕黑色(图 15-77)。

(2) 镜下特征:产孢细胞呈单瓶颈,亚圆桶形至棍棒形,领状结构清晰,为托盘形或漏斗状,着色暗或无色。分生孢子半内生性,由黏液包裹集聚于瓶梗顶端。孢子有两种:①棕色厚壁,呈球形或亚球形孢子,在暗棕色纤细瓶梗上产生,有明显的张开状领转结构;②透明孢子,呈椭圆形至圆柱形,多在菌丝侧面产生(图 15-78,图 15-79)。

6. *Pleurostoma repens*　曾用名匍根瓶霉(*P. repens*)。本菌基本不致病,偶有皮肤软组织感染报告。曾归属于瓶霉属,目前转属。

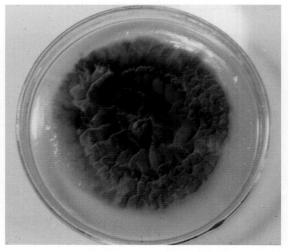

图 15-77　*Pleurostoma richardsiae*, 菌落 PDA 28℃培养 2 周

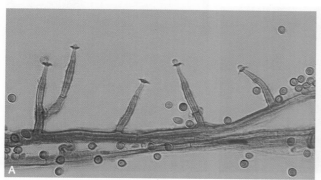
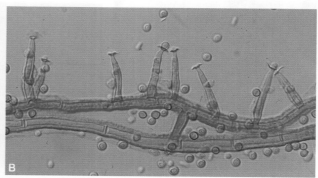

图 15-78 *Pleurostoma richardsiae*,瓶梗及分生孢子×1 000
A.瓶梗及分生孢子(1);B.瓶梗及分生孢子(2)。

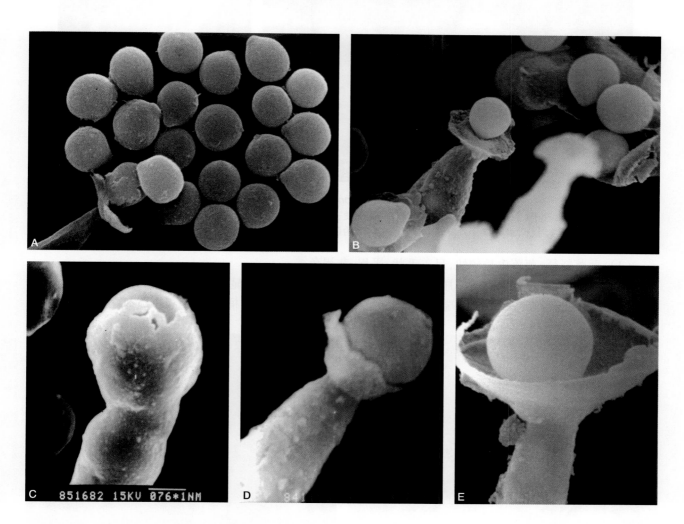

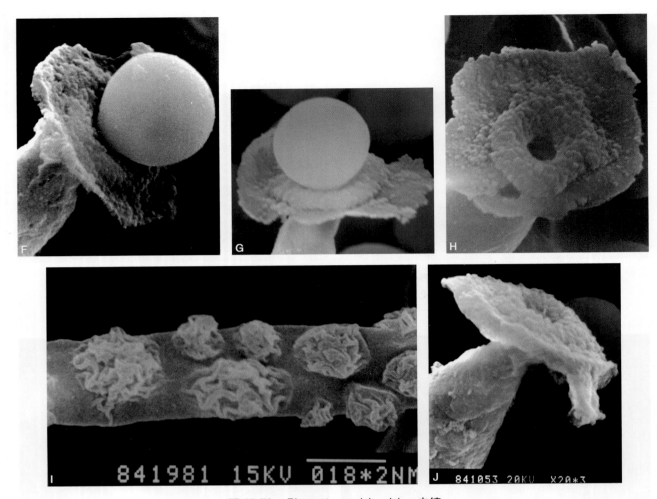

图 15-79　*Pleurostoma richardsiae*，电镜

A.瓶梗及分生孢子(1)；B.瓶梗及分生孢子(2)；C.瓶梗；D.瓶梗及分生孢子(3)；E.瓶梗及分生孢子(4)；F.瓶梗及分生孢子(5)；G.瓶梗及分生孢子(6)；H.领状结构(1)；I.菌丝上有纹饰；J.领状结构(2)。

（1）菌落特征：菌落生长较快，呈羊毛状，平坦，灰褐色。

（2）镜下特征：产孢细胞呈单瓶颈，圆桶形、稍短，领状结构不明显，基部不变细，无色。分生孢子半内生性，由黏液包裹集聚于瓶梗顶端，分生孢子呈香肠形至椭圆形或圆桶形，无色（图 15-80，图 15-81）。

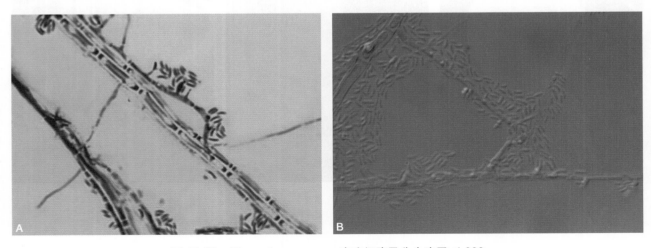

图 15-80　*Pleurostoma repens*，产孢细胞及分生孢子×1 000

A.产孢细胞及分生孢子(1)；B.产孢细胞及分生孢子(2)。

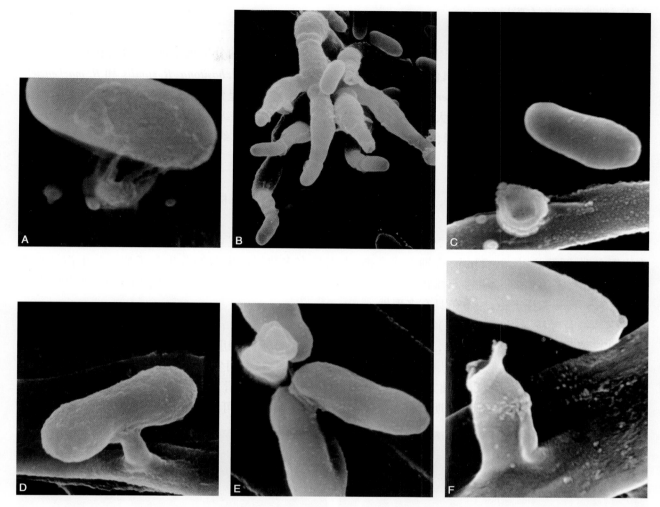

图 15-81　*Pleurostoma repens*,电镜

A. 分生孢子(1);B. 产孢细胞及分生孢子(1);C. 分生孢子(2);D. 产孢细胞及分生孢子(2);E. 分生孢子(3);F. 产孢细胞及分生孢子(3)。

（十五）茎点霉属（*Phoma*）

正核茎点霉(*P. eupyrena*)是从皮肤暗色丝孢霉病中分离得到本菌。

（1）菌落特征:菌落生长受限,呈羊毛或毡状,暗棕色,表面暗绿色毡状,背面暗棕色。

（2）镜下特征:菌丝分淡色薄壁和暗色厚壁两类,厚壁孢子丰富,单一或成链排列,间生者呈桶状,末端生者呈椭圆或亚球形,直径 4~12μm。分生孢子器具特征性,单一或合生,球形至亚球形,没有明显的颈,偶可产生短颈,淡棕至深棕色。单孔口,不甚清楚,直径可达 400μm。孢子器由两种细胞组成:外层为厚壁棕色细胞;内层为薄壁透明细胞。产孢细胞为瓶梗,安瓿状。分生孢子圆柱形或椭圆形,单细胞,3.5~6.0μm×1.5~3.0μm 大小。直立或轻度弯曲,有双道沟槽,透明。厚壁孢子丰富,淡褐色,壁光滑,顶生或间生,常为圆锥状。

（十六）毛结节菌属

毛结节菌属(*Piedraia*)从黑色毛结节菌病的结节中分离到,发现其子囊结构。1928 年建立新属并将该菌命名为何德毛结节菌。该菌常感染毛干,形成一坚硬黑色结节。

（1）菌落特征:缓慢生长,表面有皱褶,呈天鹅绒样,暗棕到黑棕色,多数情况下不产孢。

（2）镜下特征:子囊果大小和形状不同,最大约 1 000μm×330μm。子囊腔分布不规则,多位于子囊果上部,球形或卵圆形,直径 30~60μm,有口孔,常含 1 个子囊。子囊呈椭圆形或卵圆形,内含 8 个子囊子,壁易溶解。子囊孢子为纺锤形或腊肠形,透明,弯曲,单细胞性,大小为 30.0~45.0μm×5.5~10.0μm

在其一端或两端均有附属丝。

（十七）喙枝孢属

喙枝孢属（*Rhinocladiella*）以产生直立、分隔、淡棕色、合轴式产孢的分生孢子梗为特征，在分生孢子附着部位有一个清楚的痕。喙枝孢属包括播水喙枝孢、深绿色喙枝孢、*R. basitona*、*R. similis* 和 *R. mackenziei*。属内各种致病性差异较大：*R. mackenziei* 为生物安全分级（BSL）三级，是危险的致病真菌，可以引起致命的脑部感染，对免疫受损人群危险更大；播水喙枝孢和 *R. similis* 为 BSL-2 级，可对人类致病，一般引起皮肤和皮下组织的着色芽生菌病；而深绿色喙枝孢和 *R. basitona* 则为 BSL-1 级，难以致病，偶有皮肤感染报告。ITS 区序列分析可以鉴定菌种。

1. 播水喙枝孢（*R. aguaspersa*）

（1）菌落特征：中等速度生长，生长受限。表面呈天鹅绒样隆起，棕黑色，可见灰色短而密集的气生菌丝，背面暗棕色。

（2）镜下特征：菌丝呈淡棕色，壁光滑或轻度粗糙，分生孢子梗直立，不分枝，厚壁，深棕色。产孢细胞位于末端，圆筒状，长 9～23μm，合轴方式产孢，表面具有多数轻度突起的分生孢子痕。分生孢子半透明，薄壁光滑，多为单细胞，椭圆至棒状，大小 4.5～7.5μm×1.8～2.4μm（图 15-82，图 15-83）。少数情况下还可以有环痕和瓶梗产孢，故本菌具有多形性。

2. 深绿色喙枝孢（*R. atrovirens*）

（1）菌落特征：菌落生长受限，天鹅绒至羊毛状，橄榄色，中心常轻度发黏，背面暗绿色或黑色。

（2）镜下特征：分生孢子梗短、棕色、厚壁。产孢细胞呈圆桶状，间生或游离，表面有齿状突起，群集，平坦或突起。分生孢子主要以合轴方式产生，单细胞性，透明，薄壁光滑，基地可见截断的痕，大小为 3.7～5.5μm×1.2～1.8μm。芽生细胞透明，薄壁，呈椭圆形。少数情况下还可以有环痕产孢（图 15-84）。

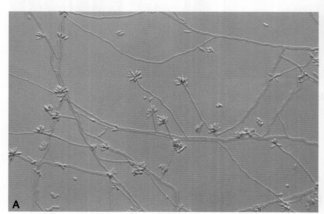
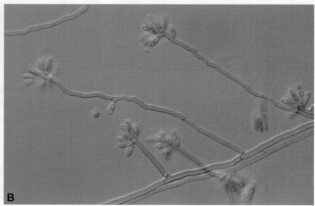
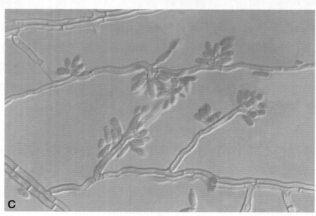

图 15-82　播水喙枝孢，分生孢子合轴排列
A. 分生孢子梗及分生孢子（1）；B. 分生孢子梗及分生孢子（2）；C. 分生孢子梗及分生孢子（3）。

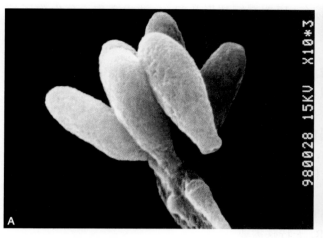
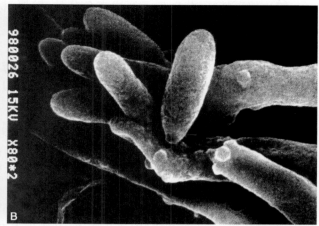

图 15-83　播水喙枝孢,电镜
A.分生孢子;B.分生孢子梗及分生孢子。

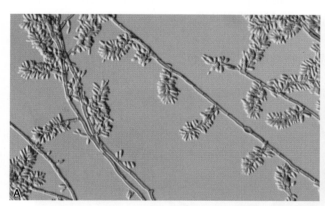
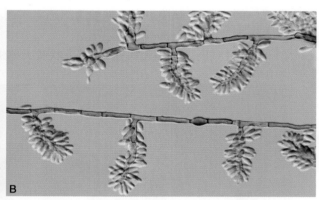
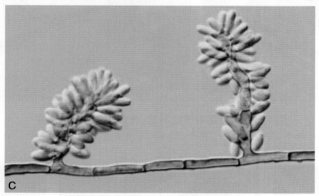

图 15-84　深绿色喙枝孢,分生孢子梗及分生孢子
A.分生孢子梗及分生孢子(1);B.分生孢子梗及分生孢子(2);C.分生孢子梗及分生孢子(3)。

3. *Rhinocladiella basitona*

（1）菌落特征:PDA 上 28℃培养生长缓慢,光滑,紧密,中央轻微隆起,边缘平坦,有些浸入性菌丝,但无可溶性色素产生,棕黑色,背面黑色。

（2）镜下特征:无芽生细胞。菌丝规则,壁稍厚,棕色,有分隔。产孢细胞分生孢子梗分枝丰富,产孢细胞可弯曲,柱形,产生大量分生孢子,合轴式排列。分生孢子大小为 3.5~4.5μm×2.2μm,透明,光滑,薄,三角形,末端圆形,基底部有截断的孢痕。无厚壁孢子。

4. *Rhinocladiella mackenziei*

（1）菌落特征:菌落生长速度中等,呈天鹅绒样,橄榄绿棕色。

（2）镜下特征：分生孢子梗成直角分枝,壁厚,棕色,顶端有短柱形凸起,合轴式产孢。分生孢子棕色,椭圆形,基底部有明显孢痕。

（十八）维朗那霉属

维朗那霉属（*Veronaea*）的模式种是葡萄孢维朗那霉。1984 年在我国皮肤暗色丝孢霉患者皮损中首次分离到本菌证实其致病性。该菌还可以引起着色芽生菌病以及免疫受损患者的播散性感染。ITS 区可鉴定菌种。

葡萄孢维朗那霉（*Veronaea botryosa*）：

（1）菌落特征：菌落扩展,呈褐色,灰褐色或黑褐色,絮状、毛状或绒状。

（2）镜下特征：分生孢子梗不分枝,或偶有分枝,直立或弯曲,平滑。产孢细胞合生,顶生,常变为间生,多芽合轴式产孢、圆柱形,有瘢痕平贴于分生孢子梗壁上。分生孢子单生,呈椭圆形或纺锤形。有 0、1 或少数横隔（图 15-85,图 15-86）。

（3）生理学特性：该菌最高生长温度为 35℃ ,36℃ 以上不能生长。可水解淀粉,液化明胶,可利用硝酸盐,分解尿素,不水解牛乳,对维生素 B_1 及维生素 B_2 无特殊需要。

（十九）棒孢霉属（*Corynespora*）

棒孢霉属（*Corynespora*）主要为植物病原菌,其中多主棒孢霉罕见人类致病,曾有导致足菌肿的报告,我国发现一例 *CARD9* 缺陷患者皮肤软组织感染病例。ITS 区可以鉴定此菌。

多主棒孢霉（*Corynespora cassiicola*）：

（1）菌落特征：菌落生长快速,呈绒毛状或天鹅绒状,橄榄绿色到灰黑色。

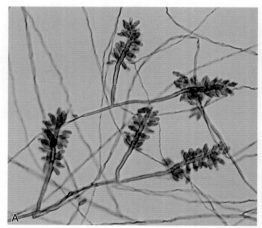
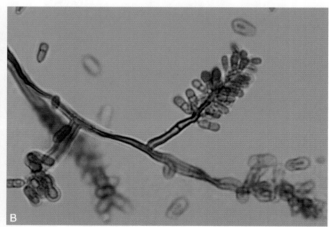

图 15-85 葡萄孢维朗那霉,合轴产孢及分生孢子
A.分生孢子梗及分生孢子（1）;B.分生孢子梗及分生孢子（2）。

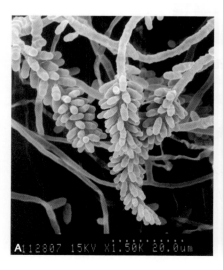
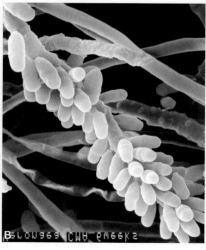
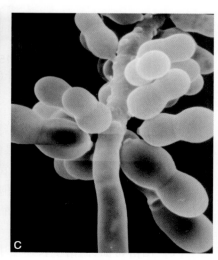

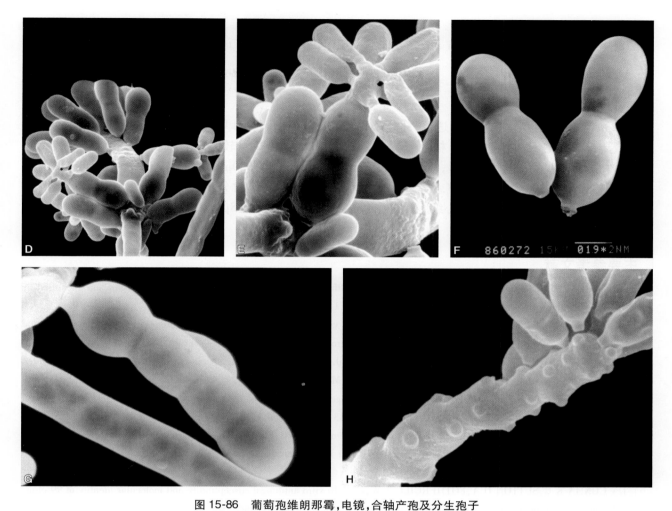

图 15-86　葡萄孢维朗那霉,电镜,合轴产孢及分生孢子

A. 分生孢子梗及分生孢子(1);B. 分生孢子梗及分生孢子(2);C. 合轴产孢;D. 分生孢子梗及分生孢子(3);E. 分生孢子(1);F. 分生孢子(2);G. 分生孢子(3);H. 分生孢子梗上孢子脱落后痕迹。

（2）镜下特征:分生孢子梗直立或折叠,无分枝,有分隔,常为结节样结构,淡棕色。从孢痕产生柱形分生孢子梗。分生孢子梗顶端或侧缘产生分生孢子,呈倒棒状或柱状,有 4~20 个离壁分隔,有厚基底,壁光滑(图 15-87)。

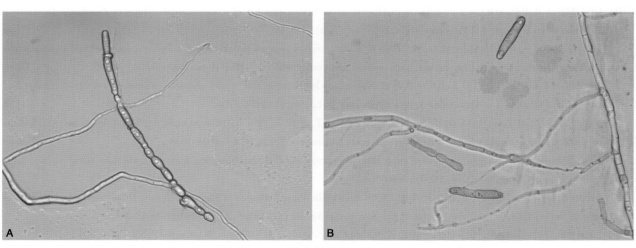

图 15-87　多主棒孢霉,链状分生孢子

A. 链状分生孢子;B. 分生孢子。

（二十）新柱顶孢属

对半新柱顶孢（*Neoscytalidium dimidiatum*），曾用名 *Hendersonula toruloidea Nattrass*，*Scytalidium dimidiatum*。

（1）菌落特征：菌落在 PDA 上扩展生长，多毛，呈深灰色到黑棕色，或白色到灰色，菌落背面呈奶油色到深黄色。

（2）镜下特征：菌丝具黑素或透明，部分区域产生关节孢子，间生厚壁孢子可以存在或缺如。关节孢子形成于未分化的、宽的（4~7μm）棕色菌丝，常有黏液渗出，或者来自较窄的分枝。关节孢子连续或有隔膜，光滑，通常厚壁，最初为圆柱形，很快变为椭圆形，大小为 3.5~5.0μm×6.5~12.0μm。分生孢子呈黑色，球形，直径为 110~300μm，单室或多室，细胞密集排列，透明。幼时分生孢子光滑，薄壁，为单个细胞，透明，成熟的分生孢子有隔膜，中心细胞深棕色，大小为 12~20μm×4~8μm。常出现无色突变。

（李若瑜　宋营改）

主要参考文献

［1］ALASTRUEY-IZQUIERDO A，CUESTA I，ROS L，et al. Antifungal susceptibility profile of clinical *Alternaria* spp. identified by molecular methods［J］. J Antimicrob Chemother，2011，66（11）：2585-2587.

［2］NAJAFZADEH M J，SUTTON D A，KEISARI M S，et al. In vitro activities of eight antifungal drugs against 104 environmental and clinical isolates of *Aureobasidium pullulans*［J］. Antimicrob Agents Chemother，2014，58（9）：5629-5631.

［3］DA CUNHA K C，SUTTON D A，FOTHERGILL A W，et al. Diversity of *Bipolaris* species in clinical samples in the United States and their antifungal susceptibility profiles［J］. J Clin Microbiol，2012，50（12）：4061-4066.

［4］DENG S，DE HOOG G S，BADALI H，et al. In vitro antifungal susceptibility of *Cladophialophora carrionii*，an agent of human chromoblastomycosis［J］. Antimicrob Agents Chemother，2013，57（4）：1974-1977.

［5］BADALI H，DE HOOG G S，CURFS-BREUKER I，et al. Use of amplified fragment length polymorphism to identify 42 *Cladophialophora* strains related to cerebral phaeohyphomycosis with in vitro antifungal susceptibility［J］. J Clin Microbiol，2010，48（7）：2350-2356.

［6］DA CUNHA K C，SUTTON D A，FOTHERGILL A W，et al. In vitro antifungal susceptibility and molecular identity of 99 clinical isolates of the opportunistic fungal genus *Curvularia*［J］. Diagn Microbiol Infect Dis，2013，76（2）：168-174.

［7］SERENA C，ORTONEDA M，CAPILLA J，et al. In vitro activities of new antifungal agents against *Chaetomium* spp. and inoculum standardization［J］. Antimicrob Agents Chemother，2003，47（10）：3161-3164

［8］GIRALDO A，SUTTON D A，SAMERPITAK K，et al. Occurrence of *Ochroconis* and *Verruconis* species in clinical specimens from the United States［J］. J Clin Microbiol，2014，52（12）：4189-4201.

［9］SEYEDMOUSAVI S，SAMERPITAK K，RIJS A J，et al. Antifungal susceptibility patterns of opportunistic fungi in the genera *Verruconis* and *Ochroconis*［J］. Antimicrob Agents Chemother，2014，58（6）：3285-3292.

［10］DUARTE A P，PAGNOCCA F C，BARON N C，et al. In vitro susceptibility of environmental isolates of *Exophiala dermatitidis* to five antifungal drugs［J］. Mycopathologia，2013，175（5-6）：455-461.

［11］FOTHERGILL A W，RINALDI M G，SUTTON D A. Antifungal susceptibility testing of *Exophiala* spp.：a head-to-head comparison of amphotericin B，itraconazole，posaconazole and voriconazole［J］. Med Mycol，2009，47（1）：41-43.

［12］DA CUNHA K C，SUTTON D A，GENé J，et al. Molecular identification and *in vitro* response to antifungal drugs of clinical isolates of *Exserohilum*［J］. Antimicrob Agents Chemother，2012，56（9）：4951-4954.

［13］NAJAFZADEH M J，BADALI H，ILLNAIT-ZARAGOZI M T，et al. In vitro activities of eight antifungal drugs against 55 clinical isolates of *Fonsecaea* spp.［J］. Antimicrob Agents Chemother，2010，54（4）：1636-1638.

［14］LI Y，WAN Z，LI R. In vitro activities of nine antifungal drugs and their combinations against *Phialophora verrucosa*［J］. Antimicrob Agents Chemother，2014，58（9）：5609-5612.

［15］CHOWDHARY A，HAGEN F，CURFS-BREUKER I，et al. In Vitro Activities of Eight Antifungal Drugs against a Global Collection of Genotyped *Exserohilum* Isolates［J］. Antimicrob Agents Chemother，2015，59（10）：6642-6645.

［16］LARONE D H. Medically Important Fungi：A guide to identification［M］. 5th ed. Washington：ASM Press，2012.

［17］DE HOOG G S，GUARRO J，GENE J，et al. Atlas of clinical fungi［M/OL］. 4th ed. Utrecht：Westerdijk Institute，2019.

［18］HUANG C，ZHANG Y，SONG Y，et al. Phaeohyphomycosis caused by *Phialophora americana* with *CARD9* mutation and 20-

year literature review in China. *Mycoses*.［J］. 2019;62(10):908-919. doi:10. 1111/myc. 12962

［19］ CHOWDHARY A,MEIS JF,GUARRO J,et al. ESCMID and ECMM joint clinical guidelines for the diagnosis and management of systemic phaeohyphomycosis:diseases caused by black fungi.［J］. Clin Microbiol Infect. 2014;20 Suppl 3:47-75. doi:10. 1111/1469-0691. 12515

［20］ WANG X,WANG W,LIN Z,et al. *CARD9* mutations linked to subcutaneous phaeohyphomycosis and TH17 cell deficiencies.［J］. J Allergy Clin Immunol. 2014;133(3):905-8. e3. doi:10. 1016/j. jaci. 2013. 09. 033

［21］ WANG X,ZHANG R,WU W,et al. Impaired Specific Antifungal Immunity in CARD9-Deficient Patients with Phaeohyphomycosis.［J］. J Invest Dermatol. 2018;138(3):607-617. doi:10. 1016/j. jid. 2017. 10. 009

第十六章　双相真菌

双相真菌(dimorphic fungi)是指一类具有在不同温度条件下变换形态特征能力的真菌,它们可以从自然环境中的多细胞霉菌相转变为组织中芽生的单细胞酵母相。即在组织内和营养丰富培养基上 37℃ 培养时呈酵母相,在营养贫乏培养基上室温培养时呈菌丝相,这类真菌是人类重要的致病性真菌。目前主要包括组织胞浆菌属(*Histoplasma*)、球孢子菌属(*Coccidiodes*)、副球孢子菌属(*Paracoccidioides*)、芽生菌属(*Blastomyces*)、伊蒙菌属(*Emmonsia*)、*Emergomyces* 属、孢子丝菌属(*Sporothrix*)及马尔尼菲篮状菌(*Talaromyces marneffei*)曾用名马尔尼菲青霉。双相真菌分类见表 16-1。

表 16-1　双相真菌分类

目(order)	科(Family)	属(Genus)	种(Species)
长喙壳目(Ophiostomatales)	长喙壳科(Ophiostomataceae)	孢子丝菌属(*Sporothrix*)	申克孢子丝菌(*S. schenckii*) 球形孢子丝菌(*S. globosa*) 巴西孢子丝菌(*S. brasiliensis*) 卢艾里孢子丝菌(*S. luriei*) *S. chilensis* *S. pallida*
散囊菌目(Eurotiales)	发菌科(Trichocomaceae)	篮状菌属(*Talaromyces*)	马尔尼菲篮状菌(*T. marneffei*) *T. piceus* *T. vugulosus* 产紫篮状菌(*T. purpurogenus*) *T. verruculosus*
爪甲团囊菌目(Onygenales)	Ajellomycetaceae 科	组织胞浆菌属(*Histoplasma*)	荚膜组织胞浆菌(*H. capsulatum*)
		芽生菌属(*Blastomyces*)	皮炎芽生菌(*B. dermatitidis*) *B. gilchristii* *B. percursus* *B. silverae* *B. parvus* *B. helicus*
		副球孢子菌属(*Paracoccidioides*)	巴西副球孢子菌(*P. brasiliensis*) *P. lutzii* *P. americana* *P. restrepiensis* *P. venezuelensis*
		伊蒙菌属(*Emmonsia*)	新月伊蒙菌(*Ea. crescens*)
		Emergomyces	*Es. pasteurianus* *Es. africanus* *Es. orientalis* *Es. canadensis* *Es. europaeus*
	爪甲团囊菌科(Onygenaceae)	球孢子菌属(*Coccidioides*)	粗球孢子菌(*C. immitis*) *C. posadasii*

双相真菌为自然界的腐生菌,是地方流行性真菌病的病原菌。除孢子丝菌病多为皮肤外伤植入病原菌感染外,其他主要由呼吸道吸入引发感染,但绝大多数感染者无症状,为自限性疾病,少数患者可发展为严重的系统性疾病,为原发真菌感染。双相真菌感染多发生在美洲和非洲,我国是孢子丝菌病和马尔尼菲篮状菌感染的高发区。

双相真菌中组织胞浆菌属、球孢子菌属、副球孢子菌属、芽生菌属和马尔尼菲篮状菌属于危险度3级(BSL-3)病原微生物。其菌丝相菌落在揭开平皿培养基盖子后常可释放大量的分生孢子进入空气造成污染。因此,培养应采用螺旋盖的试管或密封平皿培养。涉及大量活菌操作需要在具有生物安全3级实验室中的Ⅱ级生物安全柜里进行。对于临床标本和动物组织的处理可以在生物安全2级实验室进行。伊蒙菌属、*Emergomyces* 属和孢子丝菌属可在生物安全2级实验室操作(建议戴N95口罩防护)。

一、孢子丝菌

(一)分类与命名

孢子丝菌属(*Sporothrix*)属于子囊菌门(Ascomycota)、粪壳菌纲(Sordariomycetes)、长喙壳目(Ophiostomatales)、长喙壳科(Ophiostomataceae)。一直以来人们认为申克孢子丝菌是孢子丝菌病(sporothricosis)唯一的病原菌。但近年来,经过形态学、生理学,尤其是基于钙调蛋白(calmodulin,CAL)基因序列的种系发生研究,发现申克孢子丝菌为一组不同种构成的复合体,即申克孢子丝菌复合体(*S. schenckii* complex),目前主要包括申克孢子丝菌(*S. schenckii*)、球形孢子丝菌(*S. globosa*)、巴西孢子丝菌(*S. brasiliensis*)、卢艾里孢子丝菌(*S. luriei*)、*S. chilensis*、*S. pallida* 等。

(二)致病性

孢子丝菌在自然界为腐生寄生菌,广泛存在于柴草、芦苇、秸秆、花卉、苔藓、草炭、朽木、土壤、沼泽泥水中,多见于热带和亚热带地区。不同的孢子丝菌菌种间在地理分布、致病能力、对抗真菌药物的敏感性上存在着一些差异。申克孢子丝菌呈世界分布,主要分布于美国和南美洲的一些国家,可经植物或动物传播。球形孢子丝菌世界分布,主要分布于欧洲、亚洲等地区,是我国孢子丝菌病的主要病原菌,为植物传播。巴西孢子丝菌分布于巴西,为动物传播,猫是其主要宿主。仅在南非、印度及意大利罕有报道卢艾里孢子丝菌致病。最新报道 *S. chilensis* 和 *S. pallida* 分别引起角膜和指甲浅表感染。

孢子丝菌病散发,也有局部流行,主要是职业性或地方性小范围流行,我国的吉林省、黑龙江省、四川省及广东等地曾发生过小范围的地方性流行。在我国东北地区,一般在秋冬季节感染至次年春季发病者多见。孢子丝菌病最常见的感染方式是皮肤接种,尤其是皮肤接触一些植物,通常发生在皮肤创伤后,孢子丝菌经皮肤微小的伤口侵入机体,可同时发生多处接种。亦可通过动物传播,在巴西,人可通过猫的传播感染。罕见经口进入肠道或经呼吸道进入肺,可播散至骨骼、眼、中枢神经系统和内脏。

(三)临床表现

孢子丝菌病是由孢子丝菌引起的皮肤、皮下组织及其附近淋巴系统的慢性感染。临床上分为皮肤型孢子丝菌病(cutaneous sporotrichosis)和皮肤外型孢子丝菌病(extracutaneous sporotrichosis),其中皮肤型又分为固定型、淋巴管型及播散型。

1. 皮肤型孢子丝菌病

(1)皮肤固定型:好发于面、颈、四肢、手背等暴露部位,常见于儿童,多有外伤史。皮疹固定于初发部位,并不侵犯附近淋巴系统。皮损可呈现多种形态,无特异性,表现为炎性丘疹、结节,呈红色或暗红色,逐渐增大,可伴溃疡、脓肿及结痂,还可出现鳞屑性斑片、疣状斑块、痤疮样、肉芽肿及囊肿等改变(图16-1)。

(2)皮肤淋巴管型:原发损害多在手、前臂、面部、小腿等部位,常为单侧,多有外伤史。皮疹常发生在外伤后1~4周,为一小的、坚实的、无痛性结节,呈淡红乃至紫红色,逐渐隆起后黏着皮肤,可形成囊肿、脓疡等。中心可发生坏死,形成溃疡,表面有稀薄脓液,上覆有厚痂,边缘稍隆起。之后沿淋巴管向心性成

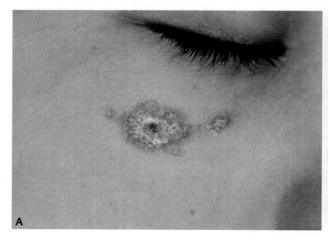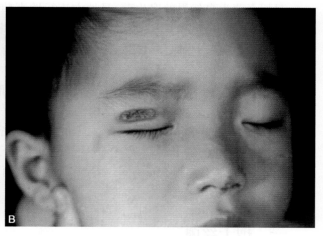

图 16-1　皮肤固定型孢子丝菌病
A. 面部皮疹；B. 上眼睑皮疹。

串排列出现大小不一的结节,一般发生顺序为支线早于干线,如病变发生于面部者,结节则呈上下放射状排列(图 16-2)。结节可延续直至腋下或腹股沟,病变乃停止进展,多数淋巴结并不受累。

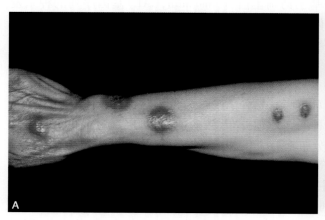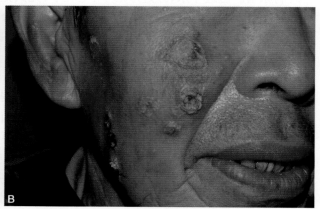

图 16-2　皮肤淋巴管型孢子丝菌病
A. 上肢皮疹；B. 面部皮疹。

　　(3) 皮肤播散型:罕见。一般认为是原发于皮肤或肺部的感染病灶通过淋巴管性或血源性传播所致。可见多数的丘疹或结节分布于全身各处,进一步发展为脓肿、溃疡(图 16-3)。皮肤黏膜型可以由全身播散性病变所继发,常位于口腔、咽喉或鼻部。损害初为红斑性,呈溃疡或化脓性病变,渐成肉芽肿性、赘生性或乳头瘤样损害。常有疼痛,局部红肿,附近淋巴结肿而硬。

　　2. 皮肤外型孢子丝菌病　罕见,通常发生于伴有基础病或易感素质的个体,如糖尿病、酗酒者或艾滋病患者。

　　肺孢子丝菌病通常发生于吸入孢子后,有时伴有肺门淋巴结肿大。某些病例继发于其他接种部位的血源性传播。其症状是非特异性的,包括有痰的咳嗽、发热、体重减轻、食欲不振、气喘和咯血。最常见的肺部影像学改变是肺上叶空洞。

　　关节孢子丝菌病常由于邻近的皮下组织感染引起,直接接种于关节或来自血源性播散。倾向于侵犯膝和其他较大的负重关节,引起被侵犯关节的僵硬、疼痛和肿胀。

　　骨孢子丝菌病大多数来自邻近皮下组织或关节的感染,有些则由血源性播散所致。倾向于侵犯长骨,有局灶性疼痛和轻微肿胀。骨影像学改变是一种伴有骨膜反应的溶骨性损害,同时多有关节炎。

　　孢子丝菌眼内炎很罕见,但可导致失明;脉络膜视网膜炎也有报道;偶尔也有脑膜炎病例报道。

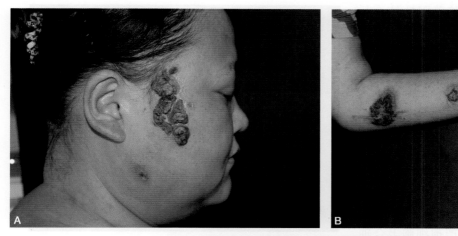
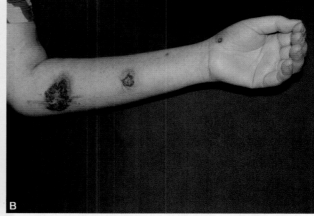
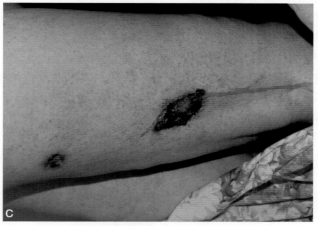

图 16-3　皮肤播散型孢子丝菌病

A. 面部皮疹；B. 上肢皮疹；C. 腿部皮疹。

（四）实验室诊断

1. 真菌学检查

（1）直接镜检：可疑标本如溃疡边缘组织液、脓液等涂片，KOH 溶液湿片镜检常常阴性。CFW 染色可见到蓝白色孢子或芽生孢子（图 16-4）。

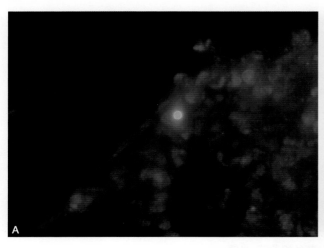
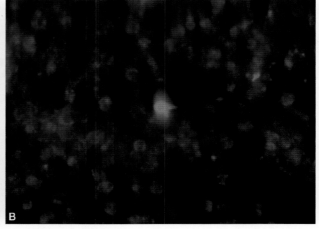

图 16-4　孢子丝菌病，脓液，CFW 染色（×400）

A. 孢子；B. 孢子。

（2）培养检查：孢子丝菌培养阳性是诊断孢子丝菌病的金标准。孢子丝菌属各菌种培养菌落特征相似，在 SDA 上 25℃培养为菌丝相，生长迅速，初为灰色、褐色至黑色湿润、光滑、酵母样，很快形成有皱褶、绒毛样菌落（图 16-5）。在马铃薯葡萄糖琼脂（PDA）上培养菌落呈浅橘色到灰橘色；在玉米粉吐温 80 琼脂和燕麦琼脂（OA）上呈褐色到黑褐色。

在玉米粉吐温 80 琼脂上的产孢最好，推荐使用玉米粉吐温 80 琼脂观察镜下特征。所有分离菌种可产生两种类型分生孢子：一种是在分生孢子梗中间或顶端齿状的产孢细胞上合轴产生分生孢子，类似花朵样结构，分生孢子透明或稍微着色，通常呈倒卵形或梨形；另一种是在

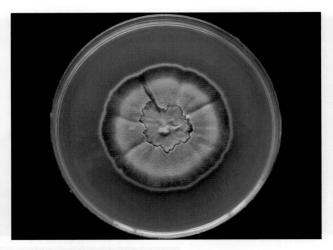

图 16-5 孢子丝菌，SDA，菌丝相菌落（25℃）

菌丝侧面短的小齿上单独产生的无柄分生孢子，厚壁、黑褐色（图 16-6，图 16-7）。不同菌种无柄分生孢子形状则不同：巴西孢子丝菌和球形孢子丝菌显示球形和亚球形；多数申克孢子丝菌显示三角形或楔形，少数呈现倒卵形、椭圆形或不规则形。卢艾里孢子丝菌没有深色的无柄分生孢子，但有独特的长形孢子，根据这两个特点可以很容易将其与其他菌种鉴别开来。

在脑心浸液琼脂（BHI）上 37℃培养呈酵母相（图 16-8）。镜下可见大小不等的球形或卵圆形酵母细胞，细长厚壁的芽生孢子呈梭形或雪茄烟样，附着在较大的球形或卵圆形酵母细胞上（图 16-9）。

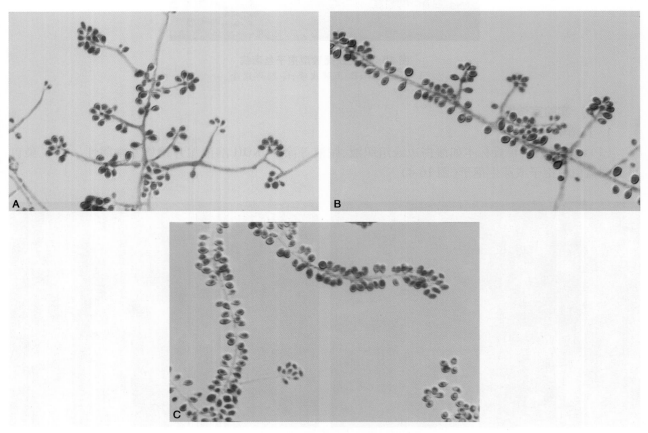

图 16-6 孢子丝菌，菌丝相菌落，光镜
A. 分生孢子梗及花朵样分生孢子；B. 无柄分生孢子（套袖菌丝）和花朵样分生孢子；C. 无柄分生孢子。

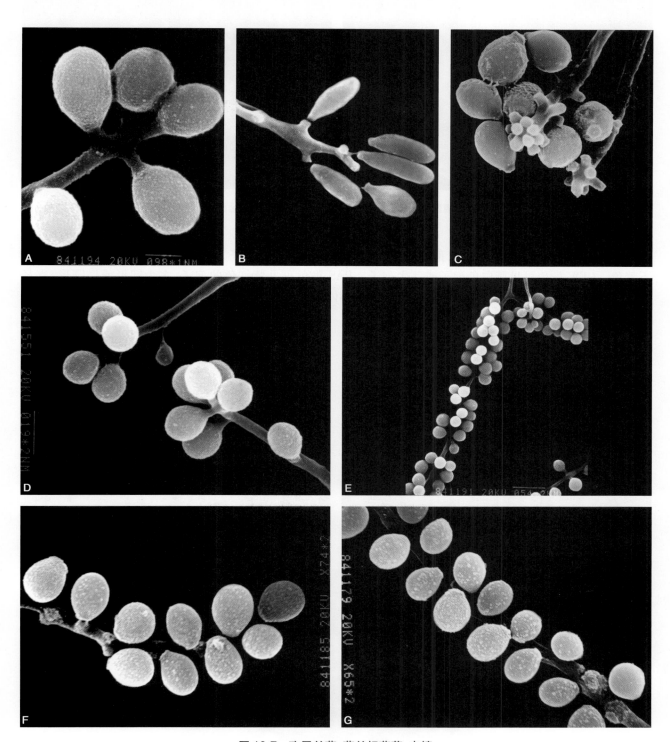

图 16-7　孢子丝菌,菌丝相菌落,电镜
A.合轴产孢;B.合轴产孢;C.全壁芽生分生孢子遗留齿状突起;D.合轴产孢;E.芽生合轴;F.合轴产孢,全壁芽生分
生孢子遗留齿状突起;G.合轴产孢,全壁芽生分生孢子遗留齿状突起。

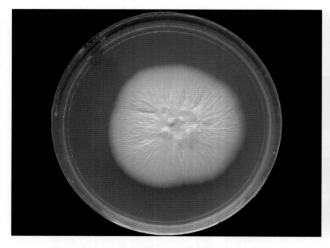

图 16-8 孢子丝菌,BHI,酵母相菌落(37℃)

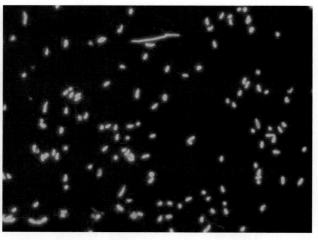

图 16-9 孢子丝菌,酵母细胞,芽生孢子,CFW 染色(×400)

2. 组织病理学 在宿主体内,孢子丝菌可形成酵母细胞、芽生孢子、雪茄烟样小体及星状体,HE 染色不着色。CFW 染色可见蓝白色孢子或芽生孢子。PAS 染色可见紫红色的孢子,多为圆形或椭圆形,直径 4~9μm,有时可见芽生孢子(图 16-10)。雪茄烟样小体呈梭形,宽 2~4μm,长 4~10μm,散在或在巨噬细胞

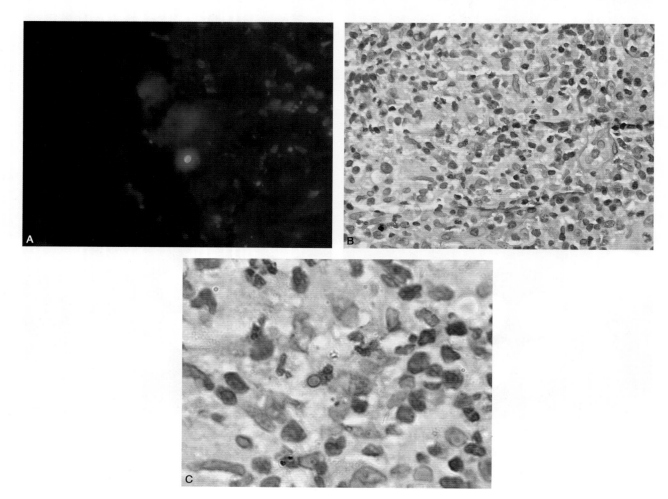

图 16-10 孢子丝菌病,组织病理
A. 孢子,CFW 染色(×400);B. 孢子,PAS 染色(×400);C. 孢子,PAS 染色(×1 000)。

内(图 16-11)。星状体中央一般有一个孢子,个别见有 2 个孢子,可能是芽生孢子形成的星状体;孢子周围的嗜酸性物质多数呈星状体分布,亦可见少数的呈环状、宽花瓣状、棒状及不规则分布。PAS 染色中央孢子及孢子周围放射状物质均呈紫红色,整个星状体的最长直径为 8~26μm(图 16-12)。罕见菌丝,细长分隔,多在表皮内,或在肢体末端溃疡或囊肿性损害内发现。间接免疫荧光法、直接免疫荧光法检测孢子丝菌均显示有高特异度及敏感度。

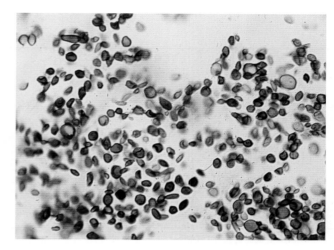

图 16-11 孢子丝菌病,组织病理,孢子和雪茄烟样小体,PAS 染色(×1 000)

3. 血清学诊断 无特异性血清学检查,但皮肤播散型及皮肤外孢子丝菌病患者可尝试检测 G 实验。

4. 分子鉴定 基因测序,如利用钙调蛋白(calmodulin,CAL)序列可用来鉴定孢子丝菌,单一 ITS 区或 β-tubulin 序列难以区分复合体中不同的种。多位点基因测序和蛋白指纹图谱分析等技术在菌种分类上具有显著优势。

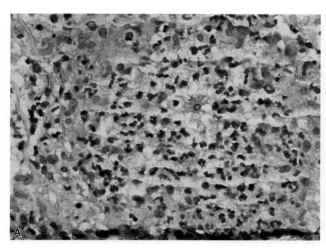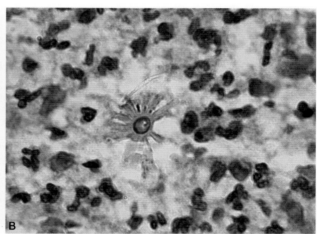

图 16-12 孢子丝菌病,组织病理
A. 星状体,PAS 染色(×400);B. 星状体,PAS 染色(×1 000)。

(五)抗真菌治疗

1. 体外药敏试验 孢子丝菌为双相真菌,体外药敏试验酵母相和菌丝相有一些差异,酵母相的 MIC 值总体低于菌丝相。根据 CLSI 方案推荐,目前统一按照丝状真菌体外药敏微量液基稀释法操作,即 CLSI-38A 方案,药敏板需要在 35℃ 孵育。很多文献报告中的孢子丝菌药敏试验并未严格按照此方案操作,这在结果比较时会发生误差。通过体外药敏试验可以检测孢子丝菌的最低抑菌浓度(MIC),但目前并未确定临床折点和流行病学折点。

孢子丝菌不同菌种的体外药物敏感性有差异,不同的研究差异也较大。不同的孢子丝菌对特比萘芬、伊曲康唑、泊沙康唑、伏立康唑和两性霉素 B 的体外药物敏感性研究见表 16-2。此外,我们的研究结果显示伊曲康唑与米卡芬净、伊曲康唑与特比萘芬的体外联合药敏试验显示具有良好的协同作用,伊曲康唑与特比萘芬联合时对菌丝相 75% 有协同作用,对酵母相 70% 协同作用,均无拮抗作用。

2. 临床治疗原则 口服抗真菌药物治疗皮肤型孢子丝菌病有效安全,伊曲康唑、特比萘芬、碘化钾、氟康唑单药或联合治疗均有效。对于皮肤播散型或系统型孢子丝菌病可采用两性霉素 B 治疗。必要时试用新型抗真菌药物,手术疗法,物理疗法如温热、冷冻、光动力疗法等。

表 16-2 孢子丝菌的体外药物敏感性检测

单位：μg/ml

菌种	TER MIC 范围 (MIC$_{90}$)	ITR MIC 范围 (MIC$_{90}$)	POS MIC 范围 (MIC$_{90}$)	VOR MIC 范围 (MIC$_{90}$)	AMB MIC 范围 (MIC$_{90}$)
球形孢子丝菌	0.06~1.0 (0.5)	1.0~32.0 (32.0)	1.0~16.0 (8.0)	16.0~32.0 (32.0)	2.0~8.0 (8.0)
巴西孢子丝菌	0.06~0.25 (0.25)	0.5~2.0 (1.0)	0.25~1.0 (1.0)	0.5~16.0 (8.0)	1.0~4.0 (4.0)
申克孢子丝菌	0.06~0.5 (0.5)	1.0~32.0 (32.0)	0.5~16.0 (8.0)	2.0~32.0 (32.0)	0.5~4.0 (4.0)

注：MIC. 最低抑菌浓度；VOR. 伏立康唑；POS. 泊沙康唑；ITR. 伊曲康唑；TER. 特比萘芬；AMB. 两性霉素 B。

（六）孢子丝菌属的鉴定

1. 球形孢子丝菌（*Sporothrix globosa*）

（1）菌落特征：在 PDA 上 30℃培养 21 天时，菌落直径为 18~40mm。呈橙白色，中央轻微高起，或者皱褶和略微成簇，潮湿，无毛，向周边呈放射状皱褶。在 BHI 上 37℃培养为酵母相菌落（图 16-13）。

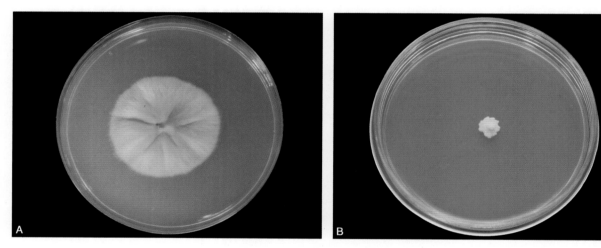

图 16-13 球形孢子丝菌，菌落
A. 菌丝相；B. 酵母相。

（2）镜下特征：产孢细胞通常在分生孢子梗的末端或中间，轻度膨胀，并以合轴方式在小齿状突起上产孢。分生孢子通常透明或半透明，呈卵形，长 2~5μm，宽 1~3μm。无柄分生孢子沿菌丝生长，为棕色或深棕色，厚壁，球形或近球形，长 2.5~4.0μm，宽 2.0~3.5μm（图 16-14）。

（3）生理学特性：最高生长温度为 35℃（培养 21 天后菌落直径为 2.5~20.0mm）；37℃时一般不生长，偶有例外，但生长十分有限（培养 21 天后菌落直径不到 2mm）。能同化蔗糖，不能同化棉子糖，约 90%的菌株可同化核糖醇（图 16-15）。

2. 申克孢子丝菌（*Sporothrix globosa*）

（1）菌落特征：在 PDA 上 30℃培养 21 天时，菌落直径为 33.6~36.0mm，不超过 50.0mm。麦芽浸汁琼脂（MEA）上菌落光滑或皱褶，污白色，质硬，背面灰色至棕黑色。在 BHI 上 37℃培养为酵母相菌落。

（2）镜下特征：产孢细胞通常在分生孢子梗的末端，在成群的小齿上以合轴方式成群产孢，分生孢子单细胞，水滴状到棍棒状，2.5~5.5μm×1.5~2.5μm。无柄分生孢子为透明或褐色，常为薄壁或厚壁，产生在菌丝侧，多数呈三角形到楔形，少数呈倒卵形、椭圆形或不规则形。在酵母相菌落可以形成多边芽生酵母。

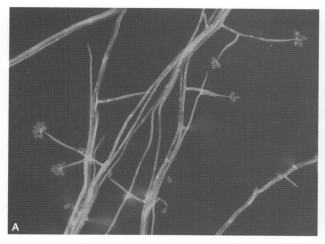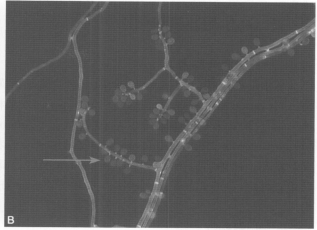

图 16-14 球形孢子丝菌,光镜
A. 花朵样分生孢子,CFW 染色(×400);B. 无柄分生孢子,CFW 染色(×400)。

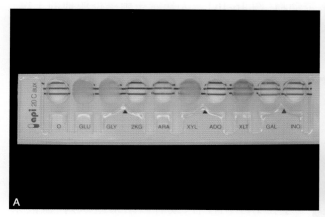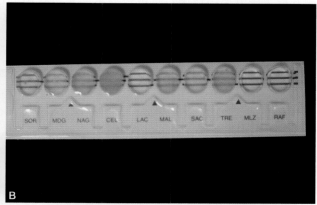

图 16-15 球形孢子丝菌,API 检测结果
A. API 测试条左侧;B. API 测试条右侧。

(3)生理学特性:37℃时可生长。能同化蔗糖、棉子糖及核糖醇。

3. 巴西孢子丝菌(*Sporothrix brasiliensis*)

(1)菌落特征:在 PDA 上 30℃培养 21 天时,菌落直径为 15~38mm。菌落呈淡橙色至灰橙色,在中央略微高起,有气生菌丝形成的短簇,平坦、潮湿、无毛,向边缘轻微皱褶。在 BHI 上 37℃培养为酵母相菌落。

(2)镜下特征:产孢细胞通常在分生孢子梗的末端或中间,轻度膨胀,并以合轴方式在小齿状突起上产孢。分生孢子通常透明或半透明,呈卵形,长 2~6μm,宽 1~4μm。无柄分生孢子沿菌丝生长,为棕色或深棕色,厚壁,球形或近球形,长 2.5~5.0μm,宽 2~3μm。

(3)生理学特性:最高生长温度为 37℃(培养 21 天后菌落直径为 5~10mm)。不能同化蔗糖和棉子糖,核糖醇同化结果有差异(约 80% 为阴性)。

孢子丝菌属不同菌种形态学及生理学特性见表 16-3。

表 16-3 孢子丝菌属不同菌种形态学及生理学特性

菌种	无柄分生孢子	在 PDA 上 30℃培养 21 天菌落直径超过 50mm	在 37℃生长情况	同化实验结果	
				蔗糖	棉子糖
球形孢子丝菌	有	无	不能	同化	不同化
申克孢子丝菌	有	无	能	同化	同化
巴西孢子丝菌	有	无	能	不同化	不同化

二、马尔尼菲篮状菌

（一）分类与命名

马尔尼菲篮状菌（*Talaromyces marneffei*）属于子囊菌门（Ascomycota）、子囊菌亚门（Pezizomycotina）、散囊菌纲（Eurotiomycetes）、散囊菌目（Eurotiales）、发菌科（Trichocomaceae）、篮状菌属（*Talaromyces*）。目前篮状菌属有 5 个菌种，包括马尔尼菲篮状菌（*Talaromyces marneffei*）、*T. piceus*、*T. vugulosus*、产紫篮状菌（*T. purpurogenus*）、*T. verruculosus*，其中仅马尔尼菲篮状菌是双相真菌。1956 年，Capponi 在越南的中华竹鼠中发现了这种病原菌。1959 年，Segretain 命名为马尔尼菲青霉（*Penicillium marneffei*），所致疾病称马尔尼菲青霉病（penicilliosis marneffei）。2011 年，Samson 等根据分子生物学特性将菌种更名为马尔尼菲篮状菌。

（二）致病性

马尔尼菲篮状菌主要存在于土壤中，营洞穴生活方式和刨挖茅草根为主食的啮齿动物竹鼠可以在活动中感染（经呼吸道），已从东南亚的 4 种竹鼠（中华竹鼠、银星竹鼠、大竹鼠和小竹鼠）中、竹鼠粪便及其洞穴泥土中分离出该菌。竹鼠是马尔尼菲篮状菌的携带动物（图 16-16）。人暴露于雨季疫源地的土壤，吸入马尔尼菲篮状菌孢子可能是最主要的传播途径，其他可能传播途径包括经破损皮肤或消化道进入人体。

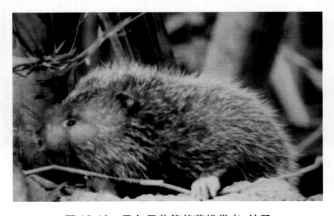

图 16-16　马尔尼菲篮状菌携带者，竹鼠

马尔尼菲篮状菌感染主要流行于东南亚和东亚各国如泰国、印度、越南和中国，中国主要分布在广东、广西、中国香港和中国台湾等省份及地区，被认为是以上地区的地方性真菌病。马尔尼菲篮状菌感染者中 85% 是艾滋病患者。因此，世界卫生组织把它作为艾滋病的指征性疾病。但马尔尼菲篮状菌感染也可发生在 HIV 阴性者，或者因结缔组织病、血液系统疾病、器官移植等致使免疫功能受损的患者，偶尔也见于如信号转导及转录活化因子 1（signal transducer and activator of transcription 1, STAT1）突变或产生获得性 γ 干扰素（IFN-γ）自身抗体影响白介素-12（IL-12）/IFN-γ 信号通路，所致细胞介导免疫缺陷患者。在我国大陆地区马尔尼菲篮状菌感染者中 71% 是艾滋病患者，男性发病远多于女性（3.6∶1），以华南地区病例为最多，北方患者多有到上述地区居住或旅行史。

（三）临床表现

马尔尼菲篮状菌感染侵犯人的网状内皮系统，主要表现为发热、贫血、咳嗽、浅表淋巴结肿大、肝脾肿大、全身多发性脓肿等。一些病例是由于免疫抑制而使陈旧性病灶重新活跃所致，另一些病例是在暴露于流行区域后几周出现，通常为慢性渐进性过程。绝大多数为播散型感染，局限型感染极罕见，两型病变之间可有过渡型存在，依照患者的机体免疫力而定。

1. 播散型　多见于艾滋病患者及胸腺发育不良的婴幼儿。患者有发热（95.7%）、寒战、咳嗽、有或无痰；或伴腹痛、腹泻。80.4% 有网状内皮系统体征，如肝、脾及浅表淋巴结肿大；75.3% 有明显贫血；72.5% 有皮损，表现为多发性丘疹、脓疱疹、脓肿、溃疡、结痂、结节及肉芽肿等，在艾滋病患者可出现类似传染性软疣样丘疹，中央有坏死、脐凹（图 16-17）；65.9% 有肺部病变，胸部影像学显示肺部结核样阴影、间质性肺炎、胸膜炎、胸腔积液、肺纹理增粗等。广泛分布于各脏器组织中，可伴有败血症。

2. 慢性局灶型　多见于青壮年患者，突出特点为反复出现的皮肤以及皮下组织、淋巴结或肺的脓肿，脓肿表面皮肤可以不红，脓液黄白色，无臭味。同时可伴有单发或多发溶骨性骨病变。

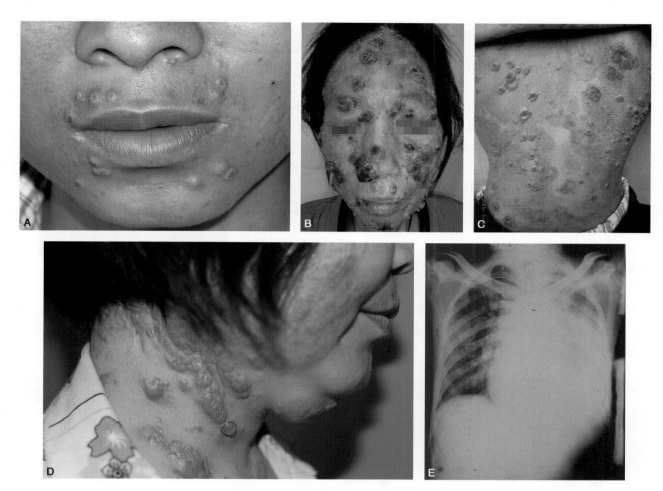

图 16-17　马尔尼菲篮状菌感染，播散型
A.艾滋病患者皮损；B.艾滋病患者皮损；C.艾滋病患者皮损；D.非艾滋病患者皮损；E.肺部影像学改变。

（四）实验室诊断

1. 真菌学检查

（1）直接镜检：可疑标本如脓液、血液、痰液、BALF、脊髓液、骨髓、淋巴结穿刺液或溃疡渗出液涂片，吉姆萨或瑞氏染色。常在巨噬细胞内发现圆形、椭圆形或腊肠形有明显横隔的孢子，最具有诊断意义的为长形、粗细均匀、两头钝圆的腊肠状内有横隔的孢子（图 16-18）。

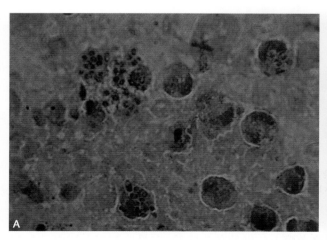
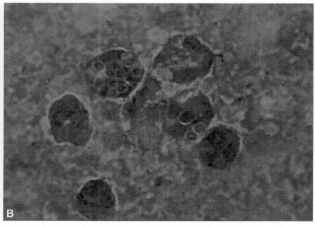

图 16-18　马尔尼菲篮状菌感染，吉姆萨染色（×1 000）
A.孢子及有横隔的孢子；B.孢子及有横隔的孢子。

（2）培养检查：骨髓和淋巴结培养阳性率最高100%，其次为皮损90%，血液76%。在 SDA 上 25℃培养菌落呈菌丝相，产生可溶性红色色素，扩展到培养基中。在 SDA 上 37℃培养菌落呈酵母相，无色素产生（图 16-19）。

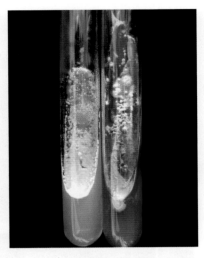

2. 组织病理学　在宿主体内，马尔尼菲篮状菌在组织细胞内外形成大量的圆形或椭圆形酵母细胞，HE 着色不好，PAS 或 GMS 染色良好。由于受组织细胞膜的限制，在细胞内大量的酵母细胞相互黏集呈桑葚状或葡萄状外观，孢子直径约 2μm，大小和形态一致。而游离于组织细胞外的酵母细胞则具多形性，如椭圆形、卵圆形、腊肠形，大小形态差异大，直径 1～8μm 不等。具有诊断意义的为长形、粗细均匀、两头钝圆的腊肠状孢子，呈杆状或弧形，内有横隔，横径与长径之比多数为 1：3 或 1：4。PAS 或 GMS 染色细胞壁不着色，胞质周围呈现空晕，原横隔处见空隙与空晕相通，而胞质完全分成两半（图 16-20）。横隔主要见于腊肠状孢子，偶见于椭圆形孢子。

图 16-19　马尔尼菲篮状菌，菌丝相菌落（右），酵母相菌落（左）

马尔尼菲篮状菌的孢子易与组织胞浆菌孢子相混淆，后者孢子无横隔，可出芽。亦可采用特异性间接荧光抗体试剂，如兔抗球蛋白抗马尔尼菲篮状菌的酵母抗原快速鉴定马尔尼菲篮状菌。

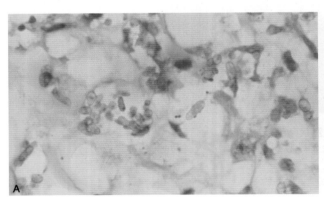
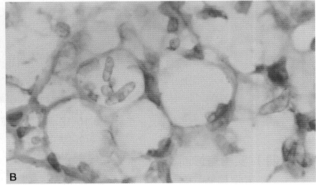
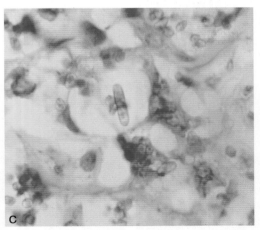

图 16-20　马尔尼菲篮状菌感染，有横隔的长形孢子，PAS 染色
A. 孢子（×400）；B. 孢子（×1 000）；C. 孢子（×1 000）。

3. 血清学诊断

（1）抗原检测：可用荧光亚硫氰酸标记的纯化兔高免疫 IgG 做酶免疫实验，定量检测患者尿中马尔尼菲篮状菌抗原，为艾滋病患者提供有价值的快速诊断方法，并可作为该病流行地区的常规诊断方法。血清半乳甘露聚糖抗原试验(GM 试验)和 β-(1,3)-D-葡聚糖试验(G 试验)均可显示阳性结果,但非特异性,需要结合真菌镜检和培养来判断。

（2）抗体检测:甘露糖蛋白(Mannoproteins,Mp)是真菌细胞壁重要的和丰富的结构成分,*Mp1* 基因编码了一种具有高抗原性的马尔尼菲篮状菌所特有的细胞壁甘露糖蛋白(Mp1p)。用重组马尔尼菲篮状菌的 Mp1p 作为抗原,检测患者血清中的抗 Mp1p 抗体可诊断马尔尼菲篮状菌感染。快速血清学检测甘露糖蛋白 Mp1p 抗原与抗体测定可应用,特异度与灵敏度均较高,将有助于快速诊断、早期治疗。

对于 HIV 阴性的马尔尼菲篮状菌感染患者需要注意成人起病的抗 IFN-γ 自身抗体阳性的免疫缺陷综合征,该病对非结核分枝杆菌、伯克霍尔德菌、水痘-带状疱疹病毒易感,患者血中存在抗 IFN-γ 的自身抗体。

4. 分子鉴定　基因测序是鉴定的金标准,ITS 区可以准确鉴定菌种。MALDI-TOF MS 可以用于马尔尼菲篮状菌鉴定,但仅用商业数据库鉴定效果较差,补充数据库后能准确鉴定马尔尼菲篮状菌的酵母相和菌丝相。

（五）抗真菌药物治疗

1. 体外药敏试验　马尔尼菲篮状菌为双相真菌,体外药敏试验酵母相和菌丝相有一些差异。根据 CLSI 方案推荐,目前统一按照酵母菌体外药敏微量液基稀释法操作,即 CLSI-27A 方案。通过体外药敏试验可以检测马尔尼菲篮状菌的最低抑菌浓度(MIC),但目前并未确定临床折点和流行病学折点。

马尔尼菲篮状菌对伊曲康唑、伏立康唑、泊沙康唑的 MIC 值低,两性霉素 B 次之;氟康唑 MIC 值较高(表 16-4)。棘白菌素类也有抗马尔尼菲篮状菌的活性,研究显示米卡芬净与伊曲康唑有 65% 的协同作用,与两性霉素 B 为 50% 协同作用,与氟康唑无作用。

表 16-4　马尔尼菲篮状菌的体外药物敏感性检测

单位:μg/ml

菌种	ITR MIC 范围 (MIC$_{90}$)	POS MIC 范围 (MIC$_{90}$)	VOR MIC 范围 (MIC$_{90}$)	AMB MIC 范围 (MIC$_{90}$)	ANI MIC 范围 (MIC$_{90}$)
马尔尼菲篮状菌	0.002~0.004 (0.004)	0.001~0.002 (0.002)	0.016~0.063 (0.063)	0.12~1.0 (1.0)	2.0~8.0 (8.0)

注:MIC.最低抑菌浓度;VOR.伏立康唑;POS.泊沙康唑;ITR.伊曲康唑;ANI.阿尼芬净;AMB.两性霉素 B;AMB 为 Sensititre YeastOne 法,其余药物为微量液基稀释法。

2. 临床治疗原则

（1）合并艾滋病的治疗:对重症患者推荐两性霉素 B 和伊曲康唑的序贯治疗,疗程至艾滋病经高效抗反转录病毒治疗(HAART)提升 CD4$^+$>100cell/mm^3 后方可停药,否则需要长期维持治疗。替代治疗可应用伏立康唑。对轻症患者,首选伊曲康唑,其次选择伏立康唑或氟康唑。

（2）无合并艾滋病的治疗:首选两性霉素 B 治疗,伏立康唑、伊曲康唑、氟康唑亦可选择。治疗时间长,治疗难度大,死亡率高于合并艾滋病的患者。这些患者血中可存在抗 IFN-γ 自身抗体。因此,除及早使用抗真菌药物治疗外,需要注意检查是否合并其他机会性致病菌感染,并进行综合治疗。必要时应用利妥昔单抗(Rituximab),抗 CD20 的单克隆抗体,作用于 B 细胞,抑制抗 IFN-γ 的自身抗体产生。对于抗 IFN-γ 抗体滴度高的患者,必要时使用糖皮质激素、非甾体消炎药。必要时补充外源性的 IFN-γ 进行免疫调节治疗。

（六）马尔尼菲篮状菌的鉴定

马尔尼菲篮状菌(*Talaromyces marneffei*):

（1）菌落特征:在 SDA 上,25℃培养呈菌丝相。生长快速,约 3~4 天开始生长,一种菌落为淡灰色至红色膜样,周围基质出现红色环,2 周后成熟菌落呈玫瑰红色腊样,有脑回样皱纹及放射状沟纹,产生白色或灰褐色绒样气生菌丝,背面红色。另一种菌落为白色、淡黄色绒样菌落,产生红色色素渗入基质中,2 周后成熟菌落呈黄间白或黄间红色,或黄绿色绒样,周围基质及背面红色(图 16-21)。

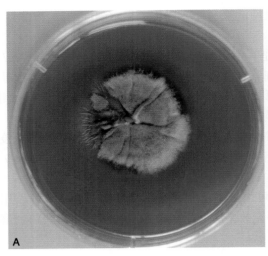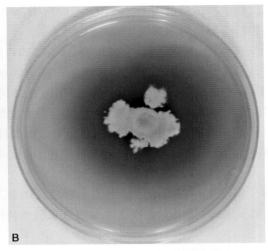

图 16-21　马尔尼菲篮状菌,菌丝相菌落
A. SDA(1);B. SDA(2)。

在 SDA 上,37℃培养呈酵母相,约 48 小时菌落大小为 1~2mm,呈灰白色,表面光滑。72 小时菌落明显增大,扁平膜样、有脑回状皱褶,无色素产生(图 16-22)。

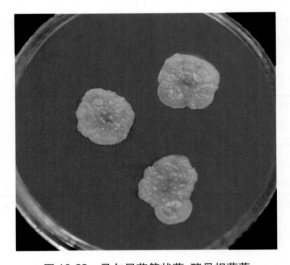

图 16-22　马尔尼菲篮状菌,酵母相菌落

(2) 镜下特征:透明、分隔菌丝,分生孢子梗光滑而无顶囊。帚状枝多数为双轮生,少数单轮生,散在,稍不对称,有 2~7 个散开,不平行的梗基,其上有 2~6 个瓶梗,顶端狭窄,可见单瓶梗,其顶端有单链分生孢子,散乱。分生孢子初为椭圆形,后呈圆形,光滑,直径 2~3μm,可见孢间联体(图 16-23,图 16-24)。

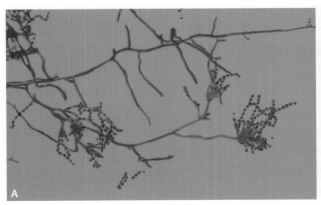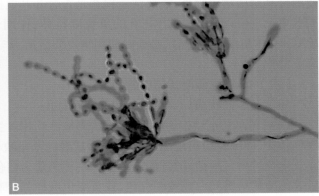

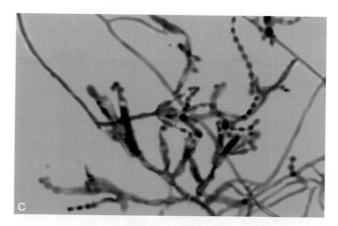

图 16-23 马尔尼菲篮状菌,帚状枝,光镜
A. 帚状枝(×200);B. 帚状枝(×400)(1);C. 帚状枝(×400)(2)。

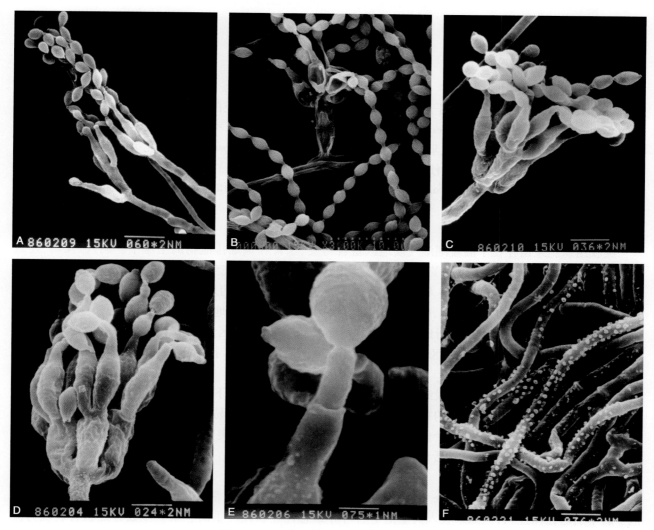

图 16-24 马尔尼菲篮状菌,帚状枝,电镜
A. 帚状枝;B. 分生孢子链;C. 瓶梗产孢;D. 瓶梗产孢;E. 瓶梗;F. 菌丝上的纹饰。

酵母相可见表面光滑、圆形、椭圆形、长形酵母细胞,裂殖而非芽生,也可见多数短的菌丝成分(图 16-25)。

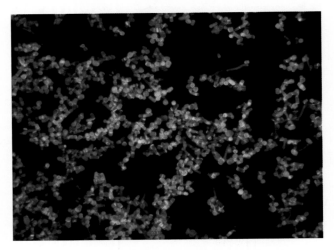

图 16-25　马尔尼菲篮状菌,酵母细胞,CFW(×400)

三、组织胞浆菌

(一)分类与命名

组织胞浆菌属(*Histoplasma*)属于子囊菌门(Ascomycota)、子囊菌亚门(Pezizomycotina)、散囊菌纲(Eurotiomycetes)、爪甲团囊菌目(Onygenales)、Ajellomycetaceae 科。仅有 1 个菌种即荚膜组织胞浆菌(*H. capsulatum*),有 3 个变种,荚膜组织胞浆菌荚膜变种(*H. capsulatum* var. *capsulatum*)是北美和南美地区组织胞浆菌病的病原菌;荚膜组织胞浆菌杜波变种(*H. capsulatum* var. *duboisii*)是非洲地区组织胞浆菌病的病原菌;荚膜组织胞浆菌鼻疽变种(*H. capsulatum* var. *farciminosum*)是北非和中东地区马和骡组织胞浆菌病的病原菌。

(二)致病性

荚膜组织胞浆菌存在于温暖潮湿气候地区富含鸟类、家禽和蝙蝠排泄物的土壤中。洞穴、操场、建筑物、空置的房屋以及鸡窝等是感染荚膜组织胞浆菌的高危区域,假如在建筑爆破时翻动污染的土壤,大量的孢子散布于空气中,可导致许多人感染。美国曾报道在蝙蝠栖息的地方发生多次组织胞浆菌病(histoplamosis)暴发流行。在北美中部、中美和南美地区更为多见,在这些地区,90% 的人口处于亚临床感染,组织胞浆菌素皮试阳性。其他流行区有非洲、澳大利亚和东亚部分地区,在我国南方地区有散在发病。杜波变种仅限于非洲大陆的中部地区,主要集中于非洲撒哈拉沙漠和卡拉哈里沙漠之间约 20 个非洲国家中,杜波变种是非洲热带地方病。

组织胞浆菌病主要由吸入荚膜组织胞浆菌孢子引起,极少数情况下也可由荚膜组织胞浆菌直接接种皮肤所致。可以累及免疫力正常的宿主,而免疫功能受损的人群则更易发生播散性感染。严重的播散性感染可见于干扰素 γ 应答受损的个体,这可由 *IFNGR1* 或 *STAT1* 基因突变引起,这两个基因可分别编码干扰素 γ 受体 1 和信号转导及转录活化因子 1。

(三)临床表现

1. 急性肺组织胞浆菌病(acute pulmonary histoplasmosis)　多数正常人在吸入少量的荚膜组织胞浆菌孢子后不引起任何症状,但如果吸入大量孢子后可导致急性症状或严重的感染。多数有症状者表现为流行性感冒样症状,1~3 周内自愈。约 10% 的患者表现为无菌性关节炎或关节痛,伴有多形红斑或结节红斑。多数患者胸部影像学正常,但有时可显示小的散在结节状浸润,肺门淋巴结常明显肿大,胸腔可见渗出液。浸润灶数月后可痊愈,但两肺野留有散在钙化灶,局限性浸润愈合后可形成残余的圆形结节,常被称为组织胞浆菌球,此球可随损害周围的纤维状物质的沉积而增大。

2. 慢性肺组织胞浆菌病(chronic pulmonary histoplasmosis)　通常发生在伴有慢性梗阻性肺疾病的中年男性,呈慢性进行性疾病。最初表现为一过性、节段性肺炎,有时不治而愈。但常发展为纤维化和大量肺组织的破坏性空洞,若不治疗,可因进行性肺衰竭导致死亡。

3. 播散性组织胞浆菌病(disseminated histoplasmosis)　是一种进行性、致死性的疾病,多见于免疫抑制患者和幼儿。其临床表现变化较大,急性疾病如不治疗数周内可导致死亡,也可表现为一种无痛性、慢性、侵犯多个部位的病变。60%以上的慢性感染者有黏膜溃疡,常累及口腔和喉部,损害也可发生在唇、鼻、龟头及其他部位,多数患者初起为无痛性的单一损害,可见明显的有特征性的边缘隆起。皮肤损害不常见(<10%),常累及肾上腺。

4. 非洲组织胞浆菌病(African histoplasmosis)　杜波变种引起,主要侵犯皮肤、皮下组织和骨骼,引起肺部原发感染者罕见,表现为局限性或播散性损害。局限性损害病程慢性,时好时坏,无播散性损害,最后常自愈。播散性损害可累及皮肤、淋巴结、骨及腹部器官,会经历一个急性进行性以至死亡的病程,特别是肝脾同时受累时。皮损多见,在面部和躯干常形成多发的丘疹、结节、溃疡。可发生骨髓炎,脊柱、肋骨、颅骨、胸骨和长骨为感染的最常见部位,损害常为无痛性,感染还可波及邻近的关节引起关节炎或进入邻近的软组织,引起皮下脓肿,形成窦道。

(四) 实验室诊断

1. 真菌学检查

(1) 直接镜检:可疑标本如血液、骨髓涂片,吉姆萨或瑞氏染色,在大的巨噬细胞内常群聚多量小的(2~4μm)、卵圆形酵母细胞,可有芽生,即可怀疑荚膜变种感染。如发现大的圆形厚壁酵母细胞(10~15μm),芽生孢子,少数宽基底出芽,细胞内可见脂肪小滴,且患者居住过或到过非洲大陆,就应怀疑杜波变种感染。

(2) 培养检查:室温培养菌丝相菌落,小分生孢子壁光滑,直径为2~4μm,为感染粒子。大分生孢子壁厚,表面有指状突起,呈齿轮状,直径8~15μm,具有诊断意义。37℃培养为酵母相菌落,形成小的卵圆形芽生酵母细胞,直径2~4μm,为荚膜变种。杜波变种的酵母细胞壁厚,较大,直径为8~15μm。

2. 组织病理学　在宿主体内,组织胞浆菌形成酵母细胞和芽生孢子,常在巨噬细胞内或游离在组织中。HE染色可见圆形和卵圆形酵母细胞,外围一层有如荚膜的透亮晕,全部约2~4μm大小。PAS染色则不能发现荚膜,可见外围包绕一层红染的细胞壁,卵圆形、芽生,此为荚膜变种(图16-26)。菌丝和芽生孢子常见于肺内空腔、心内膜受累、主动脉瓣或皮损。痰液或其他呼吸道体液细胞学检查通常不易发现酵母细胞。

如果可见多数卵圆形,双轮廓的厚壁酵母细胞,直径为10~15μm;窄基底芽生孢子,可形成4~5个一串,为杜波变种,比荚膜变种大近4倍。

3. 血清学诊断

(1) 抗原检测:是最有效的血清学诊断方法。可作为急性肺组织胞浆菌病早期诊断和预后评价指标。播散性组织胞浆菌病患者检测尿、血清、脑脊液或BALF的组织胞浆菌多糖抗原(*histoplasma polysaccharide antigen*,HPA)的敏感度达到95%。血液和尿液应同时进行检测,一般尿液抗原水平高于血液,经过抗真菌药物治疗后血和尿中抗原水平降低,而复发时升高,可作为疗效监测指标。血清G实验对于组织胞浆菌病检测是有用的,其敏感度87%,特异度65%,如果是阳性结果,必须用组织胞浆菌特异性实验进行证实。

(2) 抗体检测:可以快速诊断荚膜组织胞浆菌病的严重型,但对慢性肺组织胞浆菌病、播散性组织胞浆菌病最有用。ID、CF和LA实验以组织胞浆菌素作为抗原(菌丝相培养物的过滤抗原),内含荚膜组织胞浆菌特异性的H抗原、M抗原和C抗原。H抗原是一种β葡糖苷酶,相对应的抗体形成在急性组织胞浆菌病期间;M抗原是一种过氧化氢酶,相对应的抗体出现在组织胞浆菌病的全程。组织胞浆菌素皮肤试验只在非疫区有意义。

4. 分子鉴定　已有商品化特异性荚膜组织胞浆菌鉴定探针,ITS区序列可用于荚膜组织胞浆菌的分

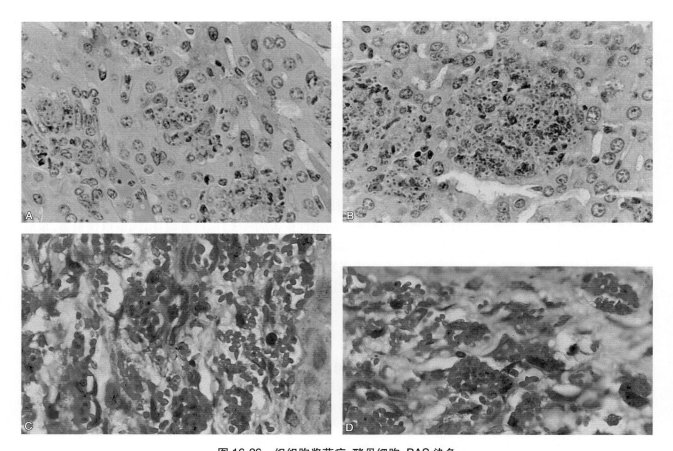

图 16-26　组织胞浆菌病,酵母细胞,PAS 染色

A. 动物接种结果(×400)(1);B. 动物接种结果(×400)(2);C. 患者组织(×1 000)(1);D. 患者组织(×1 000)(2)。

子鉴定。质谱仪鉴定荚膜组织胞浆菌,补充构建数据库并降低种水平界值后,所有测试菌株的酵母相和菌丝相均能被正确鉴定。

(五)抗真菌治疗

1. **体外药敏试验**　荚膜组织胞浆菌体外药敏采用微量液基稀释法,目前统一按照酵母菌体外药敏微量液基稀释法操作,即 CLSI-27A 方案。通过体外药敏试验可以检测荚膜组织胞浆菌的最低抑菌浓度(MIC),但目前并未确定临床折点和流行病学折点。

荚膜组织胞浆菌对两性霉素 B、氟康唑、伊曲康唑、伏立康唑、泊沙康唑的 MIC 值均较低(表 16-5)。

表 16-5　荚膜组织胞浆菌、皮炎芽生菌和粗球孢子菌的体外药物敏感性检测

单位:μg/ml

菌种	ITR MIC 范围(MIC_{90})	VOR MIC 范围(MIC_{90})	AMB MIC 范围(MIC_{90})
荚膜组织胞浆菌	≤0.03~0.5 (0.06)	≤0.03~2.0 (0.25)	≤0.03~2.0 (1.0)
皮炎芽生菌	≤0.03~16.0 (0.125)	≤0.03~16.0 (0.25)	≤0.03~1.0 (0.5)
粗球孢子菌	0.125~1.0 (1.0)	≤0.03~0.5 (0.25)	0.25~2.0 (1.0)

注:MIC. 最低抑菌浓度;VOR. 伏立康唑;ITR. 伊曲康唑;AMB. 两性霉素 B。

2. **临床治疗原则**　对于有症状或播散性组织胞浆菌病患者需要系统抗真菌治疗。首选两性霉素 B和伊曲康唑治疗。氟康唑具中等疗效,应作为对伊曲康唑不耐受患者的备选用药。伏立康唑和泊沙康唑有个例成功治疗报道。发生于 HIV 感染者的播散性组织胞浆菌病早期给予两性霉素 B 治疗后,需终身使用伊曲康唑维持治疗。对组织胞浆菌所致的纵隔炎和心包炎,早期外科疗法能缓解心包填塞或支气管刺激。当病情控制后,可考虑手术治疗大的肺部空洞或肉芽肿性损害。手术前后应给予抗真菌药物治疗,术前至少应用 6 周。

(六)组织胞浆菌属的鉴定

荚膜组织胞浆菌(H. capsulatum)

1. 菌落特征 在 SDA 上,25℃培养呈菌丝相。生长缓慢,孵育时间需要 4~6 周。初为白色棉花样的气生菌丝,渐变为棕色,菌落中央可产生细微粉末,背面呈黄色或橙黄色(图 16-27)。

在 BHI 上,37℃培养呈酵母相,粉红色或黄褐色,表面有膜样皱襞(图 16-28)。

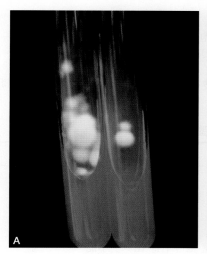
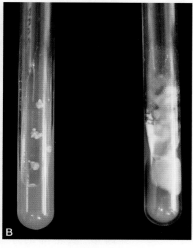
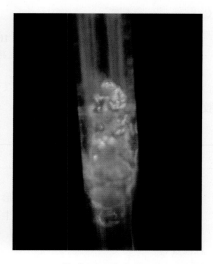

图 16-27 荚膜组织胞浆菌,菌丝相、酵母相菌落
A. 菌丝相菌落(SDA);B. 左侧:酵母相菌落(脑心浸汁培养基),右侧:菌丝相菌落(SDA)。

图 16-28 荚膜组织胞浆菌,酵母相菌落

2. 镜下特征 在菌丝侧或分生孢子梗上有少数直径为 2~3μm 的圆形或梨形、壁光滑的小分生孢子,为感染粒子。大分生孢子呈齿轮状,直径 8~15μm,圆形、壁厚、表面有指状突起,齿轮状大分生孢子是最具有诊断意义的特征性结构(图 16-29)。荚膜变种和杜波变种在菌丝相不易区分。

荚膜变种酵母细胞卵圆形,直径 2~4μm,有荚膜,有芽生孢子,单芽,芽颈较细,染色后很像洋葱的横切面,分层明显。杜波变种的酵母细胞较大,直径为 10~15μm,壁厚、圆形,有芽生孢子,无荚膜,内有一脂肪颗粒。荚膜变种和杜波变种在酵母相可以鉴别。

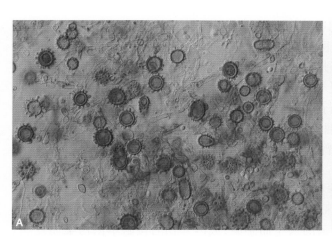
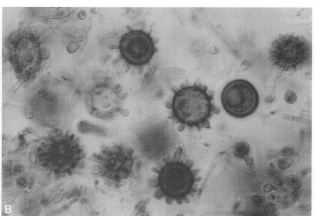

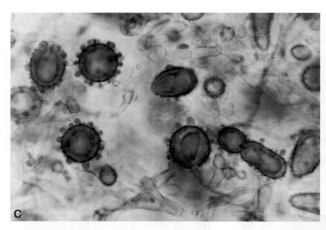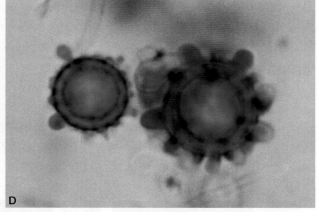

图 16-29　荚膜组织胞浆菌,菌丝相,大分生孢子

A. 大分生孢子(×400);B. 大分生孢子(×1 000)(1);C. 大分生孢子(×1 000)(2);D. 大分生孢子(放大)(3)。

3. 生理学特性　荚膜变种可以分解尿素,但不能液化明胶;而杜波变种在 24~96 小时内即可液化明胶,但尿素实验阴性(表 16-6)。

表 16-6　荚膜组织胞浆菌荚膜变种和杜波变种的鉴定要点

菌种	菌丝相	酵母相	分解尿素	液化明胶
荚膜变种	两个变种无法区分 大分生孢子呈齿轮状,圆形、壁厚、表面有指状突起,齿轮状大分生孢子是最具有诊断意义的特征性结构	两个变种可区分 圆形或卵圆形孢子,外被荚膜,直径约 2~4μm	能	不能
杜波变种		卵圆形、双轮廓的厚壁孢子,直径 12~15μm	不能	能

四、球孢子菌

(一)分类与命名

球孢子菌属(*Coccidioides*)属于子囊菌门(Ascomycota)、爪甲团囊菌目(Onygenales)、爪甲团囊菌科(Onygenaceae)。有 2 个菌种,即粗球孢子菌(*C. immitis*)和 *C. posadasii*,这两个菌种形态学一致,只能通过基因分析或在高盐浓度存在时有不同的生长率(*C. posadasii* 生长更慢)来鉴定,是毒力最强的双相真菌。

(二)致病性

球孢子菌属于危险度 3 级(BSL-3)的病原真菌,其致病性很强。球孢子菌属两个菌种在自然界的生长环境相似,粗球孢子菌地域分布较局限,一般限于美国加利福尼亚的圣华金河地区。*C. posadasii* 分布广泛,主要分布在美国亚利桑那州、得克萨斯州、墨西哥州,中美洲、南美洲等国家。在这些地区,雨季的气候有利于土壤中球孢子菌菌丝的增殖,在漫长的炎热夏季,球孢子菌产生大量的关节孢子,随空气中的灰尘传播开去。当地的尘暴还常把病原菌远播至地方流行区以外。球孢子菌已经从土壤和蔬菜中分离出来,常存在于啮齿动物洞穴内,深达约 20cm。当土壤被翻开 20cm 或更多时易发生流行,见于筑路、铺设电缆、沙尘暴和地震等情况。1994 年在美国流行区地震后曾发生过球孢子菌病大的暴发流行,在军队暴发常与在流行地区训练有关。

球孢子菌病(coccidioidomycosis)主要发生在夏季和秋季,流行于美国西南部和墨西哥的大沙漠地区,中美洲和南美洲亦有小部分的流行区。在某些流行区,球孢子菌素皮试显示 90% 以上人口曾经有过球孢子菌感染。大多数病例是由呼吸道吸入含有球孢子菌的灰尘而感染,或因外伤后接触本菌污染而发病。

实验室工作人员亦有因吸入而感染的报道。动物如牛、驴、马、羊和狗皆可感染。在我国已经有输入性球孢子菌病病例的报道。与组织胞浆菌病类似，严重的播散感染与 *IFNGR1* 和 *STAT1* 突变导致干扰素 γ 反应受损有关。播散性感染在墨西哥人（5 倍）、美国非洲人（25 倍）和菲律宾人（175 倍）中更常见。免疫受损状态和妊娠易导致播散感染，而高加索女性最可能发生局限性感染。

（三）临床表现

1. 原发性肺球孢子菌病（primary pulmonary coccidioidomycosis） 初次吸入球孢子菌关节孢子致肺部感染，约 60% 的人无症状，其他人则经过 1~4 周的潜伏期才逐渐出现临床症状，大多数患者表现为轻或中度的"流感样"症状，可自行恢复。在初发症状 1~2 天内，近 50% 的患者在躯干和四肢部位出现轻度泛发性红斑或斑丘疹，1 周内自行消退。在症状开始近 3 周时，30% 的患者可出现结节红斑和多形红斑，多见于女性，经过数周可逐渐消退。胸部影像学可显示为节段性肺炎、肺部轻度浸润、肺门淋巴结肿大或胸膜渗液。此外，也可发现肺部存在厚壁或薄壁的空洞、纵隔淋巴结肿大、单发或多发的结节。

2. 慢性肺球孢子菌病（chronic pulmonary coccidioidomycosis） 有 25% 的患者出现咯血。如果患者开始出现发热、胸痛和呼吸困难的症状，提示残留的肺部空洞已扩大并破裂进入胸膜腔内，形成支气管胸膜瘘或脓胸。在免疫抑制的患者合并球孢子菌病时的症状往往持续时间较长，表现为急性进行性肺炎，病程可持续数月之久，可以是致命的，但一般不引起播散性感染。慢性进行性肺炎常常发生在非衰弱性或非免疫抑制的患者中，类似于结核病的表现。患者的肺尖部有纤维结节性损害伴有小的空洞。

3. 播散性球孢子菌病（disseminated coccidioidomycosis） 是一种进行性且常常是致死性的疾病。大多在初次感染后的 12 个月内发生，然而对一些免疫抑制个体，由于是静止期感染的再次活化，播散性感染的发生可能更迟。可以是暴发性过程，如果不经治疗可在短短数周内死亡；也可以是持续数月至数年之久的无痛性慢性过程。可播散至一个或多个部位，最常感染皮肤、软组织、骨、关节和脑脊膜等处。

皮肤和皮下组织的损害可单发或多发，表现形式多样，如丘疹、脓疱、斑块、溃疡、脓肿和窦道，容易累及面部。在 HIV 感染者中，丘疹可类似于传染性软疣。也可有皮疹下的骨和关节损害。约 40% 发生骨髓炎，好发部位包括脊柱、肋骨、颅骨及长骨末端，无症状或可出现持续性钝痛。放射线检查可发现溶解性或硬化性骨损害（图 16-30）。骨髓炎也可扩展进入邻近的关节引起关节炎，或进入附近的软组织形成皮下脓肿，形成窦道。关节感染最常发生于踝和膝部。有 30%~50% 概率发生球孢子菌性脑膜炎，常进一步引起脑积水，不经治疗可致死亡。还可累及淋巴结、肝、脾、肾上腺、脉络膜视网膜、腹膜、前列腺和附睾等器官。

（四）实验室诊断

1. 真菌学检查

（1）直接镜检：可疑标本如痰液、BALF、关节腔液、脑脊液、脓液等 KOH 制片，可见圆形、厚壁、大小不一的球形体，内有大小不一的内生孢子，不出芽。内生孢子可以充满小球形体或内生孢子排列在小球形体内壁，中央为一空泡。若球形体破裂，则内生孢子外释。在肺空洞患者中，痰液标本可见到菌丝及小球形体。

（2）培养检查：菌丝相可见分隔菌丝和关节分生孢子。关节分生孢子通常与孢间连丝细胞交替形成，当关节分生孢子成熟时，孢间连丝细胞溶解退化，释放桶形关节分生孢子，接近 2~5μm，是感染粒子。酵母相可见厚壁、球形结构的球形体，直径达到 120μm，内含成百上千的内生孢子，每个直径 2~4μm。如果球形体破裂可以释放内生孢子，每个内生孢子形成一个球形体。

由于球孢子菌属于危险度 3 级（BSL-3），建议在具有生物安全 3 级实验室中进行培养操作。

2. 组织病理学 在宿主体内，球孢子菌在早期的脓疡内以及晚期的巨噬细胞或组织内形成球形体，HE、PAS、GMS 染色均可见，可以作为诊断性特征。球形体大小差异很大，直径 5~80μm，壁厚。内有大小不一的内生孢子（直径 2~6μm），不出芽。内生孢子可以充满小球形体或内生孢子排列在小球形体内壁，

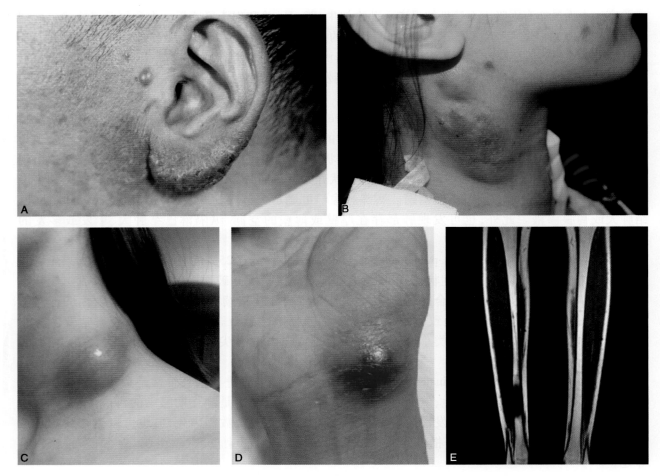

图 16-30 球孢子菌病
A. 耳部皮疹；B. 颈部皮疹；C. 颈部皮疹；D. 手腕皮疹；E. 影像学改变。

中央为一空泡（图 16-31）。球形体破裂，内生孢子外释。极少数情况可见到菌丝成分。小的球形体类似威克海姆无绿藻，大的球形体类似西伯鼻孢子菌，需要鉴别。

3. 血清学诊断

（1）抗原检测：血清 G 实验对球孢子菌病的评价有限，敏感度和特异度仅 44%。可进行尿抗原实验，在免疫抑制人群的敏感度为 71%；在兽医人群，敏感度较低<20%。可通过检测脑脊液球孢子菌抗原的方法来诊断球孢子菌脑膜炎，敏感度和特异度分别为 93% 和 100%，均优于脑脊液培养和抗体检测。

（2）抗体检测：主要的抗原为球孢子菌素，ID 和 CF 实验是球孢子菌病血清学诊断的最可靠的方法。脑脊液 ID 实验阳性是诊断球孢子菌脑膜炎的一个指征；试管沉淀素抗体 ID 实验（IDTP）阳性结果预示急性球孢子菌病；IDCF 实验阳性预示新近感染或慢性球孢子菌病。目前 ID 实验已经有商业化试剂供临床使用。CF 滴度升高（>1∶16）与肺部感染出现播散相一致，在播散性感染病例中 50% 以上患者 CF 滴度高于 1∶16。CF 滴度为 1∶4 或 1∶8，一般并不能诊断。目前 LA 实验常用于过筛实验，ELA 阳性结果需要 IDTP 和 IDCF 实验证实。

球孢子菌感染可出现外周血嗜酸性粒细胞增多，也可能会引起嗜酸性粒细胞性增多性脑膜炎，血和 BALF 中嗜酸性粒细胞增多可能有提示价值。

4. 分子鉴定 已有商品化特异性球孢子菌鉴定探针，ITS 区序列可用于球孢子菌的分子鉴定。

（五）抗真菌治疗

1. 体外药敏试验 球孢子菌体外药敏采用微量液基稀释法，CLSI 方案推荐，目前统一按照酵母菌体外药敏微量液基稀释法操作，即 CLSI-27A 方案。通过体外药敏试验可以检测球孢子菌的最低抑菌浓度

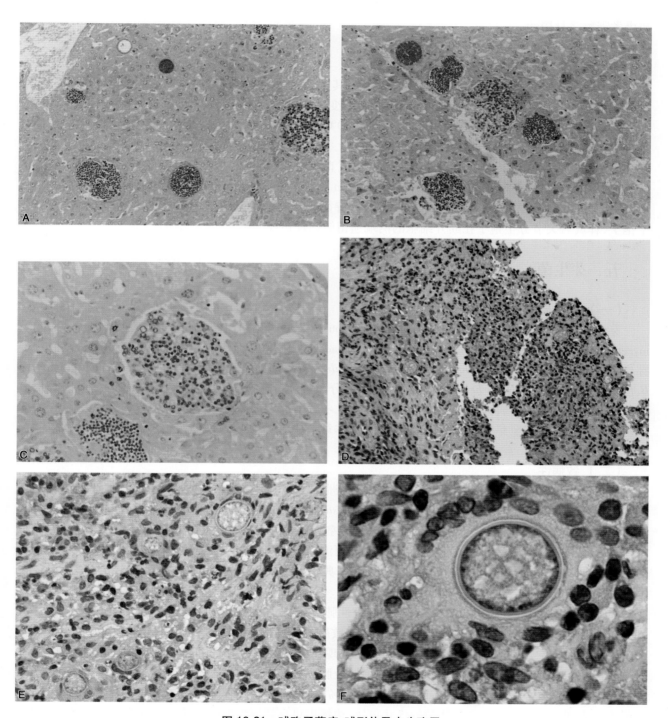

图 16-31　球孢子菌病,球形体及内生孢子

A. 动物接种结果,PAS 染色(×400);B. 动物接种结果,PAS 染色(×400);C. 动物接种结果,PAS 染色(×1 000);D. HE 染色(×200);E. HE 染色(×400);F. HE 染色(×1 000)。

（MIC），但目前并未确定临床折点和流行病学折点。

球孢子菌对两性霉素 B、伊曲康唑、伏立康唑、泊沙康唑、卡泊芬净的 MIC 值均较低（表 16-5）。

2. 临床治疗原则 首选氟康唑或伊曲康唑治疗，其次是两性霉素 B 脂质体和两性霉素 B。必要时泊沙康唑、伏立康唑和卡泊芬净。部分患者需要辅助外科疗法。疗程可能需要持续 12 个月或更长，在艾滋病患者需要终身用药。

（六）球孢子菌属的鉴定

粗球孢子菌（*C. immitis*）

1. 菌落特征 在 SDA 上 25℃培养呈菌丝相，其生长速度和培养形态多变。菌落开始潮湿、光滑，快速变成麂皮样到绒毛状，表面浅灰色到白色，后变为棕褐色，背面奶油色，随着时间推移变成棕色。在特殊培养基上，如鸡胚胎或球囊培养基上，37~40℃和 20% CO_2 条件下培养呈酵母相，但目前实验室很少进行。

2. 镜下特征 菌丝稀疏，分隔，繁殖菌丝常常成直角垂直生长。关节分生孢子透明，单细胞，呈短柱状至桶形，壁光滑，中等厚度，大小为 2~8μm×3~5μm。关节分生孢子与空的薄壁孢间连丝细胞交替出现，两细胞间的间隔用乳酸酚棉蓝染色时更为明显，具特征性。成熟时，孢间连丝细胞溶解退化，释放关节分生孢子，释放后关节分生孢子在断开细胞的两端遗留皱褶样边缘。

五、芽生菌

（一）分类与命名

芽生菌属（*Blastomyces*）属于子囊菌门（Ascomycota）、子囊菌亚门（Pezizomycotina）、散囊菌纲（Eurotiomycetes）、爪甲团囊菌目（Onygenales）、Ajellomycetaceae 科。依据最新分类，芽生菌属包括 6 个菌种，皮炎芽生菌（*B. dermatitidis*）、*B. gilchristii*、*B. percursus*、*B. silverae*、*B. parvus*（曾用名矮小伊蒙菌 *Emmonsia parva*）、*B. helicus*（曾用名 *Emmonsia helica*）。伊蒙菌属中部分菌种在分子分类上与芽生菌属更近，多基因分析分类法将其归类为芽生菌属，但由于皮炎芽生菌为 BSL-3 级真菌，伊蒙菌属中的菌种危险度不高，是否将伊蒙菌属中部分菌种转至芽生菌属，目前意见不一。本章节中有关 *B. parvus* 仍然按照矮小伊蒙菌在伊蒙菌属中介绍。

（二）致病性

皮炎芽生菌流行于美国东部、加拿大东部、南美洲和非洲地区，最适于在含有机废物的潮湿土壤或在烂木中生长，但很少能成功地分离出该菌。*B. gilchristi* 流行于威斯康星州西北、安大略湖和明尼苏达州。美国中部及东南部、俄亥俄州、密西西比河谷以及加拿大部分区域是芽生菌病（blastomycosis）的地方流行区。暴发与职业和娱乐活动相关，常常沿着小溪和河流，与暴露于富含腐烂植物的潮湿土壤有关。最近报道在北美西部和非洲 *B. percursus* 和 *B. helicus* 引起非典型性芽生菌病。

（三）临床表现

1. 肺芽生菌病（pulmonary blastomycosis） 急性肺芽生菌病的临床表现类似流行性感冒，胸片无特异性，包括肺节段性或肺叶实变，常见于肺下叶，大多数患者在症状持续 2~12 周后痊愈，但有些患者在数月后又出现其他部位感染。慢性肺芽生菌病的临床表现与肺结核相似，胸片比急性期明显，包括肺实变、纤维结节性浸润、团块状损害、弥漫性浸润、胸膜增厚及胸腔积液。

2. 皮肤芽生菌病（cutaneous blastomycosis） 70% 以上由播散性引起，好发于面部、上肢、颈部和头皮。皮损主要表现为丘疹脓疱和边界清楚的疣状斑块，边缘内可见鳞屑性痂壳和脓疱。可发生中央型溃疡，严重者可出现与坏疽性脓皮病类似的临床表现。皮损从中心开始愈合，伴筛状瘢痕形成，也可由接种引起，呈下疳样的顽固性溃疡，或皮肤损伤后 1~5 周，在接种部位出现轻度触疼、红色或紫色结节，近端淋巴结可肿大。有时皮损来源于其下面骨骼病灶的播散。

3. 骨关节芽生菌病（osteoarticular blastomycosis） 30% 的播散性患者发生骨髓炎，好发于椎骨、颅骨、肋骨和长骨。长骨感染始于骨骺或关节下部位，放射线显示界限清楚的骨质溶解。骨损害往往在相邻软组织形成脓肿,播散到相邻关节。芽生菌性关节炎可有肘、膝、踝关节肿胀、疼痛、运动受限。

4. 泌尿生殖系统芽生菌病(genitourinary blastomycosis) 约 15% ~ 35% 播散性可有此病。男性可有前列腺、附睾和睾丸受累。肾皮质脓肿及子宫内膜芽生菌病极少见。

5. 中枢神经系统芽生菌病(central nervous system blastomycosis) 往往经血行播散到脑,多表现为脑膜炎、脑脓肿、颅和脊髓硬膜外损害,也可见脑芽生菌瘤。脑膜炎往往发生在疾病的晚期,脑脓肿或肉芽肿一般多发,脊索肉芽肿或脓肿一般单发。CT 检查显示均等密度或轻度高密度损害,在其周围有水肿。

6. 其他播散性芽生菌病(other forms of disseminated blastomycosis) 芽生菌性淋巴腺炎、肾上腺、眼内感染,包括脉络膜炎和眼内炎。3.5% 发生在 16 岁以下,无男性优势,无前列腺炎和附睾炎。

(四) 实验室诊断

1. 真菌学检查

(1) 直接镜检:可疑标本涂片,采用 KOH、CFW 或革兰氏染色,可见大的圆形厚壁酵母细胞,单芽生,很少多芽,芽颈较粗,即宽基底芽生(具特征性),在分离之前宽基底芽生孢子大小类似母细胞。偶然在组织中发现较大的巨大酵母型(>40μm)或菌丝型。

(2) 培养检查:绝大多数的芽生菌在室温培养呈白色絮状菌落,无大分生孢子,小分生孢子呈圆形或梨形,直径 2 ~ 10μm。酵母相可见大的圆形厚壁酵母细胞,直径 5 ~ 15μm,宽基底芽生孢子。

2. 组织病理学 在宿主体内,芽生菌可在巨噬细胞的内外形成酵母细胞及芽生孢子。PAS 或 GMS 染色良好,酵母细胞大而圆,壁厚而明显,有如双壁或双折光性,胞质从细胞壁凝缩而呈一空隙,直径在 8 ~ 15μm,有时可达 30μm。单芽生孢子,很少多芽,芽颈较粗,直径可达 4 ~ 5μm,厚壁芽生孢子附着在宽的基底,具特征性(图 16-32)。

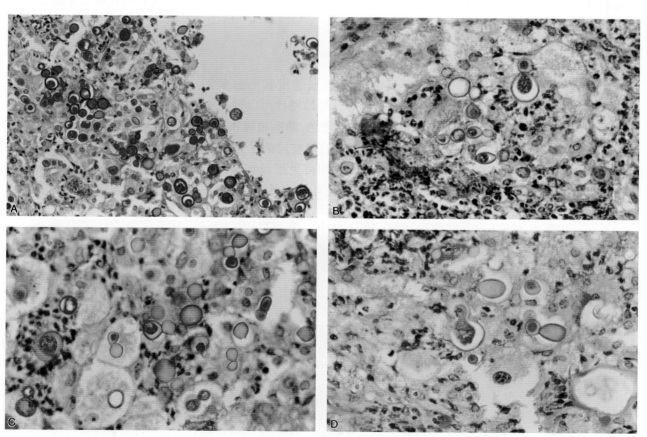

图 16-32 芽生菌病,组织病理(动物接种结果),PAS 染色
A. 酵母细胞(×400);B ~ D. 酵母细胞(×1 000)。

3. 血清学诊断

（1）抗原检测：用尿标本进行芽生菌抗原实验，对于播散性芽生菌病患者敏感度为89%，对肺部感染为100%。与其他地方性真菌病有交叉抗原反应，尤其是副球孢子菌病和组织胞浆菌病。对于播散性芽生菌病患者尿的敏感度高于血清，特异度仅79%。检测血清G实验对芽生菌病无用。

（2）抗体检测：皮炎芽生菌有两个纯化的表面抗原，一个是A抗原，另一个是WI-1抗原，均来自皮炎芽生菌的酵母相培养物。最有用的血清学实验是ID实验，检测皮炎芽生菌的A抗原。ID实验特异度较高，阳性反应能特异的诊断芽生菌病，然而ID实验阴性不能排除诊断，因为此法的敏感度对于感染局限者为30%，对播散性者为90%，建议3~4周后复检。目前ID实验已经有商业化试剂可供临床使用。尽管CF实验敏感度和特异度较低（9%~43%），但也应该评估。

4. 分子鉴定　已有商品化特异性皮炎芽生菌鉴定探针，ITS区结合LSU、TUB、TEF3、和RP 60S L1序列可用于皮炎芽生菌的分子鉴定和种系发生研究。

（五）抗真菌治疗

1. 体外药敏试验　皮炎芽生菌体外药敏采用微量液基稀释法，目前统一按照酵母菌体外药敏微量液基稀释法操作，即CLSI-27A方案。通过体外药敏试验可以检测皮炎芽生菌的最低抑菌浓度（MIC），但目前并未确定临床折点和流行病学折点。

皮炎芽生菌对两性霉素B、伊曲康唑、伏立康唑、泊沙康唑、卡泊芬净的MIC值均较低（表16-5）。

2. 临床治疗原则　所有确诊芽生菌病患者必须给予治疗以防止肺外播散。首选伊曲康唑或两性霉素B治疗。氟康唑疗效较差，仅作为二线用药。伏立康唑和泊沙康唑显示出抗皮炎芽生菌活性，有个案成功治疗报道。对于三唑类药物治疗无效、重症感染、免疫抑制者、孕妇和中枢神经系统感染者可以给予两性霉素B治疗。外科手术则较少有用，除非对大的脓疡引流或脓胸引流，修补支气管胸膜瘘及骨髓炎坏死组织的清除。

（六）芽生菌属的鉴定

皮炎芽生菌（B. dermatitidis）：

（1）菌落特征：在SDA上25℃培养呈菌丝相，生长速度和形态多变。快速生长，产生蓬松的白色菌丝；或缓慢生长，生成光滑、棕褐色、不产孢的菌落。酵母浸汁可以促进生长和产孢，许多菌株随时间推移变多形性。在BHI上37℃培养呈酵母相，棕色或奶油色，菌落皱褶和折叠，光滑和酵母样。

（2）镜下特征：菌丝相可见分生孢子产生在短的侧枝或菌丝分枝的末端，透明、壁光滑及薄，卵圆形到梨形，单细胞，直径约2~10μm（图16-33）。酵母相可见酵母细胞，圆形、透明、厚壁、壁光滑，直径5~15μm，有时可达30μm。单芽生孢子，芽颈较粗，直径可达4~5μm，即宽基底芽生，很少多芽。

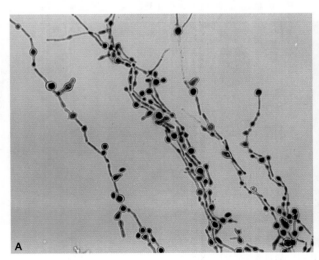
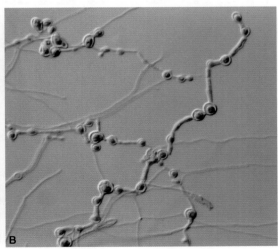

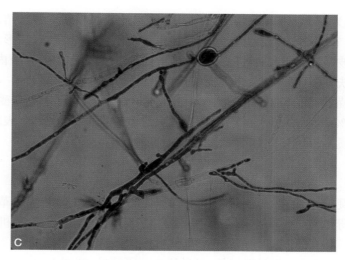

图 16-33　皮炎芽生菌,菌丝及小分生孢子,光镜
A. 菌丝及分生孢子(×200);B. 菌丝与分生孢子(×400);C. 菌丝与分生孢子(×400)。

六、副球孢子菌

（一）分类与命名

副球孢子菌属(*Paracoccidioides*)属于子囊菌门(Ascomycota)、散囊菌纲(Eurotiomycetes)、爪甲团囊菌目(Onygenales)、Ajellomycetaceae 科。目前副球孢子菌属有 5 个菌种,巴西副球孢子菌(*P. brasiliensis*)、*P. lutzii*、*P. americana*、*P. restrepiensis* 和 *P. venezuelensis*。

（二）致病性

巴西副球孢子菌产生在湿润气候,主要在亚热带雨林,多发生于中美洲和南美洲,尤其以巴西常见。*P. lutzii* 产生在巴西中部亚马逊和北部。在酸性土壤中菌种可长期存活,从犰狳中可分离到该菌。该菌可寄居在牙周组织内,有些病例在拔牙后发病。

副球孢子菌病(paracoccidioidomycosis)从墨西哥到阿根廷之间的几乎所有国家都有报道,80%的病例发生在巴西,其中圣保罗地区的发病率最高,其后依次为委内瑞拉、哥伦比亚、厄瓜多尔、阿根廷。在地方流行区,人类常常在 20 岁以前感染副球孢子菌,而副球孢子菌病的出现常在 30~50 岁。主要发生于从事农业生产和在农村居住的人群,90%以上的患者为男性,较女性多 15 倍。已经有报道艾滋病合并此病通常发病急且病情重。

（三）临床表现

副球孢子菌病是在吸入播散到空气中的孢子后所致,肺部是最常见的初发感染部位,随后病原菌通过淋巴管扩散到局部淋巴结。大部分正常人感染后无不适感,但儿童和青少年有时会表现为急性播散性感染,主要以浅表和内脏淋巴结增大为特征。大部分患者表现为慢性进行性感染,主要由于陈旧的静止期损害再活动所致,最常累及成年男性,引起肺部感染和/或皮肤黏膜的病变。

1. 慢性肺副球孢子菌病(chronic pulmonary paracoccidioidomycosis)　发病隐匿,最常见的症状有咯痰、发热、盗汗、不适、咯血和消瘦。胸片常见多发性双侧间质性浸润,进一步发展为纤维化和空洞形成,50%的患者可见肺门淋巴结增大。

2. 黏膜皮肤副球孢子菌病(mucocutaneous paracoccidioidomycosis)　当发生进行性播散性感染时,皮肤黏膜常受累,好发于面部、鼻部及口腔黏膜,皮损表现为疼痛性、溃疡性或疣状。疼痛性的溃疡进展到齿龈、舌、唇或腭部,并持续进展数周或数月以上(桑葚样口腔炎),可发生腭或鼻中隔穿孔,喉部损害可导致瘢痕形成和溃疡,进而出现声音嘶哑和喘鸣。皮损常见于面部,尤以口周和鼻周为多,但严重感染的患者可有播散的散在损害。小丘疹和结节增大数周和数月后形成边缘高起的斑块,渐呈疣状损害或溃疡。附近淋巴结可迅速受累,此为副球孢子菌病特征之一。最早累及颈部和颌下淋巴结,也可累及纵隔、腋下和腹股沟淋巴结,呈皮下结节,质硬,轻度触痛,缓慢发展形成皮下脓肿,并致破溃形成窦道。原发性黏膜皮肤副球孢子菌病由咀嚼被污染的刺和树叶时受伤感染所致,皮损通常分布于口腔内和口周,常可见肉芽肿样的皮损。也可通过皮肤直接接种引起,出现疣状丘疹、斑块或皮肤溃疡。

3. 播散性副球孢子菌病(disseminated paracoccidioidomycosis)　常见于免疫受损患者,合并艾滋病的死亡率相当高(30%~45%)。血源性和淋巴源性播散可导致感染的广泛播散,表现有肠道结节和溃疡性损害、肝脾损害、肾上腺损害、骨髓炎、关节炎、灶性脑损害和脑膜炎等。

（四）　实验室诊断

1. 真菌学检查

（1）　直接镜检:可疑标本涂片,采用 KOH、CFW、乳酸酚棉兰、亚甲蓝或革兰氏染色,可见透明、厚壁、圆形或卵圆形酵母细胞,有单芽或多芽生孢子,多芽生的厚壁孢子呈机轮状,芽颈较细,具特征性。

（2）　培养检查:副球孢子菌培养时间较长,可见稀疏分隔菌丝,宽度 $1~3\mu m$,相互编织,偶尔有厚壁孢子。在一些营养不良情况下,部分分离菌可以产生分生孢子,从关节分生孢子到小分生孢子($<5\mu m$),可以间生、分隔、有蒂(起源于窄基底)。酵母相可见酵母细胞,多数为卵圆形,母细胞周围多芽生孢子,类似于轮船舵轮的结构。

2. 组织病理学　在宿主体内,副球孢子菌形成酵母细胞及芽生孢子。HE 染色可见,但 PAS 和 GMS 染色更加清晰。可见无芽、单芽甚至多芽的酵母细胞,无芽或单芽孢子直径为 $5~20\mu m$,典型多个出芽球形孢子直径 $10~20\mu m$,最大可达 $60\mu m$,横切面如驾驶盘。直径为 $2~5\mu m$ 的芽生孢子从母细胞表面长出,以一细颈部与母细胞相连,有时还可见 $1~2\mu m$ 的孢子(图 16-34)。

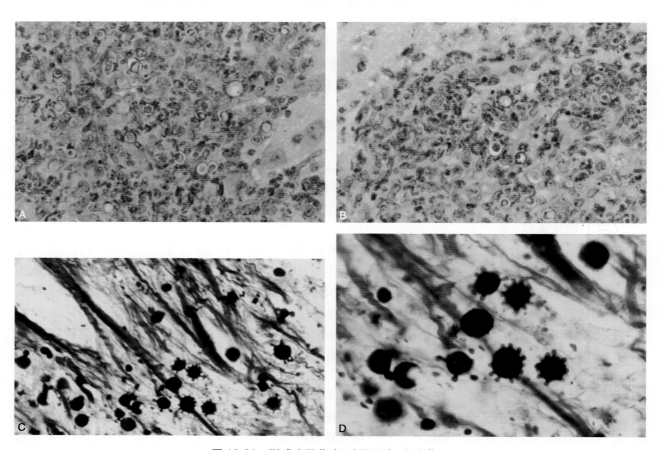

图 16-34　副球孢子菌病,酵母细胞,多边芽殖

A. 动物接种结果,PAS 染色(×400);B. 动物接种结果,PAS 染色(×400);C. GMS 染色(×400);D. GMS 染色(×1 000)。

3. 血清学诊断

（1）抗原检测：一种 43kDa 糖蛋白和一种 87kDa 热休克蛋白已作为血清抗原检测有用的靶点，但目前没有可作为常规诊断使用的抗原实验。

（2）抗体检测：最主要的诊断抗原是一种 43kDa 糖蛋白。ID 实验有高特异度在急性或慢性肺部感染者或播散性患者阳性率 65%~100%，阳性结果就可诊断。CF 实验比 ID 实验特异度差，且与组织胞浆菌病产生交叉反应。然而，CF 滴度≥1∶8 即可考虑副球孢子菌病。CF 低滴度通常与局部感染有关，而高滴度通常发现为多病灶患者。CF 滴度下降常预示治疗成功，CF 高滴度或波动提示预后不良。

4. 分子鉴定　ITS 区序列可以准确鉴定副球孢子菌。

（五）抗真菌治疗

1. 体外药敏试验　巴西副球孢子菌体外药敏采用微量液基稀释法，可依照 CLSI-27A 方案，部分研究推荐用 MMH 或 MVM 培养基替代 RPMI1640 培养基。通过体外药敏试验可以检测球孢子菌的最低抑菌浓度（MIC），但目前并未确定临床折点和流行病学折点。

巴西副球孢子菌对两性霉素 B、伊曲康唑、特比萘芬、伏立康唑、泊沙康唑、氟康唑的 MIC 值均较低。

2. 临床治疗原则　副球孢子菌对抗真菌药物非常敏感，所以多种药物均可用于治疗副球孢子菌病。一线治疗药物包括伊曲康唑、磺胺类药物和两性霉素 B，二线治疗药物包括氟康唑、伏立康唑及特比萘芬。葡聚糖是一种免疫增强剂，可以提高抗真菌药物的治疗效果。对单一切除肺损害、皮肤或黏膜损害的患者，一定要配合系统抗真菌药物治疗。

（六）副球孢子菌属的鉴定

巴西副球孢子菌（*P. brasiliensis*）：

（1）菌落特征：在 SDA 上 25℃培养呈菌丝相。生长缓慢，孵育时间需要 4~6 周，菌落最大直径不超过 1.5cm。质地光滑、皮革样、平坦，有一些簇状气生菌丝，到有皱纹的、褶皱、絮状或天鹅绒状，表面白色至棕色，背面棕色。*P. lutzii* 比巴西副球孢子菌生长快些。

在 BHI 上 37℃培养呈酵母相，生长缓慢，孵育时间需要 4 周，菌落奶油状，有脑回。

（2）镜下特征：巴西副球孢子菌在菌丝的两侧或短的分生孢子梗上着生有少数圆形或卵圆形的小分生孢子，直径 4~5μm，无大分生孢子。陈旧菌落可见间生厚壁孢子。*P. lutzii* 产生厚壁关节分生孢子和空的胞间连丝细胞交替，释放的关节孢子呈桶状，偶然有侧生或终末分生孢子。

酵母相可见酵母细胞，厚壁、卵圆形或不规则形孢子，2~30μm，单芽或多芽，多芽的厚壁孢子呈机轮状，芽颈较细。

巴西副球孢子菌与 *P. lutzii* 两个菌种最终需要分子鉴定。

七、伊蒙菌

（一）分类与命名

伊蒙菌属属于子囊菌门（Ascomycota）、子囊菌亚门（Pezizomycotina）、散囊菌纲（Eurotiomycetes）、爪甲团囊菌目（Onygenales）、Ajellomycetaceae 科。目前仅有 1 个菌种，即新月伊蒙菌（*Emmonsia crescens*），基于 ITS 序列，新月伊蒙菌有 2 个分枝，北美分枝及欧亚分枝。曾经认为是伊蒙菌属的矮小伊蒙菌（*Emmonsia parva*），近期通过多位点分析发现分类上与皮炎芽生菌更接近，但皮炎芽生菌为 BSL-3 级真菌，而矮小伊蒙菌致病性很弱，二者差异大。是否将矮小伊蒙菌转为芽生菌属，学术界意见不一，所以目前仍在伊蒙菌属中介绍矮小伊蒙菌。曾经被认为是伊蒙菌属的巴斯德伊蒙菌近期分类变化，转至 *Emergomyces* 属。

（二）致病性

新月伊蒙菌和矮小伊蒙菌的自然栖息地是土壤，许多啮齿动物、穴居型哺乳动物和其捕食者可被感染。春季高发,可在动物间发生流行,导致慢性肺部疾病,当吸入大量分生孢子时可产生多灶性肺部损害,严重者可引起动物死亡。

不育大孢子菌病(adiaspiromycosis)是由新月伊蒙菌不育大孢子引起的人兽共患病。人类感染罕见,大多报告病例只是在肺内发现一个大孢子,但近年来提示免疫抑制患者或曾暴露在真菌严重污染的灰尘中易于发生严重播散型感染。北美、中美和南美地区已有报道,几个欧洲和亚洲国家及南非最近也有报道。感染途径除呼吸道传播外,还可经消化道和外伤接种等途径传播。

不育大孢子菌病表现独特,吸入的真菌孢子仅在宿主组织中增大,而不出芽或复制。每个吸入的分生孢子生长在宿主肺的植入部位,变成巨大的、厚壁的不育大孢子。孢子最终在这些部位死亡或钙化,尽管有少数病例为多灶性肺部损害可致命,但疾病通常自限。

(三) 临床表现

1. 肺部不育大孢子菌病(pulmonary adiaspiromycosis) 是最常见类型,人类感染分为孤立的不育大孢子菌性肉芽肿和播散性肉芽肿性不育大孢子菌病。新月伊蒙菌的分生孢子(直径约 $2\sim4\mu m$)被人类吸入肺泡后可逐渐长大成厚壁的不育大孢子,其在宿主组织中不繁殖,不芽生,不游走,仅体积增大。大部分患者无症状,自限。少数患者有咳嗽、血痰、胸痛症状。双肺播散的患者可出现发热、呼吸困难、干咳、消瘦、全身衰竭等,肺部影像学检查显示双肺弥散性间质性肺炎或播散性结节。因此,不育大孢子菌病的发病取决于暴露时吸入的分生孢子数目。播散感染者多有真菌污染的灰尘暴露史,如在农活、木工活、车间、建筑地、清理小动物窝等期间吸入尘土等。迄今,国内外文献已报道病例约 200 例,肺部感染占 68 例,其中播散型有 10 例。

2. 肺外不育大孢子菌病(extrapulmonary adiaspiromycosis) 曾有眼部暴发性感染报告,表现为角膜水肿、角膜结节。也有消化道感染导致阑尾不育大孢子病。亦可导致骨髓炎改变,放射线显示局限性溶骨。还可引起皮肤感染。

(四) 实验室诊断

1. 真菌学检查

(1) 直接镜检:痰或 BALF 镜检阳性率很低,可疑物中可见到椭圆形、厚壁、中空细胞。阳性结果同组织病理。

(2) 培养检查:痰或肺组织培养阳性率非常低,多依赖组织病理学检查。在 SDA 上 24℃培养中等速度生长,光滑,后变成棉花状,呈白色至淡棕色。在 BHI 上 37℃培养菌落呈奶油状,脑回状。

2. 组织病理学 组织反应为出现中性粒细胞、嗜酸性粒细胞、淋巴细胞和组织细胞的肉芽肿改变,无组织坏死。在宿主体内,新月伊蒙菌和矮小伊蒙菌形成不育大孢子。PAS 或 GMS 染色有助于确定在肺组织中的不育大孢子,常为散在或融合的肉芽肿性结节改变,内含 1 个或多个大的、圆形、厚壁的不育大孢子,胞壁 PAS 深染,内部中空,或包含 PAS 阳性细小嗜酸颗粒(图 16-35)。新月伊蒙菌在肺中不育大孢子的平均直径 $200\sim400\mu m$,最大可达 $700\mu m$,壁厚 $70\mu m$,多核。矮小伊蒙菌的不育大孢子的平均直径 $10\sim13\mu m$,最大直径可达 $40\mu m$,壁厚 $2\mu m$,单核。类似于球孢子菌属的球形体,但不育大孢子不含内生孢子,且不育大孢子比空的球孢子菌的球形体更大。不育大孢子也可以塌陷,形成各种形状,类似其他真菌、寄生虫或花粉颗粒等。

3. 血清学诊断 无特异性血清学检查。外抗原与组织胞浆菌和皮炎芽生菌存在交叉反应。

4. 分子鉴定 运用 PCR 技术对 ITS 区和/或 LSU 区进行扩增,能较好对伊蒙菌属进行菌种鉴定,并可区别于皮炎芽生菌、组织胞浆菌和巴西副球孢子菌等。

(五) 抗真菌治疗

1. 体外药敏试验 体外药敏试验采用 CLSI-38A 或 EUCAST 方案的微量液基稀释法,商品化药敏方法目前不适用。通过体外药敏试验可以检测新月伊蒙菌的最低抑菌浓度(MIC)或最低有效浓度(MEC),但目前并未确定临床折点和流行病学折点。

新月伊蒙菌对两性霉素 B、伏立康唑、泊沙康唑、伊曲康唑、艾沙康唑和米卡芬净均敏感,对氟康唑不敏感(表 16-7)。

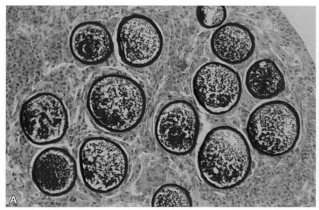
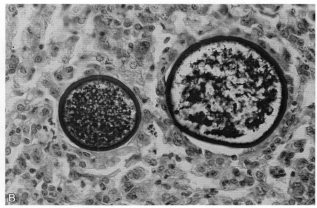
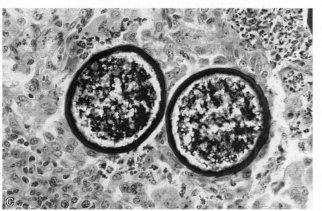

图 16-35　不育大孢子菌病,不育大孢子,PAS 染色
A. ×200;B. ×400;C. ×400。

表 16-7　*Emergomyces* 属菌种和新月伊蒙菌的体外药物敏感性检测

单位:μg/ml

菌种	AMB MIC 范围 (MIC_{90})	VOR MIC 范围 (MIC_{90})	POS MIC 范围 (MIC_{90})	ITR MIC 范围 (MIC_{90})	ISA MIC 范围 (MIC_{90})	FLC MIC 范围 (MIC_{90})	MFG MEC 范围 (MEC_{90})
Emergomyces 属	<0.016~ 0.125 (0.125)	0.063~ 0.25 (0.25)	<0.016~ 0.125 (0.063)	<0.016~ 0.25 (0.125)	0.125~ 2.0 (2.0)	8~>64.0 (64.0)	0.016~ 1.0 (1.0)
Es. africanus 酵母相	0.002~ 1.0 (0.03)	0.008~ 0.015 (0.015)	0.008~ 0.25 (0.03)	0.008~ 0.125 (0.008)		0.06~ 8.0 (4.0)	0.12~ 8.0 (8.0)
Es. africanus 菌丝相	0.002~ 1.0 (0.25)	0.008~ 0.06 (0.03)	0.008~ 1.0 (0.06)	0.008~ 0.5 (0.06)		0.12~ 8.0 (0.5)	0.03~ 8.0 (4.0)
新月伊蒙菌	<0.016~ 0.125	<0.016~ 0.125	0.016~ 0.063	<0.016~ 0.031	<0.016~ 0.125	16.0~ 64.0	0.125~ 8.0

注:MIC. 最低抑菌浓度;AMB. 两性霉素 B;VOR. 伏立康唑;POS. 泊沙康唑;ITR. 伊曲康唑;ISA. 艾沙康唑;FLC. 氟康唑;MFG. 米卡芬净。

2. 临床治疗原则　酮康唑、伊曲康唑、伏立康唑、5-氟胞嘧啶或两性霉素 B 均有治疗有效报道,但从患者的资料无法判断抗真菌药物治疗是否改变病程。

（六）伊蒙菌属的鉴定

1. 新月伊蒙菌(*Emmonsia crescens*)

（1）菌落特征:在 SDA 上 24℃培养至少 2~3 周,中等速度生长,菌落呈颗粒状、羊毛状或棉毛状,表面呈乳白色、黄白色或黄褐色,有放射状沟纹,背面呈苍白色。在 BHI 上 37℃培养为奶油状、脑回状酵母样菌落。

（2）镜下特征:菌丝分隔、透明。分生孢子梗单一或有时为直角分枝。分生孢子无柄产生在菌丝侧面或位于细茎上末端膨大,分生孢子透明、单细胞、圆形、稍微粗糙,有窄的基底孢痕,通常为单一或 2~3 个细胞的短链。酵母相可见不育大孢子,圆形,壁厚,直径 20~140μm。在体内的不育大孢子多核,直径 200~700μm,壁厚 70μm。

（3）生理学特性　在 37℃生长,但 40℃不生长。尿素酶阳性。在 Mycosel 琼脂上生长减弱。

2. 矮小伊蒙菌(*Emmonsia parva*)　近期通过多位点分析发现分类上与皮炎芽生菌更接近,分类为 *B. parva*。

（1）菌落特征:在 SDA 上 24℃培养为菌丝相。中等速度生长,无毛,后变为棉花状,呈白色至淡棕色。在 BHI 上 37℃培养为酵母相,呈奶油状,脑回状。

（2）镜下特征:可见分生孢子位于细茎上或菌丝末端,也可无柄产生在菌丝侧面,近透明,壁疣状隆起或光滑,薄壁,单细胞、(近)圆形,大小为 2~5μm×2~4μm,有窄基底孢痕(图 16-36)。酵母相可见不育大孢子,圆形,壁厚,直径 8~20μm。在体内的不育大孢子直径 10~40μm,壁厚 2μm,单核。

（3）生理学特性:在 40℃生长;尿素酶试验阳性;在 Mycosel 琼脂上生长良好。

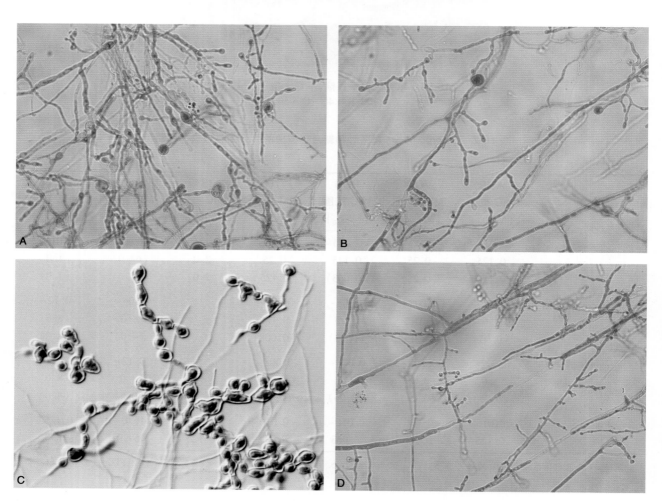

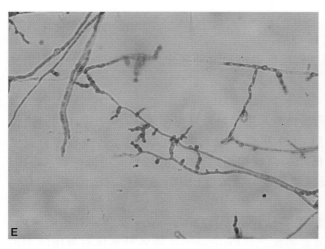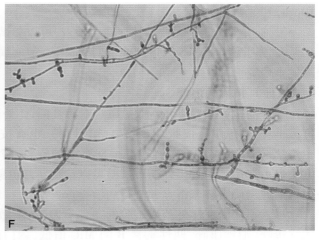

图 16-36　矮小伊蒙菌,光镜(×400)

A. 菌丝与分生孢子(1);B. 菌丝与分生孢子(2);C. 不育大孢子样孢子;D. 菌丝与分生孢子(3);E. 菌丝与分生孢子(4); F. 菌丝与分生孢子(5)。

八、*Emergomyces*

(一) 分类与命名

Emergomyces 属属于子囊菌门(Ascomycota)、子囊菌亚门(Pezizomycotina)、散囊菌纲(Eurotiomycetes)、爪甲团囊菌目(Onygenales)、Ajellomycetaceae 科。目前 *Emergomyces* 属有 5 个菌种,包括 *E. pasteurianus*(曾用名巴斯德伊蒙菌)、*E. africanus*、*E. orientalis*、*E. canadensis* 和 *E. europaeus*。之前这些菌种归在伊蒙菌属(*Emmonsia*)中,现在独立成属。

(二) 致病性

emergomycosis 病原菌的自然宿主、传染源和传播途径尚不清楚。可能通过吸入 *Emergomyces* 属气生孢子发病,主要见于 HIV 感染和器官移植等免疫缺陷或低下人群。近年来流行病学显示 *Emergomyces* 属病原菌显著增加,曾在南非引起暴发流行,主要表现为皮肤受累,也可同时侵犯多种组织、器官。目前播散型 emergomycosis 在南非是一种重要的与艾滋病相关的真菌病。我国已有 *E. pasteurianus* 和 *E. orientalis* 所致感染病例报道。

(三) 临床表现

emergomycosis 主要侵犯皮肤和呼吸系统,常引起播散性感染。皮肤感染主要侵犯面部、口唇、躯干、四肢和外生殖器皮肤黏膜,皮损形态多样,表现为红色丘疹、斑块,伴或不伴溃疡/结痂,痂揭除后可表现为沼泽样改变。也有表现为传染性软疣样丘疹,中央有坏死、脐凹。其他组织器官肺、肝脏、淋巴结、血液系统也可累及。

(四) 实验室诊断

1. 真菌学检查

(1) 直接镜检:可疑标本如皮损组织、血液和骨髓等涂片,吉姆萨染色可见类圆形的芽生酵母细胞(直径 2~4μm),伴少数大的厚壁细胞(直径 8~10μm)和假菌丝。

(2) 培养检查:皮损组织、血液和骨髓标本培养阳性率较高。在 MEA 上室温培养呈菌丝相,缓慢生长,呈白色到米黄色。菌丝透明,薄壁。分生孢子梗从菌丝直角产生,顶端稍肿胀,分生孢子孤立,单细胞,常呈亚球形。在 MEA 上 37℃培养呈酵母相,镜下可见小的酵母细胞,具有窄基底芽生孢子,但有时存在较大的有较宽基底芽生孢子。据此特点与伊蒙菌属和芽生菌属鉴别。

2. 组织病理学　在宿主体内,emergomycosis 在巨噬细胞内外形成酵母细胞。吉姆萨、GMS 和 PAS 染色可见芽生酵母细胞,酵母细胞小而壁薄,直径约 2~4μm。还可见细胞外少数较大厚壁酵母细胞(8~

10μm）和假菌丝。

3. 血清学诊断　无特异性血清学检查，可以尝试 G 实验。

4. 分子鉴定　ITS 区序列能够对 *Emergomyces* 属进行准确鉴定和菌种区分。多位点序列分析用于种系发生研究。

（五）抗真菌治疗

体外药敏试验：*Emergomyces* 属是双相真菌，体外药敏试验采用微量液基稀释法，CLSI 方案未对其进行方案推荐，文献中有按照 CLSI-27A（酵母菌），也有按照 CLSI-38A（丝状真菌）方案操作，药敏板孵育温度也不统一，35℃和24℃都存在。根据有限的资料，酵母相和菌丝相相比，MIC 值相等或更低一些。E-test 方法也可选用。通过体外药敏试验可以检测新月伊蒙菌的最低抑菌浓度（MIC）或最低有效浓度（MEC），但目前并未确定临床折点和流行病学折点。

尽管不同研究体外药敏试验的条件有差异，药敏结果差异并不大。*Emergomyces* 属菌种对伊曲康唑、伏立康唑、泊沙康唑、两性霉素 B 的 MIC 值低，棘白菌素类次之。*Emergomyces* 属各种整体对氟康唑 MIC 值较高，*E. africanus* 对氟康唑 MIC 稍低一些（表 16-7）。

对于播散型感染建议首选两性霉素 B，其次伊曲康唑、伏立康唑、泊沙康唑。南非报道的 18 例由 *E. africanus* 导致的播散型感染患者大部分接受两性霉素 B 治疗 2 周，之后口服伊曲康唑治疗，有效率为 67%，1/3 的患者无效而死亡。

（六）*Emergomyces* 属的鉴定

1. *Emergomyces pasteurianus*（曾用名巴斯德伊蒙菌 *Emmonsia pasteuriana*）

（1）菌落特征：室温培养菌落特征类似新月伊蒙菌和矮小伊蒙菌。在 MEA 上 24℃培养，菌落呈白色（图 16-37）。

在 BHI 上 37℃培养为酵母相，奶油色，光滑（图 16-38）。

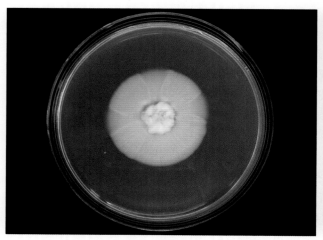
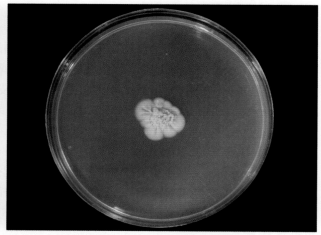

图 16-37　*Es. pasteurianus*，菌丝相菌落　　　　　图 16-38　*Es. pasteurianus*，酵母相菌落

（2）镜下特征：菌丝透明；从细的菌丝上直角产生分生孢子梗，短、纤细、无分枝，顶端稍肿胀，在短而细的次梗上有 1~8 个分生孢子，分生孢子有时无柄产生在菌丝侧面。分生孢子半透明，稍疣状凸起，薄壁，单细胞，呈亚球形（图 16-39）。酵母相镜下可见小的、椭圆形酵母细胞，长度 2~4μm；存在芽生孢子，窄基底出芽，多数单极出芽，罕见双极或多极痕迹。混合宽基底出芽细胞。

（3）生理学特性：最低生长温度 6℃，最适生长温度 24℃，最高生长温度 40℃。

2. *Emergomyces africanus*

（1）菌落特征：在 MEA 上 24℃培养 4 周，菌落潮湿，呈圆形、平坦或在中央稍微隆起，直径达到 21mm，常有中央菌丝簇。背面中央暖黄色，周围亮黄色，有放射状沟槽。在 MEA 上 37℃培养 4 周，菌落光滑，闪亮，呈奶油色到灰褐色，直径达到 5mm。

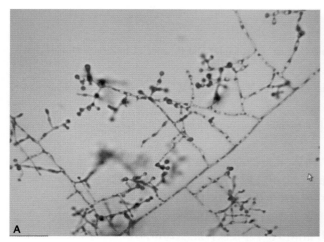
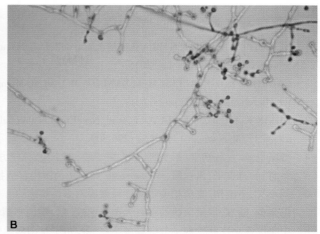
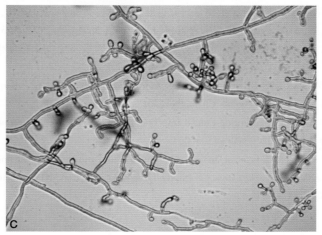

图 16-39 *Es. pasteurianus*,光镜(×400)
A.分生孢子梗、次梗及分生孢子(棉蓝染色)(1);B.分生孢子梗、次梗及分生孢子(棉蓝染色)(2);C.分生孢子梗、次梗及分生孢子。

(2)镜下特征:菌丝稀疏,透明,分隔,分枝。分生孢子梗从生殖菌丝直角产生,多数为单细胞,孤立,在基底有一横隔,顶端多数肿胀,形成短的,次生分生孢子梗。从肿胀顶端窄的梗上产生分生孢子,每次形成一个顶生分生孢子;或在细的梗的末端逐个形成 4~8 个分生孢子的"花朵"结构。分生孢子孤立,偶然有 2~4 个短链,呈亚球形,壁光滑到稍微粗糙,有时黏附到分生孢子梗,罕见无柄。酵母相镜下酵母细胞丰富,卵圆形到亚球形,大小为 $1.7~5.3\mu m \times 0.9~2.2\mu m$。多数为单个,偶尔多个从窄的基底单侧出芽。有时也存在肿胀和短的菌丝。

(3)生理学特性:最低生长温度 6℃,最适生长温度 24~27℃,最高生长温度 40℃(表 16-8)。

表 16-8 新月伊蒙菌与矮小伊蒙菌及 *Es. pasteuriana* 鉴别要点

鉴别要点	新月伊蒙菌	矮小伊蒙菌	*Es. pasteuriana*
37℃生长	生长	生长	生长
40℃生长	不生长	生长	生长
体内不育大孢子	有	有	无
体内酵母细胞	无	无	有
尿素酶	阳性	阳性	
Mycosel 生长情况	减弱	良好	良好

(王爱平)

主要参考文献

［1］ BENNETT J E,DOLIN R. BLASER M J. Mandell,Douglas,and Bennett's Principles and Practice of Infectious Diseases［M］. 8th ed. Canada:Elsevier Inc,2015.

［2］ CARROLL K C,PFALLER M A,LANDRY M L,et al. Manual of Clinical Microbiology［M］. 12th ed. USA:American Society for Microbiology(ASM)press,2019.

［3］ DUKIK K,MUñOZ J F,JIANG Y,et al. Novel taxa of thermally dimorphic systemic pathogens in the *Ajellomycetaceae* (*Onygenales*)［J］. Mycoses,2017,60(5):296-309.

［4］ 博洛尼亚. 皮肤病学:第4版［M］. 朱学骏,王宝玺,孙建方,等译. 北京:北京大学医学出版社,2019.

［5］ 梁官钊,符美华,吕桂霞,等. *posadasii* 球孢子菌国内首例报告［J］. 中国真菌学杂志,2017,12(5):288-290.

［6］ 胡小义,王凌伟. 真菌相关嗜酸性粒细胞增多性疾病［J］. 中国真菌学杂志,2018,13(6):380-384.

［7］ 冯佩英,陆春. 伊蒙菌病与不育大孢子菌病［J］. 中国真菌学杂志,2015,10(4):245-248.

［8］ 中华医学会皮肤性病学分会真菌学组,等. 孢子丝菌病诊疗指南［J］. 中华皮肤科杂志,2016,49(7):456-460.

［9］ 阙冬梅,覃巍,张军民. 马尔尼菲青霉的分子生物学研究进展［J］. 中国真菌学杂志,2010,5(3):188-192.

［10］ 赵建荣,樊移山,董廷荣,等. AIDS 合并马尔尼菲青霉病［J］. 中国真菌学杂志,2010,5(3):158-161.

［11］ 谢雅利,李园园,胡成平,等. HIV 阴性的马尔尼青霉病患者的易感因素及免疫状态分析［J］. 中国真菌学杂志,2016,11(3):174-177.

［12］ DUKIK K,AI-HATMI A M S,CURFS-BREUKER I,et al. Antifungal Susceptibility of Emerging Dimorphic Pathogens in the Family *Ajellomycetaceae*［J］. Antimicrob Agents Chemother,2017,62(1):e01886-17.

［13］ FRIEDMAN D Z P,SCHWARTZ I S. Emerging Fungal Infections:New Patients,New Patterns,and New Pathogens［J］. J Fungi(Basel),2019,20,5(3):67. Doi:10. 3390/jof5030067.

［14］ MAPHANGA T G,BRITZ E,ZULU T G,et al. In Vitro Antifungal Susceptibility of Yeast and Mold Phases of Isolates of Dimorphic Fungal Pathogen *Emergomyces africanus* (Formerly *Emmonsia* sp.)from HIV-Infected South African Patients［J］. J Clin Microbiol,2017,55(6):1812-1820.

第十七章 其他条件致病真菌

一、镰刀菌

（一）分类与命名

镰刀菌属（Fusarium）属于子囊菌门（Ascomycota）、盘菌亚门（Pezizomycotina），粪壳菌纲（Sordariomycetes）、肉座菌目（Hypocreales），丛赤壳科（Nectriaceae）。大部分临床常见的镰刀菌在培养时难以出现有性期，而仅表现无性期形态。

镰刀菌属形态复杂，又易受外界环境的影响而发生变异，种类繁多，致使其分类和鉴定十分困难。分子分类系统将致病性镰刀菌归类为 6 个复合体（species complexes），每个复合体中有 1 种或 1 种以上的菌种。茄病镰刀菌复合体（F. solani species complex，FSSC）包括 F. petroliphilum（FSSC1）、F. keratoplasticum（FSSC 2）、F. falciforme（FSSC 3+4）、茄病镰刀菌（FSSC 5）等。尖孢镰刀菌复合体（F. oxysporum species complex，FOSC）包括尖孢镰刀菌。藤仓镰刀菌复合体（F. fujikuroi species complex，FFSC）包括轮状镰刀菌、萝卜镰刀菌、层生镰刀菌、金合欢镰刀菌等。厚垣孢镰刀菌复合体（F. chlamydosporum species complex，FCSC）包括厚垣孢镰刀菌。单隔镰刀菌复合体（F. dimerum species complex，FDSC）包括单隔镰刀菌。肉色镰刀菌-木贼镰刀菌复合体（F. incarnatum-F. equiseti species complex，FIESC）包括肉色镰刀菌。

镰刀菌有 100 多个种，有人类致病报告的仅涉及其中少数种，包括厚垣孢镰刀菌（F. chlamydosporum）、单隔镰刀菌（F. dimerum）、F. falciforme、肉色镰刀菌（F. incarnatum，曾用名半裸镰刀菌 F. semitectum）、萝卜镰刀菌（F. napiforme）、金合欢镰刀菌（F. nygamai）、尖孢镰刀菌（F. oxysporum）、层生镰刀菌（F. proliferatum）、茄病镰刀菌（F. solani）和轮状镰刀菌（F. verticillioides，曾用名串珠镰刀菌 F. moniliforme）等。最为常见的是茄病镰刀菌，其次为尖孢镰刀菌、轮状镰刀菌和层生镰刀菌。

（二）致病性

镰刀菌其生态适应性强，广泛分布于自然界土壤、植物的地上及地下部分或植物碎片，甚至可存在于沙漠及北极地区。我国为一农业大国，从事农业人口居多，农业性眼外伤多见，为镰刀菌的角膜外伤性感染提供了机会。

镰刀菌既可以引起免疫正常的人感染，也可以作为条件致病真菌引起免疫缺陷患者感染。感染途径为吸入、皮肤外伤接种或镰刀菌性甲真菌病。免疫正常人一般出现局部镰刀菌感染，最常见的是甲真菌病和角膜炎，其他类型包括眼内炎、鼻窦炎、腹膜炎、足菌肿、关节感染、骨髓炎、血栓性静脉炎等。免疫受损患者，尤其是血液系统恶性病、粒细胞缺乏、异基因造血干细胞移植者、器官移植者容易出现侵袭性感染，主要类型为播散性感染、播散性皮肤感染及肺部感染。北京大学真菌和真菌病研究中心证实一例慢性皮肤播散性镰刀菌感染患者存在 STAT1 缺陷。

（三）临床表现

1. 播散性镰刀菌病（disseminated fusariosis）　在免疫受损患者，尤其是急性白血病、粒细胞缺乏和造血干细胞移植患者中最为常见。最常见的表现为播散性皮疹伴血培养镰刀菌阳性。其他可以累及的器官包括鼻窦、肺部等其他脏器。皮疹有三种形态：疼痛性红斑或丘疹并进一步发展为黑色坏死性溃疡，类似于坏死性臁疮样损害（图 17-1）；在坏死性臁疮样损害外有一个薄的红斑性边缘似靶的损害；多发性红斑性皮下结节，此型预后不好，死亡率高。

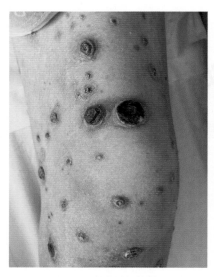

图 17-1　播散性镰刀菌病

2. 肺部镰刀菌病（pulmonary fusariosis）　主要发生于免疫受损患者。肺部单发损害类似于肺部曲霉病，非特征性肺部浸润、结节和空洞。播散性镰刀菌病肺部累及常见，表现为双肺受累。最常见的 CT 表现是周围分布的肺结节、肿块以及磨玻璃影，右下叶是最常见的部位。如果胸部 CT 显示有肺结节且带有空洞形成的低密度征且无晕轮征或闭塞血管征，应怀疑肺镰刀菌病的可能。

3. 皮肤镰刀菌病（cutaneous fusariosis）　除了播散性镰刀菌病皮肤累及的表现，镰刀菌也可以引起局部皮肤感染（图 17-2）。不同时期的皮疹可以表现为丘疹、结节、斑块、坏死、臁疮样斑块。免疫正常者也可以表现为足菌肿，由外伤引起，病变在外露部位。有假性肿瘤、窦道瘘管和排出颗粒，镰刀菌引起足菌肿的颗粒为白色。

4. 眼部镰刀菌感染（fusarial keratitis and endophtalmitis）　眼部感染中角膜镰刀菌病最常见，多见于农村收获季节，男性多见。常因收获时眼角膜被谷物擦伤或碰伤，镰刀菌侵入角膜而发生感染，通常起病缓慢，外用抗生素治疗无效。眼部疼痛、畏光、红肿、视力模糊。检查可见角膜有浅部溃疡，溃

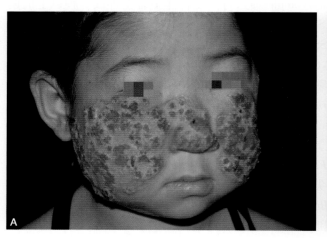

图 17-2　皮肤镰刀菌病，患者伴有 STAT1 缺陷
A. 面部斑块、角化结痂；B. 手背斑块、坏死结痂。

疡边缘不整齐，溃疡基底部呈白色，有黏液、脓性分泌物。溃疡周围可有卫星状损害，严重者可有前房积脓。如果治疗不及时，可以引起角膜穿孔，导致失明。镰刀菌性眼内炎可以由角膜炎进展而来，也可由真菌播散引起，有眼部肿胀、疼痛、视力受损等（图 17-3）。

（四）实验室诊断

1. 真菌学检查

（1）直接镜检：KOH 制片可见透明、分隔的菌丝，可有分枝，分枝不规则，菌丝宽度 3~6μm，与曲霉属，以及其他透明丝孢霉的菌丝类似。镰刀菌菌丝分枝角度多变，可以 45° 也有直角分枝（图 17-4），而曲霉菌丝分枝均为 45°，具有特征性。一般标本直接镜检时很难见到大、小分生孢子。

（2）培养检查：在 SDA 上 28℃ 培养生长迅速，37℃ 生长缓慢。菌落为白色绒毛或棉絮样或粉状，

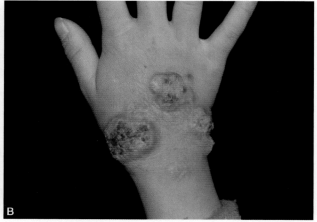

图 17-3　镰刀菌性角膜炎

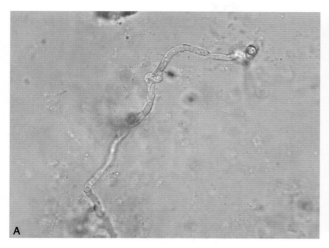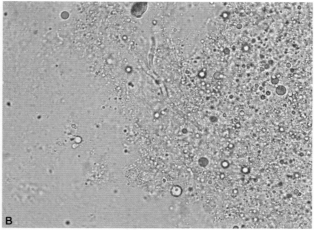

图 17-4　镰刀菌病
A. 透明菌丝（×400）；B. 透明菌丝可有分枝（×200）。

表面可为粉红、橙红、黄、紫等颜色，培养基背面可着同样颜色。

用于镰刀菌鉴定的培养基有燕麦琼脂（oatmeal agar，OA）、马铃薯葡萄糖琼脂（potate dextrose agar，PDA）、石竹叶琼脂（carnation leaf agar，CLA）、合成琼脂（synthetic agar，SNA）、KCl 培养基和土壤琼脂。CLA 和 SNA 是低营养成分培养基，可刺激产孢，大多数镰刀菌可大量产生分生孢子和分生孢子梗，其形态接近于自然条件下所见的形态，表型变异小。PDA 和 OA 可用以观察菌落形态和色泽，产孢有时较少。KCl 培养基可用以观察分生孢子链的形成。土壤培养基有利于快速形成厚壁孢子，一般只需 4~6 天，而其他培养基则需较长时间。

显微镜下表现为特征性大分生孢子，有一到数个不等的分隔，纺锤状、镰刀状至线状，直或多呈不同程度地弯曲，顶细胞或短而钝或成喙状至乳头状，或逐渐尖细呈锥状至针状，或窄细伸长成线状至鞭状，基细胞一般呈足状或踵状，少数楔状、乳头状或梗状。大分生孢子着生在分生孢子座或黏分生孢子团内，菌落上形成粘斑，有时还有黏液，也可着生于气生的简单瓶梗或多出瓶梗上。镰刀菌也可产生小分生孢子，不同菌种其形成方式有差异，可表现为单生、假头状或链状。小分生孢子产生于气生菌丝，瓶梗产孢，可仅以假头着生或以假头和链状着生。假头是水滴在分生孢子梗顶端包裹住分生孢子后形成的。小分生孢子形态及大小多变，球形、卵圆形、梨形或纺锤形。在菌丝上或大分生孢子上产生厚壁孢子，生于菌丝中间的称为间生厚壁孢子，生于菌丝顶端的称为顶生厚壁孢子（图 17-5）。

2. 组织病理学　组织中的镰刀菌表现为透明菌丝，HE 染色效果不佳，但 PAS 或 GMS 染色清晰可见（图 17-6），菌丝较细，有分隔及分枝，分枝不规则，需要与曲霉相鉴别，镰刀菌感染偶尔可以见酵母样结构。镰刀菌感染易于侵犯血管，引起血管栓塞，局部出血或坏死，有明显的炎症细胞浸润，可见中性粒细胞、淋巴细胞、组织细胞。

3. 血清学诊断　镰刀菌细胞壁含有 β-（1,3)-D-葡聚糖，侵袭性感染时能够释放入血，G 实验检测可以阳性。另外，镰刀菌细胞壁抗原与曲霉半乳甘露聚糖抗原有一定的交叉，有时也会引起 GM 实验假阳性。目前尚无商品化镰刀菌特异性检测的血清学方法。

4. 分子鉴定　多位点基因序列分析可以准确鉴定到种水平，ITS、LSU、*EF1-α*、*RPB*、*TUB* 和 IGS 片段都可以选择，一般需要采用多个位点序列，推荐基因为 *RPB2*、*TUB*、*EF1-α* 及 IGS 基因。MALDI-TOF MS 也可用于镰刀菌的鉴定，结果可靠。

（五）抗真菌治疗

1. 体外药敏试验　体外药敏试验采用 CLSI-38A 或 EUCAST 方案的微量液基稀释法，商品化方法 E-test 可用于镰刀菌体外药敏检测。通过体外药敏试验可以检测镰刀菌的最低抑菌浓度（MIC），但目前并未确定临床折点和流行病学折点。

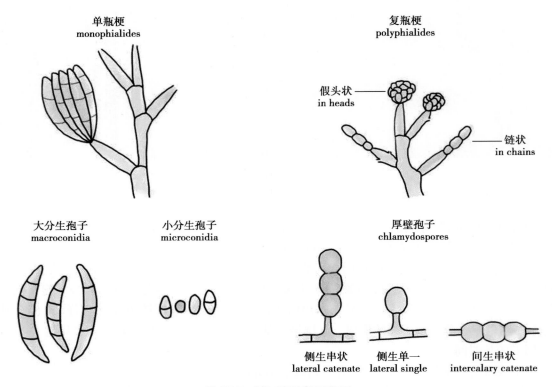

图 17-5 镰刀菌结构示意图

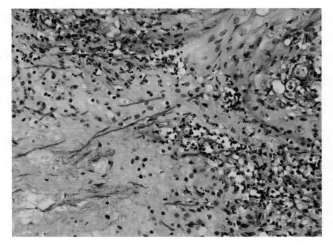

图 17-6 镰刀菌病,PAS 染色(×400)

镰刀菌在体外药敏试验中对大部分抗真菌药物不敏感。镰刀菌属对两性霉素 B 的 MIC 值相对较低。三唑类药物中,轮状镰刀菌和尖孢镰刀菌对伏立康唑的 MIC 值低于茄病镰刀菌和层生镰刀菌,尖孢镰刀菌对泊沙康唑的 MIC 值较低。镰刀菌对棘白菌素类药物不敏感。不同菌株 MIC 值变异较大,如果有条件,建议对分离菌株进行体外药敏检测(表 17-1)。

表 17-1　镰刀菌的体外药物敏感性检测

单位:μg/ml

菌种	AMB MIC 范围(MIC$_{90}$)	VOR MIC 范围(MIC$_{90}$)	POS MIC 范围(MIC$_{90}$)	ITR MIC 范围(MIC$_{90}$)
镰刀菌属	0.5～4 (4)	0.5～≥16 (≥16)	0.25～≥16 (≥16)	0.5～≥16 (≥16)
茄病镰刀菌	0.5～2 (2)	4～≥16 (≥16)	1～≥16 (≥16)	≥16 (≥16)
轮状镰刀菌	2～4 (4)	0.5～2 (2)	1～≥16 (≥16)	1～≥16 (2)
尖孢镰刀菌	1～2 (2)	1～8 (8)	0.25～0.5 (0.5)	≥16 (≥16)
层生镰刀菌	0.5～4 (2)	2～≥16 (≥16)	0.25～≥16 (≥16)	1～≥16 (≥16)

注:MIC. 最低抑菌浓度;AMB. 两性霉素 B;VOR. 伏立康唑;POS. 泊沙康唑;ITR. 伊曲康唑。

2. 临床治疗原则　镰刀菌病治疗困难,两性霉素 B 脂质体和伏立康唑效果较好,两性霉素 B 传统剂型的副作用较大,临床选用需要慎重。两性霉素 B 脂质体与伏立康唑联合应用有治愈的病例报告。泊沙康唑作为二线用药治疗难治性镰刀菌感染也有效,但是也有泊沙康唑预防应用后出现镰刀菌突破感染的病例。

(六) 镰刀菌属的鉴定

1. 茄病镰刀菌(*Fusarium solani*)

(1) 菌落特征:在 PDA 平板上 25℃培养 10 天后,菌丝呈棉絮状铺满培养皿,菌落正面呈白色、浅黄色、淡蓝色,背面呈浅黄色或淡蓝色,有些菌株可见酒红色色素,菌落上有时在培养至 5 天左右时形成小水滴状物质,后来变为黏斑,呈白、黄、蓝或绿(图 17-7)。

(2) 镜下特征:分生孢子梗从气生菌丝侧缘产生,多数为简单瓶梗,瓶梗较长,多在 25μm 以上。大分

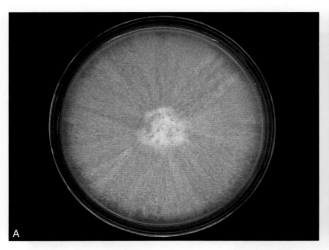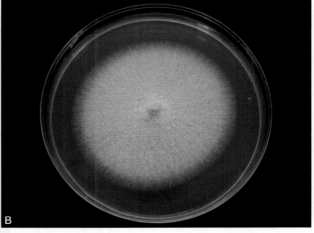

图 17-7　茄病镰刀菌,菌落
A. 淡黄色棉絮样菌落;B. 菌落上小水滴状物质。

生孢子可大可小,比较粗壮,有顶细胞及足细胞,有2~5个隔。小分生孢子数量多,呈假头状着生,有卵圆形、椭圆形,0~1个隔。培养一段时间后,可产生顶生或间生的厚壁孢子(图17-8)。

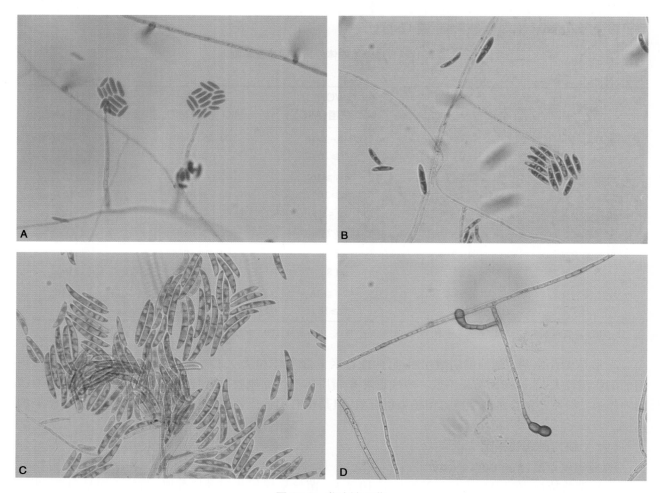

图 17-8 茄病镰刀菌

A. 菌丝侧缘分生孢子梗,简单瓶梗,小分生孢子假头样着生;B. 小分生孢子可有一个隔,假头样着生;C. 大分生孢子;D. 顶生厚壁孢子。

2. 轮状镰刀菌(*Fusarium verticillioides*) 曾用名串珠镰刀菌(*F. moniliforme*)。

(1) 菌落特征:在 PDA 平板上 25℃培养,生长较快,气生菌丝棉絮状,10 天后平铺平板或局部稍低陷,菌落正面浅紫色、淡粉红色或白色,背面淡黄或蓝紫色,菌落中央可出现绳状或束梗状(图 17-9)。

(2) 镜下特征:可见产孢细胞为简单瓶梗,中等长度。大分生孢子较少,披针形,多次传代可不生长。小分生孢子较多,短棒状或椭圆形,0~1 个隔,呈串珠状、假头状着生。无厚壁孢子(图 17-10,图 17-11)。

3. 尖孢镰刀菌(*Fusarium oxysporum*)

(1) 菌落特征:在 PDA 平板上 25℃培养 10 天后,菌落呈棉絮状,铺满平皿,菌落正面为白色、淡紫色,背面淡紫色(图 17-12)。

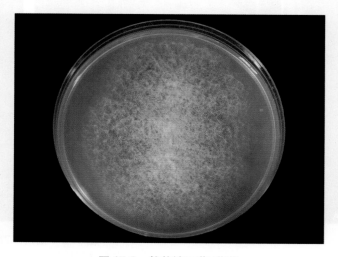

图 17-9 轮状镰刀菌,菌落

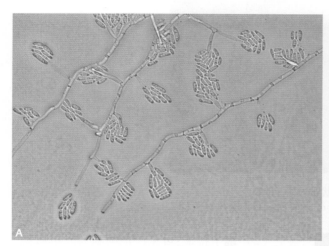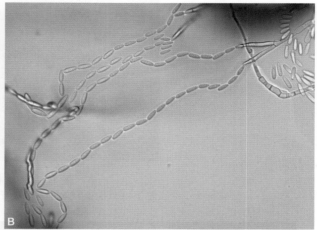

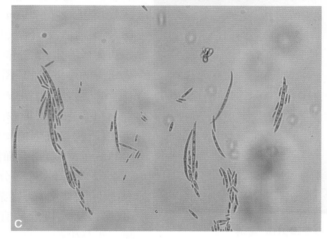

图 17-10 轮状镰刀菌
A.简单瓶梗,中等长度,小分子孢子假头样着生;B.小分生孢子呈串珠状;C.大分生孢子披针形。

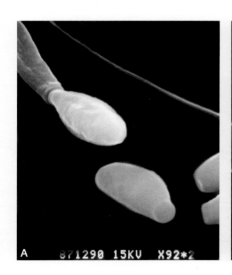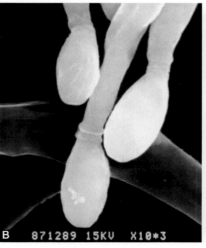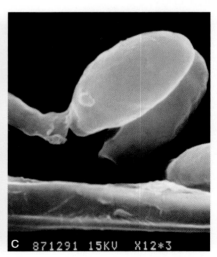

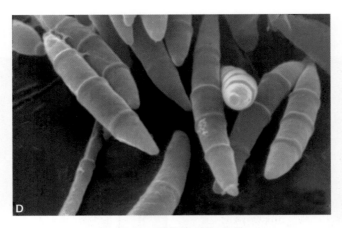

图 17-11　轮状镰刀菌,电镜
A.瓶梗及小分生孢子(1);B.瓶梗及小分生孢子(2);C.瓶梗及小分生孢子(3);D.大分生孢子。

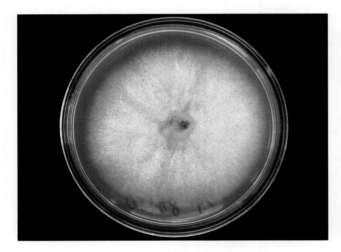

图 17-12　尖孢镰刀菌,菌落

（2）镜下特征:可见产孢细胞为简单瓶梗,瓶梗较短,多在 20μm 以下。大分生孢子细长,镰刀形,有 3~5 个隔,顶细胞似喙状。小分生孢子假头样着生,无分隔,卵圆形或肾形。有顶生或间生的厚壁孢子(图 17-13,图 17-14)。

4. 层生镰刀菌(*Fusarium proliferatum*)

（1）菌落特征:在 PDA 平板上 25℃培养,生长较快,呈气生菌丝棉絮状,菌落正面白色或暗酒红色或紫色,背面淡紫色(图 17-15)。

（2）镜下特征:分生孢子梗从气生菌丝侧缘产生,密集分枝,复杂瓶梗丰富。大分生孢子多,镰刀状或接近笔直,足细胞明显,3~5 个分隔。小分生孢子较多,棒状基底缩短,呈梨形或卵圆形,假头样或链状。无厚壁孢子(图 17-16)。

5. 肉色镰刀菌(*Fusarium incarnatum*)　曾用名半裸镰刀菌(*F. semitectum*)。

（1）菌落特征:在 PDA 平板上 25℃培养 10 天后,菌落正、反面呈橘红色,多次传代后菌落表面不完整(图 17-17)。

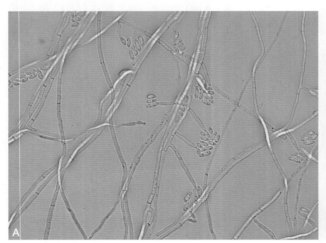

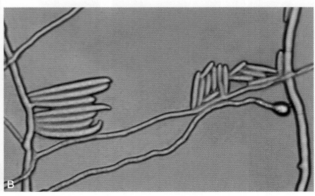

图 17-13　尖孢镰刀菌
A.假头样着生的小分生孢子;B.镰刀样大分生孢子。

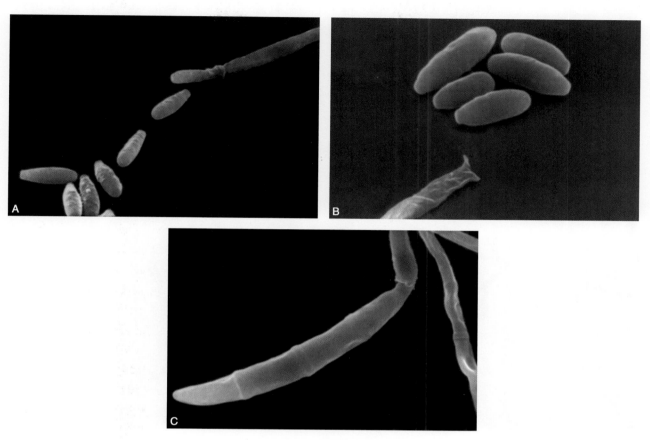

图 17-14　尖孢镰刀菌,电镜
A. 瓶梗及小分生孢子;B. 小分生孢子(1);C. 大分生孢子(2)。

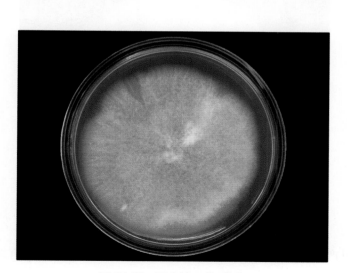

图 17-15　层生镰刀菌,菌落

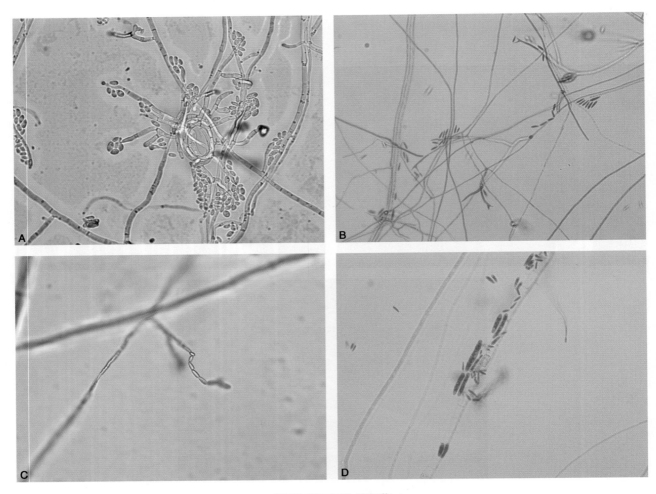

图 17-16　层生镰刀菌
A. 复杂瓶梗,假头样着生的小分生孢子;B. 复杂瓶梗;C. 链状小分生孢子;D. 大分生孢子。

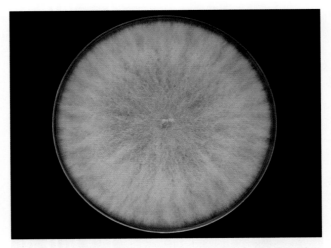

图 17-17　肉色镰刀菌,菌落

（2）镜下特征:可见产孢细胞为多出瓶梗和简单瓶梗。小分生孢子较少,有纺锤形的大分生孢子,厚壁孢子少见(图 17-18)。

6. 萝卜镰刀菌（*Fusarium napiforme*）

（1）菌落特征:在 PDA 平板上 25℃培养 10 天后,白色伴有明黄色分生孢子座（sprodochia）,背面淡紫色(图 17-19)。

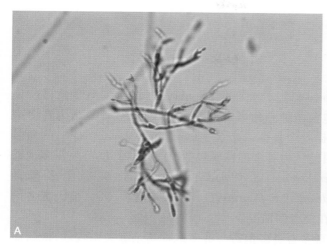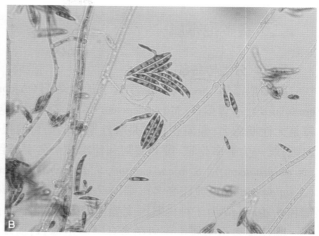

图 17-18　肉色镰刀菌
A. 多出瓶梗;B. 纺锤形大分生孢子。

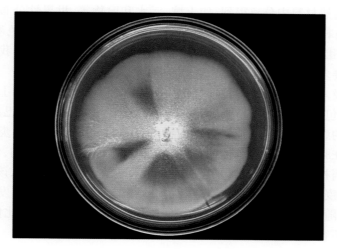

图 17-19　萝卜镰刀菌,菌落

（2）镜下特征:分生孢子梗中等长度,简单瓶梗。大分生孢子多分隔。小分生孢子 0～1 个分隔,呈卵圆形或梨形,聚集成假头或短链状。厚壁孢子少,短链或簇状分布(图 17-20)。

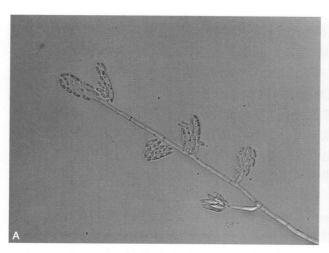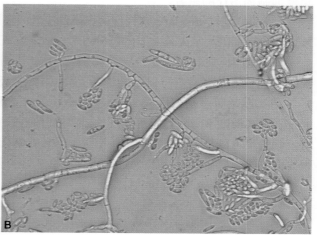

图 17-20　萝卜镰刀菌
A. 简单瓶梗,假头样着生小分生孢子;B. 大分生孢子镰刀样或较直。

二、赛多孢霉属

（一）分类与命名

赛多孢霉属（*Scedosporium*）属于子囊菌门（Ascomycota）、粪壳菌纲（Sordariomycetes）、小囊菌目（Microascales）、小囊菌科（Microascaceae）。赛多孢霉属包含菌种和命名近期变化较大，既往曾经认为赛多孢霉是无性期命名，假阿利什霉是有性期命名。目前根据一个真菌一个名字（one fungus = one name）的命名原则，统一为赛多孢霉，废弃假阿利什霉这个名字。目前认为赛多孢霉属包括 10 个菌种，橙黄色赛多孢霉（*S. aurantiacum*）、*S. minutisporum*、*S. desertorum*、*S. cereisporum*、*S. dehoogii*、*S. angustum*、尖端赛多孢霉（*S. apiospermum*）、波氏赛多孢霉（*S. boydii*）、*S. ellipsoideum* 和 *S. fusarium*。其中尖端赛多孢霉、波氏赛多孢霉和 *S. dehoogii* 由于种内基因变异性较大，有可能存在复合体情况。

既往赛多孢霉属中还包括多育赛多孢霉，目前发现多育赛多孢霉与赛多孢霉属亲缘关系较远，最新命名为 *Lomentospora prolificans*。为了方便起见，本章中依然保留此菌。

（二）致病性

赛多孢霉可从各种自然材料中分离得到，如土壤、污水和腐物等，世界性分布，在温、热带地区均可分离出。赛多孢霉中致病相关菌种有尖端赛多孢霉、波氏赛多孢霉、橙黄色赛多孢霉、*S. dehoogii* 和 *S. minutisporum*。前三种相对多见。尖端赛多孢霉和波氏赛多孢霉世界性分布，我国主要的致病性赛多孢霉也是这两种。橙黄色赛多孢霉多见于澳大利亚和欧洲。

赛多孢霉主要通过吸入和创伤接种两种途径感染人类，其引起的感染临床上可以分为三大类。一是创伤后引起的局部感染，包括足菌肿、关节炎、骨髓炎、眼部感染、甲真菌病及淋巴系统的感染等，此类型大多发生于没有基础疾病的患者。二是无症状或有症状的腔道的定植，包括鼻窦炎、肺部真菌球、过敏性支气管肺赛多孢霉肺炎及在肺纤维化患者肺内的定植等。三是系统性侵袭性疾病，包括赛多孢霉肺炎、心内膜炎、播散性感染、艾滋病相关性赛多孢霉感染、中枢系统感染及溺水综合征等，该类型大多发生于免疫受损患者，但也可发生于免疫功能正常者。文献显示我国既往赛多孢霉感染大多发生于没有基础疾病的患者，由创伤后引起。但是随着医疗干预措施的不断增多，免疫缺陷人群感染的比例在不断增加，免疫受损人群的赛多孢霉感染也不容忽视。

（三）临床表现

1. 局部感染

（1）皮肤赛多孢霉病（cutaneous scedosporiosis）：皮肤感染可以发生于外伤后，也可以是血行播散的表现之一。皮疹表现无特异性，为坏死性丘疹、瘀斑、血疱、结节、斑块或溃疡等。好发于糖皮质激素或其他免疫抑制剂治疗的患者。

（2）足菌肿（mycetoma）：外伤后出现的皮肤或皮下慢性进行性肉芽肿性感染，暴露部位多见，尤其是足部，可累及深部骨、肌肉或关节。表现为多发结节或斑块，皮肤窦道形成，排出<2mm 白色或黄色的颗粒。

（3）肌肉、关节和骨赛多孢霉病： 发生于外伤或手术后。表现为急性化脓性关节炎或亚急性骨髓炎。早期核磁共振检查可以帮助诊断，确诊需要引流液或活检组织真菌培养。

（4）眼部赛多孢霉病（ocular scedosporiosis）：角膜感染发生于角膜外伤后，表现为角膜炎（局部疼痛、畏光、流泪、视敏度下降），角膜可见灰色或白色斑块，边缘不规则且隆起，还有浸润环、前房积脓、角膜后沉着物等。眼内炎可以是免疫正常宿主外伤或手术后感染，也可以是免疫受损患者播散性感染的表现之一，表现眼部疼痛、畏光、视物模糊，无特异性。检查可见脉络膜和视网膜上乳白色斑块、玻璃体浸润和前房积脓。

2. 播散性感染

（1）中枢神经系统赛多孢霉病（central nervous system scedosporiosis） 赛多孢霉有亲神经性，所以中枢神经系统感染不少见。免疫受损患者中枢神经系统感染可能是系统播散而来，但往往无法确认原发灶。免疫正常患者感染大多数见于溺水后吸入污水，从肺部血行播散而来。部分中枢神经系统感染来自鼻窦感染的中枢播散。临床表现为单发或多发脑脓肿、脑膜炎和脑室炎。

（2）心内膜炎（scedosporic endocarditis）　免疫受损患者伴有瓣膜置换或血管内植入物时容易出现，表现为系统性血栓或心脏赘生物。尖端赛多孢霉性心内膜炎常发生于可植入式心脏复律除颤器或起搏器植入后。

（3）系统性赛多孢霉病（systemic scedosporiosis）　多见于急性白血病或异基因干细胞移植患者出现感染血行播散至多脏器，也可见于实体器官移植者、艾滋病或接受其他免疫移植治疗者。临床表现为发热、呼吸困难、肺部浸润、脑膜脑炎、皮疹等。血培养呈阳性。

（四）实验室诊断

1. 真菌学检查

（1）直接镜检：取可疑标本 KOH 制片，可见分枝、分隔的透明菌丝，偶尔菌丝侧缘可见分生孢子。腔道定植标本有时可见到棕色子囊孢子（图 17-21）。

（2）培养检查：赛多孢霉不同种间菌落形态差异不大，在 SDA 或 PDA 培养基上室温培养生长迅速，呈灰白色棉花状，气生菌丝多，可充满整个斜面。日久变为烟灰色，背面为灰黑色。橙黄色赛多孢霉的背面呈现特征性橙黄色，可产生黄色可溶性色素。

显微镜下表现的种间差距很小。透明菌丝，可以有分隔，分枝。环痕产孢，分生孢子梗可长可短，分生孢子单个着生于分生孢子梗顶端，有时可以产生数个孢子。分生孢子呈卵圆形，无色到暗色，基部短缩。还存在粘束孢的产孢方式（图 17-22）。部分菌株可见有性期，黄棕色闭囊壳，内含圆形或卵圆形的子囊，每个子囊内含 8 个黄褐色、梭形或椭圆形的子囊孢子（图 17-23）。

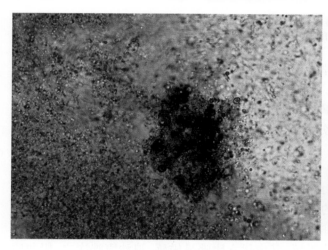

图 17-21　赛多孢霉感染，鼻窦分泌物

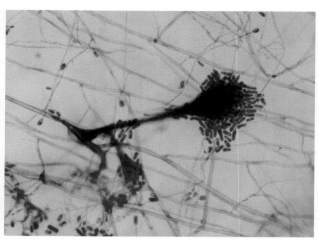

图 17-22　赛多孢霉，粘束孢

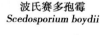

波氏赛多孢霉
Scedosporium boydii

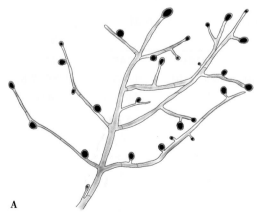

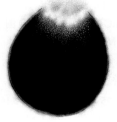

闭囊壳

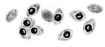

子囊孢子

A　　　　　　　　　　　　　　　　　　　　　　B

图 17-23　赛多孢霉结构示意图
A. 无性期结构；B. 有性期结构。

2. 组织病理学　组织中可见分枝、分隔的菌丝,有时菌丝顶端或侧缘可见分生孢子,一般需要借助 PAS 染色或 GMS 染色(图 17-24)。一些菌丝壁厚,呈肿胀细胞(直径达 20μm),有扭曲形态特点。该菌可侵犯血管,生长在血管壁时,有时产生包裹球形细胞层,多见于脑脓肿。在鼻窦组织中可发现菌丝团块及分生孢子。真菌球显示同心环分隔菌丝,在菌丝周围可有特征性的卵圆形,淡黄色,截状分生孢子。

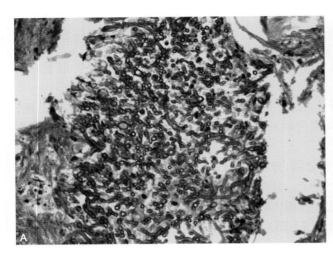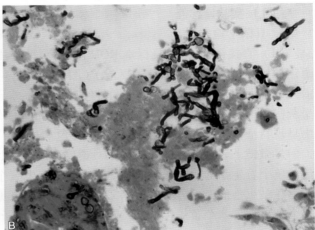

图 17-24　赛多孢霉感染
A. PAS 染色(×400);B. GMS 染色(×400)。

3. 血清学诊断　赛多孢霉感染缺乏特异的血清学诊断指标。赛多孢霉细胞壁具备葡聚糖,所以出现侵袭性或播散性感染时 G 实验可以阳性。

4. 分子鉴定　大部分菌株依靠形态仅能鉴定到属水平,分子生物学方法可以进一步鉴定到种。目前鉴定最常用的分子标记 ITS 区,但其对具体菌种的区分度有限,BT2、CAL、RPB、SOD 和 ACT 的鉴定能力均优于 ITS 区,其中 BT2 更为准确。

(五) 抗真菌治疗

1. 体外药敏试验　体外药敏试验采用 CLSI-38A 或 EUCAST 方案的微量液基稀释法,商品化药敏方法目前不适用。通过体外药敏试验可以检测赛多孢霉的最低抑菌浓度(MIC),但目前并未确定临床折点和流行病学折点。

赛多孢霉对伏立康唑、伊曲康唑、泊沙康唑均较为敏感,其中伏立康唑最敏感,泊沙康唑次之,伊曲康唑 MIC 值变化较大。部分赛多孢霉对新型三唑类抗真菌药物艾沙康唑的 MIC 值较低。赛多孢霉对两性霉素 B 不敏感,对棘白菌素类药物的敏感性较低。不同菌株 MIC 值变异较大,如果有条件,建议对分离菌株进行体外药敏检测。*Lomentospora prolificans* 对各种抗真菌药物都不敏感(表 17-2)。

表 17-2　赛多孢霉和 *Lomentospora prolificans* 的体外药物敏感性检测

单位:μg/ml

菌种	VOR MIC 范围 (MIC₉₀)	POS MIC 范围 (MIC₉₀)	ITR MIC 范围 (MIC₉₀)	ISA MIC 范围 (MIC₉₀)	AMB MIC 范围 (MIC₉₀)	CAS MIC 范围 (MIC₉₀)	MFG MEC 范围 (MIC₉₀)
尖端赛多孢霉	0.25~8 (2)	0.25~>16 (>16)	0.25~>16 (>16)	1~>16 (16)	0.5~>16 (>16)	0.5~>8 (8)	0.016~>8 (4)
波氏赛多孢霉	0.125~2 (1)	0.125~>16 (4)	0.125~>16 (>16)	0.5~>16 (16)	0.5~>16 (>16)	1~>8 (8)	0.062~>8 (>8)
Lomentospora prolificans	4~>16 (>16)	>16 (>16)	>16 (>16)	8~>16 (>16)	8~>16 (>16)	2~>8 (>8)	0.125~>8 (>8)

注:MIC.最低抑菌浓度;VOR.伏立康唑;POS.泊沙康唑;ITR.伊曲康唑;ISA.艾沙康唑;AMB.两性霉素 B;CAS.卡泊芬净;MFG.米卡芬净。

2. 临床治疗原则　赛多孢霉感染首选药物是伏立康唑,其次为泊沙康唑、伊曲康唑或艾沙康唑。单用两性霉素 B 效果不好,但是可以和伏立康唑联合应用。棘白菌素类药物一般也与伏立康唑联合应用。*Lomentospora prolificans* 对多种抗真菌药物都不敏感,体外药敏试验提示伏立康唑、两性霉素 B 联合棘白菌素类药物三联治疗有协同作用,还需要临床进一步验证。

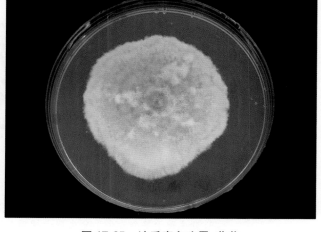

图 17-25　波氏赛多孢霉,菌落

（六）赛多孢霉属的鉴定

1. 波氏赛多孢霉（*Scedosporium boydii*）

（1）菌落特征:PDA 上室温培养,生长迅速,呈白色到灰白色,棉花状,气生菌丝多,可充满整个斜面,背面为灰黑色(图 17-25)。

（2）镜下特征:菌丝两侧产生分生孢子梗,圆柱形,可长可短。环痕产孢,分生孢子单个着生于分生孢子梗顶端,呈卵圆形、梨形或椭圆形,单细胞,有时可数个孢子聚集存在。同宗配合,可以产生(亚)球形闭囊壳,子囊孢子单细胞,呈梭形或椭圆形,暗褐色(图 17-26)。

2. 尖端赛多孢霉（*Scedosporium apiospermum*）

（1）菌落特征:PDA 上室温培养,生长迅速,呈灰白色、棉花状,气生菌丝多,可充满整个斜面,背面为灰黑色(图 17-27)。

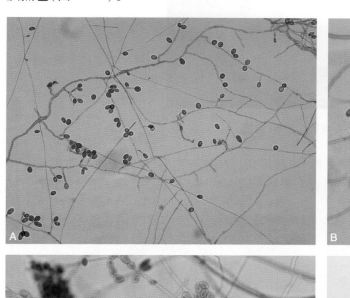

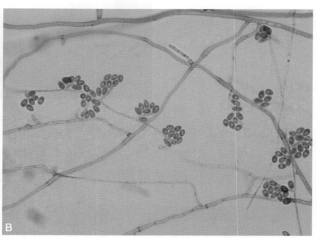

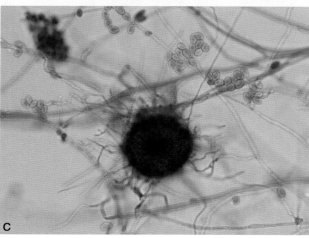

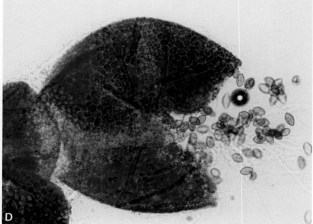

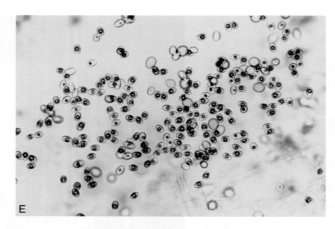

图 17-26　波氏赛多孢霉

A.分生孢子单个着生于分生孢子梗顶端,卵圆形;B.分生孢子可聚集存在;
C.球形闭囊壳;D.闭囊壳破裂,释放子囊孢子;E.子囊孢子。

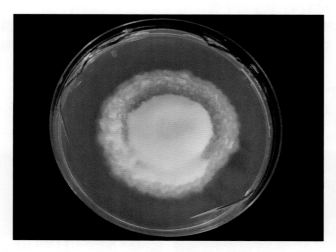

图 17-27　尖端赛多孢霉,菌落

（2）镜下特征:菌丝两侧产生分生孢子梗,圆柱形,可长可短。环痕产孢,分生孢子单个着生于分生孢子梗顶端,分生孢子卵圆形,单细胞。异宗配合,闭囊壳罕见,子囊孢子椭圆形(图 17-28,图 17-29)。

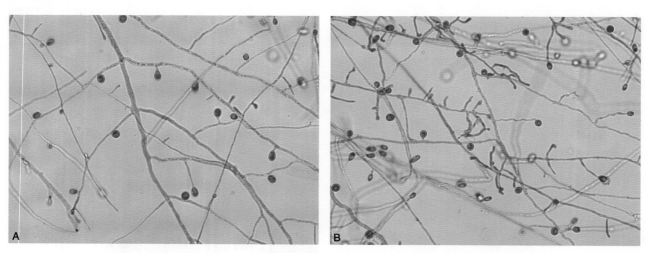

图 17-28　尖端赛多孢霉

A.分生孢子单个着生于分生孢子梗顶端;B.分生孢子卵圆形。

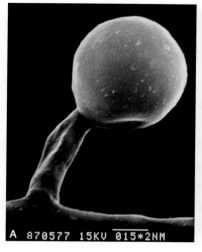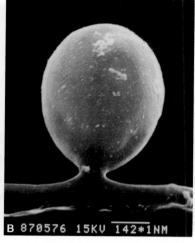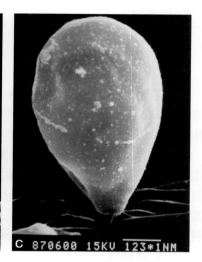

图 17-29 尖端赛多孢霉，电镜
A. 分生孢子梗，顶端着生单个分生孢子；B. 分生孢子（1）；C. 分生孢子（2）。

3. 橙黄色赛多孢霉（*S. aurantiacum*）

（1）菌落特征：PDA 上室温培养，生长迅速，背面呈现特征性橙黄色，可产生黄色可溶性色素。

（2）镜下特征：分生孢子梗为圆柱形或呈现不明显的烧瓶样，可长可短。环痕产孢，分生孢子单个着生于分生孢子梗顶端，卵圆形，无闭囊壳。

4. *Lomentospora prolificans* 曾用名多育赛多孢霉（*S. prolificans*）。

（1）菌落特征：菌落生长快速，表面平坦、扩展、橄榄灰绿色到黑色，绒面革样到绒毛样，有蜘蛛网样气生菌丝（图 17-30）。

（2）镜下特征：以环痕产孢方式产生分生孢子，环痕区不明显，分生孢子梗与菌丝相连的

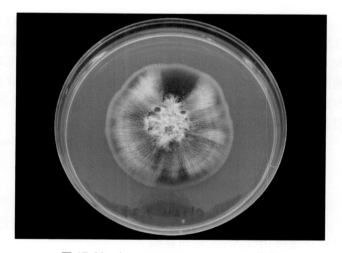

图 17-30 *Lomentospora prolificans*，菌落

基部膨大，呈烧瓶形，分生孢子合轴成小堆，单细胞，透明到淡褐色，卵圆形到梨形，壁薄，光滑（图 17-31）。

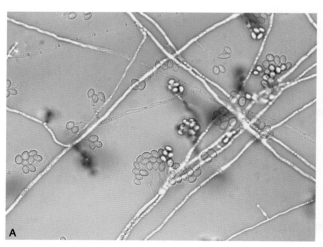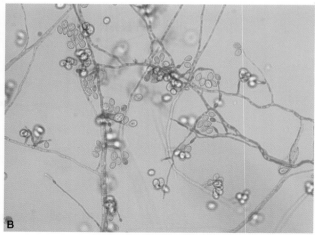

图 17-31 *Lomentospora prolificans*
A. 分生孢子梗烧瓶形；B. 分生孢子梗成簇，分生孢子卵圆形。

三、枝顶孢样真菌

（一）分类与命名

枝顶孢样真菌（*Acremonium*-like fungi）是一类复杂的真菌。此类真菌属于子囊菌门（Ascomycota），盘菌亚门（Pezizomycotina），具有相似的枝顶孢样的无性期结构，既可以产生卵圆形孢子，集成头状的假头样结构，也可以有长梭形孢子形成的长链结构。

枝顶孢样真菌的分子分类十分复杂，目前还存在尚未解决的问题。枝顶孢样真菌是一类包含许多进化距离较远的真菌群体。致病真菌主要属于粪壳菌纲（Sordariomycetes）的肉座菌目（Hypocreales）和小丛壳目（Glomerellales），还有一类未能确定分类位置的帚枝霉属（*Sarocladium*）。我们曾对保存的致病性枝顶孢霉样真菌进行系统发育分类研究，发现主要的致病性枝顶孢霉样真菌属于枝顶孢霉属（肉座菌目、生赤壳科）、帚枝霉属（未定分类位置）、*Simplicillium* 属及 *Lecanicillium* 属（肉座菌目、虫草菌科）。

（二）致病性

枝顶孢样真菌共包括大约 150 个种，广泛分布于土壤、植物和空气中。部分菌种为人类和其他哺乳动物的机会致病菌。

近年来，枝顶孢样真菌的发病率逐年提高，实体器官移植、血液及骨髓移植、心肺等大手术、艾滋病、恶性肿瘤、免疫抑制剂治疗成为主要诱发因素。在我国，枝顶孢霉属引起的非皮肤癣菌性甲真菌病较多，且大多发生于没有基础疾病的患者。但在非洲、美洲及印度地区，枝顶孢样真菌以创伤种植引起角膜炎和足菌肿为最常见。局部侵袭性感染如骨髓炎、鼻窦炎、关节炎、腹膜炎和中枢神经系统感染等也逐年增多。少数免疫受损患者可以出现播散性感染。发生于免疫正常者的局部感染病例较多，占 2/3，免疫受损患者侵袭性或播撒性感染占 1/3。

我国临床最为常见的致病性枝顶孢霉样真菌是 *Acremonium egyptiacum* 和 *Sarocladium kiliense*。

（三）实验室诊断

1. 真菌学检查

（1）直接镜检：KOH 涂片可见透明菌丝，菌丝较细，可以有分隔及分枝，但不规则。

（2）培养检查：枝顶孢样真菌的菌落一般表现为白色，表面呈绒毛状，培养时间延长逐渐呈淡红色，表面有皱褶，中心隆起，质地黏稠。

显微镜下不同枝顶孢样真菌形态差异小，可见大量菌丝，常呈束状，分生孢子梗直立，侧生、末端变细，在顶端生成分生孢子，呈假头样或链状（图 17-32）。

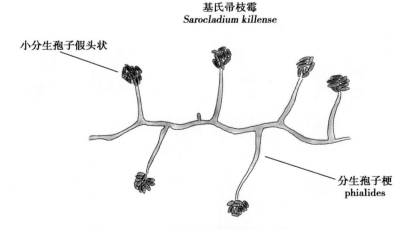

图 17-32　枝顶孢样真菌结构示意图

2. 组织病理学　PAS 染色或 GMS 染色组织中可见透明菌丝，菌丝纤细，可有分枝及分隔，有时可见酵母样孢子，菌丝无典型形态特征，与其他透明丝孢霉形态相似，难以区分。

3. 血清学诊断　缺乏特异的血清学诊断指标。其细胞壁具备葡聚糖,所以出现侵袭性或播散性感染时 G 实验可以阳性。

4. 分子鉴定　鉴定菌种必须借助分子生物学方法,但是单独的 ITS 或者 LSU 序列都不能对其进行准确的鉴定,ITS、D1/D2 联合 *ACT1* 或 *EF1-α* 显示出较为优越的鉴定结果。

（四）抗真菌治疗

1. 体外药敏试验　体外药敏试验采用 CLSI-38A 或 EUCAST 方案的微量液基稀释法,商品化药敏方法目前不适用。通过体外药敏试验可以检测枝顶孢霉样真菌的最低抑菌浓度(MIC),但目前并未确定临床折点和流行病学折点。

枝顶孢霉样真菌对伏立康唑、泊沙康唑和特比萘芬的 MIC 值较低,对两性霉素 B 的 MIC 值相对较高,对伊曲康唑最不敏感(表 17-3)。

表 17-3　枝顶孢霉样真菌的体外药物敏感性检测

单位:μg/ml

菌种	VOR MIC 范围 (MIC_{90})	POS MIC 范围 (MIC_{90})	ITR MIC 范围 (MIC_{90})	TER MIC 范围 (MIC_{90})	AMB MIC 范围 (MIC_{90})
枝顶孢霉样真菌	0.25~16 (2)	1~>16 (16)	8~>16 (>16)	0.031~16 (8)	4~>16 (>16)
A. egyptiacum	1~2 (2)	2~4 (4)	>16 (>16)	0.031~0.5 (0.125)	4~>16 (16)
S. killense	0.5~1	4~>16	>16	0.031~0.5	8~16

注:MIC. 最低抑菌浓度;VOR. 伏立康唑;POS. 泊沙康唑;ITR. 伊曲康唑;TER. 特比萘芬;AMB. 两性霉素 B。

2. 临床治疗原则　新型三唑类药物问世前,两性霉素 B、特比萘芬和伊曲康唑作为治疗药物选择,配合手术治疗,有治愈病例。新型三唑类药物伏立康唑和泊沙康唑的体外药敏结果较好,可以作为治疗新的选择。

（五）枝顶孢霉样真菌的鉴定

1. 埃及枝顶孢霉(*Acremonium egyptiacum*)

（1）菌落特征:PDA 上 25℃培养,菌落生长缓慢,中央隆起呈绒状,边缘呈毯状或光滑湿润,白色至浅褐色,背面为白色(图 17-33)。

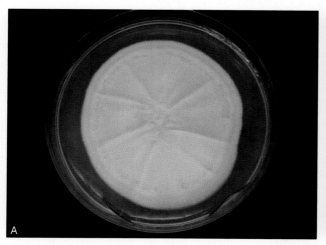
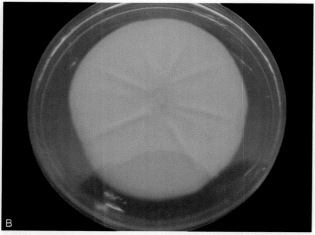

图 17-33　埃及枝顶孢霉,菌落
A. PDA,菌落正面;B. PDA,菌落背面。

（2）镜下特征：菌丝无色、分隔、较细。分生孢子梗侧生，单个直立生长，瓶梗细长，无分枝。分生孢子为圆柱形或梭形，壁光滑，无色透明或呈浅绿色，大多聚集呈假头状，偶见链状聚集（图17-34）。

2. 基氏帚枝霉（*Sarocladium kiliense*）

（1）菌落特征：PDA 或 OA 上 25℃培养，菌落生长缓慢，表面平坦，中间隆起，呈绒状，白中带粉色至浅褐色，背面为白色至浅橘色或浅粉色（图17-35）。

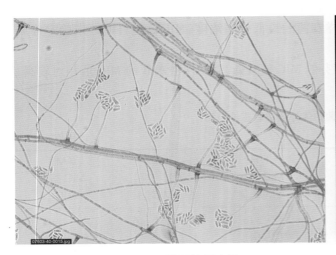

图 17-34 埃及枝顶孢霉

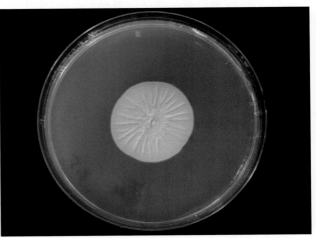

图 17-35 基氏帚枝霉,菌落

（2）镜下特征：菌丝分隔，无色。分生孢子梗侧生，长短不等，末端变细，瓶梗产孢。分生孢子椭圆形或短圆柱状，无色透明，聚集形成假头样或链状（图17-36）。

3. *Acremonium acutatum*

（1）菌落特征：PDA 上 25℃培养，菌落生长缓慢，表面有褶皱，中心为绒状，周边略呈颗粒状。白色至浅黄色，背面为白色（图17-37）。

（2）镜下特征：菌丝分隔，无色。分生孢子梗侧生，单个直立生长，瓶梗细长，孢子呈梭形或卵圆形，壁光滑，无色透明，聚集形成假头状。偶可见厚壁孢子样细胞存在（图17-38）。

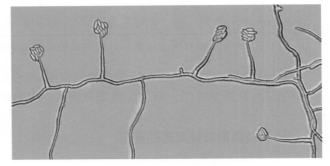

图 17-36 基氏帚枝霉

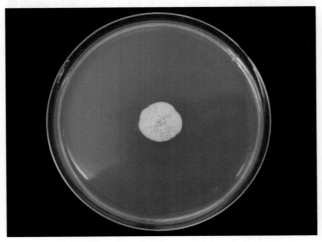

图 17-37 *Acremonium acutatum*,菌落

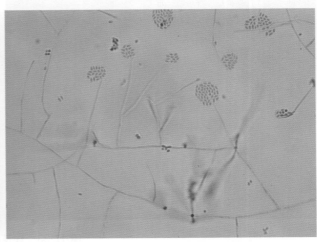

图 17-38 *Acremonium acutatum*

四、帚霉和小囊菌

（一）分类与命名

帚霉以前被认为是青霉的一种，1907 年 Bainier 定义了帚霉属真菌，此真菌属中包含了透明丝孢霉及暗色真菌，类属于子囊菌门（Ascomycota），盘菌亚门（Pezizomycotina），小囊菌目（Microascales），小囊菌科（Microascaceae）。

既往认为帚霉属真菌具有无性期与有性期。无性期帚霉属于帚霉属（Scopulariopsis）；有性期则属于小囊菌属（Microascus）。这一概念近期废弃，根据最新分子生物学分类，表现为帚霉样真菌包括帚霉属（Scopulariopsis）、小囊菌属（Microascus）、Pithoascus 和 Pseudoscpulariopsis。其中只有前两个属与临床相关。由于表现为帚霉样真菌的种属多样性，我们目前将这一组真菌统称为帚霉样真菌。

（二）致病性

帚霉样真菌为腐生真菌，其地理分布广泛，从土壤、空气、纸张、植物残骸以及一些有机物中均可以分离出帚霉属的真菌。帚霉样真菌通常为机会性致病菌，大部分致病性菌种可引起人类浅表甲、角膜感染，感染宿主大多为免疫正常，无明显基础疾病的人群。帚霉也可在免疫缺陷患者，如 AIDS 患者或白血病患者中引起皮下及深部组织感染甚至播散性真菌病，如肺炎、鼻窦炎、脑膜炎、人工瓣膜心内膜炎。由于医疗干预措施增多，免疫缺陷患者数量增加，帚霉感染报告率逐年上升，其分布范围也有所扩大。

在临床感染病例中，短帚霉是霉菌性甲真菌病的主要致病真菌。侵袭性感染中短帚霉也最常见。其次，Microascus cinereus、M. cirrosus、S. acremonium、S. brumptii 和 S. candida 也有侵袭感染的报告。

（三）实验室诊断

1. 真菌学检查

（1）直接镜检：最常见样本为甲屑，KOH 制片可见透明菌丝，菌丝较短，可有分枝，但不规则，有时可见帚霉特征的分生孢子（图 17-39）。

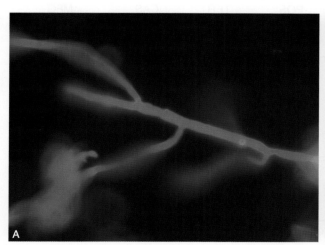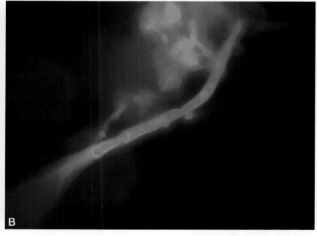

图 17-39　帚霉感染，荧光染色
A. 菌丝，有分枝；B. 菌丝和孢子。

（2）培养检查　PDA 或 SDA 上 28℃培养，菌落生长速度不一，呈粉末状、毡状或颗粒状，不同菌种的菌落颜色多样，包括白色、棕褐色或橄榄绿色等，小囊菌一般为橄榄绿色菌落。

显微镜下帚霉（无性期）表现为环痕产孢，可从产孢细胞上产生长链有分枝的孢子。部分小囊菌属可产生有短颈的球形或安剖瓶状黑色子囊果，内含卵圆形或球形的子囊，其内可见红棕色形状不一的子囊孢子。在子囊果产生早期，还在其表面见较长的附属丝（图 17-40）。

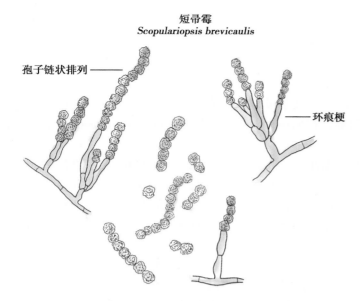

短帚霉
Scopulariopsis brevicaulis

孢子链状排列 ——

—— 环痕梗

图 17-40 帚霉样真菌结构示意图

2. 组织病理学 PAS 染色或 GMS 染色组织中可见透明菌丝,可有分枝及分隔,有时可见分生孢子或肿胀类孢子结构,可有血管侵犯和组织坏死。

3. 血清学诊断 缺乏特异的血清学诊断指标。其细胞壁具备葡聚糖,所以出现侵袭性或播散性感染时 G 实验可以阳性。

4. 分子鉴定 部分菌种可通过特征性形态表现鉴定到种水平,大部分不常见帚霉样真菌的鉴定需要借助分子生物学方法。大部分帚霉对目前真菌鉴定最常用的分子标记 ITS 区扩增不良且区分度不高,*TUB* 和 *EF-1α* 基因鉴定效果相对较好,有些菌种鉴定需要 *EF1-α*、D1/D2、ITS 和 *TUB* 四个基因联合才能得到准确结果。

(四)抗真菌治疗

1. 体外药敏试验 体外药敏试验采用 CLSI-38A 或 EUCAST 方案的微量液基稀释法,商品化药敏方法目前不适用。通过体外药敏试验可以检测帚霉样真菌的最低抑菌浓度(MIC),但目前并未确定临床折点和流行病学折点。

帚霉样真菌是一种多重耐药的真菌,对两性霉素 B、伏立康唑、伊曲康唑、泊沙康唑、特比萘芬、卡泊芬净和米卡芬净均不敏感。个别菌株对部分药物的 MIC 值较低,需要进行体外药敏检测(表 17-4)。

表 17-4 帚霉/小囊菌的体外药物敏感性检测

单位:μg/ml

菌种	AMB MIC 范围 (MIC90)	VOR MIC 范围 (MIC90)	ITR MIC 范围 (MIC90)	POS MIC 范围 (MIC90)	TER MIC 范围 (MIC90)	CAS MEC 范围 (MIC90)	MFG MEC 范围 (MIC90)
帚霉/小囊菌	0.25~32 (32)	1~32 (32)	1~32 (32)	0.125~32 (32)	0.5~4 (4)	1~16 (16)	<0.015~16 (16)
短帚霉	2~32 (32)	2~32 (32)	1~32 (32)	1~32 (32)	0.5~4 (2)	1~16 (16)	0.06~16 (16)
M. gracilis	4~32 (32)	8~32 (32)	32 (32)	1~32 (32)	1~4 (4)	1~16 (16)	<0.015~16 (16)
S. brumptii	4~32 (32)	2~32 (32)	32 (32)	1~32 (32)	0.5~2 (2)	2~8 (8)	0.125~16 (1)

注:MIC. 最低抑菌浓度;MEC. 最低有效浓度;AMB. 两性霉素 B;VOR. 伏立康唑;ITR. 伊曲康唑;POS. 泊沙康唑;TER. 特比萘芬;CAS. 卡泊芬净;MFG. 米卡芬净。

2. 临床治疗原则 出现深部感染时,需要对菌株进行体外药敏试验以帮助选择药物。联合用药中,泊沙康唑与特比萘芬或卡泊芬净与两性霉素 B 两药联合有协同作用。特比萘芬、卡泊芬净和泊沙康唑三药联合应用对帚霉有良好体外抑菌作用。

(五)帚霉/小囊菌的鉴定

1. 短帚霉(*Scopulariopsis brevicaulis*)

(1)菌落特征:PDA 或 OA 上 25℃培养,菌落呈扩散性生长,最初为白色,呈粉末状至毡样,后迅速变为榛色或棕色,背面米黄色至棕色(图 17-41)。

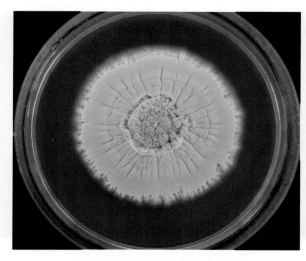

图 17-41　短帚霉,菌落

（2）镜下特征:产孢细胞呈圆柱状有一稍膨大基底,单个或帚状成簇附着于菌丝上,环痕区相对较宽,长短不一。孢子近透明色,呈球形至卵形,或子弹状,有一截断的底,大部分壁粗糙（图 17-42）。子囊果呈球形、黑色,有一短颈附着,表面有孔,子囊近球形,内含 8 个肾型子囊孢子,壁光滑,大体呈橙色。

2. 念珠帚霉（*Scopulariopsis candida*）

（1）菌落特征:PDA 上 25℃ 培养,菌落呈扩散性生长,呈白色粉末状至毡样,背面米白色（图 17-43）。

（2）镜下特征:产孢细胞为圆柱状,环痕区较难辨认。孢子呈透明、卵圆形,壁光滑,呈长链状着生于产孢细胞或气生菌丝上（图 17-44）。

子囊果呈球形、黑色,有一短颈附着,表面有孔,壁光滑,子囊倒卵形,内含 8 个心形子囊孢子,壁光滑,大体呈浅麦秆色。

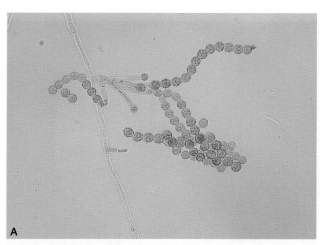
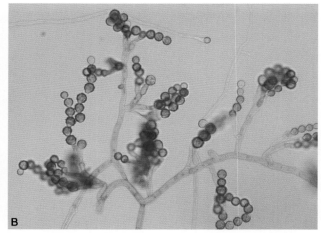

图 17-42　短帚霉
A. 产孢细胞成簇,孢子壁粗糙;B. 产孢细胞单个或成簇,部分孢子壁光滑,大部分孢子壁粗糙。

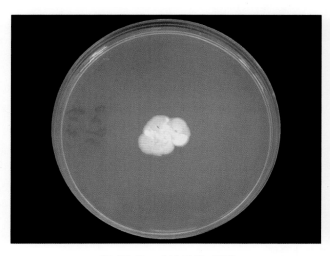

图 17-43　念珠帚霉,菌落

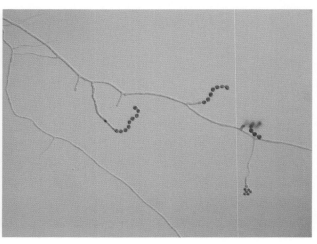

图 17-44　念珠帚霉

3. *Microascus gracilis*

（1）菌落特征：PDA 上 25℃培养，菌落呈扩散性生长，暗绿色，随着产生子囊果逐渐变为橄榄灰或橄榄棕色，气生菌丝，呈粉末状至毡样，后迅速变为榛色或棕色，背面米黄色至棕色（图 17-45）。

（2）镜下特征：产孢细胞分枝良好，呈烧瓶状，环痕区长短不一。产孢丰富，孢子呈近透明色，近球形至卵圆形，壁光滑（图 17-46）。子囊果球形、黑色子囊近球形，内含 8 个肾型子囊孢子，壁光滑，大体呈橙色。

4. 中华小囊菌（*Microascus chinensis*）

（1）菌落特征：PDA 上 25℃培养，菌落平坦，中央呈橄榄灰，边缘颜色减淡为灰白色。菌落平坦，质地略呈绒毛状，背面为橄榄到浅灰色（图 17-47）。

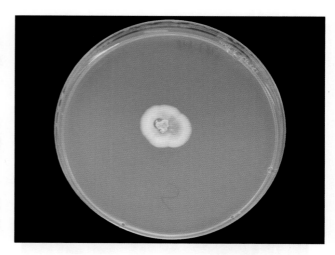

图 17-45　*Microascus gracilis*，菌落

（2）镜下特征：产孢细胞大部分单个，偶见于簇状生长，呈底部略膨大的烧瓶状，并有逐渐缩窄的环痕区。孢子椭圆形，壁光滑，呈深棕色。子囊果球形或近球形，黑色无毛，通常有一短颈附着于子囊果上。子囊卵圆形，子囊孢子棒状或椭圆状，黄棕色（图 17-48）。

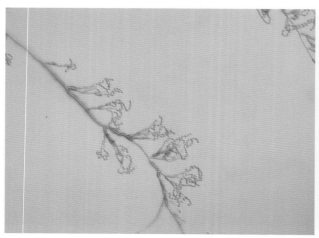

图 17-46　*Microascus gracilis*

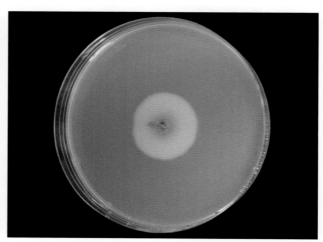

图 17-47　中华小囊菌，菌落

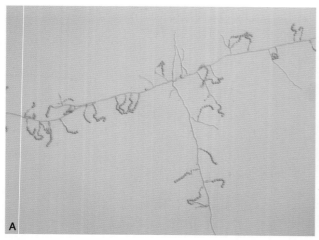

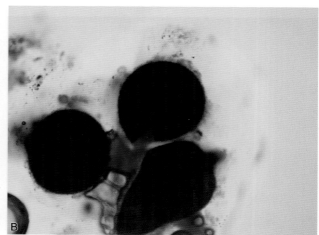

图 17-48　中华小囊菌
A. 无性期；B. 有性期。

5. 甲病小囊菌(*Microascus onychoides*)

(1) 菌落特征:PDA 上 25℃ 培养,菌落呈扩散性生长,中央呈橄榄灰,边缘颜色减淡为灰白色。菌落平坦,质地略呈绒毛状,背面为橄榄到浅灰色(图 17-49)。

(2) 镜下特征:产孢细胞大部分为簇状生长,呈底部略膨大的烧瓶状,并有逐渐缩窄的环痕区。孢子为橄榄形,壁光滑,呈橄榄棕色,大体观呈深棕色。子囊果球形或近球形,黑色无毛,通常有一短颈附着于子囊果上。子囊卵圆形,子囊孢子棒状或椭圆状,黄棕色(图 17-50)。

6. *Microascus brunneosporus*

(1) 菌落特征:PDA 上 25℃ 培养,菌落呈扩散性生长,暗绿色至橄榄棕,边缘颜色减淡为灰白色。菌落平坦,质地呈天鹅绒状,中心因子囊果存在呈颗粒状,背面为深绿色(图 17-51)。

(2) 镜下特征:产孢细胞呈烧瓶状,无柄固着于营养菌丝,并有逐渐缩窄的环痕区。孢子呈近球形、椭圆形或舟状,有一截断的基底,壁光滑,呈橄榄棕色,大体观呈深棕色(图 17-52)。子囊果呈球形,

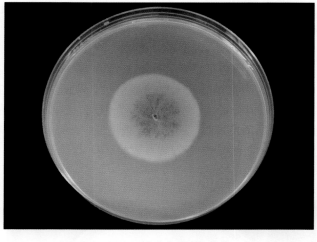

图 17-49 甲病小囊菌,菌落

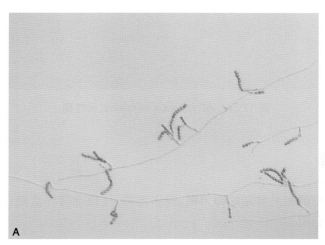
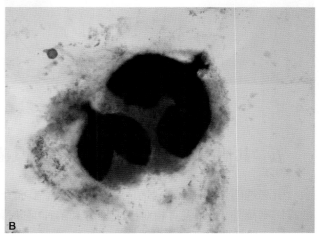

图 17-50 甲病小囊菌
A. 无性期;B. 有性期。

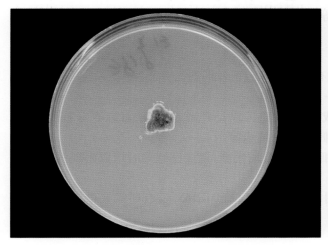
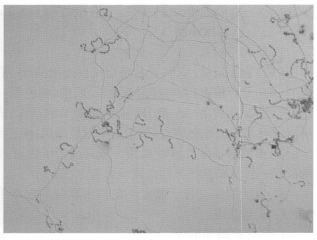

图 17-51 *Microascus brunneosporus*,菌落　　　　图 17-52 *Microascus brunneosporus*

黑色光滑无毛,通常有一圆柱样短颈附着于子囊果上。子囊呈椭圆至卵形,子囊孢子呈椭圆或尿囊状,黄棕色。

7. *Microascus intricatus*

（1）菌落特征:PDA 上 25℃培养,菌落呈扩散性生长,中央呈橄榄灰色,边缘颜色减淡为白色。菌落平坦,质地呈天鹅绒状至略呈颗粒状。背面为白色至灰色(图 17-53)。

（2）镜下特征:产孢细胞呈安瓿状,无柄固着于营养菌丝,并有逐渐缩窄的环痕区。孢子球形或椭圆形,有一截断的基底,壁光滑或略粗糙,呈浅棕色,大体观呈深棕色(图 17-54)。子囊果呈球形或近球形,黑色光滑无毛,通常有一圆柱样短颈附着于子囊果上。子囊呈不规则椭圆至近球形,子囊孢子为梭形,大体呈橙黄色。

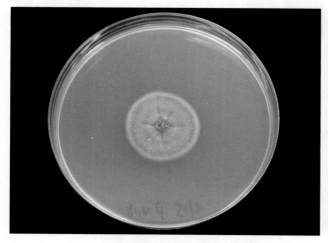

图 17-53　*Microascus intricatus*,菌落

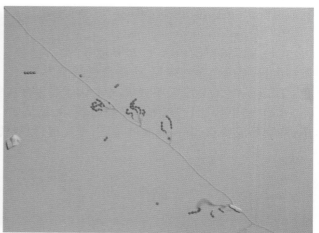

图 17-54　*Microascus intricatus*,无性期

五、其他少见的引起透明丝孢霉病真菌

引起透明丝孢霉病的真菌种类很多,除了上面介绍的相对常见的镰刀菌、赛多孢霉、枝顶孢霉样真菌、帚霉样真菌外,下面将对相对更少见的真菌种类进行介绍。

（一）致病性

这些真菌一般为环境来源的真菌,偶尔可以引起人类感染。人类感染类型以非侵袭性感染常见,如甲真菌病、皮肤软组织感染、外伤导致的角膜炎、鼻窦炎等。也可以引起免疫受损患者的深部感染,如肺部感染、腹膜炎、真菌血症、心内膜炎、中枢神经系统感染等。

（二）实验室诊断

1. 真菌学检查

（1）直接镜检:KOH 涂片可以见到透明菌丝、可有分枝、分隔,菌丝形态无特征性。

（2）培养检查:为霉样菌落生长,质地、颜色不一。

2. 组织病理学　一般 HE 染色难以见到,PAS 或 GMS 染色可以见到菌丝成分,可以有分枝和分隔。可以伴有多种炎症细胞浸润,包括中性粒细胞、淋巴细胞、组织细胞等。

3. 血清学诊断　这些真菌一般都属于子囊菌,细胞壁含有葡聚糖,侵袭性感染时可以出现血清 G 实验阳性。目前缺乏特异性血清学诊断方法。

4. 分子鉴定　分子鉴定一般选用真菌鉴定常用的 ITS 区或 LSU D1/D2 区,有时需要借助 *CAL*、*TUB* 和 *EF-1α* 等基因。

（三）抗真菌治疗

体外药敏试验:体外药敏试验采用 CLSI-38A 或 EUCAST 方案的微量液基稀释法,部分菌种可以采用

E-test 商品化药敏方法检测。通过体外药敏试验可以检测最低抑菌浓度（MIC）（表 17-5），但目前并未确定临床折点和流行病学折点。

表 17-5　其他部分条件致病真菌体外药物敏感性检测

单位：μg/ml

菌种	AMB MIC 范围（MIC$_{90}$）	VOR MIC 范围（MIC$_{90}$）	ITR MIC 范围（MIC$_{90}$）	POS MIC 范围（MIC$_{90}$）	TER MIC 范围（MIC$_{90}$）	CAS MIC 范围（MIC$_{90}$）	MFG MIC 范围（MIC$_{90}$）
Phialemoniopsis curvata	1~2	0.25~0.5	0.25~1	0.25~1	1~>16	>8	>8
宛氏拟青霉	0.03~0.5	1~32	0.008~4	0.008~0.125	0.031~0.5	0.063~4	
淡紫紫霉	32	0.063~0.25	0.063~32	0.008~0.25（32）	0.031~0.063（4）	0.5~1（16）	<0.015~16（16）
稻麦穗孢	>16	0.25	1	0.25	>16	>8	>8
盘长孢状刺盘孢霉	0.5	0.5	0.5	0.5	0.5	1	0.5
截短刺盘孢霉	0.25	2	1	0.5	0.25	>8	>8
木霉属	2~4	0.25~2	1~>16	1~>4	0.25~0.5	0.06~0.25	0.015~0.03

注：MIC. 最低抑菌浓度；MEC. 最低有效浓度；AMB. 两性霉素 B；VOR. 伏立康唑；ITR. 伊曲康唑；POS. 泊沙康唑；TER. 特比萘芬；CAS. 卡泊芬净；MFG. 米卡芬净。

（四）其他透明丝孢霉的鉴定

1. *Phialemoniopsis curvata*　曾用名弯曲单胞瓶霉（*Phialemonium curvatum*）。

（1）菌落特征：PDA 上 25℃ 培养，生长良好，菌落扩展，呈白色，逐渐变成黄色或发灰，光滑或略微絮状（图 17-55）。

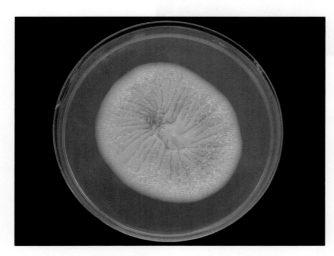

图 17-55　*Phialemoniopsis curvata*，菌落

（2）镜下特征：瓶梗产孢，侧生瓶梗直立、较长，基底无分隔，分生孢子也可从不明显的、侧生领口产生。偶尔可见分枝和成束的分生孢子梗。分生孢子聚集成假头状，单个孢子透明，壁光滑，薄，呈柱形至腊肠形（图 17-56）。

2. 宛氏拟青霉（*Paecilomyces variotii*）

（1）菌落特征：PDA 上 25℃ 培养，生长迅速，可以耐受高温，菌落呈粉末状或絮状，棕黄色或者沙色（图 17-57）。

（2）镜下特征：分生孢子梗呈轮生状（帚状）分枝排列，2~7 个聚在一起。瓶梗产孢，瓶梗较长，梗壁光滑，末端细长管状。分生孢子近圆形至梭形，透明至黄色，壁光滑，长链状排列。可见厚壁孢子，单个或呈短链，棕色，壁光滑至略微疣状（图 17-58）。

3. 淡紫紫霉（*Purpureocillium lilacinum*）　曾用名淡紫拟青霉（*Paecilomyces lilacinus*）。

（1）菌落特征：PDA 上 25℃ 培养，生长迅速，呈絮状，酒红色或淡紫色（图 17-59）。

（2）镜下特征：分生孢子梗直立，较宽，呈黄色至紫色，壁粗糙，瓶梗产孢，瓶梗密集成束，有分枝，瓶梗基底部膨大顶端逐渐变细。分生孢子为椭圆形至梭形，壁光滑至略粗糙，透明或紫色，链状排列。可见枝顶孢样结构（图 17-60）。

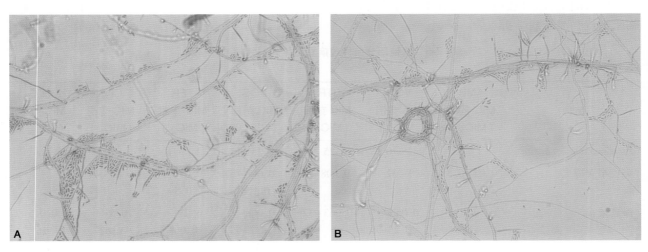

图 17-56 *Phialemoniopsis curvata*
A.瓶梗侧生,直立,分生孢子聚集假头样;B.少数分生孢子梗分枝,孢子透明腊肠状,壁光滑。

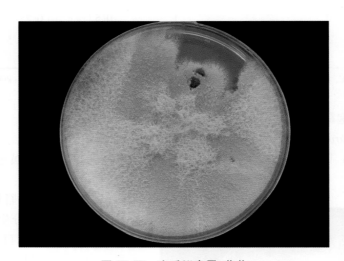

图 17-57 宛氏拟青霉,菌落

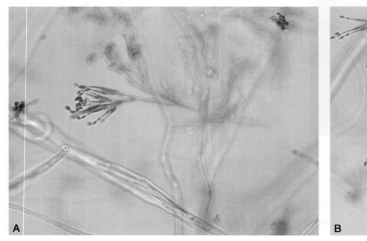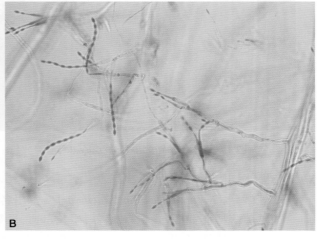

图 17-58 宛氏拟青霉
A.分生孢子梗轮生分枝,瓶梗较长,末端管状;B.分生孢子长链状排列,梭形,壁光滑。

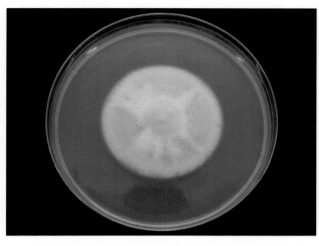

图 17-59　淡紫紫霉,菌落

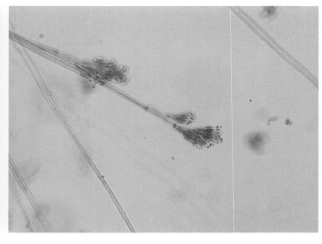

图 17-60　淡紫紫霉

4. 稻麦穗孢(*Tritirachium oryzae*)

（1）菌落特征:PDA 上 25℃培养,生长较慢,呈天鹅绒样,玫瑰橄榄色至丁香花色(图 17-61)。

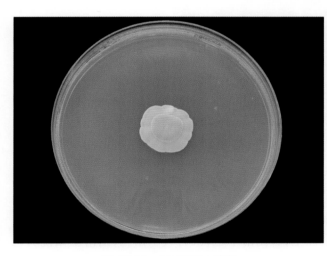

图 17-61　稻麦穗孢,菌落

（2）镜下特征:菌丝呈透明至淡棕色,壁薄光滑,分生孢子梗直,较上的部分产生有几个产孢细胞组成的轮生体或侧面分枝轮生体。产孢细胞长,由延长的基底部分,轻微膨大的中下部分,以及一个窄的、规则弯曲的合轴式和平坦的孢痕组成。分生孢子透明、壁薄光滑,呈圆形至椭圆形(图 17-62)。

5. 盘长孢状刺盘孢霉　又称胶孢炭疽菌(*Colletotrichum gloeosporioides*)

（1）菌落特征:PDA 上 25℃培养,生长良好,菌落多变,平坦,扩展性生长,呈灰色至棕色,略带粉色(图 17-63)。

（2）镜下特征:培养时一般没有子座。分生孢子盘中形成瓶梗,瓶梗产生分生孢子,或早期孤立的营养菌丝和附着胞上也可产生分生孢子。分生孢子为圆柱形,顶端钝圆。附着胞色深,呈棒状或不规则形(图 17-64)。

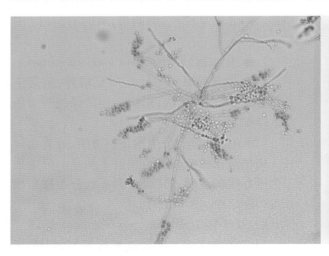

图 17-62　稻麦穗孢

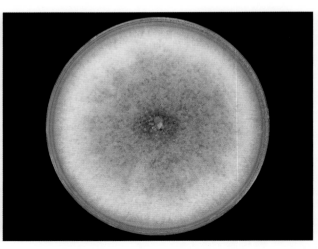

图 17-63　盘长孢状刺盘孢霉,菌落

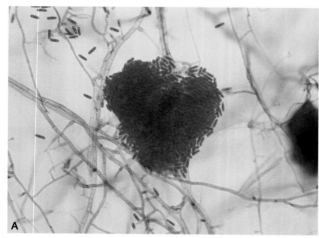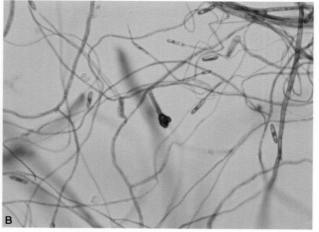

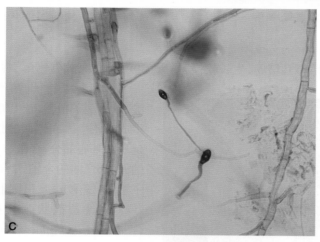

图 17-64　盘长孢状刺盘孢霉
A. 分生孢子梗及分生孢子;B. 附着胞;C. 附着胞。

6. 截短刺盘孢霉　又称大豆炭疽菌(*Colletotrichum truncatum*)。

(1) 菌落特征:PDA 上 25℃培养,生长良好,扩展性生长,菌落平坦,没有气生菌丝,菌落呈橄榄灰色或铁灰色(图 17-65)。

(2) 镜下特征:棕色菌丝上产生子座,刚毛较长直立,透明或者灰棕色。分生孢子盘中的瓶梗可以产生分生孢子。分生孢子镰刀样,壁光滑或者稍粗糙。附着胞呈棕色,椭圆形,有时有分叶(图 17-66)。

7. 长枝木霉(*Trichoderma longibrachiatum*)

(1) 菌落特征:PDA 上 25℃培养,菌落生长迅速,初为白色絮状,很快变为黄绿色至绿色(图 17-67)。

(2) 镜下特征:分生孢子梗透明,近直角分枝。瓶梗呈花瓶状,较短,领口不明显。分生孢子为圆形或椭圆形,淡绿色,假头状分布在瓶梗顶端(图 17-68,图 17-69)。

8. 东方木霉(*Trichoderma orientale*)

(1) 菌落特征:与长枝木霉类似,PDA 上 25℃培养,菌落生长迅速,初为白色絮状,很快

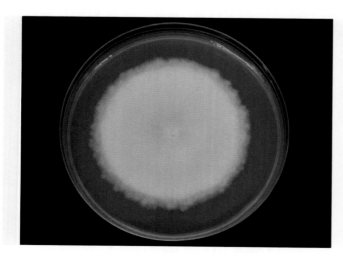

图 17-65　截短刺盘孢霉,菌落

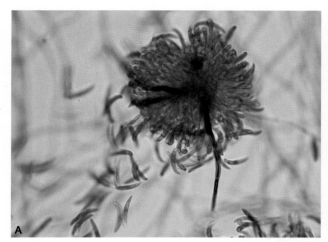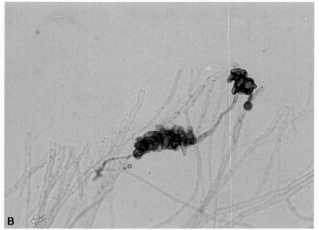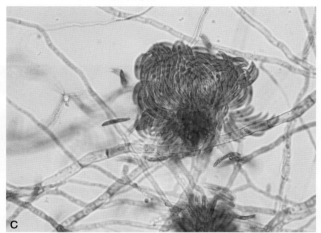

图 17-66　截短刺盘孢霉
A. 分生孢子和刚毛；B. 附着胞；C. 分生孢子镰刀样。

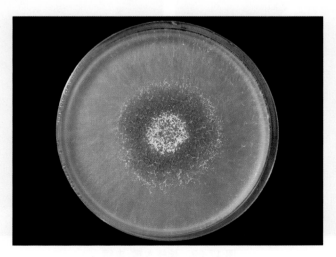

图 17-67　长枝木霉，菌落

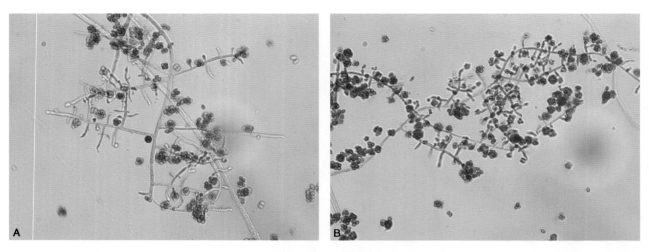

图 17-68　长枝木霉
A.分生孢子梗在菌丝两侧,近直角分枝;B.瓶梗花瓶状,分生孢子淡绿色,假头样分布于瓶梗顶端。

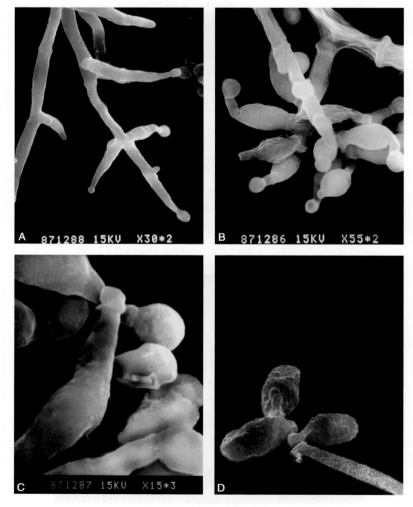

图 17-69　长枝木霉,电镜
A.分生孢子梗;B.分生孢子梗;C.分生孢子梗;D.分生孢子梗及分生孢子。

变为黄绿色至绿色(图17-70)。

（2）镜下特征:与长枝木霉类似,分生孢子梗透明,近直角分枝。瓶梗花瓶状,较短,领口不明显。分生孢子圆形或椭圆形,淡绿色,假头状分布在瓶梗顶端(图17-71)。

9. 产紫篮状菌(*Talaromyces purpureogenum*) 曾用名产紫青霉(*Penicillium purpureogenum*)。

（1）菌落特征:PDA上25℃培养,菌落生长受限,呈深绿色,表面天鹅绒样,中间呈深黄绿色(图17-72)。

（2）镜下特征:分生孢子梗透明,壁光滑,帚状枝为双轮生,有梗基和瓶梗,瓶梗为针样。分生孢子为椭圆形,顶部细尖,壁粗糙(图17-73)。

10. 粉红单端孢(*Trichothecium roseum*)

（1）菌落特征:PDA上25℃培养,菌落中等程度生长,菌落先为白色,以后变为粉色、橘红粉色至玫瑰红色(图17-74)。

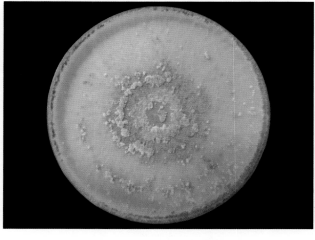

图17-70 东方木霉,菌落

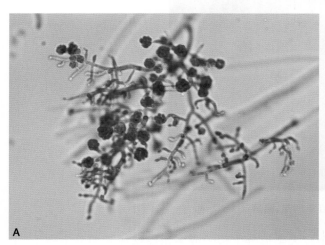

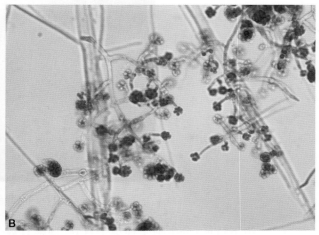

图17-71 东方木霉
A.分生孢子梗在菌丝两侧,近直角分枝;B.瓶梗花瓶状,分生孢子淡绿色,假头样分布于瓶梗顶端。

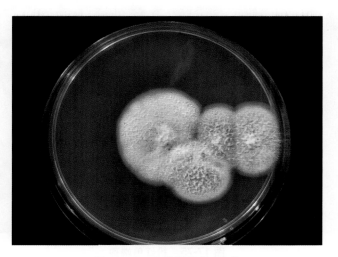

图17-72 产紫篮状菌,菌落

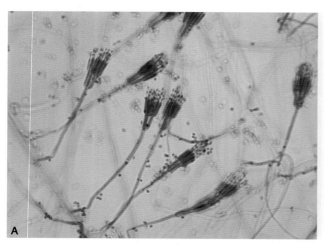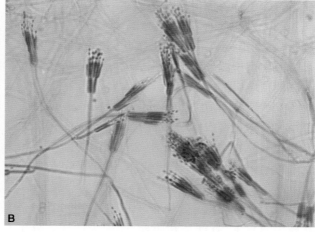

图 17-73 产紫篮状菌
A.分生孢子梗透明,帚状枝双轮生;B.瓶梗针样,分生孢子椭圆形。

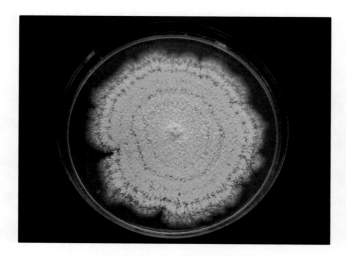

图 17-74 粉红单端孢,菌落

（2）镜下特征:分生孢子梗单个直立,顶端有数个较大梨形分生孢子或多角厚壁成簇的分生孢子,中有分隔(图 17-75)。

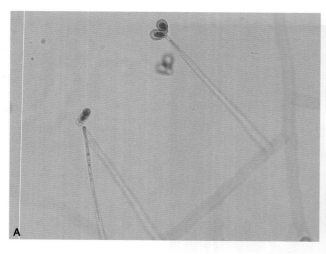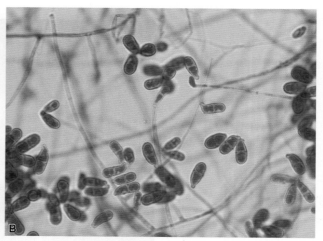

图 17-75 粉红单端孢
A.分生孢子梗单个直立,顶端梨形分生孢子;B.分生孢子中间有分隔,成簇分布。

11. 桔青霉(*Penicillium citrinum*)

(1) 菌落特征:PDA 上 25℃培养,生长缓慢,呈绒毛样至絮状,菌丝白色至灰绿色(图 17-76)。

(2) 镜下特征:分生孢子柄的壁光滑,帚状枝双轮生,偶有三轮生或单轮生。梗基开叉至 3~5 个螺旋环。瓶梗呈烧瓶样。分生孢子呈球形至近球形,壁光滑或明显粗糙。分生孢子链为较紧密或较疏松的圆柱形(图 17-77)。

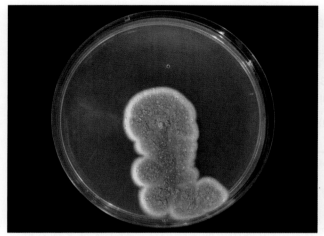

图 17-76　桔青霉,菌落

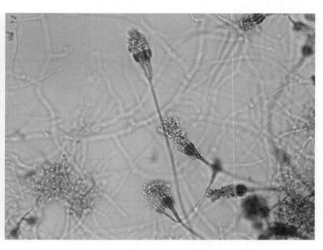

图 17-77　桔青霉

六、担子菌

(一) 分类与命名

担子菌门是真菌界中 6 个门之一,包括 900 属,16 000 种左右。担子菌门中可以分离到的致病真菌分为两类:一类是担子菌酵母(Basidiomycetous yeasts),表现为酵母样,如隐球菌属(*Cryptococcus*)和毛孢子菌属(*Trichosporon*),其有性期属于担子菌;另一类是丝状担子菌,表现为霉菌样,如裂褶菌属的普通裂褶菌(*Schizophyllum commune*)和鬼伞菌属的灰盖鬼伞菌(*Coprinopsis cinereus*)。

(二) 致病性

担子菌门的真菌广布于自然界中,其中许多可供食用或药用,如蘑菇、木耳、银耳、猴头、茯苓、灵芝、马勃、虫草等,也有少数毒蕈,人畜误食可中毒。多数担子菌是植物致病菌,其他的是菌根真菌或腐生菌。担子菌门真菌可以引起人类过敏性疾病,少数菌种也可感染人类导致担子菌病(basidipmycosis)。

(三) 临床表现

1. 普通裂褶菌感染　可以引起鼻窦炎、过敏性支气管肺真菌病、肺真菌球、甲真菌病等。也有从脑膜炎症状患者的脑脊液中分离到。报告病例中过敏性支气管肺真菌病最为常见,其次为鼻窦炎。免疫正常的宿主一般出现局部感染或者过敏性疾病,免疫受损人群可以发生局部侵袭性感染。

2. 灰盖鬼伞菌感染　可以引起心内膜炎、肺部感染以及播散性感染。多发生在血液病患者,粒细胞缺乏、干细胞或者骨髓移植后。曾有粒细胞缺乏患者卡泊芬净治疗后突破感染的报告。

(四) 实验室诊断

1. 真菌学检查

(1) 直接镜检:KOH 涂片可见透明菌丝,可有分隔,一般无双叉分枝。

(2) 培养检查:普通裂褶菌在常规真菌培养基中表现为白色羊毛样菌落,不易产孢。灰盖鬼伞菌为褐色棉毛样菌落。致病菌种在 28℃和 37℃均生长良好。

2. 组织病理学　组织学呈急性(亚急性)或慢性炎症反应,无特异性。若真菌侵袭组织,则在组织中显示厚壁、分隔、分枝菌丝,HE 染色即可看到,菌丝的横切面显示的厚壁更明显。

3. 血清学诊断　出现侵袭性感染时,血清 G 实验可以阳性。

4. 分子鉴定　分子鉴定依靠 ITS 和 D1/D2 区序列比对。

（五）抗真菌治疗

1. 体外药敏试验　体外药敏试验采用 CLSI-38A,未确定临床折点和流行病学折点。普通裂褶菌对伊曲康唑、伏立康唑、泊沙康唑、艾沙康唑、两性霉素 B 的 MIC 值较低,对氟康唑和 5-FC 的 MIC 值较高,对棘白菌素类药物的 MIC 值在 8μg/ml 以下(表 17-6)。

表 17-6　*S. commune* 的体外药物敏感性检测

单位:μg/ml

菌种	AMB MIC 范围 (MIC$_{90}$)	FLC MIC 范围 (MIC$_{90}$)	ITR MIC 范围 (MIC$_{90}$)	VOR MIC 范围 (MIC$_{90}$)	ISA MIC 范围 (MIC$_{90}$)	5-FC MIC 范围 (MIC$_{90}$)
S. commune	0.03~2 (1)	2~64 (64)	0.03~8 (1)	0.06~2 (0.5)	0.015~2 (0.5)	2~64 (64)

注:MIC. 最低抑菌浓度;AMB. 两性霉素B;FLC. 氟康唑;ITR. 伊曲康唑;VOR. 伏立康唑;ISA. 艾沙康唑;5-FC. 5 氟胞嘧啶。

灰盖鬼伞菌对氟康唑、5-FC 和棘白菌素类药物的 MIC 值较高,对伊曲康唑、伏立康唑、泊沙康唑、艾沙康唑、两性霉素 B 的 MIC 值可变。

2. 临床治疗原则　免疫正常人群普通裂褶菌鼻窦感染,一般选用伊曲康唑治疗。对于免疫受损人群侵袭性感染,一般选择两性霉素 B 或伏立康唑。灰盖鬼伞感染可根据体外药敏结果选择敏感的药物进行治疗。

（六）普通裂褶菌和灰盖鬼伞菌的鉴定

1. 普通裂褶菌(*Schizophyllum commune*)

（1）菌落特征:在 SDA 或 PDA 上 28~37℃培养,生长良好,菌落呈白色棉花样。部分菌株 3 周后在菌落的周围出现白色扇形、皮革状的担子菌子实体,并裂开菌褶(图 17-78),可产生难闻气味。在含放线菌酮的培养基上该菌不生长。

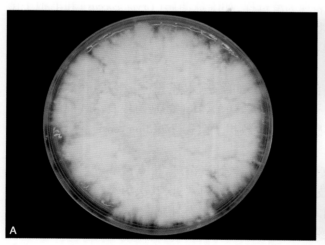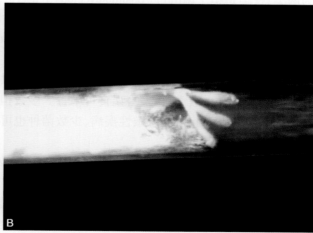

图 17-78　普通裂褶菌,菌落
A. SDA;B. PDA,子实体。

（2）镜下特征:菌丝 1.5~6.0μm,在分隔处产生锁状联合。在菌丝侧缘可见到钉样结构(图 17-79)。无分生孢子。有性期子实体下部出现栅栏状担子,每个担子通过担孢子梗产生 4 个担孢子,担孢子呈长圆形,泪滴状。

2. 灰盖鬼伞菌(*Coprinopsis cinereus*)

（1）菌落特征:28~37℃培养,生长迅速,呈白色至奶油色,后变成深褐色。气生菌丝在局部形成密集

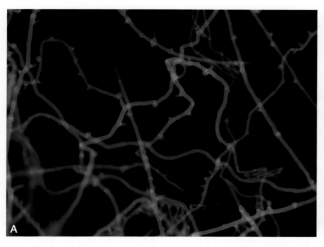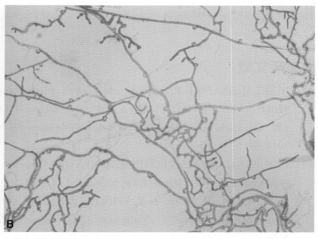

图 17-79　普通裂褶菌
A. 锁状联合和钉样结构,荧光染色;B. 锁状联合和钉样结构。

的,棉花样菌落,边缘不规则(图 17-80)。

（2）镜下特征:菌丝透明,分生孢子梗分隔,单个或合轴存在,顶端为长短不等的产孢菌丝。产孢菌丝通过分隔断裂形成关节孢子。关节孢子成假头状分布,透明,正方形或柱状(图 17-81)。无子实体和锁

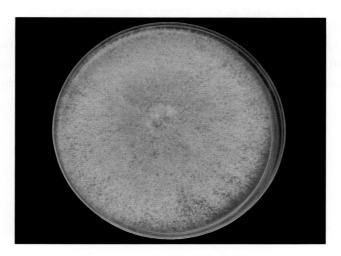

图 17-80　灰盖鬼伞菌,菌落

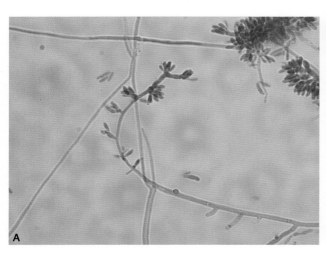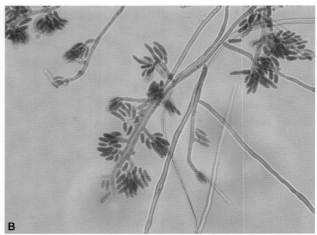

图 17-81　灰盖鬼伞菌
A. 分生孢子梗单个或合轴存在;B. 关节孢子假头样分布。

状联合,偶尔可见菌核。

（余 进）

参考文献

[1] NUCCI M,ANAISSIE E. Fusarium infections in immunocompromised patients[J]. Clin Microbiol Rev,2007,20(4):695-704.

[2] TORTORANO A M,PRIGITANO A,ESPOSTO M C,et al. ECMM Working Group. European Confederation of Medical Mycology (ECMM)epidemiological survey on invasive infections due to *Fusarium* species in Europe[J]. Eur J Clin Microbiol Infect Dis, 2014,33(9):1623-1630.

[3] RAMIREZ-GARCIA A,PELLON A,REMENTERIA A,et al. *Scedosporium* and *Lomentospora*:an updated overview of underrated opportunists[J]. Med Mycol,2018,56(suppl 1):102-125.

[4] LACKNER M,DE HOOG G S,VERWEIJ P E,et al. Species-specific antifungal susceptibility patterns of *Scedosporium* and *Pseudallescheria* species[J]. Antimicrob Agents Chemother,2012,56(5):2635-2642.

[5] YAO L,WANG H,WAN Z,et al. The High Diversity and Variable Susceptibility of Clinically Relevant *Acremonium*-Like Species in China[J]. Mycopathologia,2019,184(6):759-773.

[6] SANDOVAL-DENIS M,SUTTON D A,FOTHERGILL A W,et al. Scopulariopsis,a poorly known opportunistic fungus:spectrum of species in clinical samples and in vitro responses to antifungal drugs[J]. J Clin Microbiol,2013,51(12):3937-3943.

[7] SUN L,WAN Z,LI R,et al. In vitro activities of nine antifungal agents against rare pathogenic fungi[J]. J Med Microbiol, 2019,68(11):1664-1670.

[8] HOUBRAKEN J,VERWEIJ P E,RIJS A J,et al. Identification of Paecilomyces variotii in clinical samples and settings[J]. J Clin Microbiol,2010,48(8):2754-2761.

[9] DE HOOG G S,GUARRO J,GENE J,et al. Atlas of clinical fungi[M/OL]. 4th ed. Utrecht:Westerdijk Institute,2019.

[10] CHOWDHARY A,KATHURIA S,SINGH P K,et al. Molecular characterization and in vitro antifungal susceptibility profile of *Schizophyllum commune*,an emerging basidiomycete in bronchopulmonary mycoses[J]. Antimicrob Agents Chemother,2013, 57(6):2845-2848.

第十八章　肺　孢　子　菌

一、分类与命名

肺孢子菌属于子囊菌门(Ascomycota)、外囊菌亚门(Taphrinomycotina)、肺孢子菌纲(Pneumocystidomycetes)、肺孢子菌目(Pneumocystidaceae)、肺孢子菌科(Pneumocystis)、肺孢子菌属(*Pneumocystis*)。目前包括5个菌种,耶氏肺孢子菌(*P. jirovecii*,*Pj*)、卡氏肺孢子菌(*P. carinii*)、鼠型肺孢子菌(*P. murina*)、奥氏肺孢子菌(*P. oryctolagi*)和韦氏肺孢子菌(*P. wakefieldiae*)。其中耶氏肺孢子菌只感染人类,不感染动物,而其他菌种只感染动物而不感染人类。因此,原有的卡氏肺孢子菌肺炎(pneumocystis carinii pneumonia,PCP)不再使用,但仍沿用肺孢子菌肺炎(PCP)的诊断,全称为耶氏肺孢子菌肺炎(Pneumocystis jirovecii pneumonia)。

二、致病性

耶氏肺孢子菌的生活史仍不完全清楚,但哺乳动物是其唯一宿主,肺是主要的寄生部位,全部生活史可在一个宿主内完成。耶氏肺孢子菌可以在健康人的肺部检出,往往呈隐性或潜在感染,作为机会性感染病原菌。耶氏肺孢子菌侵入呼吸道后,滋养体黏附在人体Ⅰ型肺泡细胞表面,缓慢繁殖。如宿主免疫功能正常,往往呈潜在性感染。当宿主免疫功能低下,尤其是细胞免疫功能低下时,耶氏肺孢子菌在潜在感染活化的条件下迅速繁殖,并在众多的肺泡内扩散,引起炎症反应,产生大量半液态的泡沫状炎性渗出物,充满肺泡腔甚至呼吸细支气管、终末细支气管,阻碍了肺部的气体交换与弥散功能,出现相应的临床症状,最后死于呼吸衰竭。某些免疫功能极度低下的患者,耶氏肺孢子菌可经淋巴或血流播散至全身其他脏器或组织如肝、脾、骨髓、淋巴结等,患者少于3%。

PCP世界性分布,75%的4岁以上的儿童血清学检测耶氏肺孢子菌抗体为阳性。在早产儿、严重营养不良儿童、高IgE综合征患儿、老年人、HIV感染者、器官移植者、骨髓移植者以及接受免疫抑制剂治疗者中PCP高发。特别是获得性免疫缺陷综合征(简称艾滋病)出现后,PCP更呈急剧增加的趋势。据美国疾病控制中心的估计,艾滋病患者中60%以PCP为首发临床症状,80%在其病程中会发生1次以上的PCP,25%会死于PCP。

三、临床表现

PCP的潜伏期大约4周,多以亚急性发病为主,但非艾滋病患者合并PCP时,潜伏期大约2周,且病程进展速度较艾滋病患者快。间质性肺炎是PCP的病理和临床特点。因此,主要表现为胸闷、干咳、发热、消瘦、食欲缺乏和进行性呼吸困难。检测血氧饱和度低,肺部体征轻微或缺如,呈现病征分离现象。影像学检查对于PCP的临床诊断极为重要,以磨玻璃征最为常见,弥漫分布型多见于HIV感染者;斑片状融合型多见于非HIV感染者。未经治疗的患者病情严重,常于4~8天内死亡。

皮肤受累罕见,主要以红斑或皮色的、无触痛的丘疹或结节为特征,也可出现溃疡。外耳是最常见的受累部位。

四、实验室诊断

肺孢子菌有滋养体、囊前体和包囊。成熟包囊内含 8 个囊内小体(子孢子),在较短时间内子孢子发育成滋养体,滋养体以二分裂方式繁殖(无性繁殖),部分滋养体(单倍体配子)以接合方式形成双倍体(有性繁殖),后者经有丝分裂和减数分裂形成囊前体,进一步发育成内含 4~8 个单倍体子孢子的成熟包囊,减数分裂时可发生同源重组,丰富子代肺孢子菌的表型多样性。

根据滋养体的大小、表膜厚度和内部特征等,将其分为小滋养体和大滋养体。长径≤2μm 定为小滋养体,呈圆形或不规则形,一般小滋养体的长径为 1.42μm±0.41μm,短径为 0.90μm±0.39μm;表膜厚度为 20~30nm;有的伸出丝状伪足,内含 1 个细胞核;有的表膜有许多管状突起,内含许多似糖原颗粒;有的呈元宝式,内有 1 个大细胞核,核膜完整,核仁位于核膜一侧,细胞质内有许多似糖原颗粒及大的圆形颗粒。长径>2.0μm 定为大滋养体,形状多变;有的一端钝圆,另一端稍尖,内有 1 个无核膜的细胞核,1 个大空泡和许多核糖体,表膜无管状突起;有的长条形,内有 1 个无核膜的细胞核及许多核糖体,表膜上有少量管状突起。

可用的染色方法包括钙荧光白染色(calcofluor white staining,CFW)、吉姆萨(Giemsa)、六胺银染色(Grocott's methenamine silver,GMS)、甲苯胺蓝(toluidine blue O,TBO)/cresyl echt violet、Gram-Weigert、Papanicolaou、荧光素标记单克隆抗体直接免疫荧光法。滋养体形态较小且多变,染色较浅或不易着色。包囊相对较大,形态固定,染色特征明显,较易检出,查获含 8 个囊内小体的包囊为肺孢子菌感染确诊依据。

(一)真菌学检查

1. 直接镜检　从患者痰液、鼻咽抽吸物、支气管肺泡灌洗液(bronchoalveolar lavage fluid,BALF)或肺活检组织中找到耶氏肺孢子菌是确诊 PCP 的重要依据。诱导排痰检查简便安全而且无损伤,但检出率仅 30% 左右。BALF 阳性率可达 75%,宜首先考虑采用。经皮肺穿刺活检阳性率约 60%;开胸肺组织活检可达 95%。但肺活检对患者有较大损伤,并发症较多,一般不应首选,仅限于痰液及 BALF 多次检查阴性但临床高度怀疑者。

可疑标本经离心取沉渣涂片,通常先以吉姆萨染色进行初步筛选,吉姆萨染色包囊壁不着色,但耶氏肺孢子菌生命周期各个阶段的核染成红紫色,胞质淡蓝色。其次通过 GMS 染色观察特征性的耶氏肺孢子菌包囊壁结构。亦可采用 CFW 染色,能快速观察到包囊壁呈蓝白色或绿色,括弧样结构,滋养体不着色。

吉姆萨染色包囊壁不着色,透明呈环状,呈圆形或椭圆形,直径为 4~6μm。囊内小体 4~8 个,各有 1 个核,囊内小体的胞质为浅蓝色,核为紫红色。滋养体呈多态性,大小为 2~5μm,胞质为浅蓝色,胞核为深紫色,但因其体积太小而不易见到或难以分辨。

GMS 和 TBO 染色多作为一种确认耶氏肺孢子菌包囊的方法,GMS 染色包囊壁呈褐色或黑色,囊内小体及滋养体不着色。包囊呈圆形、新月形或不规则形,大小约 5μm,其中特征性括弧样结构是耶氏肺孢子菌特征性的标志,具有诊断价值(图 18-1)。

TBO/cresyl echt violet 染色包囊壁均呈紫红色、圆形或椭圆形,囊内小体及滋养体不着色。Gram-Weigert 和 Papanicolaou 染色包囊壁均不着色,囊内小体染成紫色,隐约可见滋养体。

2. 培养检查　耶氏肺孢子菌不能在真菌培养基中生长。迄今最为成功的是用 Vero 细胞系加上极少的必需介质,以及 2% 胎牛血清作为培养基。缺乏较好的培养系统限制了有关肺孢子菌的形态学研究。

(二)组织病理学

耶氏肺孢子菌常在肺泡内或肺泡壁内,HE 染色耶氏肺孢子菌不着色。特殊染色见直接镜检。荧光素标记单克隆抗体直接免疫荧光法或酶标记单克隆抗体进行免疫组化染色法检测肺活检组织中耶氏肺孢子菌包囊或滋养体被认为是诊断 PCP 的金标准。荧光抗体染色技术可以高效检测耶氏肺孢子菌,包囊壁呈苹果绿荧光,囊内小体不着色,有时囊壁明显折叠,呈皱褶状或葡萄干状。滋养体呈苹果绿色荧光,表现为小的多边形或球形,核可以着色,群集染色呈现弥散的绿光。

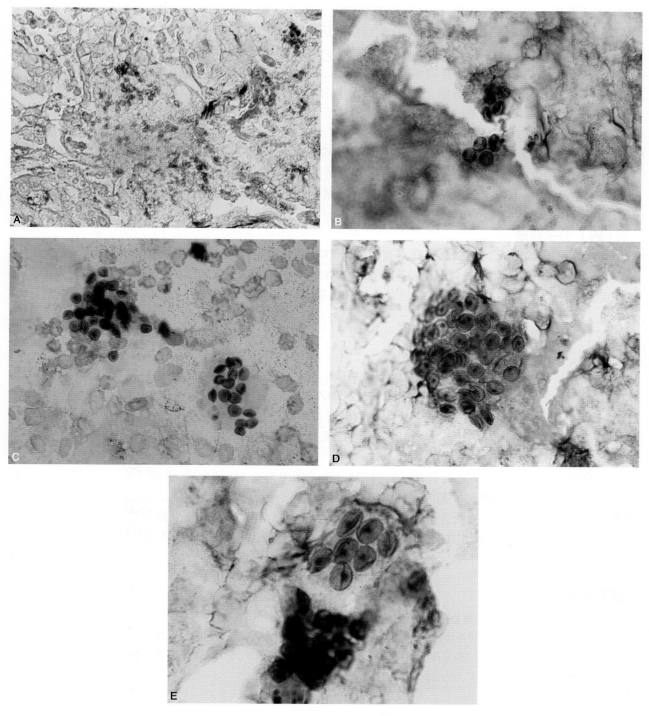

图 18-1 耶氏肺孢子菌肺炎(PCP),黑褐色包囊壁,GMS
A. 包囊(×100);B. 包囊(×200)(1);C. 包囊(×200)(2);D. 包囊(×400);E. 包囊(×1 000)。

皮损组织病理显示真皮内可见弥漫性浸润的泡沫细胞,特殊染色可以突出显示耶氏肺孢子菌。也可通过 PCR 检测发现耶氏肺孢子菌。

(三)血清学诊断

肺孢子菌包囊壁中含甲壳质和 β-(1,3)-D-葡聚糖(BG),BG 是一种多糖,能激发人体的固有免疫反应,并且可以在 PCP 患者的 BALF 和血清中检测到。血清 BG 检测(G 实验)被认为是一种无创性诊断 PCP 的方法,BG 检测对于高度怀疑 PCP 的患者是最有帮助的辅助诊断方法,但 BG 与疾病的严重程度不相关,不适合用于监测疗效。此外,PCP 患者乳酸脱氢酶升高的灵敏度可达 100%,但特异度仅为 47%。如果乳酸脱氢酶升高达到 350U/L,同时 G 实验结果达到 400ng/L,其诊断 PCP 的特异度可达 83.9%。

肺孢子菌的主要表面糖蛋白(major surface glycoprotein,Msg)基因表达存在于基因组的一个特定表达位点,一次只能表达一个蛋白质异构体。Msg 的基因、蛋白及其抗体检测可以作为诊断 PCP 的一个重要指标。Kexin 蛋白是肺孢子菌细胞壁上的一种表面蛋白酶,从 BALF 中检测 Kexin 蛋白或从血清学中检测 Kexin 抗体不失为诊断 PCP 的有效方法。

采用免疫学的方法检测痰液、BALF、肺组织或者血清中的抗体可用于辅助诊断或流行病学调查。酶联免疫吸附试验(ELISA)可检测 PCP 患者血液中 IgG 抗体,对 PCP 诊断有参考价值(正常人血清抗耶氏肺孢子菌抗体阳性率高达 50% ~ 60%)。间接荧光抗体实验(IFA)在荧光显微镜下查到成串的黄绿色荧光者为阳性,是诊断 HIV-1 阳性患者是否并发 PCP 最恰当的方法。单克隆抗体染色(McAbs)检测耶氏肺孢子菌滋养体或包囊特异度高,敏感度好。

(四) 分子鉴定

耶氏肺孢子菌难于培养,从临床样本直接进行 PCR 检测既可以发现耶氏肺孢子菌感染也可以鉴定菌种。传统 PCR 或巢氏 PCR 针对耶氏肺孢子菌的 rRNA 基因的 ITS 区和 28S 大亚基,但存在特异度差的问题。定量 PCR 既可以提高特异度可以区分定植和感染,目前在临床应用较广泛,并被指南推荐。

五、抗真菌治疗

甲氧苄啶-磺胺甲噁唑(TMP-SMZ)是治疗和预防 PCP 的首选药物,喷他脒和阿托伐醌也可以作为治疗的选择。粪壳菌素比喷他脒、阿托伐醌和 TMP-SMZ 更适于治疗 PCP。氨苯砜可用于 PCP 的预防和治疗,对于不能耐受 TMP-SMZ 的患者可作为替代药物,与甲氧苄啶(TMP)合用有协同作用。克林霉素与伯氨喹主要用于轻中度 PCP 的治疗,尤其是传统治疗无效或对其不耐受的患者,也用于 PCP 的预防。三甲曲沙加用磺胺嘧啶可能提高疗效。

卡泊芬净对 PCP 有一定治疗作用,通过抑制肺孢子菌细胞壁 BG 的合成,进而干扰肺孢子菌包囊壁的形成,发挥治疗作用。因肺孢子菌滋养体不具备 BG,故卡泊芬净只能杀灭包囊,无法根治 PCP。因此,卡泊芬净常与其他抗 PCP 药物联合应用。有文献报道米卡芬净治疗 PCP 有很好的前景,对于不能耐受磺胺药物副作用的患者可以考虑作为替换方案;对于病情危重、进展迅速病例,可以考虑作为联合用药。

(王爱平)

▌ 主要参考文献

[1] 任翙,宋营改,李若瑜.耶氏肺孢子菌与宿主免疫防御相互作用[J].中国真菌学杂志,2013,8(1):51-54.
[2] 何小清,沈银忠.肺孢子菌肺炎诊治的研究进展[J].中国真菌学杂志,2018,13(4):247-251.
[3] 张红英,钟艳芬,刘敬娥,等.米卡芬净单药或联合治疗肺孢子菌肺炎 7 例疗效及安全性分析[J].中国真菌学杂志,2019,14(6):366-368.

第十九章　真菌类似微生物

一、放线菌

（一）分类与命名

放线菌属（*Actinomyces*）是一群兼性厌氧菌或微需氧菌,但多数菌种嗜厌氧环境,在厌氧环境中生长更好。分类属于细菌域（Bacteria）,放线菌门（Actinomycota）,放线菌纲（Actinomycetes）或放线菌亚纲（Actinomycetida）,放线菌目（Actinomyetales）,放线菌科（Actinomycetaceae）。目前有 42 个种和亚种,如衣氏放线菌（*A. israelii*）、内氏放线菌（*A. naeslundii*）、黏性放线菌（*A. viscosus*）、龋齿放线菌（*A. odontolyticus*）、麦氏放线菌（*A. meyeri*）、戈氏放线菌（*A. georgiae*）等,其中对人致病性较强的主要为衣氏放线菌。放线菌是厌氧或微需氧革兰氏阳性菌,不抗酸,纤细菌丝,直径 1μm 左右,多呈 V 形和 Y 形。

（二）致病性

放线菌广泛生存于各种生态环境中,也存在于人和动物的黏膜,如口腔、上呼吸道、胃肠道和泌尿生殖道等与外界相通的腔道,属于正常菌群的成员。因此,放线菌是机会病原菌,可引起内源性感染,免疫力低下个体好发。

放线菌病（actinomycosis）是由放线菌引起人畜共患的一种渐进性、化脓性、肉芽肿性的亚急性至慢性感染性疾病。可通过消化道和气道传播,极少数是通过血行播散。世界各地均有放线菌病散发病例存在。

（三）临床表现

1. 面部型放线菌病（facial actinomycosis）　此型常见,约占临床病例的 60%。病原菌经龋齿的齿龈、牙周脓肿、扁桃体、拔牙后的牙根处、口腔黏膜破损处、咽部黏膜等侵入黏膜下组织。好发于颈面交界部位及下颌角、牙槽嵴。初发为病变局部轻度水肿和疼痛或无痛性皮下肿块,随之肿块逐渐变硬、增大如木板样,并与皮肤粘连,皮肤表面呈暗红或紫红色、高低不平。继而肿块软化形成脓肿,脓肿破溃后形成多发性排脓窦道,排出物中可见有臭味的脓液,以及直径 1～2mm 大小、坚实、分叶状的淡黄色硫磺样颗粒（是大量放线菌丝状菌体与组织分泌物固化形成的）,发现硫磺样颗粒是诊断放线菌病相对特异性的指征。由于此菌厌氧,局部很快形成萎缩性瘢痕,再从其他处肿胀、破溃、结成瘢痕。脓肿灶及周围组织可形成肉芽肿。晚期可发生骨膜炎、骨髓炎、骨质破坏。

2. 胸部型放线菌病（pectoral actinomycosis）　可来自颈部放线菌病的直接蔓延、腹壁或腹部脏器放线菌病的播散、口腔中致病性放线菌的吸入感染。最常见的感染部位为肺门和肺底。开始有不规则发热、咳嗽、咳痰、胸痛,但无咯血。随着病情发展,发生血痰,提示肺实质有破坏。累及胸膜时出现明显的胸痛和胸腔积液。感染波及胸壁后形成结节、脓肿,穿透胸壁皮肤时则形成多发性引流窦道,排泄物中有硫磺样颗粒。

3. 腹部型放线菌病（abdominal actinomycosis）　最常见的为肠道放线菌病。病原菌主要由口腔吞入肠道,若有肠道损伤,放线菌可致局部感染。也可由胸部放线菌病灶扩散而来。好发于回盲部,临床表现类似于急性、亚急性或慢性阑尾炎。继之,在回盲部或其他部位出现边界不清的不规则的肿块,类似癌肿。病情继续发展,腹部肿块变大并与腹壁粘连,穿破腹壁后形成多发性引流窦道,排泄物中有硫磺样颗粒。起病隐匿,其临床表现与受累脏器部位有关,不易诊断。

4. 脑型放线菌病(cerebral actinomycosis)　少见,常为原发性肺部放线菌病播散而来。局限性脑脓肿型多见于大脑半球,主要病变为单个、多个或多发性脑脓肿及肉芽肿,外包有厚膜,主要表现为脑部占位性病变的体征。弥漫型即少数患者脑脓肿侵入脑室,引起脑膜炎。

5. 其他放线菌病(other forms of actinomycosis)　泪小管炎为挤压泪小管或用刮匙刺探时可找到 1 个或数个呈黄色硬结状、海绵状或颗粒状的颗粒,可黏着于管壁上。女性生殖器放线菌病与使用宫内节育器有关,或由腹部放线菌病蔓延所致,常有腹痛、进行性增大的腹部肿块,可见于卵巢、输卵管等部位。还可发生于膀胱、肾、心、骨骼及关节等处。

(四)　实验室诊断

1. 真菌学检查

(1)　直接镜检

1)　肉眼观察:采集可疑标本后,注意寻找硫磺样颗粒,肉眼可见,直径 1~2mm 大小,坚实,呈分叶状,淡黄色。

2)　直接镜检:若标本中有硫磺样颗粒,以接种针挑取并置于载玻片上,用盖玻片轻压,可做成两个涂片,用 KOH 溶液和革兰氏染色。可先用 KOH 溶液制片,在低倍镜下颗粒呈菊花状,由长菌丝呈放射状排列;在高倍镜下,菌丝清晰可辨,有很强的折光性。初步观察后,去掉盖玻片,干燥标本,进行革兰氏染色,颗粒呈菊花状,核心部分由革兰氏阳性分枝或不分枝的菌丝交织组成,周围部分长丝排列成放射状,菌丝末端有胶质样物质组成鞘包围,此部分呈革兰氏阴性,膨大成棒状体。在油浸物镜下可见纤细、弯曲缠绕的革兰氏阳性丝状、棒状、球杆菌菌体。

若标本中无硫磺样颗粒,可直接涂片进行革兰氏染色,除麦氏放线菌为小的不分枝杆菌外,其他放线菌为直或微弯曲纤细的革兰氏阳性菌丝,可表现不同程度的分枝,如成对、Y、V、T 形,短链或成簇排列,抗酸染色阴性。

(2)　培养检查:放线菌培养较困难,多为厌氧或者微需氧,在有氧环境中一般不生长。标本采集后应立即接种在平板上,在厌氧罐或者厌氧袋内 35~37℃ 培养,48 小时后观察生长情况,如有需要,平板需培养 2~4 周。

放线菌在大多数营养丰富的培养基上生长良好,不同菌种对氧需求不同,黏性放线菌和内氏放线菌在有 CO_2 的有氧环境下生长最好,但衣氏放线菌要求在厌氧条件下生长。将硫磺样颗粒置无菌试管中用盐水清洗 3 次,用无菌玻璃棒压碎颗粒,以接种环划线接种于脑心浸汁血琼脂平板、牛肉浸膏血琼脂平板中,置厌氧环境(如烛缸)中 37℃ 培养。放线菌在血琼脂平板上 37℃ 培养 48 小时后可长出不溶血的灰白色粗糙且不规则的菌落,有一种特殊的气味。继续培养 7~14 天后,菌落增大,直径可达 3mm 以上,呈圆形、灰白色,表面呈颗粒状或臼齿形,覆有一层灰白色绒毛状物,内部坚硬,菌落粘连于琼脂上,不易挑起和乳化。取培养物做涂片行革兰氏染色和抗酸染色,革兰氏染色为阳性杆菌,$1\mu m$ 左右的纤细菌丝,多呈 V 形和 Y 形;抗酸染色为阴性。放线菌从发酵碳水化合物获得能量,可发酵葡萄糖,产酸不产气,过氧化氢酶实验阴性,吲哚实验阴性。

2. 组织病理学在脓肿内可见到硫磺样颗粒,较大的肉眼可见。颗粒直径约 $30~400\mu m$,呈不规则分叶状。HE 染色,颗粒中央嗜碱性、致密,为紫色,边缘末端膨大部为嗜酸性、疏松、放射状,大部为红色(图19-1)。

革兰氏染色,颗粒中央部分呈致密的革兰氏阳性菌丝团,边缘部分为放射状嗜酸性物质,菌丝直径约为 $1\mu m$(图 19-2)。

3. 血清学诊断　无特异性血清学检查。

4. 分子鉴定　16SrRNA 寡核苷酸序列测定可以用来进行分子鉴定和分类。

(五)　抗细菌治疗

1. 体外药敏试验　对青霉素、氨苄西林高度敏感,另外对喹诺酮类、甲硝唑、红霉素、氯霉素、四环素、克拉霉素等有较好的敏感性。

2. 临床治疗原则　放线菌病治疗主要包括抗生素治疗、损伤处引流和切除损伤部位的手术疗法。首

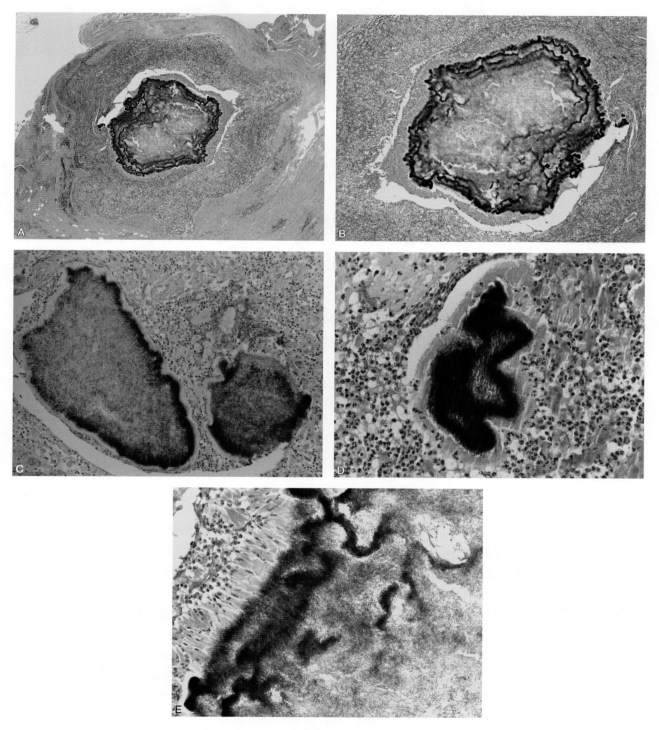

图 19-1 放线菌病,颗粒,HE 染色
A. 颗粒(×200);B. 颗粒(×400)(1);C. 颗粒(×400)(2);D. 颗粒(×400)(3);E. 颗粒(×400)(4)。

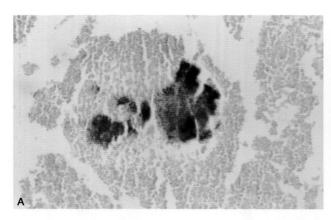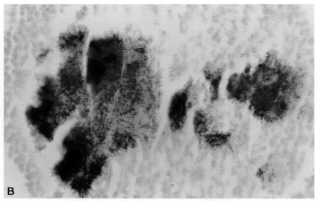

图 19-2 放线菌病,颗粒,革兰氏染色
A. 颗粒(×400);B. 颗粒(×1 000)。

选治疗药物是青霉素或氨苄西林,深部的慢性感染应在 2~6 周的静脉用药后,再口服青霉素 3~12 个月;对于急性感染,应口服青霉素 2~3 周,同时切开引流并且手术切除窦道。对于青霉素过敏者可选择多西环素、红霉素和克林霉素。亚胺培南对于以上治疗无效的患者有效。

(六) 放线菌属的鉴定

衣氏放线菌(*Actinomyces isralii*):

(1) 菌落特征:兼性厌氧,在厌氧或微需氧环境中生长良好。在厌氧血琼脂平板上 35℃ 培养 48 小时,形成中等大小、粗糙型和光滑型两种菌落。粗糙型菌落如脑回状、臼齿形,坚硬,不易挑起;光滑型菌落为白色,圆形,不透明,有光泽。

(2) 镜下特征:初为短杆状或球菌样,可有分枝,也可稍长,但不如诺卡菌长。革兰氏染色阳性,抗酸染色阴性。无鞭毛,无芽孢。

(3) 生理学特性:触酶、动力、明胶实验均阴性。

二、诺卡菌

(一) 分类与命名

诺卡菌属属于需氧放线菌,需氧放线菌分类归于细菌域(Bacteria),放线菌门(Actinomycota),放线菌纲(Actinomycetes)或放线菌亚纲(Actinomycetida),放线菌目(Actinomyetales)。放线菌目又包括 5 个亚目,棒状杆菌亚目、链孢囊菌亚目、链霉菌亚目、假诺卡菌亚目、微球菌亚目。其中有三个属即诺卡菌属、放线马杜拉菌属及链霉菌属病原菌常引起放线菌性足菌肿(是由不同种类的需氧或厌氧放线菌所致的总称)。由于这三个属引起放线菌性足菌肿具有相似的致病性、临床表现、实验室检查、组织病理及治疗等特点,本章节主要介绍诺卡菌属,但同时对于其他两个属的特点也一并介绍,以方便鉴别。

诺卡菌属(*Nocardia*)属于棒状杆菌亚目(*Corynebacterinaea*),诺卡菌科(*Nocardiaceae*),包含获国际原核生物分类委员会认可和批准的约 87 个种,常见的如巴西诺卡菌(*N. brasiliensis*)、星形诺卡菌(*N. asteroides*)、豚鼠耳炎诺卡菌(*N. Otitidis-caviarum*)、皮疽诺卡菌(*N. farcinica*)等。诺卡菌是需氧革兰氏阳性菌,部分抗酸,纤细菌丝可以分枝,直径 1μm 左右,菌丝可以断裂形成杆菌或球菌样体。

放线马杜拉菌属(*Actinomadura*)属于链孢囊菌亚目(*Streptosporangii*),高温单孢菌科(*Thermomonoppraceae*),包含获国际原核生物分类委员会认可和批准的约 52 个种或亚种,主要包括马杜拉放线马杜拉菌(*A. madurae*)、白乐杰放线马杜拉菌(*A. pelletierii*)等。

链霉菌属(*Streptomyces*)属于链霉菌亚目(*Streptomycenaea*),链霉菌科(*Streptomycetaceae*),有 525 种和亚种,主要包括索马里链霉菌(*S. somaliensis*)、灰色链霉菌(*S. griseus*)等。

（二）致病性

诺卡菌属于外源性的需氧放线菌，是一种广泛存在于土壤、海水、淡水、尘埃中的细菌。诺卡菌病散发于世界各地，在墨西哥中部高原地区及巴西部分地区形成高发流行区。当吸入或由外伤处进入人体，可以引起肺部和皮下组织的感染，也可播散至全身，引起各种内脏器官发生感染。国外报道，从患者体内分离出来的诺卡菌，星形诺卡菌占90%，巴西诺卡菌占7%，豚鼠耳炎诺卡菌占3%。研究显示皮疽诺卡菌、巴西诺卡菌毒力更强，可能是一种原发性病原菌，其中巴西诺卡菌致病力强，可引起暴发流行。而星形诺卡菌、豚鼠耳炎诺卡菌等可能为机会性致病菌。

诺卡菌病（nocardiosis）是由诺卡菌引起的一种急性或慢性化脓性或肉芽肿性病变。局部创伤（如刺伤）、职业暴露（如农民、园丁）和免疫缺陷是患诺卡菌病的危险因素。宿主感染诺卡菌后的临床表现有很大不同，诺卡菌既能通过皮肤伤口引起局部感染，也能引起免疫缺陷患者严重的肺部疾患或广泛的中枢神经系统病变。诺卡菌还是放线菌性足菌肿最重要的致病菌，主要为巴西诺卡菌。

（三）临床表现

1. 原发性皮肤诺卡菌病（primary cutaneous nocardiosis）　主要有三种表现形式，足菌肿、淋巴皮肤诺卡菌病和浅表皮肤诺卡菌病。后两种一般在创伤后数天到数周发病，表现为在创伤部位出现结痂脓疱或脓肿，其中淋巴皮肤诺卡菌病皮损沿淋巴管向近心端进展，出现孢子丝菌病样丘疹、结节，隆起的淋巴管条索，可触摸到疼痛的淋巴结。此外，约10%的肺诺卡菌病患者继发皮肤病变，在免疫抑制患者中，病变可表现为广泛分布的皮下结节、脓疱、皮肤瘘管。

2. 足菌肿（mycetoma）　是一种累及皮肤、皮下组织和骨骼的慢性局限性破坏性的感染，是一种地方性疾病。常见于非洲中部、南部干旱的热带及亚热带地区。可能与居民习惯于赤足行走有关，最常见于苏丹、墨西哥和印度。我国有散发病例报道。足菌肿按照其病原菌分为放线菌性（actinomycetoma）（主要为诺卡菌）和真菌性（eumycetoma）两大类。常通过伤口接种病原菌到皮下组织中引起，常累及手足，下肢约占70.74%，上肢占14.52%；男女比3∶1；平均年龄34.5岁（21~40岁）。临床表现为无痛性皮下肿物、多发性窦道和包含颗粒的脓性渗出液三种特征（图19-3）。颗粒是含有病原菌成分的致密团块，并通过窦道（97.1%）排出。

放线菌性足菌肿进展较迅速，皮损边界不清，并有与周围组织相融合的趋势，累及骨骼而且较广泛。真菌性足菌肿一般较放线菌性足菌肿进展慢、破坏性小，病变趋于局限性，随着病情发展到晚期，病变肿胀而且对相邻的解剖结构造成不太明显的破坏（图19-4）。影像学检查有助于确定骨骼受累的程度，最常见的而且是特征性的表现为局灶性的骨质破坏，伴有空洞的形成。放线菌性足菌肿中，骨骼的损害范围小但数量多，真菌性足菌肿骨骼的损害范围大但数量少。MRI图像可能显示一个圈内的小点征，与颗粒相对应。

3. 肺诺卡菌病（pulmonary nocardiosis）　常见病原菌为星形诺卡菌。呈急性或慢性起病，之后呈慢性病程。起病时类似小叶性或大叶性肺炎，以后则类似肺结核。可向外扩展至胸膜，穿透胸壁形成皮下脓肿，很像放线菌病。也可血行播散至脑，形成脑脓肿。临床表现复杂多样，常有发热、疲乏、盗汗、体重下降、胸膜炎、干咳至黏液脓性或有血丝样痰的咳嗽。如有空洞形成，则可有大的咯血。肺部影像学征象呈多种表现，缺乏特异性，可有纵隔淋巴结肿大。

4. 脑诺卡菌病（cerebral nocardiosis）　多继发于肺部病变，表现为单发或多发性脑脓肿，可由单发损害扩大或由多发损害互相融合而成大的脓肿。可出现相应的脑占位病变的体征，起病急骤或缓慢。脊柱、颅骨可有点状溶解。

5. 播散性诺卡菌病（disseminated nocardiosis）　肺诺卡菌病可播散到脑、皮肤、肾、胸膜与胸壁、眼、肝或淋巴结。

（四）实验室诊断

1. 真菌学检查

（1）直接镜检

1）肉眼观察：对于足菌肿的诊断最重要的是找到颗粒，并对颗粒的特点进行鉴定；而其他形式的皮肤

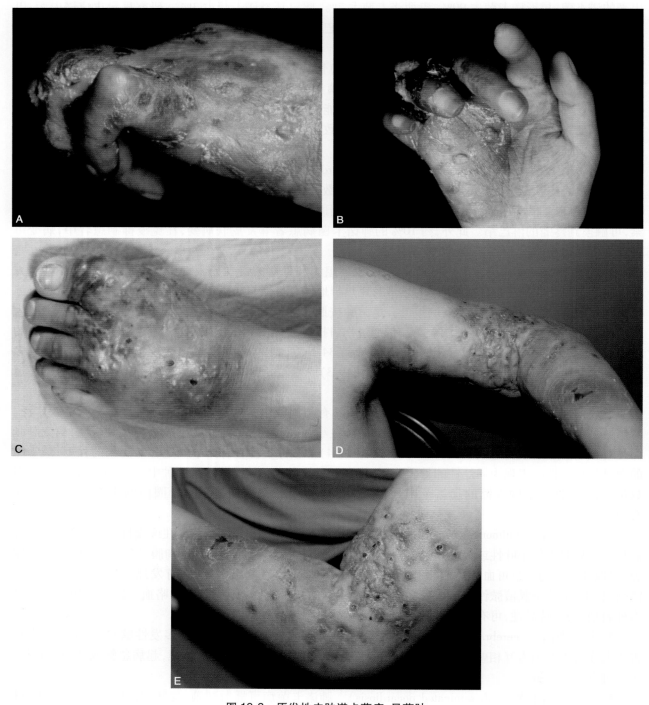

图 19-3 原发性皮肤诺卡菌病,足菌肿

A. 由星形诺卡菌引起;B. 由星形诺卡菌引起;C. 由豚鼠耳炎诺卡菌引起;D. 由巴西诺卡菌引起;E. 由巴西诺卡菌引起。

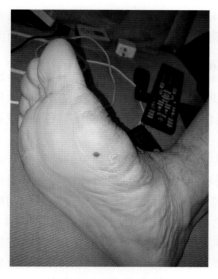

图 19-4　真菌性足菌肿

诺卡菌病则没有颗粒。颗粒一般存在于脓液中,可从窦道中引流得到,也可用无菌注射器从皮下柔软的结节中抽取,如果没有脓性分泌物,可以取小块组织。可疑标本应收集到消毒试管或小瓶中,将标本放在平皿中肉眼检查颗粒,注意颗粒的颜色、大小、质地和性质。肉眼观察这些颗粒可提供病原菌方面的线索。例如黑色颗粒提示真菌感染;小的白色颗粒提示诺卡菌感染;针头大小的白色颗粒可源于放线菌或真菌;小的红色颗粒是白乐杰放线马杜拉菌;黄白色的颗粒可源于放线菌或真菌(表 19-1)。

　　2)直接镜检:可对足菌肿进行确诊,同时还可以区分病原菌是真菌还是放线菌。将颗粒用玻片压成两个涂片,分别用 KOH 溶液和革兰氏染色镜检。经过 KOH 处理过的压碎颗粒,可见颗粒由菌丝交织形成团块,颗粒中的菌丝纤细、分枝,宽度 1μm。革兰氏染色为阳性(蓝黑色)。未发现颗粒的标本需要离心集菌涂片,用革兰氏染色和抗酸染色镜检,需要油浸物镜观察,菌丝纤细、长、弯曲、分枝,菌丝可以断裂形成杆菌或球菌样,直径 0.5~1.0μm,分枝间间距较长,革兰氏染色阳性,但染色不规则,呈串珠状。诺卡菌属抗酸染色部分或全部阳性,菌丝纤细红染,偶呈小球状。放线马杜拉菌属、链霉菌属及放线菌属抗酸染色均为阴性。

表 19-1　放线菌性足菌肿常见病原菌的颗粒特性

病原菌	颜色	质地	性质	大小/mm
巴西诺卡菌	白色	柔软	分叶状	<1.0
星形诺卡菌	白色	柔软	不规则	<0.5
豚鼠耳炎诺卡菌	黄白色	柔软	分叶状	<1.0
马杜拉放线马杜拉菌	粉红或白色	柔软	卵形/叶状	1.0~5.0
白乐杰放线马杜拉菌	红色	坚硬	卵形/叶状	0.5
索马里链霉菌	棕色或黄色	坚硬	圆/卵圆	1.0
衣氏放线菌	黄白色	坚实	分叶状	1.0~2.0

　　而真菌的颗粒经过 KOH 处理过的压碎颗粒含有短菌丝(直径在 2~4μm),其末端和颗粒的周边可有许多肿胀细胞,有时尚可见厚壁孢子,有时具有色素。真菌荧光染色可以阳性。

　　(2)培养检查:用培养法分离菌种非常重要。先将颗粒用无菌生理盐水洗涤 3 次,之后置于不含抗生素的培养基上培养,为了提高阳性率,应同时接种多个平皿,一部分放置在 25℃培养,一部分放置在 37℃培养,培养时间要达到 6 周以上。

　　诺卡菌属在 25~40℃均能生长,菌种不同其最适生长温度不同。在多种培养基上均能生长,包括血琼脂培养基、沙堡弱培养基等。菌落生长缓慢,在 37℃需氧培养下多数于 2~7 天内生长为肉眼可见的菌落,平滑或有褶,呈白色、粉色、红色、橙色或黄褐色(图 19-5)。有时需 4~6 周,一般要求培养 4 周。涂片时难以将诺卡菌菌落挑起和移动,镜下菌体呈分枝状或串珠状的细密如丝排列,但菌丝末端不呈棍棒状膨胀,菌丝可缠绕成团,形成类似颗粒。当菌丝断裂后,在镜下可呈现球状或杆状的菌丝断裂体,革兰氏染色阳性。诺卡菌为抗酸性、弱抗酸性或在生长的某一阶段具有抗酸性,抗酸

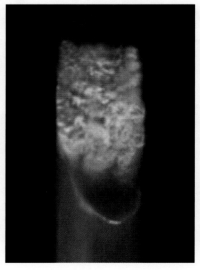

图 19-5　诺卡菌属,菌落

染色为弱阳性,若脱色时间延长,则抗酸染色为阴性(建议采用 kinyoun 冷染法)。因此,抗酸染色的结果仅能作为辅助性诊断,而不能作为最终的诊断依据。生化鉴定方法费时费力并不能快速鉴定出诺卡菌菌种,通常会对诊断诺卡菌感染造成延误。

2. 组织病理学 对于足菌肿,目前推荐采用细针穿刺细胞学(fine-needle aspiration cytology,FNAC)取材进行细胞学鉴定,至少从皮损的三个不同的方向取材,进行组织病理、涂片镜检及培养检查,细胞学涂片中颗粒的存在是诊断的必要条件。除 HE 染色外,常使用的特殊染色有 GMS、PAS、革兰氏染色、抗酸染色等。

特征性组织病理表现为在组织中发现由病原菌和机体坏死组织共同形成的颗粒,颗粒的形态对于病原菌鉴定十分重要。颗粒位于肉芽肿的中心,可有化脓区,外围由栅状组织细胞围绕,再外层为多种炎细胞浸润,包括多核巨细胞、浆细胞、嗜酸性粒细胞等。在低倍镜下颗粒呈圆形或弯盘状,颗粒中央呈均匀嗜碱性染色,边缘由细的颗粒和放射状粉色细丝构成(图 19-6)。革兰氏染色阳性的细长菌丝,厚度为 1~2μm,植入革兰氏阴性的无定形基质中,颗粒的周围可以看到棒状体。在油浸物镜下可见纤细、弯曲缠绕的丝状、棒状、球杆状菌体。诺卡菌属抗酸染色弱阳性(图 19-7)。革兰氏染色和抗酸染色可以鉴定由放线马杜拉菌属和链霉菌属所致的放线菌性足菌肿,后者抗酸染色阴性。此外颗粒经 GMS 染色呈黑色(图19-8),而 PAS 染色不着色,借此与真菌性足菌肿相鉴别。诺卡菌感染中无颗粒的组织病理切片,HE 及 PAS 染色不着色,GMS 染色呈黑色,革兰氏染色阳性,常为杆菌样菌体。

HE、PAS、GMS、Gridley 和真菌荧光染色对真菌性足菌肿颗粒是最有用的染色,真菌菌丝分枝、分隔,厚度为 2~5μm,边缘有大的肿胀细胞,菌丝可透明或有色素。可有或可无颗粒胶结物,如果存在,可能是致密的或疏松的(图 19-9)。

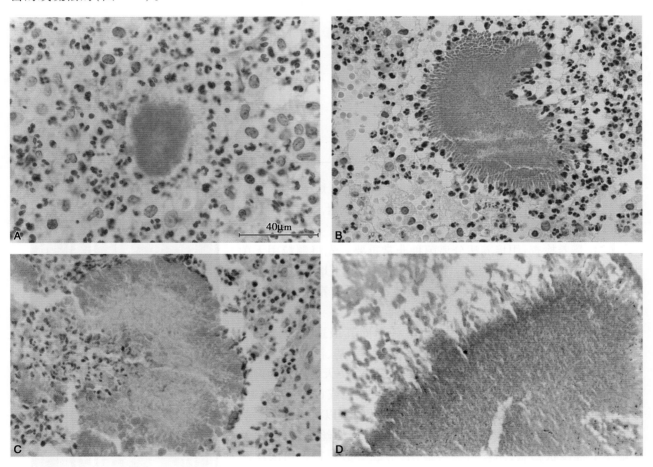

图 19-6 足菌肿,颗粒,HE 染色

A. 颗粒(×200);B. 颗粒(×400)(1);C. 颗粒(×400)(2);D. 颗粒(×1 000)。

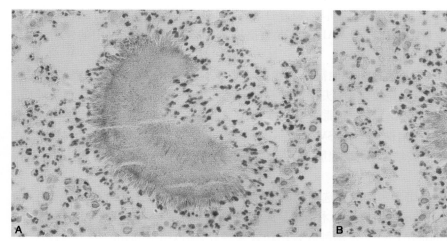
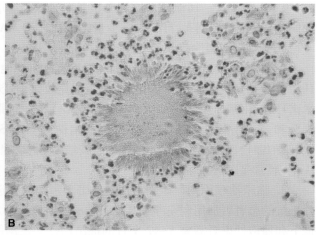

图 19-7　足菌肿(巴西诺卡菌所致),颗粒,抗酸染色
A. 颗粒(×400)(1);B. 颗粒(×400)(2)。

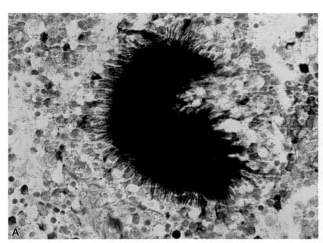
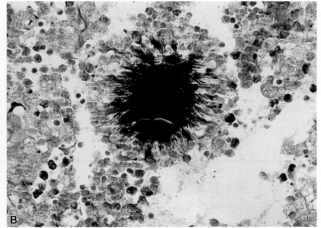

图 19-8　足菌肿(巴西诺卡菌所致),颗粒,GMS
A. 颗粒(×400)(1);B. 颗粒(×400)(2)。

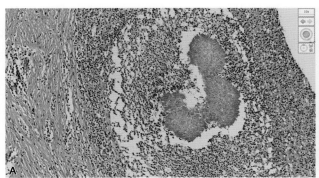
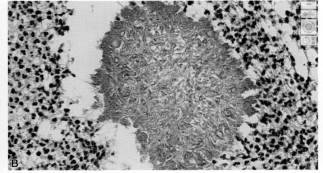

图 19-9　真菌性足菌肿,颗粒,HE
A. 颗粒(×100);B. 颗粒(×400)。

3. 血清学诊断 无特异性血清学检查。

4. 分子鉴定 16SrDNA 序列分析是一种快速、简单、特异性较好的诺卡菌属菌种鉴定方法,能将诺卡菌属鉴定至种的水平。目前仅有少量报道描述了 MALDI-TOF 质谱技术在需氧放线菌鉴别中的应用。

(五) 抗细菌治疗

1. 体外药敏试验 CLSI 推荐的诺卡菌属和其他需氧放线菌药敏试验方法是微量肉汤稀释法。初始药敏试验的药物包括阿米卡星、阿莫西林克拉维酸、头孢曲松、环丙沙星、克拉霉素、亚胺培南、利奈唑胺、米诺环素、甲氧苄啶-磺胺甲噁唑(TMP-SMZ)和妥布霉素。二次药敏试验可考虑药物包括头孢吡肟、头孢噻肟和多西环素。结果显示 77.36% 的菌株对 TMP-SMZ 敏感,其他敏感药物为阿米卡星、阿莫西林克拉维酸、头孢曲松、环丙沙星、克拉霉素、亚胺培南、利奈唑胺、米诺环素、莫西沙星、妥布霉素。可选头孢吡肟、头孢噻肟、多西环素。

2. 临床治疗原则 磺胺类药物是诺卡菌病的首选药物,若磺胺类药物过敏则可选择米诺环素替代,治疗抵抗的患者可加用利奈唑胺。皮下脓肿通常需要手术治疗。局限性诺卡菌病应治疗 6~12 周,而免疫功能低下和播散性患者需要 3~12 个月的抗菌治疗。足菌肿联合用药效果较好,辅以引流和切除等手术疗法,视个体情况和感染部位,治疗可持续数月甚至数年。皮肤放线菌病与皮肤诺卡菌病的鉴别要点见表 19-2。

表 19-2 皮肤放线菌病与皮肤诺卡菌病的鉴别要点

鉴别要点	皮肤放线菌病	皮肤诺卡菌病
病原菌	放线菌属	诺卡菌属
革兰氏染色	阳性	阳性
抗酸染色	阴性	部分抗酸性
生长环境	厌氧,微需氧	需氧
好发部位	面部、颈部、胸部或腹部	下肢或足
诱发因素	外伤,局部缺血	外伤,部分手术
临床表现	炎性肉芽肿或脓肿,形成瘘管,排出硫磺样颗粒	炎性肉芽肿,形成窦道,有脓液,排出颗粒
治疗	首选青霉素	首选磺胺类药物

(六) 诺卡菌属的鉴定

1. 星形诺卡菌(*Nocardia asteroides*)

(1) 菌落特征:严格需氧菌,在 SDA 或营养琼脂培养基上,22℃或35℃均可缓慢生长,2~3 天可见菌落。在血琼脂平板上培养 18~24 小时,菌落针尖大小,不易观察到,48 小时后逐渐增大,见咬琼脂现象,菌落表面有皱褶。在不同培养基上或不同的培养时间菌落形态差异很大,可出现光滑到颗粒状,不规则,表面皱褶或堆积的菌落。几乎都能形成气生菌丝,使菌落表面出现粉状或天鹅绒样气生菌丝体,菌落有泥土气味。可产生不同的色素,如橙红、粉红、黄色、黄绿、紫色以及其他颜色。多数星形诺卡菌的菌落为黄色或深橙色,也可呈乳白色。诺卡菌在液体培养基中生长形成菌膜,浮于液面,液体澄清。

(2) 镜下特征:培养早期可见丰富的菌丝体,纤细不规则菌丝,1μm 宽,常有次级分枝,菌丝呈 90°分枝角(有诊断意义)。随着培养时间延长,菌体裂解为球形或杆状。血培养阳性培养物直接涂片见到纤细的分枝状菌丝。革兰氏染色阳性或不定(图 19-10),抗酸染色弱阳性。

(3) 生理学特性:触酶实验阳性,诺卡菌属

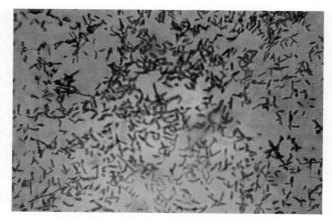

图 19-10 星形诺卡菌,革兰氏染色×400

常见菌种分解某些化学物质的比较见表 19-3。

表 19-3　诺卡菌属常见菌种分解某些化学物质的比较

菌种	酪蛋白	次黄嘌呤	酪氨酸	尿素	黄嘌呤
星形诺卡菌	−	−	−	+	−
巴西诺卡菌	+	+	+	+	−
豚鼠耳炎诺卡菌	−	+	+/−	+	+
皮疽诺卡菌	−	−	+	+	−

注:+.90%以上菌株阳性;−.90%以上菌株阴性;+/−.阳性/阴性。

2. 巴西诺卡菌(*Nocardia brasiliensis*)

(1) 菌落特征:在血琼脂平板上,35℃培养 18~24 小时,菌落呈针尖大小或不易见到,48 小时后逐渐增大,有皱褶,呈白色。在血琼脂平板上,28℃均可缓慢生长,48 小时菌落表面有皱褶,呈白色。

(2) 镜下特征:纤细菌丝、分枝,宽约 1μm,有时菌丝裂解,形成球菌样、短杆状。在 0.4% 明胶培养基上,在管壁形成球状菌落。革兰氏染色阳性或不定。

(3) 生理学特性:触酶实验阳性(表 19-3)。

3. 豚鼠耳炎诺卡菌(*Nocardia otitidis-caviarum*)

(1) 菌落特征:在血琼脂平板上,35℃培养 18~24 小时,菌落呈针尖大小或不易见到。48 小时后逐渐增大,有皱褶,呈黄色或橘黄色,延长培养 72 小时。在 SDA 或营养琼脂培养基上,28℃均可缓慢生长。

(2) 镜下特征:非常多的纤细菌丝生长,菌体呈多向的分枝丝状。随着培养时间延长 72 小时,菌体裂解为球形或杆状,也可见串珠状菌体。革兰氏染色阳性或不定。

(3) 生理学特性:触酶实验阳性(表 19-3)。

4. 皮疽诺卡菌(*Nocardia farcinica*)　曾用名鼻疽诺卡菌。

(1) 菌落特征:血琼脂平板上,35℃培养 18~24 小时,菌落呈针尖大小或不易见到。48 小时后逐渐增大,72 小时后有皱褶,呈黄色或橘黄色。在 SDA 上,28℃均可缓慢生长,48 小时菌落表面有皱褶,呈白色。

(2) 镜下特征:菌体呈多向的分枝丝状,革兰氏染色阳性或不定,抗酸染色呈弱阳性。

(3) 生理学特性:触酶实验阳性(表 19-3)。

(七) 放线马杜拉菌属的鉴定

马杜拉放线马杜拉菌(*Actinomadura madurae*):

(1) 菌落特征:生长缓慢,形成蜡样、黏液、堆积、褶皱,颜色不定。

(2) 镜下特征:有分枝菌丝的非裂殖菌,菌丝不易断裂,短而细,在小培养中常见气生菌丝形成孢子链。革兰氏染色阳性,抗酸染色阴性。

(3) 生理学特性:主要生化反应显示触酶、葡萄糖、乳糖、木糖、阿拉伯糖、麦芽糖、海藻糖、鼠李糖、纤维二糖、侧金盏花醇、七叶苷、明胶及硝酸盐阳性,脲酶阴性。

(八) 链霉菌属的鉴定

索马里链霉菌(*Streptomyces somaliensis*):

(1) 菌落特征:在 SDA 上培养 8~10 天后,菌落白垩状、皱褶。在血琼脂平板上,18~24 小时菌落针尖大小,不易观察到,48 小时后逐渐增大,可有咬琼脂现象。在复合琼脂培养基上形成青苔状或黄油状坚韧的菌落,常有明显的泥土味,初期形成的菌落表面光滑,边缘整齐,不易挑起,但后期可发育出气生菌丝,使菌落表面呈现絮状、颗粒状、粉末状或天鹅绒样,由于培养基成分和培养条件不同,呈现不同的颜色如白色、褐色、灰色、棕色和黑色等,有些色素是可溶的。

(2) 镜下特征:可形成革兰阳性分枝状菌丝,直径 0.5~2.0μm,菌丝纤细、无隔、多核、菌丝体发达,分为基内菌丝和气生菌丝,气生菌丝成熟后发育成孢子丝,形态多样(直、弯曲、螺旋、轮生)。抗酸染色阴性。

（3）生理学特性：溶菌酶、酪蛋白、酪氨酸、明胶实验阳性；木糖、阿拉伯糖实验阴性。

诺卡菌属、放线马杜拉菌属及链霉菌属培养特征见表 19-4。

表 19-4　诺卡菌属、放线马杜拉菌属及链霉菌属培养特征

特征	诺卡菌属	放线马杜拉菌属	链霉菌属
气生菌丝	阳性	可变	阳性
改良抗酸染色	弱阳性	阴性	阴性
菌落特征	表面白垩样、无光泽或天鹅绒样，粉末状（常见），不规则，褶皱，堆积卷曲，或光滑。背面可呈棕色、棕褐色、粉色、橙色、红色、紫色、灰色、黄色、桃红色或白色；光滑或颗粒状；可产生可溶性棕色或黄色色素	粉状气生菌丝，呈蓝色、棕色、奶油色、灰色、绿色、粉色、白色、紫色或黄色。无气生菌丝时，菌落皱褶，外观呈皮革样或软骨样	菌落不连续，呈苔藓样、皮革样或奶油状；色素多种多样；气生菌丝可呈絮状、粒状、粉末状或天鹅绒状；可产生有色可溶性色素
镜下特征	细长、丝状、具分枝、杆状，直径 0.5~1.0μm，通常呈串珠样	细长、短分枝丝状体	丝状、具分枝、杆菌，直径 0.5~2.0μm，菌丝体可碎裂成短杆状，革兰氏染色阳性，比诺卡菌属更牢固，可呈串珠状

三、无绿藻

（一）分类与命名

无绿藻属（*Prototheca*）属于真核生物（Eukaryota），绿色植物界（Viridiplantae），绿藻门（Chlorophyta），Trebouxlophyceae 纲，绿藻目（Chlorellales），绿藻科（Chlorellaceae）。根据形态特征，无绿藻属分为淤滞性无绿藻（*P. stagnora*）、祖菲无绿藻（*P. zopfii*）、威克海姆无绿藻（*P. wickerhamii*）、赤榆无绿藻（*P. ulmea*）、*P. blaschkeae* 及 *P. cutis* sp. *nov* 6 个种。根据生化、血清学、核糖体小亚基（SSU）18SrDNA 测序等，祖菲无绿藻又可以分为基因型 1 和基因型 2。

（二）致病性

无绿藻是一种机会性致病菌，广泛分布于自然界，以腐生或寄生方式存在于世界各地的污水、土壤、沼泽等，亦可从正常人和动物的指甲、皮肤、呼吸道、消化道、粪便、痰中分离出来。正常情况下不致病，只有在机体创伤或免疫力下降时无绿藻才能致病。目前认为祖菲无绿藻、威克海姆无绿藻、*P. blaschkeae* 和 *P. cutis* 对人和动物有致病性，其中对人有致病性以威克海姆无绿藻最常见。

无绿藻病（protothecosis）患者多有创伤史及接触污水史。医院内获得性感染，如外科创伤性操作（导尿管、中心静脉置管等）时创口接触含有病原菌的器械或溶液，以及由于皮肤创伤后接触被污染的水所致；还有报道因昆虫叮咬而感染。常常通过外伤侵犯健康人，女性多于男性，世界各地均有报道，但更多见于热带地区，如越南、巴拿马、日本和美国的东南部等国家及地区。

（三）临床表现

文献报道显示 66% 的患者有皮肤及皮下组织感染；15% 为鹰嘴部滑囊炎及其纤维组织炎；19% 为系统性感染。

1. 皮肤无绿藻病（cutaneous protothecosis）　最多见。在皮肤、皮下组织可发生单个或多个损害，发展缓慢。损害多种多样，可表现为苹果酱色丘疹、小结节、水疱、蜂窝织炎、疱疹、疣状结节、溃疡、结痂性丘疹、脓疱和斑块等，不痛，不痒，无全身症状。感染局限于肢体和/或面部，多与创伤后病原菌侵入有关。多侵犯免疫正常的人，有细胞免疫缺陷者损害易播散（图 19-11）。

2. 无绿藻鹰嘴部滑囊炎（olecranon bursitis）　以男性、成人多见，多发生在肘部外伤后几周内，一般免

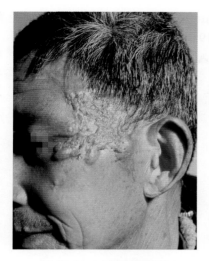

图 19-11　皮肤无绿藻病

疫情况正常。表现为鹰嘴部位软组织肿胀,疾病常无明显不适,可有疼痛,为鹰嘴处触痛,病程较缓慢,可数月或数年扩展。软组织和滑囊炎的损害可有严重的积液,可通过皮肤引流数月。

3. 系统性无绿藻病(systemic protothecosis)　少见,可累及脑膜、腹膜、肝和胆囊等器官。大多发生于细胞免疫低下或缺陷的患者。

（四）实验室诊断

1. 真菌学检查

（1）直接镜检:可疑标本 KOH 溶液制片可见大小不一的圆形、卵圆形或椭圆形孢子囊,透明,壁厚,内含特征性的内孢子,但无菌丝及芽孢。

（2）培养检查:无绿藻对营养要求不高,在一般的合成培养基上都能生长。在 SDA 上 25~32℃ 培养,菌落呈乳酪样,白色或奶油色,表面光滑或有少许皱褶。镜下可见圆形或椭圆形孢子囊,壁厚,内含特征性的内孢子,无菌丝及芽孢。

无绿藻属可以同化葡萄糖、果糖和半乳糖,但不能利用二糖类进行代谢,其生长需要维生素 B_1 和氧气,但光照并不能促进其生长,相反蓝光辐射可以抑制祖菲无绿藻的呼吸作用。对海藻糖的利用是鉴别常见的祖菲无绿藻及威克海姆无绿藻的主要手段。

2. 组织病理学　在宿主体内,无绿藻形成圆形、卵圆形或椭圆形孢子囊,内含数个厚壁内孢子,不出芽。HE 染色不明显,GMS 和 PAS 染色良好。威克海姆无绿藻感染组织病理可见到桑葚样、草莓样孢子囊,直径约 3~10μm;内孢子可有许多分隔,常对称排列,形成似车轮状排列的结构。祖菲无绿藻感染组织病理中仅可见圆形、卵圆形或椭圆形孢子囊,直径为 7~30μm;内孢子更多地表现为随意的不规则的分隔。

3. 血清学诊断　无特异性血清学检查。

4. 分子鉴定　以 LSU 和 SSU 基因序列为鉴定基础的分子生物学方法以其客观、可重复性好等优点,被认为是分子鉴定无绿藻的金标准。MALDI-TOF MS 可以区分无绿藻不同种,还可对祖菲无绿藻进行分型。

（五）抗微生物治疗

1. 体外药敏试验　无绿藻对两性霉素 B 敏感(MIC 范围为 0.25~5μg/ml);对三唑类药物如氟康唑、伊曲康唑、伏立康唑、泊沙康唑呈现不同结果的报道;对氟胞嘧啶耐药。两性霉素 B 与四环素对抑制无绿藻有协同作用。无绿藻对氨基糖苷类抗菌药物(如阿米卡星、庆大霉素、卡那霉素、奈替米星、链霉素、妥布霉素)较敏感。大部分祖菲无绿藻对不同浓度的乳酸链球菌素敏感。

2. 临床治疗原则　对于较小且局限性皮损采用外科手术切除,配合两性霉素 B 或咪唑类药物的外用即可。对于感染病灶较深或范围较大的病变,需要外科手术切除和系统抗真菌药物的联合应用。鹰嘴部滑囊炎做黏液囊切除术,局部注射两性霉素 B,配合三唑类药物的系统应用。系统型首选静脉滴注两性霉素 B,与导管相关的感染应去除导管,也可加服多西环素或氟康唑。

（六）无绿藻属的鉴定

1. 威克海姆无绿藻（*Prototheca wickerhamii*）曾用名小型无绿藻。

（1）菌落特征:在 SDA 上菌落呈黄白色乳酪状,半球形,边缘光滑,菌落特征随时间推移有一层黑色素形成（图 19-12）。在无绿藻分离培养基（prototheca isolation medium,PIM）上生长 5 天后形成白色酵母样菌落。

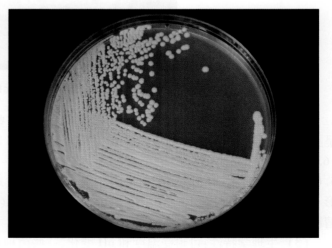

图 19-12　威克海姆无绿藻,菌落

（2）镜下特征:细胞所有阶段呈球形。孢子囊直径为 7.0~13.0μm,平均 9.4μm。孢囊孢子直径为 2.5~4.5μm,平均 3.2μm。子细胞直径 5.5~8.5μm,平均 6.5μm(图 19-13)。

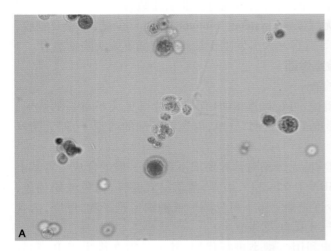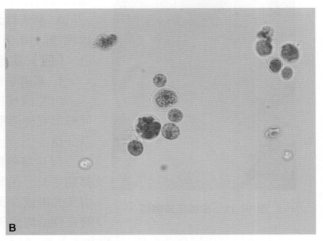

图 19-13 威克海姆无绿藻,孢子囊和孢囊孢子,光镜(×400)
A.孢子囊,内含孢子;B.孢子囊,内含孢子。

（3）生理学特性:最适温度通常在 25℃以上,一些菌株在 37℃生长;pH 范围广泛。在念珠菌显色培养基上可形成红色菌落。

2. 祖菲无绿藻(*Prototheca zopfii*) 曾用名中型无绿藻。

（1）菌落特征:菌落表面平坦,中央呈纽扣状,边缘皱褶(图 19-14)。在 PIM 上生长 5 天后,菌落呈白色、奶油状到明显粗糙或皱纹。

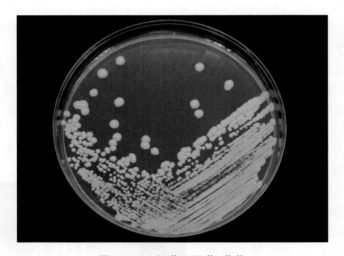

图 19-14 祖菲无绿藻,菌落

（2）镜下特征:细胞常常呈类球形到椭圆形,但一些菌种呈肾形,细胞是光滑的和疏水的。孢子囊呈类球形,直径为 14.0~25.0μm,平均 17.3μm;椭圆形为 11.0~20.0μm×14.0~23.0μm,平均 14.5μm×16.5μm。新释放的孢囊孢子呈类球形,直径为 4.5~7.5μm,平均 6.5μm;椭圆形为 3.0~7.0μm×5.0~8.0μm,平均 5.5μm×6.5μm。孢囊孢子细胞类球形,直径为 8.5~14.0μm,平均 11.0μm;椭圆形 6.0~11.0μm×8.5~13.0μm,平均 9.5μm×11.5μm(图 19-15)。细胞形态和菌落常依赖底物和环境情况。

（3）生理学特性:可耐受温度和 pH 变化,一些菌种在 37℃生长。

无绿藻属不同菌种培养特性见表 19-5。

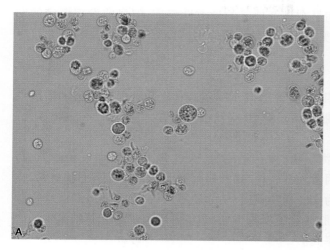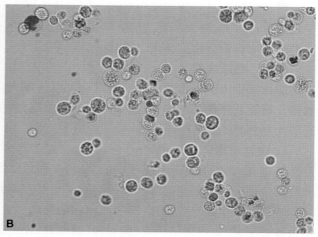

图 19-15　祖菲无绿藻,孢子囊和孢囊孢子,光镜(×200)
A.孢子囊,内含孢子(1);B.孢子囊,内含孢子(2)。

表 19-5　无绿藻属不同菌种培养特性

特征	P. wickerhamii	P. zopfii	P. stagnora	P. blaschkese	P. ulmea
菌落形态	半球形,边缘光滑	平坦,中央纽扣状,边缘皱褶	黏液样,平坦,边缘光滑	平坦,中央纽扣,边缘皱褶	
孢子囊形态	球形	球形/椭圆	球形		球形/椭圆
孢子囊/μm	3.0~10.0	7.0~30.0	7.0~14.0		
内孢子/μm	<4.3	>5.7	>5.7		<4.3
37℃	+	+	-	+	+
荚膜	-	-	+	-	
甘油利用	+	+	+	-	
蔗糖	-	-	+		
海藻糖	+	-	+		
丙醇	-	+	-		
精氨酸	+	+	+		
葡萄糖	+	+	+	+	
半乳糖	±	-	+		

注:+.阳性;-.阴性;±.可疑;空白格.无资料。

四、腐霉

(一)分类与命名

在分类学上腐霉与藻类更为接近。腐霉的分类目前存在不同观点,最新的观点腐霉属于 Straminipila 界,Peronosporomycetes 纲(＝Oomycetes 卵菌纲),腐霉目(Pythiales),腐霉科(Pythiaceae)。腐霉属(*Pythium*)可以产生菌丝,但是其与真正的真菌存在较大差异,比如其细胞壁中没有甲壳质,而是纤维素成分,细胞膜中没有麦角固醇。

(二)致病性

腐霉是一类生存于淡水的水生真菌,一般分布在热带、亚热带地区。腐霉是重要的植物致病真菌,也可以感染动物和人类,导致腐霉病(pythiosis)。

在淡水中腐霉以游动孢子(zoospore)的形式存在。游动孢子可以活动,通过接触植物、动物或者人类的外伤部位感染宿主。腐霉感染的高危因素包括地中海贫血、血液病、HIV 感染等。患者多从事农业工作,有接触被污染的水或土壤的经历。*Pythium insidiosum* 是人类腐霉病最为重要的致病菌,曾被认为是唯一致病菌。

腐霉病报告最多的国家为泰国。以前认为腐霉病是东南亚地区的地方性疾病,但目前发现疾病的发生范围日益扩大,澳大利亚、巴西、马来西亚、新西兰、美国均有病例发生。中国台湾地区也曾报道,来自海南的患者中也曾分离到此菌。

（三）临床表现

腐霉感染人类导致腐霉病。腐霉病可以表现为四型:血管感染、眼部感染、皮肤软组织感染和播散性感染。腐霉从外伤部位接种,感染早期可以表现为皮肤软组织受累,很快侵犯血管,引起血栓和组织坏死,进展为血管感染。

1. 血管腐霉病(vascular pythiosis)　好发于地中海贫血、血红蛋白病、铁过量、阵发性血红蛋白尿、特发性贫血、白血病等血液系统疾病的患者,其他危险因素为肝硬化、酗酒和营养不良。多见于下肢血管,皮肤外伤接种后逐渐侵犯动脉和周围组织。主要表现为皮肤慢性破损、动脉梗阻症状、干性坏疽和波动性肿块。感染上行蔓延导致血栓、动脉闭塞和动脉瘤。上肢血管受累较少见,偶尔可累及颈动脉和脑血管。中枢播散更罕见,表现为脑膜炎、脑血栓、脑脓肿,死亡率高。

2. 眼腐霉病(ocular pythiosis)　与外伤相关,可发生于免疫正常个体。临床表现与其他真菌导致的角膜炎类似。裂隙灯检查可见角膜多发、线性、触须状灰白色浸润斑和上皮下层点状或钉头样浸润斑,表现为特征性的从中心向边缘的网状放射性模式。病情进展迅速,可出现角膜穿孔,前房、巩膜受累,或眼内炎。

3. 皮肤腐霉病(cutaneous pythiosis)　表现多样,表现为水疱/大疱、溃疡、蜂窝织炎或慢性肿胀,可快速进展形成坏死。如果没有干预,可发展为血管腐霉病。

4. 播散性腐霉病(disseminated pythiosis)　少见,上述三个类型可进展播散至内脏,例如消化系统或导致腹膜炎,死亡率高。

（四）实验室诊断

1. 真菌学检查

（1）直接镜检:KOH 涂片可以见到无隔（少隔）菌丝,可以有不规则分枝,类似于毛霉目真菌表现。

（2）培养检查:28℃向琼脂内扩展性生长,菌落白色、平坦、有放射状沟纹。

2. 组织病理学　HE 染色不易发现,GMS 染色或 PAS 染色可见到无隔（少隔）菌丝,分枝不规则,类似毛霉目真菌,但菌丝壁较厚。组织表现为化脓性肉芽肿性炎症,可见组织细胞、多核巨细胞、中性粒细胞、淋巴细胞,嗜酸性粒细胞较明显。真菌易于侵犯血管,形成血管内菌栓,伴有组织坏死。

3. 血清学诊断　针对腐霉特异性抗体的血清学检查方法可以用于腐霉病诊断。方法包括免疫扩散、ELISA、免疫层析分析和免疫印记法,均有较好的敏感度和特异度。

4. 分子鉴定:ITS 区和 IGS 区序列可以用来进行分子鉴定。MALDI-TOF MS 也能够鉴定腐霉。

（五）抗真菌治疗

1. 体外药敏试验　体外药敏试验采用 CLSI-38A 方案,无临床折点和流行病学折点。体外药敏试验结果显示腐霉对两性霉素 B 的 MIC 值高,其次为伏立康唑、氟康唑、卡泊芬净、伊曲康唑和特比萘芬（MIC 值从高到低）。伊曲康唑和特比萘芬体外对部分菌株有协同作用（表 19-6）。

表 19-6　*Pythium insidiosum* 的体外药物敏感性检测

单位:μg/ml

菌种	AMB MIC 范围	VOR MIC 范围	ITR MIC 范围	FLC MIC 范围	CAS MIC 范围	TER MIC 范围
P. insidiosum	4~8	2~8	1~4	1~8	2~8	2~4

注:MIC.最低抑菌浓度;AMB.两性霉素 B;VOR.伏立康唑;ITR.伊曲康唑;FLC.氟康唑;CAS.卡泊芬净;TER.特比萘芬。

另外,部分抗生素体外对腐霉有抑制作用,包括阿奇霉素、替加环素、克拉霉素、利奈唑胺、多西环素、米诺环素等,其中部分药物如大环内酯类和四环素类药物联用有协同作用。

2. 临床治疗原则　手术治疗是重要治疗手段。系统药物治疗主要为伊曲康唑联合特比萘芬治疗。伏立康唑和泊沙康唑也有单独应用治疗成功的报告。阿奇霉素、多西环素或克拉霉素分别与伊曲康唑或伏立康唑联合作为挽救治疗,有治愈报告。碘化钾可以用于治疗皮肤腐霉病患者。

（六）腐霉属的鉴定

Pythium insidiosum：

（1）菌落特征:28℃向琼脂内扩展性生长,菌落呈白色,平坦,有放射状沟纹。

（2）镜下特征:无隔(少隔)菌丝,不规则分枝,菌丝宽 4~6μm。不易产孢。水培养可以产生孢子囊,孢子囊破裂产生游走孢子,游走孢子具有两个侧生鞭毛,在水中可螺旋样运动(图 19-16)。

（3）生理学特性:最适生长温度 34~36℃,最高生长温度 40~45℃。

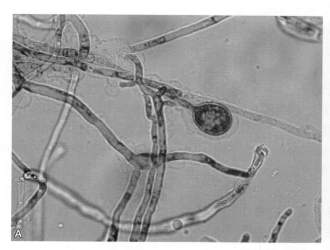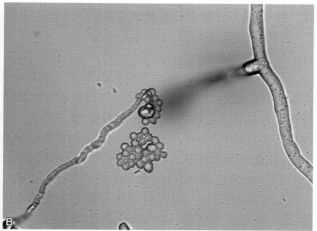

图 19-16　*P. insidiosum*,光镜(×400)
A.菌丝宽大,顶端产生孢子囊;B.孢子囊破裂,产生游走孢子。

五、西伯鼻孢子菌

（一）分类与命名

西伯鼻孢子菌(*Rhinosporidium seeberi*)是一种可产生内孢子的菌,到目前为止还不能用培养方法对这种真菌进行分离,动物接种也未成功。分子生物学分类确定,西伯鼻孢子菌属于中黏菌门(*Mesomycetozoa*),是一种新的水生原生生物。

（二）致病性

西伯鼻孢子菌呈世界分布,病例报告以印度为多,此外中南美洲地区、美国、欧洲地区、中东地区、亚洲地区均有分布,我国已有报告。关于人类受感染的机制尚不清楚,然而可以肯定死水池是一个重要的传染源。本病多发于农村地区,在公共池塘中洗澡或者在稻田等污水中作业的人群中流行。有些地区排尿后用石头擦去尿道口的尿液,这可能是一个诱因。此菌生活于土壤、尘土和水中,因此手沾染此菌后揉眼或鼻部可能有感染的机会,另外有时粉尘也会污染鼻及眼部。此外,外伤也是一个非常重要的因素。最常见于儿童和青少年,男性多于女性。

（三）临床表现

西伯鼻孢子菌导致鼻孢子菌病(rhinosporidiosis)。表现为黏膜、皮肤组织慢性肉芽肿性感染。损害常可产生大的息肉、肿瘤、乳头瘤或疣样损害。损害部分常呈高度增生,有多数血管,质地脆,常为有蒂状损害。鼻部最为常见,其次为眼结膜,其他少见部位包括阴道、阴茎、肛门、耳、咽喉部位等。

1. 鼻部鼻孢子菌病　可有外伤史,自家接种也是一个传播本病的因素之一,男性多见。早期损害常见于鼻中隔黏膜、鼻甲及鼻底黏膜,患者自觉有异物,可有不同程度的瘙痒和鼻炎症状。损害为脆性、蒂状或菜花状位于黏膜表面的息肉,非常发展的息肉可挂垂出鼻孔。亦可波及整个鼻咽部,表面呈棕至紫色,其上有白点,为此菌之菌落。有些损害逐渐长至咽、气管及支气管而引起气道阻塞,鼻腔分泌物可呈黏液或血性黏液,常有鼻出血。

2. 眼鼻孢子菌病　64% 波及结膜;24% 波及泪囊;波及泪管、眼睑和巩膜各 4%。女性多见,结膜损害为在上下睑或球结膜上长出不痛的息肉或扁平赘生物,息肉呈粉红色,质软,在其上可有白色斑点,其上有乳酪状脓液排出。多单侧,可有多泪、眼睑发红、畏光等症状。

3. 尿道鼻孢子菌病　较少见。多见于男性,常局限于舟状窝及外尿道口,少数可上行感染至尿道海绵体及生殖器阴囊交界处。最常见的尿道损害为孤立、淡红色、舌样及蒂状从舟状窝底或壁上长出。

4. 皮肤鼻孢子菌病　很少见,常常从黏膜皮肤处发生或因自家接种而感染。初为针头大小丘疹,逐渐长大成疣状及肉芽肿样损害,亦可为无痛的疣状结节,很少形成蒂状。有时损害可波及面部外耳道。播散性鼻孢子菌病可由手术血源播散引起,呈坚实、质硬、皮下无痛的结节。

5. 其他　有报告过手及足的多发性溶骨性损害。阴道、肛门、硬腭、喉、会厌等处也有损害的报道。

(四) 实验室诊断

1. 真菌学检查

(1) 直接镜检:在鼻黏膜或者结膜上出现有蒂或无蒂的息肉或结节时应考虑到本病的可能。在病变表面见到小的白点有助于诊断,这些白点在显微镜下观察即孢子囊。标本经 KOH 或生理盐水处理后即可检查。可见较大的圆形或椭圆形的厚壁孢子囊,直径为 $50\sim300\mu m$,成熟的孢子囊内可有大约 4 000 ~ 16 000 个直径 $6\sim7\mu m$ 的孢囊孢子。当孢子囊壁破裂后孢囊孢子释放而出,每个孢子又可在组织内形成孢子囊,如此反复增殖而引起病理损伤。在分泌物中大多只见孢子,偶见孢子囊。

(2) 培养检查:到目前为止无法培养分离菌种。

2. 组织病理学　组织病理检查可见大量孢囊孢子及不同时期的孢子囊,一般容易诊断。表皮常增厚,在一些地方可变薄,成熟的孢子囊常位于此处。在另一些地方形成血管、纤维黏液性结缔组织损害,其中有各期的孢子囊。细胞浸润为浆细胞、淋巴细胞、组织细胞和中性粒细胞等,偶有嗜酸性粒细胞,也可见巨细胞。常可见小脓肿(图 19-17)。

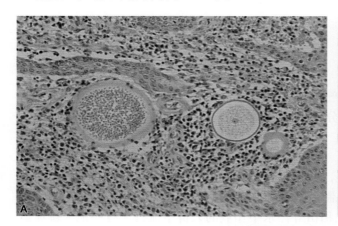
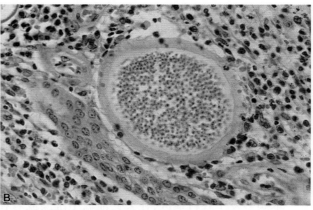
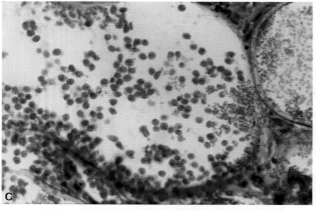

图 19-17　鼻孢子菌病,孢子囊和孢囊孢子,HE 染色
A. 孢子囊(×200);B. 孢子囊(×400);C. 孢囊孢子(×1 000)。

3. 血清学诊断　目前尚无血清学诊断方法。

4. 分子鉴定　18SrDNA 序列可以进行分子鉴定。

（五）抗真菌治疗

外科切除是当前唯一的根治方法。系统药物可以选择氨苯砜(首选)、两性霉素 B 或酮康唑。

（王爱平　余进）

主要参考文献

［1］詹姆斯·H. 约根森. 临床微生物学手册［M］. 11 版. 王辉, 马筱玲, 钱渊, 等译. 北京: 中华医学电子音像出版社, 2017.

［2］周庭银, 章强强. 临床微生物学诊断与图解［M］. 4 版. 上海: 上海科学技术出版社, 2017.

［3］CARROLL K C, PFALLER M A, LANDRY M L, et al. Manual of Clinical Microbiology［M］. 12th ed. USA: American Society for Microbiology(ASM)press, 2019.

［4］AHMED A A, VAN DE SANDE W, FAHAL A H. mycetoma laboratory diagnosis: review article［J］. PloS Negl Trop Dis, 2017, 11(8): e0005638.

［5］BONIFAZ A, TIRADO-SÁNCHEZ A, CALDERÓN L, et al. Mycetoma: Experience of 482 Cases in a Single Center in Mexico ［J］. PLoS Negl Trop Dis, 2014, 8(8): e3102.

［6］张媛, 张媛媛, 李振军, 等. 诺卡氏菌研究进展［J］. 中国人兽共患病学报, 2012, 28(6): 628-634.

［7］李路茜, 张媛媛, 刘海灿, 等. 16SrDNA 序列在诺卡菌菌种鉴定中的价值研究［J］. 中国人兽共患病学报, 2015, 31(11): 1017-1022.

［8］李秀丽, 李祥翠, 廖万清. 放线菌病的研究进展［J］. 中国真菌学杂志, 2008, 3(3): 189-192.

［9］刘燕娟, 李婵, 周倩. 放线菌分类研究进展［J］. 湖南农业大学学报: 自然科学版, 2009, 35(z1): 83-85, 95.

［10］马英, 吴湜, 黄海辉, 等. 放线菌与诺卡菌所致感染性皮肤肉芽肿的鉴别诊断及治疗［J］. 微生物与感染, 2015, 10(2): 92-97.

［11］杨金, 章强强. 无绿藻的微生物学特性和菌种鉴定［J］. 中国真菌学杂志, 2018, 13(2): 95-100.

［12］博洛尼亚. 皮肤病学［M］. 4 版. 朱学骏, 王宝玺, 孙建方, 等译. 北京: 北京大学医学出版社, 2019.

［13］CHITASOMBAT M N, JONGKHAJORNPONG P, LEKHANONT K, et al. Recent update in diagnosis and treatment of human pythiosis［J］. PeerJ, 2020, 8: e8555.

［14］GUPTA N, SINGLA P, PRADHAN B, et al. Lacrimal sac rhinosporidiosis: case report and review of literature with a new grading system to optimize treatment［J］. Saudi J Ophthalmol, 2019, 33(3): 283-290.

［15］DE HOOG G S, GUARRO J, GENE J, et al. Atlas of clinical fungi［M/OL］. 4th ed. Utrecht: Westerdijk Institute, 2019.

第二十章 医学真菌实验室生物安全及防护对策

一、生物安全概念

避免危险生物因子造成实验室人员暴露、向实验室外扩散并导致危害的综合措施。包括微生物危险度评估、实验室设施和设备要求、实验室运行制度、个人防护、实验室消毒、废弃物处理、紧急撤离和应急预案等。

二、微生物危险度评估

当实验室活动涉及传染或潜在传染性生物因子时,应进行危害度评估。微生物危险度评估内容包括:①对微生物危险度进行分级;②微生物的致病性和感染数量;③感染途径;④微生物在环境中的稳定性;⑤进行实验室操作的可行性;⑥易感人群及宿主;⑦预防和治疗。

微生物危险度分级(WHO分级):

(一)危险度1级(BSL-1级,无或极低的个体和群体危险)

不太可能引起人或动物致病的生物因子。即对个体或群体没有或有极小危险性的生物因子。此类生物因子不被视为传染性物质,包括红酵母菌、皮肤癣菌等。

(二)危险度2级(BSL-2级,个体危险中等,群体危险低)

病原体能够对人或动物致病,但一般不会引起严重的危险。对实验室工作人员、社区、牲畜或环境不易导致严重危害。实验室暴露也许会引起严重感染,但对感染有有效的预防和治疗措施,并且疾病传播的危险有限。包括枝孢瓶霉、皮炎外瓶霉、棘状外瓶霉、波氏赛多孢霉、孢子丝菌、白念珠菌、新生隐球菌、黄曲霉、烟曲霉等真菌。

(三)危险度3级(BSL-3级,个体危险高,群体危险低)

能引起人或动物的严重疾病,但一般不会发生感染个体向其他个体的传播,并且对感染有有效的预防和治疗措施。包括班替枝孢瓶霉、麦氏枝绿霉、马尔尼菲篮状菌、球孢子菌、荚膜组织胞浆菌、皮炎芽生菌、巴西副球孢子菌等。

(四)危险度4级(BSL-4级,个体和群体的危险均高)

病原体通常能引起人或动物的严重疾病,并且很容易发生人与动物、人与人个体之间的直接或间接传播,对感染一般没有有效的预防和治疗措施。目前尚无真菌属于此级。

三、实验室设施和设备

实验室所用设施、设备、材料(包括防护屏障)均应符合国家相关的标准和要求。根据操作的生物因子的危害程度和采取的防护措施,将生物安全的防护水平分为四级。医学真菌实验室从事浅部真菌检测及实验可在BSL-1或BSL-2级实验室开展,从事深部真菌检测及实验需在BSL-2级实验室开展,如果从事高危险、高致病性真菌检测及实验工作需在BSL-3级实验室进行。

（一）BSL-1 实验室

无须特殊选址，普通建筑即可，但应有防止节肢动物和啮齿类动物进入的设计。

1. 每间实验室都应设洗手池，并设置在靠近通风口处。

2. 在实验室门口处应设挂衣装置，个人便装与实验室工作服分开设置。

3. 实验室的墙壁、天花板和地面平整，易清洁，不渗水，耐化学品和消毒剂的腐蚀。地面应防滑，不能铺设地毯。

4. 实验台面应防水、耐腐蚀、耐热。

5. 实验室中橱柜和实验台应牢固。橱柜与实验台之间要保持一定距离，以便于清洁。

6. 实验室有可开启的窗户，须设置纱窗。

7. 实验室内要保持工作照明，避免不必要的反光和强光。

8. 须有适当的消毒设备。

（二）BSL-2 实验室

首先满足 BSL-1 要求的基础上，须遵照如下要求。

1. 实验室门须带锁并可自动关闭，门上应有可视窗。

2. 应有足够的存储空间摆放物品以方便使用。在实验室工作区域外应有供长期使用的储存物品空间。

3. 在实验室内应使用专门的工作服，应戴乳胶手套。

4. 在实验室工作区外应有存放个人衣物的条件。

5. 在实验室所在建筑物内应配备高压蒸汽灭菌器，并按期检测验证，保证符合要求。

6. 应在实验室内配备生物安全柜。

7. 应设洗眼设施，必要时应有喷淋装置。

8. 应通风，如使用窗户自然通风，应有防虫纱窗。

9. 有可靠的电力供应和应急照明。必要时重要设备如培养箱、生物安全柜、冰箱冰柜等应设置备用电源。

10. 实验室出口应有在黑暗中可明确辨认的标识。

（三）BSL-3 实验室

应设置在独立建筑物中，如在非独立建筑物中，须自成独立隔离区。

1. 由清洁区、半污染区和污染区组成。污染区和半污染区之间设缓冲间，必要时半污染区和清洁区之间应设缓冲间。在半污染区应设供紧急撤离使用的安全门。在污染区和半污染区之间，半污染区和清洁区之间设置传递窗，传递窗双门不能同时处于开启状态，传递窗内应设物理消毒装置。

2. 实验室内围护结构表面光滑、耐腐蚀、防水，以易于消毒清洁。所有缝隙应可靠密封。能防震防火，墙体有适当的抗震和防火能力。天花板、地板、墙间的交角均为圆弧形且可靠密封。地面应防渗漏、无接缝、防滑。实验室内所有门应可自动关闭。出口应有在黑暗中可明确辨认的标识。外围不应设有窗户，内设窗户防破碎、防漏气及安全。

3. 应安装独立排风系统以控制实验室气流方向和压力梯度。应确保在实验室时气流由清洁区流向污染区，同时确保实验室空气只能通过高效过滤后经专用排风管道排出。排风系统应为直排式，送风口和排风口布置应对面分布，上送下排。通风系统和高效空气过滤器安装牢固，符合气密性要求。通风系统应安装气密型密闭阀，以便进行室内化学蒸汽消毒时可完全关闭。污染区和半污染区不能安装分体空调、电风扇等。

4. 有符合要求的Ⅱ级和Ⅲ级生物安全柜并安装在远离门口和频繁走动位置。可能产生气溶胶的设备应置于负压罩或通风橱中。在实验室入口处的显著位置设置带警报功能的室内压力显示装置，应设置高效过滤器气流阻力的显示。应设有备用电源。洗手装置供水应为非手动开关，应有独立下水道，下水集中收集，经有效消毒后处置。

（四）BSL-4 实验室

BSL-4 实验室应建造在远离城区的独立建筑物中，或建筑物中独立的完全隔离区域内。其建设在 BSL-3 实验室的基础上有更高的要求。如排风系统须连续经过两个高效过滤器处理；必须使用符合安全和工作要求的Ⅲ级生物安全柜；应该具有生命支持供气系统的正压防护服等。

四、实验室运行制度

1. 真菌实验室人员须经过特殊培训考试合格后方可进行操作，并且须在资深工作人员指导下完成工作。

2. 对于可能产生气溶胶或溅出物的标本需在生物安全柜中进行操作。实验过程中尽量小心，减少气溶胶或飞溅物形成。

3. 实验室严格管理，分区到位；除实验室人员和保洁等相关人员外，禁止无关人员进入；操作活的病原真菌结束后，脱下手套后洗手，离开实验室前也要洗手；工作区内禁止吃东西、喝水、使用化妆品、吸烟等；相关物品分区放置，按时更换；制定尖锐物品操作规范；清洁区和实验区按常规消毒。所有培养物、贮藏病原的废弃物在处理之前应使用高压灭菌进行净化处理。

4. 真菌实验室中显微镜、生物安全柜、冰箱、高压灭菌器、离心机、酶标仪、PCR 仪等各种设备，均须制定标准化操作规程（SOP）。该 SOP 制定时须考虑到该仪器的性能指标，不得制定超出仪器性能的操作规程。

5. 真菌实验室各种实验操作，包括取材、标本运输、真菌镜检、真菌培养、真菌药敏、血清学检测、分子生物学实验等均须制定标准化操作规程（SOP）。SOP 内容应包括检测计划、管理性程序、技术性程序、项目操作程序、实验结果记录表格、实验质量控制和失控处理程序等。

6. 真菌实验室人员在进行实验操作时，须严格按照标准化操作规程（SOP）进行。

7. 真菌实验室应设立安全管理员和监督员，负责实验室日常管理和监督。其职责是对病原真菌菌种、样本的采集、运输、储存进行管理和监督；对从事致病性真菌相关实验过程进行管理和监督，以保障实验室安全、技术规范和操作规程的可靠性；对实验室的培训、考核及上岗人员进行管理和监督。安全管理员有权阻止不安全实验活动（表 20-1）。

表 20-1　我国病原微生物实验室生物安全管理条例

病原微生物危险度分级 （卫生部 2004 年 11 月 12 日颁发）	
第一类病原微生物	是指能够引起人类或者动物非常严重疾病的微生物，以及我国尚未发现或者已经宣布消灭的微生物
第二类病原微生物	是指能够引起人类或者动物严重疾病，比较容易直接或者间接在人与人、动物与人、动物与动物间传播的微生物。包括粗球孢子菌、荚膜组织胞浆菌、马皮疽组织胞浆菌、巴西副球孢子菌
第三类病原微生物	是指能够引起人类或者动物疾病，但一般情况下对人、动物或者环境不构成严重危害，传播风险有限，实验室感染后很少引起严重疾病，并且具备有效治疗和预防措施的微生物。包括皮炎芽生菌、马尔尼菲篮状菌、烟曲霉、新生隐球菌、孢子丝菌、毛霉、镰刀菌、小孢子菌属、絮状表皮癣菌、卡氏枝孢瓶霉、皮炎外瓶霉等
第四类病原微生物	是指在通常情况下不会引起人类或者动物疾病的微生物。包括部分皮肤癣菌等

8. 真菌实验室应系统清晰地标识出危险区；应清楚地标出实验室的危险材料；应标识各种物品的危险性质，如易燃、易爆、有毒、放射性、生物危害等。

9. 应制定紧急报告预案和报告程序。

五、个人安全防护

（一）防护用品和分级

医用外科口罩（YY0469-2011）、医用防护口罩（GB19083-2010）、N95（美国 NIOSH42CF R84-1995）［下文包括 KN95（GB2626-2019）］、防护服（GB 19082-2003 或 2009）、隔离衣、工作服、乳胶手套、医用防护帽、护目镜（GB/T 14866）、鞋套。

1. 一级生物安全防护　医用外科口罩、乳胶手套、工作服,加手卫生,可戴医用防护帽。

2. 二级生物安全防护　医用防护口罩或 N95 口罩、乳胶手套、工作服外隔离衣、医用防护帽,加手卫生。必要时（比如有喷溅风险）可加护目镜。

3. 三级生物安全防护　医用防护口罩或 N95、单层或双层医用防护帽、面屏、护目镜、双层乳胶手套（条件许可,可以不同颜色）、工作服外防护服、鞋套,加手卫生。必要时双层口罩（外医用防护口罩,内 N95）。

（二）佩戴注意事项

1. 医用外科口罩　佩戴时,双手沿鼻压紧贴合。所有口罩戴上后确认密封,摘下时不要触碰正面。

2. 手套　佩戴前须确认气密性;手套戴好后应完全遮住手及腕部;在损坏或怀疑内部被污染时应更换手套。手套为实验室专用,在工作完成或中止后应摘掉并安全处置。脱下手套后应立即洗手。

3. 防护服　需要时可穿防护服,防护服的穿脱需在经过培训的监督员在场的情况下进行,穿戴前检查全部个人防护装备是否齐备、完好无损、大小合适。去除个人用品如首饰、手表、手机等。整理头发,有必要时脱去外套,换工作鞋或胶鞋。铺设穿脱防护用品的垫单等。防护服穿脱时需要符合规范并经监督员检查合格。

4. 护目镜　需经过严格消毒后佩戴,护目镜佩戴前需检查是否完好无损、大小是否合适,佩戴时需要符合规范。

（三）个人健康与心理管理

1. 实验室从事病原真菌工作人员应关注身体健康情况,定期体检评估。所有人员应持有实验室安全培训证书。

2. 如从事实验涉及患者信息的,应禁止泄露患者隐私。

3. 实验室人员需有健康的心理,树立正确理念,对从事工作有科学正确的理解,避免恐慌焦虑。科学地做好防护,积极乐观地开展工作。

六、实验室消毒

（一）实验室局部及环境消毒

1. 对于实验台等表面的普通污染时,可使用有效氯浓度 1 000mg/L 消毒液,或 75% 乙醇进行消毒。

2. 如果处理高危污染环境时,建议要保持实验室空间密闭,禁止不相关人员出入。使用有浸透有效氯浓度 5 000mg/L 消毒液或 3% 过氧化氢溶液的纱布进行覆盖 30 分钟。然后通过加热多聚甲醛产生的甲醛蒸汽熏蒸来清除房间和仪器的污染。此项工作需要由专门培训的专业人员来进行操作。熏蒸至少持续 8 小时后才可开窗通风。

（二）生物安全柜的消毒

采用Ⅰ级和Ⅱ级生物安全柜时,生物安全柜须年检合格、性能验证通过、运行期间性能指标符合要求。实验室具备良好规范操作,并执行每日功能监测、清洁消毒等。生物安全柜以紫外杀菌灯消毒为主。也可以用 75% 乙醇消毒（不建议含氯消毒剂）,消毒后建议清水擦拭。用甲醛蒸汽熏蒸消毒时,需要使用能让甲醛气体独立发生、循环和中和的设备。熏蒸后安全柜须静置 6 小时。

（三）紫外线杀菌灯消毒

紫外线杀菌灯符合国家标准。定期检测性能、完整记录、累积使用不超过规定时限。每次消毒时间大于 30 分钟。注意有效消毒距离。实验室内消毒，必要时可以采用移动式紫外线杀菌灯，以避免层高导致无效。

（四）灭鼠及节肢动物

真菌实验室应定期进行灭鼠及杀灭节肢动物的工作。必要时可请专业人员进行布药或在专业人员指导下进行杀灭。

七、废弃物处理

实验室废弃物处置的管理应符合国家的相关要求。目的是将操作、收集、运输、处理弃物的危险减至最小，将其对环境的有害作用减至最小。所有不再需要的样本、培养物和其他生物性材料应弃置于专门设计的、专用的和有标识的用于处置危险废弃物的容器内。

1. 生物废弃物不能超过容器的设计容量。
2. 利器应直接弃置于专用利器盒中。
3. 实验室管理人员应确保由经过培训的人员在有防护装备和设备状况下处理危险废弃物。
4. 不允许积存垃圾和实验室废弃物，已经装满的容器应定期运走，废弃物在最终处置前存放在指定的安全地方。
5. 所有弃置的实验室生物样本、培养物和被污染的废弃物在从实验室取走前，应进行高压灭菌处理，达到生物安全。
6. 实验室废弃物应置于密封并且防漏容器中安全运出实验室。
7. 有害气体、气溶胶、污水应经过无害化处理后排放，排放需符合国家相关要求。
8. 动物尸体和组织的处置应符合国家相关要求。

八、紧急撤离和应急预案

真菌实验室应制定危险物品泄露、职业暴露、火灾、水灾和其他自然灾害的紧急情况处理规程和应急预案。

1. 真菌实验室应制定紧急撤离计划，撤离计划需考虑到生物性、化学性、火灾等各种情况。
2. 应包括保障实验室危险品不向实验室外泄露所采取的措施。
3. 实验室所有人员都应了解撤离计划、撤离路线、和紧急撤离的集合地点。实验室应每年进行最少一次安全撤离演习，所有人员都应参加。
4. 实验室内应确保有可供急救和应急程序的设备（如急救箱），并保障设备的可靠性。

（陈伟　余进）

参考文献

世界卫生组织.实验室生物安全手册[M].4 版.陆兵译.北京：人民卫生出版社，2004.

附　录

第一节　常用培养基

【沙氏葡萄糖琼脂】

沙氏葡萄糖琼脂（Sabouraud dextrose agar,SDA），又称沙堡弱培养基（附表1）。

附表1　沙氏葡萄糖琼脂

成分	剂量
葡萄糖	40.0g
蛋白胨	10.0g
琼脂	15.0g
蒸馏水	1 000ml

1. 制法：上述混合后加入125mg氯霉素，121℃ 15分钟灭菌后备用
2. 用途：是常用的分离或保存菌种培养基

【沙氏葡萄糖液基】

沙氏葡萄糖液基（Sabouraud dextrose broth,SDB）（附表2）。

附表2　沙氏葡萄糖液基

成分	剂量
葡萄糖	40.0g
蛋白胨	10.0g
蒸馏水	1 000ml

制法：上述混合后加入125mg氯霉素，121℃ 15分钟灭菌后备用

【加抗生素沙氏葡萄糖琼脂】

加抗生素沙氏葡萄糖琼脂（SDA with antibiotic）（附表3）。

附表3　加抗生素沙氏葡萄糖琼脂

成分	剂量
葡萄糖	40.0g
蛋白胨	10.0g
琼脂	15.0g
蒸馏水	1 000ml

制法：上述混合后加入125mg氯霉素，250mg放线菌酮，121℃ 15分钟灭菌后备用

【改良沙氏葡萄糖琼脂】

改良沙氏葡萄糖琼脂(modification SDA)(附表4)。

附表4　改良沙氏葡萄糖琼脂

成分	剂量
葡萄糖	20.0g
蛋白胨	10.0g
琼脂	15.0g
蒸馏水	1 000ml

1. 制法:上述混合后高压121℃ 15分钟灭菌后备用
2. 用途:保存菌种培养基

【马铃薯葡萄糖琼脂】

马铃薯葡萄糖琼脂(potato dextrose agar,PDA)(附表5)。

附表5　马铃薯葡萄糖琼脂

成分	剂量
马铃薯	200.0g
葡萄糖	10.0g
琼脂	15.0g
蒸馏水	1 000ml

1. 制法:先将马铃薯洗净、去皮、切片,加水180ml,煮沸30分钟后过滤,再加葡萄糖、琼脂,将过滤液补足至1 000ml,高压121℃ 15分钟灭菌后备用
2. 用途:此培养基是培养真菌较好的培养基,同时也是鉴定真菌较好的培养基之一

【玉米粉吐温80琼脂】

玉米粉吐温80琼脂(cornmeal agar with Tween 80,CMA)(附表6)。

附表6　玉米粉吐温80琼脂

成分	剂量
玉米粉	60.0g
吐温80	10.0ml
琼脂	15.0g
蒸馏水	1 000ml

1. 制法:先将玉米粉混于水中,65℃水浴1小时,过滤,再补足水量,然后加入琼脂和吐温80琼脂,高压121℃ 15分钟灭菌后备用
2. 用途:用于观察白念珠菌厚壁孢子及假菌丝;红色毛癣菌在该培养基产色素较好

【米饭培养基】

米饭培养基(rice grain medium)(附表7)。

附表7　米饭培养基

成分	剂量
大米	3.0g
蒸馏水	10ml

1. 制法:将3g大米放入试管中,加入10ml蒸馏水,高压121℃ 15分钟灭菌后备用
2. 用途:用于区分奥杜盎小孢子菌和犬小孢子菌,前者在米饭培养基上生长差,后者生长良好,产生黄色素和典型大分生孢子

【麦芽浸汁琼脂】

麦芽浸汁琼脂(malt extract agar,MEA)(附表8)。

附表8　麦芽浸汁琼脂

成分	剂量
麦芽浸膏	25.0g
琼脂	15.0g
蒸馏水	1 000ml

1. 制法:上述混合后,高压121℃ 15分钟灭菌后备用
2. 用途:用于观察酵母产生子囊孢子

【脑心浸汁琼脂】

脑心浸汁琼脂(brain heart infusion agar,BHI)(附表9)。

附表9　脑心浸汁琼脂

成分	剂量
脑心浸膏	35.0g
琼脂	15.0g
蒸馏水	1 000ml

1. 制法:上述混合后,高压121℃ 15分钟灭菌后备用
2. 用途:双相真菌可在该培养基上呈酵母相

【皮肤癣菌鉴定培养基】

皮肤癣菌鉴定培养基(dermatophyte test medium,DTM)(附表 10)。

附表 10　皮肤癣菌鉴定培养基

成分	剂量
葡萄糖	10.0g
蛋白胨	10.0g
0.8mol/L 盐酸	6.0ml
苯酚红	0.2g
放线菌酮	0.5g
庆大霉素	0.1g
氯霉素	0.125g
琼脂	15.0g
蒸馏水	1 000ml

1. 制法:将葡萄糖、蛋白胨和琼脂混于 1 000ml 蒸馏水中,加入 40ml 苯酚红并震荡(苯酚红 0.5g 溶于 15ml 0.1mol/L NaOH 中加蒸馏水至 100ml),然后加入 6ml 0.8mol/L HCl 溶液并震荡;放线菌酮 0.5g 溶于 2ml 丙酮中,倒入培养基中;庆大霉素及氯霉素溶于 2ml 蒸馏水中,然后加入培养基中。高压 121℃ 15 分钟灭菌后备用
2. 用途:分离和鉴定皮肤癣菌

【尿素琼脂】

尿素琼脂(Christensen's urea agar)(附表 11)。

附表 11　尿素琼脂

溶液	成分	剂量
A 溶液	葡萄糖	1.0g
	蛋白胨	1.0g
	NaCl	5.0g
	KH_2PO_4	2.0g
	尿素	20.0g
	苯酚红	0.012g
	蒸馏水	100ml
B 溶液	琼脂	15.0g
	蒸馏水	900ml

1. 制法:将 A 溶液混匀,过滤灭菌;加热溶解 B 液,然后高压 121℃ 15 分钟灭菌后,将 B 液冷却至 50℃后与 A 液混合后分装
2. 用途:用于鉴定须癣毛癣菌和隐球菌,可使橘红色培养基变成紫红色

【察氏琼脂】

察氏琼脂(Czapek-dox agar,CZA)(附表 12)。

附表 12　察氏琼脂

成分	剂量
硝酸钠	3.0g
磷酸二氢钾	1.0g
硫酸镁	0.5g
氯化钾	0.5g
硫酸亚铁	0.01g
葡萄糖	30.0g
琼脂	15.0g
蒸馏水	1 000ml

1. 制法:将以上成分依次混入 1 000ml 水中,加热直到溶解完全,高压 121℃ 15 分钟灭菌后备用
2. 用途:分离和鉴定青霉、曲霉

【燕麦琼脂】

燕麦琼脂(oatmeal agar,OA)(附表 13)。

附表 13　燕麦琼脂

成分	剂量
燕麦粉	60.0g
琼脂	12.5g
蒸馏水	1 000ml

1. 制法:上述混合后,高压 121℃ 15 分钟灭菌后备用
2. 用途:用于大孢子形成

【咖啡酸琼脂】

咖啡酸琼脂(caffeic acid agar,CAA)(附表 14)。

附表 14　咖啡酸琼脂

成分	剂量
硫酸铵	5.0g
磷酸二氢钾	0.8g
硫酸镁	0.7g
咖啡酸	0.18g
枸橼酸铁	0.002g
酵母浸膏	2.0g
葡萄糖	5.0g
琼脂	15.0g
蒸馏水	1 000ml

1. 制法:将以上成分依次混入 1 000ml 蒸馏水中。枸橼酸铁先配成原液,然后加入,高压 121℃,15 分钟灭菌后备用
2. 用途:鉴定新生隐球菌和其他隐球菌,前者成为黑色或深棕色

【Leeming 和 Notman 培养基】

Leeming 和 Notman 培养基(Leeming and Notman medium)(附表 15)。

附表 15　Leeming 和 Notman 培养基

成分	剂量
蛋白胨	10.0g
葡萄糖	5.0g
酵母浸膏	1.0g
牛胆盐	4.0g
甘油	1.0ml
单硬脂酸甘油酯	0.5g
吐温 60	0.5ml
全脂牛奶	10.0g
橄榄油	20.0ml
放线菌酮	0.5g
氯霉素	0.05g
琼脂	12.0g
蒸馏水	1 000ml

1. 制法:将以上成分依次混入 1 000ml 蒸馏水中,高压 121℃ 15 分钟灭菌后备用
2. 用途:用于培养马拉色菌

【七叶苷琼脂】

七叶苷琼脂(esculin agar)。
1. 制法:Leeming 和 Notman 培养基加入 0.2% 枸橼酸铁和 0.1% 七叶苷。
2. 用途:用于鉴定马拉色菌。

【橄榄油培养基】

橄榄油培养基(olive oil medium)(附表 16)

附表 16　橄榄油培养基

成分	剂量
蛋白胨	10.0g
葡萄糖	40.0g
酵母浸膏	0.1g
单硬脂酸甘油酯	2.5g
吐温 80	2.0ml
橄榄油	40.0ml
放线菌酮	0.5g
氯霉素	0.05g
琼脂	12.0g
蒸馏水	1 000ml

1. 制法:将以上成分依次混入 1 000ml 水中,高压 121℃ 15 分钟灭菌后备用
2. 用途:用于培养马拉色菌。其中如没有橄榄油,也可以用菜籽油代替

第二节 常用真菌染色法

【氢氧化钾溶液】

氢氧化钾溶液(potassium hydroxide),化学式 KOH(附表 17)。

附表 17 氢氧化钾溶液

成分	剂量
氢氧化钾	10. 0～20. 0g
蒸馏水	100ml

1. 用于日常真菌镜检
2. KOH 可溶解角蛋白并清除标本中的脓细胞及其他成分,而不破坏真菌菌丝和孢子,便于清楚的观察标本中的真菌
3. 使用浓度依据标本的不同而不同,如角质层较厚(甲屑、毛发等)时可用 20% KOH 溶液,较薄时可用 10% KOH 溶液
4. 在 KOH 溶液中加入甘油可使涂片不易干燥,延长观察时间
5. 二甲基亚砜 40ml 与 60ml 蒸馏水混合后加入 10.0g～20.0g KOH,置于棕色瓶中备用。该浮载液的优点是涂片后无需加热,将涂片放置 10～15 分钟,待角蛋白自行溶解后进行观察
6. KOH 溶液还可与 0.1% 刚果红溶液 1:1 混合,可使真菌着色,以便更好地观察真菌

【真菌荧光染色液】

真菌荧光染色液(fluorescence stain)中含有特殊荧光素标联的甲壳质酶,它与真菌细胞壁中的甲壳质产生特异性结合,并产生蓝色荧光,在荧光显微镜下真菌轮廓和黑暗背景可形成明显反差。该浮载液可使真菌的形态结构相对于常规 KOH 湿片法更为清晰。

1. 一般常用 CFW 染色液。
2. 用刀取皮屑或脓液置于玻片上,加 CFW 染色液一滴,然后盖上盖玻片于荧光显微镜下检查。
3. 此方法是临床直接镜检染色方法中非常敏感的方法。

【派克墨水染色】

派克墨水染色(parker ink)。
1. 20% KOH 与派克墨水 1:1 混合均匀而成。
2. 用刀取皮屑置于玻片上,加派克墨水染色液 1 滴,然后盖上盖玻片于显微镜下检查。
3. 用于真菌的直接镜检,是目前通用的用于马拉色菌的染色法。

【生理盐水】

生理盐水(normal saline, NS)。多用于不含角质的标本检测,如脓液、痰液、尿液等。该浮载液可观察真菌孢子的出芽情况。载玻片上滴生理盐水后接种真菌,盖玻片后用凡士林封固,室温孵化 24 小时观察出芽情况,可用于检查念珠菌、隐球菌等。

【乳酸酚棉蓝染色】

乳酸酚棉蓝染色(lactophenol cotton blue stain, LPCB)(附表 18)。

附表 18 乳酸酚棉蓝染色

成分	剂量
乳酸	20. 0ml
石炭酸	20. 0g
甘油	40. 0ml
蒸馏水	20. 0ml

1. 制法:混匀上述材料,再加入 50.0ml 棉蓝染料
2. 用途:乳酸对真菌有杀灭作用,棉蓝能使真菌着色呈蓝色,在显微镜下易于分辨真菌成分,并且可保留标本

【墨汁染色】

墨汁染色(Indian ink mounts)。印度墨汁(或中华墨汁)与脑脊液等其他标本等量混匀后即可,主要用于检查隐球菌荚膜。

【亚甲蓝染色】

亚甲蓝染色(methylene blue staining)(附表19)。

附表19　亚甲蓝染色

成分	剂量
亚甲蓝	5.0g
95%乙醇	100ml

用途:用于马拉色菌的染色法

【革兰氏染色】

革兰氏染色(Gram staining)(附表20)。

附表20　革兰氏染色

溶液	成分	剂量
A 溶液	结晶紫	2.0g
	95%乙醇	20.0ml
B 溶液	草酸铵	0.8g
	蒸馏水	80.0ml
将两个溶液混合		
先用20ml蒸馏水溶解碘化钾,然后加入碘,	碘	1.0g
充分摇匀后加水至300ml	碘化钾	2.0g
	蒸馏水	300ml
贮存液	碱性品红	2.5g
	95%乙醇	100ml
工作液:取贮存液10ml加蒸馏水	蒸馏水	90.0ml

1. 制法
(1) 在载玻片上加1~2滴水,在水中放少量微生物,用接种针混合,涂展在载玻片上。如果你正在染体液,在载玻片上没必要加水;如果你正在染组织,则将其涂抹在载玻片上
(2) 在酒精灯上轻轻加热玻片(热固定)或放在外面直到液体全部干燥(即空气干燥)
(3) 结晶紫溶液浸没载玻片
(4) 加3~8滴碳酸氢钠溶液,轻轻震荡载玻片5~10秒,然后过多的液体可以清除
(5) 用碘溶液冲洗掉结晶紫,用碘溶液淹没玻片5~10秒
(6) 几乎垂直拿玻片,用丙酮冲洗直到颜色全部被洗掉,通常需要5~10秒,玻片空气干燥(这仅需要几秒钟)
(7) 用碱性品红溶液淹没玻片,轻轻震荡5~10秒
(8) 用自来水冲洗玻片。
(9) 玻片干燥,用油镜(95×目镜)观察
2. 用途:用于放线菌、诺卡菌和链丝菌染色,也可用于念珠菌、隐球菌等的染色

【瑞氏-吉姆萨染色】

瑞氏-吉姆萨染色(Wright-Gimsa staining)(附表21)。

附表21 瑞氏-吉姆萨染色

	成分	剂量
瑞氏染色液		
缓冲液(pH=6.8)	磷酸钾	1.63g
	磷酸二钠	3.20g
	蒸馏水	1 000ml
染色液	瑞氏染色粉	0.3g
	中性甘油	3.0ml
	100%甲醇或无水丙酮	97.0ml
在研钵中研磨粉,加甘油,再研磨,加甲醇,充分混合,倒入密封的瓶中,可以保存1个月(在暗处),用前过滤		
吉姆萨染色液		
缓冲液染色液(pH=6.8)	磷酸钾	2.59g
	磷酸二钠	6.7g
	蒸馏水	1 000ml
染色液	吉姆萨粉	0.6g
	中性甘油	50ml
	100%甲醇、无水丙酮	50ml
最终染色液	染液2ml加缓冲液6ml充分混匀	

1. 制法
(1) 制片
(2) 把涂片浸入100%甲醇中3~5分钟
(3) 用混合好的吉姆萨染色液覆盖玻片,放置15分钟
(4) 用自来水冲洗,空气干燥后镜检
2. 用途:用于荚膜组织胞浆菌细胞和马尔尼菲篮状菌的染色

【黏蛋白卡红染色】

黏蛋白卡红染色(mucicarmine staining)(附表22)。

附表22 黏蛋白卡红染色

	成分	剂量
铁苏木染色液		
1	苏木精	1.0g
	95%乙醇	100ml
2	29%氯化铁	4.0ml
	浓盐酸	1.0ml
	蒸馏水	95.0ml
新鲜配制,备用		
3. Metanil yellow 溶液	Metanil yellow	0.25g
	冰醋酸	0.25g
	蒸馏水	100ml

	成分	剂量
	黏蛋白卡红染色液	
4	卡红	1.0g
	氯化铝(无水)	0.5g
	氢氧化铝	1.0g
	50%乙醇	100ml

1. 制法
(1) 二甲苯和酒精脱蜡
(2) 苏本精铁染液染色7分钟
(3) 自来水冲洗5~10分钟
(4) 黏蛋白卡红染色液20分钟
(5) 95%乙醇快速冲洗
(6) metanil yellow 染色1分钟
(7) 蒸馏水快速冲洗
(8) 95%乙醇快速冲洗
(9) 纯酒精干燥冲洗
(10) 封片
2. 用途:新生隐球菌荚膜呈深玫瑰色至红色、核黑色,其他物质为黄色

【过碘酸希夫染色】

过碘酸希夫染色(periodic acid-Schiff staining, PAS)(附表23)。

附表23 过碘酸希夫染色

步骤	成分	剂量
1. 放在拧紧盖子的瓶中	过碘酸	5.0g
	蒸馏水	100ml
2. 加水到酒精中,然后混合,再加品红	碱性品红	0.1g
	95%乙醇	5.0ml
	蒸馏水	95.0ml
3	硫氢化锌(或硫氢化钠)	1.0g
	酒石酸	0.5g
	蒸馏水	100ml
4	亮绿	1.0ml
	冰醋酸	0.25ml
	80%乙醇	100ml

1. 制法
(1) 用白蛋白在一载玻片上涂层,这有助于使材料贴在玻片上,加皮肤刮屑(或其他材料),在火焰上轻轻加热1分钟。当玻片变温暖时,放在手上,如果觉得玻片热,可能是加热太快的缘故
(2) 将玻片放在95%乙醇中1分钟
(3) 将玻片放在工作上5%过碘酸溶液中5分钟
(4) 将玻片放在碱性品红溶液中2分钟
(5) 用自来水轻洗玻片(在一个洗涤槽中做)
(6) 将玻片放在硫氢化锌溶液中10分钟
(7) 用自来水轻洗玻片
(8) 加几滴亮绿在玻片上,仅5秒,然后用自来水立即清洗,在亮绿处,加三硝基苯酚饱和水溶液2分钟
(9) 将玻片放在95%乙醇中10秒,然后在100%乙醇中放1分钟,在二甲苯中冲洗2次(约1分钟),空气干燥
(10) 加1滴持久浮载液和盖玻片
(11) 标记玻片(时间、患者姓名、组织类型、看到的微生物等)
2. 用途:这是对皮肤刮屑或组织切片中的真菌最好染色之一。PAS染色,真菌是鲜红或紫红色

【Gridley 染色法】

Gridley 染色法（Gridley staining）（附表 24）。

附表 24　Gridley 染色法

染色液	成分	剂量
8%铬酸水溶液	铬酸	8.0g
	蒸馏水	100ml
Schiff 液	1mol 盐酸	20.0ml
	碱性品红	1.0g
	亚硫酸钠	1.0g
	活性炭	2.0g
	蒸馏水	200ml
亚硫酸氢钠溶液	10%亚硫酸氢钠	6.0ml
	1mol 盐酸	5.0ml
	蒸馏水	100ml
醛复红染色液	碱性品红	1.0g
	70%乙醇	200ml
	1mol 盐酸	2.0ml
	三氯乙醛	2.0ml
0.5%皂黄染色液	皂黄	0.25g
	冰醋酸	0.2ml
	蒸馏水	100ml

1. 制法
（1）制片用蒸馏水洗
（2）8%铬酸水溶液染 30 分钟
（3）流水清洗 5 分钟，再用蒸馏水洗 1 次
（4）Schiff 染色液染 15~20 分钟
（5）亚硫酸氢钠溶液清洗 3 次，每分钟 1 次
（6）流水清洗 10 分钟，再用蒸馏水洗 1 次
（7）醛复红染色液染色 15~20 分钟
（8）70%乙醇洗去多余染色液
（9）用水冲洗后加 0.25g 皂黄溶液和 2 滴冰醋酸复染 1 分钟
（10）蒸馏水冲洗，封片后镜检
2. 用途：用于大多数真菌染色，菌丝染成紫蓝色，孢子紫红色，弹力纤维和黏蛋白等呈深蓝色

【六胺银染色】

六胺银染色(Grocott's methenamine sliver,GMS)(附表25)。

附表25　六胺银染色

染色液	成分	剂量
罗吉固定液	冰醋酸	1.0ml
	甲醛	2.0ml
	蒸馏水	100ml
鞣酸媒染色液	鞣酸	5.0g
	石炭酸	1.0g
	蒸馏水	100ml
Fontana 银溶液	硝酸银	5.0g
	蒸馏水	100ml

在染色前,先取硝酸银溶液 10ml 于试管中,逐渐滴入 10% 氨液使之形成的棕色沉淀经摇匀后刚好重新完全溶解。然后再在此溶液中加硝酸银溶液数滴,至该溶液摇匀后仍显轻度浑浊为止。此液在临用前配制

1. 制法
(1) 涂片
(2) 加固定液使之覆盖整个玻片,2~3 分钟后用无水乙醇洗涤
(3) 加媒染色液使之覆盖整个玻片,用酒精灯加热至染色液出现蒸气 30 秒后用水冲洗
(4) 加银溶液使之覆盖整个玻片,用酒精灯加热至染色液出现蒸气 30 秒后用水冲洗
(5) 风干后封片固定
2. 用途:用于染真菌的菌丝、孢子,真菌被染成黑色。也可用于放线菌、组织胞浆菌的染色

第三节　常用检查器械

显微镜;

黑光灯;

冰箱(低温冰箱);

高压消毒锅;

恒温箱(25℃、30℃、35℃、37℃、42℃、45℃);

酒精灯;

长柄小刀(刮屑用);

接种针,接种环;

分解针;

镊子(尖头镊子、平头镊子);

止血钳;

剪子;

超净工作台;

烧瓶、烧杯、漏斗,制培养基用;

各型量筒;

各型吸管、消毒毛细吸管;

温度计;

研磨器、研钵；

滴瓶（装染色液用）；

染色缸；

螺旋帽瓶子（盛染色液用）；

试管、螺旋帽试管、试管架、试管筐；

平皿（一次性玻璃）；

载玻片、盖玻片、V 形管；

橡皮球用于吸管吸液体用；

标签、书写笔、记号笔；

透明胶带；

pH 试纸；

卫生用纸；

铝制薄膜；

天平；

石蜡；

蒸馏水；

75% 乙醇、95% 乙醇；

液体石蜡；

生理盐水；

二甲苯；

20% KOH、KOH-DMSO 溶液；

乳酸酚棉蓝；

墨汁；

甘油；

革兰氏染色液、耐酸染色液、Giemsa 染色液；

PAS 染色液、乌洛托品硝酸银染色液、黏液卡红染色液。

（陈　伟）

索　引